"十三五"高职高专院校规划教材

食品营养与卫生

金英姿　赵贵红　安晶晶　主编

U0391493

中国质检出版社
中国标准出版社
北　京

图书在版编目（CIP）数据

食品营养与卫生/金英姿，赵贵红，安晶晶主编. —北京：中国质检
出版社，2018. 8

"十三五"高职高专院校规划教材

ISBN 978-7-5026-4451-2

Ⅰ. ①食… Ⅱ. ①金…②赵…③安… Ⅲ. ①食品营养-高等职业
教育-教材②食品卫生-高等职业教育-教材 Ⅳ. ①R15

中国版本图书馆 CIP 数据核字(2017)第 164822 号

内 容 提 要

　　全书分营养学基础和食品卫生学两部分，共 11 章。主要内容包括人体需要的七大营养素、食物中生物活性成分、食品营养价值评价、营养强化食品、保健食品与营养标签、特殊人群的营养与膳食、膳食营养与健康、中国居民膳食指南、营养配餐、食品污染、食物中毒及预防和食品卫生管理。根据营养师职业岗位的技能要求，每章设计了相应的实训项目，如食品营养价值的评价、食品 INQ 计算与评价、食品标签和配料解读、人体营养状况评价、营养配餐、食谱评价等18 个实训项目。

　　本书可作为高等职业院校食品类、食品药品类专业教材，还可作为从事食品类生产的技术人员参考用书。

中国质检出版社
中国标准出版社 出版发行

北京市朝阳区和平里西街甲 2 号 （100029）

北京市西城区三里河北街 16 号 （100045）

网址：www.spc.net.cn

总编室：(010) 68533533　发行中心：(010) 51780238

读者服务部：(010) 68523946

中国标准出版社秦皇岛印刷厂印刷

各地新华书店经销

*

开本 787×1092　1/16　印张 21.75　字数 524 千字

2018 年 8 月第一版　　2018 年 8 月第一次印刷

*

定价：58.00 元

审定委员会

主 任：**朱念琳** （全国食品工业职业教育教学指导委员会 主任委员、教授）

委 员：（按姓氏笔画排列）

王飞生 （清远职业技术学院 教授）

王洪新 （江南大学 教授）

吉鹤立 （上海市食品添加剂和配料行业协会 执行会长、教授）

任静波 （黑龙江民族职业学院 教授）

李正英 （内蒙古农业大学 教授）

杨玉红 （鹤壁职业技术学院 教授）

杨清香 （新疆轻工职业学院食品与生物技术学院 院长、教授）

肖海龙 （杭州市食品药品检验研究所生测中心 主任、教授级高工）

何江红 （四川旅游学院 教授）

张邦建 （包头轻工职业技术学院食品与药品工程学院 院长、教授）

林玉桓 （无锡商业职业技术学院 教授）

周胜银 （湖北省产品质量监督检验研究院 副院长、教授级高工）

赵象忠 （甘肃畜牧工程职业技术学院 教授）

钟志惠 （四川旅游学院 教授）

姜旭德 （黑龙江民族职业学院 教授）

钱志伟 （河南农业职业学院食品工程学院 院长、教授）

彭亚锋 （上海市质量监督检验技术研究院 教授）

本 书 编 委 会

主　编　金英姿（新疆轻工职业技术学院）

　　　　赵贵红（菏泽学院）

　　　　安晶晶（东北农业大学）

副 主 编　曹志军（内蒙古农业大学职业技术学院）

　　　　郝锦峰（长春职业技术学院）

　　　　李　晶（山东药品食品职业学院）

参　编　和文娟（新疆轻工职业技术学院）

　　　　孙丽萍（山东药品食品职业学院）

　　　　张美枝（内蒙古农业大学职业技术学院）

　　　　张秀凤（河南牧业经济学院）

序　言

民以食为天，食以安为先，人们对食品安全的关注度日益增强，食品行业已成为支撑国民经济的重要产业和社会的敏感领域。近年来，食品安全问题层出不穷，对整个社会的发展造成了一定的不利影响。为了保障食品安全，促进食品产业的有序发展，近期国家对食品安全的监管和整治力度不断加强。经过各相关主管部门的不懈努力，我国已基本形成并明确了卫生与农业部门实施食品卫生监测与食品原材料监管、检验检疫部门承担进出口食品监管、食品药品监管部门从事食品生产及流通环节监管的制度完善的食品安全监管体系。

在整个食品行业快速发展的同时，行业自身的结构性调整也在不断深化，这种调整使其对本行业的技术水平、知识结构和人才特点提出了更高的要求，而与此相关的职业教育正是在食品科学与工程各项理论的实际应用层面培养专业人才的重要渠道，因此，近年来教育部对食品类各专业的职业教育发展日益重视，并连年加大投入以提高教育质量，以期向社会提供更加适应经济发展的应用型技术人才。为此，教育部对高职高专院校食品类各专业的具体设置和教材目录也多次进行了相应的调整，使高职高专教育逐步从普通本科的教育模式中脱离出来，使其真正成为为国家培养生产一线的高级技术应用型人才的职业教育，"十三五"期间，这种转化将加速推进并最终得以完善。为适应这一特点，编写高职高专院校食品类各专业所需的教材势在必行。

针对以上变化与调整，由中国质检出版社牵头组织了"十三五"高职高专院校规划教材的编写与出版工作，该套教材主要适用于高职高专院校的食品类各相关专业。由于该领域各专业的技术应用性强、知识结构更新快，因此，我们有针对性地组织了河南农业职业学院、江苏食品职业技术学院、包头轻工职业技术学院、四川旅游学院、甘肃畜牧工程职业技术学院、江苏农林职业技术学院、无锡商业职业技术学院、江苏畜牧兽医职业技术学院、吉林农业科技学院、广东环境保护工程职业学院、清远职业技术学院、黑龙江民族职业学院以及上海农林职业技术学院等40多所相关高校、职业院校、科研院所以及企业中兼具丰富工程实践和教学经验的专家学者担当各教材的主编与主审，从而为我们成功推山该套框架好、内容新、适应面广的高质量教材提供了必要的保障，以此来满足食品类各专业普通高等教育和职业教育的不断发展和当前全社会对建立食品安全体系的迫切需要；这也对培养素质全面、适应性强、有创新能力的应用型技术人才，进一步提高食品类各专业高等教育和职业教育教材的编写水平起到了积极的推动作用。

针对应用型人才培养院校食品类各专业的实际教学需要，本系列教材的编写尤其注重了理论与实践的深度融合，不仅将食品科学与工程领域科技发展的新理论合理融入教材中，使读者通过对教材的学习，可以深入把握食品行业发展的全貌，而且也将食品行业的新知识、新技术、新工艺、新材料编入教材中，使读者掌握最先进的知识和技能，这对我国新世纪应用型人才的培养大有裨益。相信该套教材的成功推出，必将会推动我国食品类高等教育和职业教育教材体系建设的逐步完善和不断发展，从而对国家的新世纪人才培养战略起到积极的促进作用。

教材审定委员会
2017 年 4 月

前 言
• FOREWORD •

"随着我国社会经济的发展，人们生活水平日益提高，人们在重视食物数量的同时，更加注重食品品质和质量安全。食品是人类赖以生存发展的最基本的物质条件，合理饮食是身体健康的物质基础，食品安全关系到人民的健康和幸福，更关系到国家的稳定和强盛。保障食品安全是建设健康中国、增进人民福祉的重要内容，确保"舌尖上的安全"，是全面建成小康社会的客观需要。如今，"健康中国"已上升为国家战略，体现了我国政府对保护人民健康，改善生活环境的高度重视。实现健康中国，广泛开展全民健康运动，塑造自主、自律的健康行为，引导人们合理膳食，适量运动，从而提高全民健康素养。

《健康中国2030规划纲要》提出，"以提高人民健康水平为核心，以普及健康生活、优化健康服务、完善健康保障、建设健康环境、发展健康产业为重点，将健康融入所有政策，加快转变健康领域发展方式，全方位、全周期维护和保障人民健康，大幅提高健康水平"。当前，随着全民健康意识的提高，营养失衡的状况有所改善，但在一些地区形势依然十分严峻。食品营养与卫生是一门研究人体营养规律和通过改善人群的饮食习惯以提高其健康水平的科学，包含了营养学与食品卫生学这两门既有联系又有区别的学科。

为贯彻落实《教育部关于全面提高高等职业教育质量的若干意见》，进一步推动职业教育课程建设与改革，提升食品类相关专业的教学水平，本教材根据高等职业教育的特点，按照高等职业教育食品类专业"十三五"

规划教材建设的文件精神，力求反映近几年我国食品营养和卫生领域新的研究成果、新法规和新要求，以高等职业教育"以工作过程为导向"的教学需要为目标，注重营养卫生知识的实践应用，突出能力培养，使"教、学、做"结合，激发学生的兴趣和思维，让学生在技能训练过程中，理解食品营养与卫生的知识并掌握技能。

本教材的特色之处在于反映行业新成果，体现教材的先进性、实用性。涵盖最近几年的食品安全卫生法规要求、食品营养新成果，如2015年修订的《中华人民共和国食品安全法》，"重视生命早期1000天营养"计划，《中国居民膳食营养素参考摄入量》（2017版），《中国居民膳食指南》（2016版）。特殊人群的膳食指南包括孕妇（备孕妇女）、哺乳期妇女、婴幼儿、儿童少年以及老年人的膳食指南等。同时教材形式新颖，力求突出教材的职业性、实践性，根据营养师职业岗位的技能要求，对每章内容均安排复习思考题和实训项目，可强化学生对知识的掌握和实践技能的训练，培养学生独立学习、获取新知识等方面的能力，培养分析问题和解决问题的能力。

本书由金英姿、赵贵红、安晶晶担任主编，曹志军、郝锦峰、李晶担任副主编。全书编写分工如下：新疆轻工职业技术学院金英姿编写第五章；菏泽学院赵贵红编写第一章绪论、第十一章；东北农业大学安晶晶编写第二章第八节；内蒙古农业大学职业技术学院曹志军编写第二章；新疆轻工职业技术学院和文娟编写第三章；河南牧业经济学院张秀凤编写第四章、第九章；山东药品食品职业学院孙丽萍编写第六章；内蒙古农业大学职业技术学院张美枝编写第七章；长春职业技术学院郝锦峰编写第八章；山东药品食品职业学院李晶编写第十章。全书由金英姿统稿。

本书在编写过程中得到各位编者所在院校和中国质检出版社等单位的大力支持与帮助，谨此表示感谢。编写过程中，参考了许多文献、网上资料，在此一并感谢！

本书适合作为高等职业院校食品营养与检测、食品加工技术、食品质量与安全、农产品质量检测及食品药品等专业教材，亦可作为食品生产企业、食品科研机构有关技术人员的参考用书。

由于编者水平有限，书中难免存在不妥之处，恳请专家和广大读者批评指正。

编 者

2018 年 7 月

目 录
• CONTENTS •

第一章 绪论

第一节 食品营养与卫生研究内容和方法

一、食品营养与卫生学研究内容

食品是除药品外,通过人口摄入,供人充饥和止渴物料的总称,具有营养性、感官性、安全性,是人类赖以生存的基本物质。人们为了维持自己的生命与健康,保证身体的正常生长、发育和从事各项活动,每天必须摄取一定数量的食物。人类从外界获取食物满足自身生理需要的过程称为营养。

食品营养和卫生是研究食物中各种营养成分与人体健康关系的科学,它包括营养学和食品卫生学两部分。食品营养主要研究内容包括人体对食物的摄取、消化、吸收、代谢、排泄;人体需要的能量和营养素;食品营养成分和活性成分;营养素的作用机制和他们之间的相互关系;与营养相关的疾病;营养食谱的设计与评价;各类食物的营养价值及其在加工烹调中对营养素影响;营养素的变化、损失与保存问题,营养与膳食问题;不同年龄、生理状态以及不同活动强度时的营养素需要量和食物供给量等。人体在不同条件下对营养素的需要量不同,当人类摄入必需营养素的量不足时,经过一定时间就会发生营养素缺乏,长期营养素缺乏就会引起营养缺乏病。人体营养素不足首先发生生物化学变化,然后出现生理功能变化,最后出现病理变化。随着社会的不断发展,人们对食物的需求,已经从最初的满足基本生理需求、维持自身基本生存,逐渐向追求延年益寿、从食物中获得享受,从而满足心理需求的方向发展。它帮助人类在最经济的条件下,取得最合理的营养素。

食品卫生学是研究食品中可能存在的、威胁人类健康的有害因素及其预防措施,提高食品卫生质量,保护食用者安全的科学。食品卫生学的主要内容有食品中可能存在的主要有害因素的种类、来源、性质、作用、含量水平、监测管理以及预防措施;各类食品的主要卫生问题;食品卫生质量标准及食品卫生质量鉴定;使用食品添加剂、食品包装材料及食具卫生;食物中毒及其预防;食品安全与卫生监督管理等。如果人体摄取的食品由于变质、污染或其他原因而含有某些有害的生物(细菌、霉菌、寄生虫、昆虫等)、有毒化学物质或放射性物质就可能危害人体健康,引起传染病、食物中毒、寄生虫病、急性中毒或慢性中毒、癌症甚至使后代出现畸形和遗传突变等。

食品营养与食品卫生是两个相互独立而又密切联系的范畴,在食品加工生产过程中二者不可偏废,只有科学地处理好二者的关系,才能增进健康,预防疾病等。

二、食品营养与卫生研究方法

1. 营养学的研究方法

营养学的研究方法包括营养流行病学方法、营养代谢研究方法、营养状况评价方法等。

营养流行病学方法是通过对人群营养状况的调查,研究营养与疾病的关系,制定膳食指南。营养代谢研究方法主要研究能量代谢、营养素代谢、营养素代谢的动力学研究等。营养状况评价方法可分为体外实验(in vitro)和体内实验(in vivo),包括体格的各项物理指标与机体生化指标的测量以及各种营养素的营养状况评价等。体外实验是研究传统营养素及植物化学物的生物活性,研究营养相关疾病的分子机制的常用手段。体内实验通常指动物实验,通过动物实验及建立的相关动物模型,可发现营养素及其功能并研究相关营养缺乏病等。

2. 食品卫生学研究方法

食品卫生学研究方法包括食品分析技术方法、食品毒理学方法、食品微生物学方法、风险评估方法等。食品分析技术方法是利用各种先进仪器检测分析食物中化学性污染物。目前发展的趋势是建立检测新污染物的快速、灵敏方法。食品毒理学方法以细菌、果蝇、大鼠、小鼠等各种生物为对象,进行食品污染物的急性、慢性和致癌、致畸、致突变等毒性检测研究,也可进行体外实验的毒性检测研究,了解并掌握食品及食品中有害物质的毒理学性质。食品微生物学方法是采用细菌、病毒和真菌等微生物培养的方法检测食品的微生物及其毒素的污染情况。风险评估方法主要目的是评估在特定条件下,人或环境暴露于某危险因素后出现不良反应的可能性和严重程度。其内容包括危害识别、危害特征描述、暴露评估、风险特征描述等,是目前国际上食品安全评价中普遍使用的科学方法。

第二节　国内外食品营养与卫生概况

一、世界营养与卫生发展状况

按照经济和社会发展状况当今世界的营养问题可分为两类:对于发展中国家,由于贫困、战争和灾荒导致粮食短缺,造成人民营养不足、营养缺乏;而发达国家,大量营养过剩导致的肥胖病、高血压、冠心病、糖尿病等严重影响身体健康,甚至缩短寿命。

无论是发达国家还是发展中国家都非常重视国民营养教育和食物营养知识的普及。美国、日本等国家都规定,医院、幼儿园、食堂、餐馆以及食品工厂等,都必须设营养师,负责膳食营养或给病人开营养处方等,许多大学还设有营养学系和食品工程系。有些国家还设有国家及地方的营养研究所,专门从事营养学的研究。近年来,发达国家的食品工业设置营养师已经成为惯例,食品正在向着营养设计、精制加工的方向发展,但是世界范围内屡屡发生大规模的食品安全事件,如疯牛病蔓延、日本大肠杆菌中毒、比利时二噁英污染食品、美国与法国李斯特菌食物中毒、日本金黄色葡萄球菌感染、有全球蔓延之势的禽流感、食品企业的致癌物"丙烯酰胺"事件、农药残留和掺假食品造成的食物中毒事件等。食品卫生或安全不仅关系到各国居民的健康,还影响各国社会经济发展、国际贸易、国家声誉及政治稳定。由于全球经济一体化、跨国贸易频繁、交通便利快捷,一个地区或一个国家发生的食品安全问题将迅速波及其他国家和地区。食品安全问题受到国际有关组织和各国政府的高度关注。如何有效地管理食品安全、建立食品安全管理体系,是政府、企业和消费者共同关注的问题。

二、我国居民营养与卫生状况

随着社会经济快速发展,中国居民膳食和营养状况明显改善,居民能量及蛋白质摄入基本得到满足,肉、禽、蛋、奶等动物性食物消费量明显增加,优质蛋白比例上升;儿童青少年生长发育水平稳步提高,儿童营养不良患病率显著下降,居民贫血患病率有所下降;成年人人群由于营养不良引发的疾病也在逐年减少。

国家卫生健康委员会(简称"卫健委")2010~2013年中国居民营养与健康状况调查监测的数据表明,我国居民营养与卫生状况存在以下问题。

1. 居民膳食结构明显优化,但也存在某些不尽合理之处

城市居民能量及蛋白质摄入基本得到满足,肉、禽、蛋、奶等动物食品明显增加,优质蛋白比例上升。不尽合理之处表现为畜肉及油脂消费过多,谷类食物消费偏低,奶类、豆制品摄入量过低。不合理膳食结构造成营养不良。我国农村儿童体重不足可高达20%~25%,在城市儿童超体重达5%。

2. 营养不良和营养缺乏在贫困地区依然较高

城乡居民维生素A、硫胺素、核黄素、钙、锌等微量营养素摄入不足。人均每日维生素A(按视黄醇活性当量计)摄入量为514.1μgRAE,人群中约有71%的人存在摄入不足的风险;85%的人存在硫胺素和核黄素摄入不足的风险。钙的平均摄入量为412mg,仅达到推荐摄入量的52%。锌的平均摄入量为10.6mg,低于推荐摄入量。

3. 不健康生活方式较为普遍

城市居民的吸烟率和饮酒率较高,城市居民饮料消费量迅速增加,每周消费1次以上者所占比例攀升,人均每天消费量达97mL,其中12~17岁儿童少年消费量最高,达到每天203mL。更多的城市居民选择乘车出行,城市居民和职业人群身体活动充足率下降。

4. 营养相关慢性疾病对城市居民造成的威胁愈发严重

2010~2013年中国居民营养与健康状况调查监测报告指出,我国成年居民的高血压患病率为24.5%,与2002年相比患病率上升27%。城市成年居民糖尿病患病率为7.5%,空腹血糖受损率为4.7%,与2002年相比上升了70%和74%。成年人超重率为32.4%、肥胖率为13.2%,与2002年相比上升了15%和33%。成年人血脂异常显著上升,高胆固醇血症患病率为6.0%,高甘油三酯血症患病率为14.6%。

5. 食品的污染和食源性疾患问题更加突出

目前种植和养殖业源头污染严重,影响食品安全,以农药和畜禽肉品残留激素或兽药的问题最为突出,可能成为21世纪食品污染的重点问题。食源性疾患包括常见的食物中毒、肠道传染病、人畜共患传染病、寄生虫病及化学性有毒有害物质所引起的疾病。食源性疾患的发病率居各类疾病总发病率的前列。

三、食品营养与卫生的发展历史

(一)我国食品营养与卫生的发展历史

人类在漫长的生活实践中对营养逐渐由感性经验上升到科学认识。我国关于食物营养及其对人体健康影响的认识历史悠久,源远流长。我国3000年前就有《食医》《黄帝内经》以及各种医学著作关于饮食的论述,如"医食同源""膳食同功"之说,《黄帝内经·素问》中就有"五谷为养,五果为助,五畜为益,五菜为充"的食物和养生记载。这与现代营养学膳食平衡原则很相似。东汉《神农本草经》中将365种药品分为上、中、下品。上品者大多为食药通用的日常食物。唐代名医孙思邈主张饮食养生要顺应自然，避免"太过"和"不足"的危害。宋朝王怀隐编写的《太平圣惠方》记载了多种疾病的食疗方法。元朝忽思慧1330年撰写的《饮膳正要》是我国医学史上第一部营养学专著，针对各种保健食物、补益药膳以及烹调方法进行了较深入研究。《神农本草经》和《本草纲目》记载数百种食物的性质和对人体的影响。

我国在20世纪初开始建立现代营养学。1913年前后首见我国的食物营养成分分析和一些人群的营养状况调查报告，刊载营养论文的中国生理学杂志创刊于1927年。1939年中华医学会提出我国历史上第一个营养素供给量建议。建国初期，国家整顿设置了营养科研机构，在各级医学院校开设了营养与卫生课程，培养了专业人才队伍。开展了多方面富有成效的工作，如粮食适宜碾磨度的研究，提高粗粮消化率的研究，军粮抗氧化的研究，儿童代乳品的研制，各地食物营养成分分析以及食物成分表的整理与出版，不同地区各种人群的营养调查以及特殊条件下工作人群的保健膳食和营养缺乏病的调查与防治等。1956年创刊营养学报，1958年、1982年、1992年、2002年和2010~2013年分别开展了5次全国性营养调查；1963年中华医学会营养学会提出我国建国后第一个营养素供给量建议。2000年完成"中国居民膳食营养素参考摄入量"的制定，2013年、2017年进行了修订；1989年制定《中国居民膳食指南》，1997年、2007年、2016年进行了3次修订，并提出《中国居民平衡膳食宝塔》。科学进步已经渗透到食物发展的各个环节，加速了传统食物的改造，拓宽了食物发展的空间。我国食物营养进入了一个新的发展阶段。

人类对食品卫生与自身健康的关系，积累了许多宝贵的经验。3000多年前的周朝，不仅能控制一定卫生条件而制造出酒、醋、酱等发酵食品，而且已经设置了"凌人"，专司食品冷藏防腐。东汉时期，张仲景著《金匮要略》中记载："六畜且死，皆疫死，则有毒，不可食之"；"肉中有如米者不可食之"；"秽饭馁肉臭鱼，食之皆伤人"。《唐律》规定了处理腐败食品的法律准则，如"脯肉有毒曾经病人，有余者速焚之，违者杖九十；若故与人食，并出卖令人病者徒一年；以故致死者，绞。"我国自南北朝以来，历代都设有光禄寺卿，为统治者的肉食安全服务，宫廷御膳中设专职人员检验食品，有时还利用侍从人员进行试验性品尝。在几千年的封建社会中，劳动人民积累的丰富的食品卫生知识被用来为统治阶级服务。1928年国民党政府曾公布《屠宰规则及施行细则》，1935年又发布了《肉类检验施行细则》，但都没有组织人员和经费的保证。1949年新中国成立后，党和政府十分关心人民的健康和农牧业的发展，制定了一系列的卫生检验规程，1959年制定了《肉品卫生检验试行规程》（即四部规程—农业部、卫生部、外贸部和商业部）。1979年国务院颁发了《中华人民共和国食品卫生管理条例》《肉与肉制品卫生管理办法》。1982年全国人大常委会发布了《中华人民共和国食品卫生法（试行）》并于1983年7月开始执行。1995年10月第八届全国人民代表大会常务委员会通过《中华人民共和国食品卫生法》。为加强集贸市场的食品卫生管理，卫生部于2003年3月印发了《集贸市场食品卫生管理规范》，自2003年5月1日起施行。2009年6月1日实施《中华人民共和国食品安全法》，2015年对《中华人民共和国食品安全法》进行修改，加大了对食品安全监管的力度。我国食品卫生在理论技术等其他方面取得重要进展，如农药、霉菌毒素及其他因素的调查、研究和控制；食品毒理学方法和理论的研究、建立及应用；为国家经济政策范围及其反馈下管理措施和宏观咨询等。我国食品卫生学无论学科建设、学术进展和监督管理都达到了一个新水平。

（二）国外食品营养与卫生的发展历史

国外最早关于营养方面的记载始见于公元前四百年前的著作中。《圣经》中就曾描述将肝汁挤到眼睛中治疗一种眼病,用海藻来治疗甲状腺肿,用动物肝脏治疗夜盲症。古希腊医学之父西波克拉底说健康只有通过适宜的饮食和卫生才能得到保证。18世纪中叶以前关于膳食、营养与健康的关系虽然已形成了大量观点、学说甚至理论,有些还在实践中得到验证,但这些认识多是表面的感性经验的积累,缺乏对事物全面和本质的认识。1875年法国发生化学革命,鉴定了一些主要化学元素并建立了一些化学分析方法,才开始现代意义的营养学研究,即利用定量、科学的方法系统地对古老的或新的营养观点进行深层次的研究与验证,为现代营养学的形成和发展奠定了坚实的基础。19世纪和20世纪中叶是现代营养学发展的鼎盛时期,在此阶段相继发现了各种营养素。1810年发现了第一种氨基酸;1839年首次提出蛋白质概念,并认识到各种蛋白质均大约含有16%氮;1860年建立氮平衡学说;1920年正式命名维生素;1881年对无机盐有了较多研究;1929年证实亚油酸为人体必需脂肪酸;1932年从柠檬汁中分离出维生素C,证实维生素C具有抗坏血病作用。1943年美国首次发布"推荐膳食供给量"。1945年之后营养学全面发展进入成熟期,继续发现一些营养素缺乏引起的疾病及其机制,不仅关注营养缺乏问题,而且开始关注营养过剩对健康的危害。二战后国际上开始研究宏观营养,提出公共营养。1992年世界营养大会发布《世界营养宣言》号召各国政府保障食品供应,控制营养缺乏病,加强宣传教育,制定国家营养改善计划。为了指导民众合理地选择和应用食物,提高全民的营养水平,世界各国政府都制定了饮食指南,制定营养法规,建立国家监督管理机构,推动营养学参与农业生产、食品工业生产、餐饮业、家庭膳食等政策制定,在改善国民健康的决策中发挥着重要作用,使现代营养学更富于宏观性和社会实践性。

近代的科学技术快速发展带动了工农业和商业等的迅猛发展,促进了食品卫生学科的进一步发展与完善,并取得了令人瞩目的成就。如食品毒理学理论与食品安全性评价程序的建立及危险性分析方法的应用,为评价食品中各种有害因素的毒性及制定食品卫生标准提供了依据与保证;食品卫生监督管理概念及理论体系的提出,为确保食品卫生及安全提供了强有力的保障;高精度仪器的发明和在食品安全领域的广泛应用,使发现与鉴定食品中新的化学性污染物及检测食品中痕量污染物成为可能;生物技术及同位素示踪技术等的应用,进一步阐明了食品污染。

第三节 食品营养与卫生今后的任务

一、食品营养学的任务

新中国成立特别是改革开放以来,我国健康领域改革发展成就显著,人民健康水平不断提高。同时,我国也面临工业化、城镇化、人口老龄化以及疾病谱、生态环境、生活方式不断变化等带来的新挑战,需要统筹解决关系人民健康的重大和长远问题。"健康中国2030"规划纲要提出推进健康中国建设,要坚持预防为主,推行健康文明生活方式,营造绿色安全的健康环境,减少疾病发生。食品营养学围绕"健康中国2030"的任务有以下几个方面。

1. 提高全民健康素养

推进全民健康生活方式行动,强化家庭和高危个体健康生活方式指导及干预,开展健康体重、健康口腔、健康骨骼等专项行动,建立健康知识和技能核心信息发布制度,健全覆盖全国的健康素养和生活方式监测体系。

2. 加大学校健康教育力度

将健康教育纳入国民教育体系,把健康教育作为所有教育阶段素质教育的重要内容。引导合理膳食,实施国民营养计划(2017—2030),深入开展食物(农产品、食品)营养功能评价研究,全面普及膳食营养知识,发布适合不同人群特点的膳食指南,引导居民形成科学的膳食习惯,推进健康饮食文化建设。

3. 开展控烟限酒

全面推进控烟履约,加大控烟力度,加强限酒健康教育,控制酒精过度饮用,减少酗酒。加强有害使用酒精监测。

4. 加强营养监测,建立食品安全保障系统

坚持重点监控与系统监测相结合,检测不同地区、不同人群的营养状况。加强食物信息建设,建立我国食物安全与早期预防系统,保障全民食物供给和消费安全。加强食品安全监管,完善食品安全标准体系,实现食品安全标准与国际标准基本接轨。

二、食品卫生学的主要任务

为实施好食品安全战略,加强食品安全治理,2017 年 2 月 21 日国务院发布《"十三五"国家食品安全规划》。坚持最严谨的标准、最严格的监管、最严厉的处罚、最严肃的问责,全面实施食品安全战略,着力推进监管体制机制改革创新和依法治理,着力解决人民群众反映强烈的突出问题,推动食品安全现代化治理体系建设,促进食品产业发展,推进健康中国建设。《"十三五"国家食品安全规划》提出,到 2020 年,食品安全抽检覆盖全部食品类别、品种,国家统一安排计划、各地区各有关部门每年组织实施的食品检验量达到 4 份/千人;农业污染源头得到有效治理,主要农产品质量安全监测总体合格率达到 97% 以上;食品安全现场检查全面加强,对食品生产经营者每年至少检查 1 次;食品安全标准更加完善,产品标准覆盖所有日常消费食品,限量标准覆盖所有批准使用的农药兽药和相关农产品;食品安全监管和技术支撑能力得到明显提升。《"十三五"国家食品安全规划》明确了包括全面落实企业主体责任、加快食品安全标准与国际接轨、完善法律法规制度、严格源头治理、严格过程监管、强化抽样检验、严厉处罚违法违规行为、提升技术支撑能力、加快建立职业化检查员队伍、加快形成社会共治格局、深入开展国家食品安全示范城市创建和农产品质量安全县创建行动等 11 项主要任务。

食品卫生学的主要任务是加强食品安全风险监测评估,到 2030 年,食品安全风险监测与食源性疾病报告网络实现全覆盖。全面推行标准化、清洁化农业生产,深入开展农产品质量安全风险评估,推进农兽药残留、重金属污染综合治理,实施兽药抗菌药治理行动。加强对食品原产地指导监管,完善农产品市场准入制度。建立食用农产品全程追溯协作机制,完善统一权威的食品安全监管体制,建立职业化检查员队伍,加强检验检测能力建设,强化日常监督检查,扩大产品抽检覆盖面。加强互联网食品经营治理。加强进口食品准入管理,加

大对境外源头食品安全体系检查力度,有序开展进口食品指定口岸建设。推动地方政府建设出口食品农产品质量安全示范区。推进食品安全信用体系建设,完善食品安全信息公开制度。健全从源头到消费全过程的监管格局,严守从农田到餐桌的每一道防线,让人民群众吃得安全、吃得放心。

总之,食品营养与卫生学对增强中华民族人口素质、预防疾病和提高人民的健康水平有着非常重要的作用。从新世纪开始,我国人民生活在总体达到小康水平的基础上继续改善,向全面建设小康社会迈进。加快食物发展,改善食物结构提高全民营养水平,预防和消除疾病,增进人民身体健康,是国民整体素质提高的迫切需要,也是我国社会主义现代化建设的重大任务。

第二章 人体需要的能量和营养素

第一节 碳水化合物

一、碳水化合物分类

　　碳水化合物又称糖类,是植物的叶绿素利用二氧化碳和水经光合作用合成的一大类含碳、氢、氧三种元素的化合物,是人类能量最经济和最重要的来源。结合化学、生理和营养学的考虑,碳水化合物根据聚合度(degree of polymerization,DP)可分为糖、寡糖和多糖三类(表2-1)。

表2-1　膳食中碳水化含物分类

分类(糖分子DP)	亚组	组成
糖(1~2)	单糖	葡萄糖,半乳糖,果糖
	双糖	蔗糖,乳糖,麦芽糖,海藻糖
	糖醇	山梨醇,甘露糖醇
寡糖(3~9)	异麦芽低聚寡糖	麦芽糊精
	其他寡糖	棉子糖,水苏糖,低聚果糖
多糖(≥10)	淀粉	直链淀粉,支链淀粉,变性淀粉
	非淀粉多糖	纤维素,半纤维素,果胶,亲水胶物质

二、食品中可消化利用的碳水化合物

　　营养学上,按照碳水化合物是否提供能量,可以将它们分为两大类,即可利用和不可利用的碳水化合物。可利用碳水化合物就是能被机体消化吸收、代谢提供能量的糖类,包括单糖、双糖、多糖中的淀粉、糖原、糊精等。

三、可消化利用的碳水化合物的生理功能

(一)储存和提供能量

　　碳水化合物是人类最经济和最主要的能量来源,在人体内消化后,主要以葡萄糖的形式吸收,葡萄糖在体内最终代谢为二氧化碳和水,每克葡萄糖在体内可以产生16.7kJ(4kcal)的能量。在维持人体健康所需要的能量中,50%~65%由碳水化合物提供。糖原是肌肉和肝脏碳水化合物的储存形式,肝脏约储存机体内1/3的糖原。当机体需要,肝脏中的糖原即分

解为葡萄糖以提供能量。是脑、神经系统和心肌的主要能源。肌肉中的糖原只供自身的能量需要。机体内的糖原贮存只能维持数小时,必须从膳食中不断得到补充。

（二）构成机体的重要物质

碳水化合物是构成机体组织的重要物质,并参与细胞的组成和多种活动。每个细胞都有碳水化合物,分布在细胞膜、细胞器膜、细胞质以及细胞间基质中。糖和脂肪形成的糖脂是细胞与神经组织的结构成分之一。糖与蛋白质结合形成的糖蛋白是抗体、酶、激素、核酸的组成部分,具有重要的功能。

（三）节约蛋白质作用

当膳食中碳水化合物供应不足时,机体为了满足自身对葡萄糖的需要,则通过糖原异生作用将蛋白质转化为葡萄糖供给能量;而当摄入足够量的碳水化合物时则预防体内或膳食蛋白质的消耗,不需要动用蛋白质来供能,即碳水化合物具有节约蛋白质作用。

（四）解毒作用

碳水化合物可代谢生成葡萄糖醛酸,是体内一种重要的结合解毒剂,在肝脏能与许多有害物质如细菌毒素、酒精、砷等结合,以消除或减轻这些物质的毒性或生物活性,从而起到解毒作用。

（五）抗生酮作用

脂肪在体内分解代谢,需要葡萄糖的协同作用。当膳食中的碳水化合物供应不足时,体内脂肪或食物脂肪被动员并加速分解为脂肪酸来供应能量。在这一代谢过程中,脂肪酸代谢不完全而产生过多的酮体,酮体不能及时地被氧化而在体内蓄积,以致产生酮血症。膳食中充足的碳水化合物可以防止酮血症现象的发生,人体每天至少需要 50~100 g 的碳水化合物才可防止酮血症的发生。

四、膳食纤维

从生理学的角度,膳食纤维是指不能被人体消化酶分解的植物细胞壁和基架物质中的某些非淀粉多糖(包括纤维素、半纤维素、果胶等)和木质素(其结构不是碳水化合物),膳食纤维可分为可溶性和不可溶性膳食纤维两大类,两者共称总膳食纤维。近年来将一些非细胞壁的化合物如抗性淀粉及抗性低聚糖、美拉德反应的产物以及来源于动物的甲壳素也包含在膳食纤维组成中,虽然这些物质在膳食中含量很低,但可能具有一定的生理活性。

（一）膳食纤维的生理作用

1. 降低血液胆固醇的作用

膳食纤维可减少小肠对糖的吸收,使血糖不致因进食而快速升高,因此,也可减少体内胰岛素的释放,而胰岛素可刺激肝脏合成胆固醇,所以胰岛素释放的减少可以使血浆胆固醇水平受到影响。从而抑制胆固醇的吸收,降低血液胆固醇水平。

2. 防止能量过剩和减肥

膳食纤维特别是可溶性纤维可以减缓食物由胃进入肠道的速度和有吸水作用,从而产生饱腹感而减少能量摄入达到控制体重和减肥的作用。

3. 促进结肠功能

肠道厌氧菌大量繁殖会使中性或酸性粪固醇,特别是胆酸、胆固醇及其代谢物降解,产生的代谢产物可能是致癌物。膳食纤维可抑制厌氧菌,促使嗜氧菌的生长,使具有致癌性的代谢物减少;同时膳食纤维还吸水扩大粪便体积,减少食物残渣在肠内停留时间,促使肠内有毒有害物质(包括致癌物)的排泄。从而减少产生癌变的可能性。

4. 降低血糖水平,预防糖尿病

可溶性膳食纤维可降低餐后血糖升高的幅度,降低血胰岛素水平或提高机体胰岛素的敏感性。

5. 膳食纤维的其他生理功能

膳食纤维还具有减少胆汁酸的再吸收,降低胆汁和胆固醇的浓度,使胆固醇饱和度降低,而减少胆结石的发生。

一些实验结果表明,膳食纤维均能抑制消化碳水化合物、蛋白质和脂类的酶的活性,从而影响这些营养素的消化吸收,引起腹部不适,增加肠道产气和蠕动,同时膳食纤维可能降低某些矿物质和维生素的吸收率。所以,过量摄入膳食纤维对人体健康有一定的副作用。

(二)膳食纤维的参考摄入量与食物来源

成人膳食纤维适宜摄入量为 $25 \sim 30$ g/d。过多摄入可影响营养素的吸收利用,这是因为膳食纤维可与钙、铁、锌等结合,从而影响这些元素的吸收利用。

膳食纤维的最好来源是天然的食物,如豆类、谷类、薯类、新鲜的水果和蔬菜等。植物的成熟度越高,其纤维含量越高。谷类加工越精细所含的纤维越少。水果中柑橘、苹果、香蕉、柠檬和蔬菜中洋白菜、甜菜、豌豆、蚕豆等含有较多的果胶。除了天然食物所含自然状态的膳食纤维外,还有从天然食物中提取的多种粉末状、单晶体等形式的膳食纤维产品。

五、碳水化合物营养不良对人体健康的影响

碳水化合物摄入不足,会影响脂肪的代谢,使脂肪氧化不完全产生酮血症。表现为疲乏、恶心、呕吐等。同时会使蛋白质用于能量代谢,从而危害人体及各器官。长期碳水化合物供给不足,会导致生长发育迟缓,体重减轻,疲劳、头晕等。也会造成 B 族维生素的缺乏。

碳水化合物摄入过多,肝脏可利用碳水化合物合成脂肪和胆固醇等,可引起肥胖、血压和血脂升高。食用精制糖过多还会增加糖尿病的发病率和儿童龋齿的发病率。

六、碳水化合物参考摄入量(DRIs)与食物来源

(一)膳食参考摄入量

我国居民膳食中碳水化合物所提供的能量以占摄入总能量的 50% ~ 65% 为宜。其中添加精制糖占总能量 10% 以下。以保障人体能量和营养素的需要和预防龋齿的需要。

(二)食物来源

碳水化合物的食物来源很广。膳食中主要的可利用碳水化合物是淀粉多糖,主要存在于植物性食品中。重要的来源是粮谷类(稻、麦、玉米),一般含碳水化合物为 70% ~ 75%,豆类(大豆除外)含 20% ~ 25%,薯类(马铃薯、甜薯)含 20% ~ 25%。单糖和双糖的来源主要是

蔗糖、糖果、甜食、糕点、甜味水果、含糖饮料和蜂蜜等。

第二节 蛋白质

蛋白质是化学结构复杂的一类有机化合物,这类物质对维持生命非常重要,蛋白质一词源于希腊文 Proteinos,意思是"头等重要"或"名列第一",中文将其译为"蛋白质"。蛋白质是构成一切生物组织和细胞的基本材料,也是一切生命活动的物质基础。正常成人体内约16%~19%是蛋白质。

一、蛋白质的组成

蛋白质是由 20 多种氨基酸以肽键联结在一起,并形成一定空间结构的大分子有机化合物。

蛋白质主要由碳、氢、氧、氮 4 种元素组成,此外还含有硫、磷、铁和铜等元素。蛋白质是人体氮的唯一来源,碳水化合物和脂肪不能代替。

二、蛋白质的生理功能

(一)构成和修补身体组织

蛋白质是构成机体组织、器官的重要成分,人体各组织、器官均含有蛋白质。在人体的瘦组织中,如肌肉组织和心、肝、肾等器官均含有大量蛋白质;骨骼、牙齿,乃至指甲也含有大量蛋白质;细胞中,除水分外,蛋白质约占细胞内物质的 80%。因此,构成机体组织、器官的成分是蛋白质最重要的生理功能。身体的生长发育可视为蛋白质的不断积累过程。这对生长发育期的儿童尤为重要。人体内各种组织细胞的蛋白质始终在不断更新。身体受伤后也需要蛋白质作为修复材料。

(二)构成体内各种重要的生理活性物质

机体新陈代谢有赖于多种生理活性物质的调节。而蛋白质在体内是构成多种具有重要生理活性物质的成分,参与调节生理功能。如核蛋白构成细胞核并影响细胞功能;酶蛋白具有促进食物消化、吸收和利用的作用;免疫蛋白具有维持机体免疫功能的作用;肌球蛋白具有调节肌肉收缩的功能;细胞膜和血液中的蛋白质担负着各类物质的运输和交换。蛋白质或蛋白质衍生物可以构成某些激素,如垂体激素、甲状腺素、胰岛素及肾上腺素等,这些都是机体的重要调节物质。

(三)供给能量

由于蛋白质中含碳、氢、氧元素,当机体需要能量时蛋白质可被代谢分解,释放出能量,是人体能量来源之一。但是,蛋白质的这种功能可以由碳水化合物、脂肪所代替。因此,供给能量是蛋白质的次要功能。

三、氨基酸

氨基酸是组成蛋白质的基本单位,其具有共同的基本结构,是氨基取代羧酸分子中 α-碳原子上的氢的化合物。按化学结构式分为脂肪族氨基酸、芳香族氨基酸和杂环氨基酸。

在营养学上根据氨基酸的必需性分为必需氨基酸、非必需氨基酸和条件必需氨基酸。

（一）必需氨基酸

必需氨基酸(essential amino acid,EAA)是指人体不能合成或合成速度不能满足机体需要,必须从食物中直接获得的氨基酸。构成人体蛋白质的氨基酸有21种,见表2-2。

表2-2　构成人体蛋白质氨基酸

必需氨基酸		非必需氨基酸		条件必需氨基酸	
异亮氨酸	Isoleucine(Ile)	天门冬氨酸	Asparticacid(Asp)	半胱氨酸	Cysteine(Cys)
亮氨酸	Leucine(Leu)	天门冬酰胺	Asparagine(Asn)	酪氨酸	Tyrosine(Tyr)
赖氨酸	Lysine(Lys)	谷氨酸	Glutamicacid(glu)		
蛋氨酸	Methionine(Met)	谷氨酰胺	Glutamine(glu)		
苯丙氨酸	Phenylalanine(Phe)	甘氨酸	Glycine(gly)		
苏氨酸	Threonien(Thr)	脯氨酸	Proline(Pro)		
色氨酸	Tryptophan(Trp)	丝氨酸	Serine(Ser)		
缬氨酸	Valine(Val)	精氨酸	Arginine(Arg)		
组氨酸	Histidine(His)	胱氨酸	Cystine(Cys-Cys)		
		丙氨酸	Alanine(Ala)		

其中,9种氨基酸为必需氨基酸,它们是异亮氨酸、亮氨酸、赖氨酸、蛋氨酸、苯丙氨酸、苏氨酸、色氨酸、缬氨酸和组氨酸。半胱氨酸和酪氨酸在体内分别由蛋氨酸和苯丙氨酸转变而成,如果膳食中能直接提供这两种氨基酸,则人体对蛋氨酸和苯丙氨酸的需要量就减少。所以半胱氨酸和酪氨酸这类可减少人体对某些必需氨基酸需要量的氨基酸,称为条件必需氨基酸,或半必需氨基酸。在计算食物必需氨基酸组成时往往将半胱氨酸和蛋氨酸、苯丙氨酸和酪氨酸合并计算。其余9种氨基酸人体自身可以合成以满足机体需要,故称非必需氨基酸。

组氨酸是婴儿的必需氨基酸。世界粮农组织(FAO)、世界卫生组织(WHO)在1985年首次列出了成人组氨酸的需要量为8~12 mg/(kg·d)。同时许多报道证实组氨酸是成人体内必需氨基酸,但由于人体组氨酸在肌肉和血红蛋白中贮存量很大,而人体对其需要量又相对较少,对直接证实成人体内有无合成组氨酸能力的研究带来很大困难,故尚难确定组氨酸不是成人体内的必需氨基酸。

（二）氨基酸模式和限制氨基酸

不同蛋白质在必需氨基酸的种类和含量上存在着差异,在营养学上用氨基酸模式来反映这种差异。所谓氨基酸模式,就是蛋白质中各种必需氨基酸的构成比例。其计算方法是将该种蛋白质中的色氨酸含量定为1,分别计算出其他必需氨基酸的相应比值,这一系列的比值就是该种蛋白质氨基酸模式。几种食物和人体蛋白质氨基酸模式见表2-3。

表 2-3　几种食物蛋白质和人体蛋白质氨基酸模式

氨基酸	与色氨酸的比值						
	人体	全鸡蛋	牛奶	牛肉	大豆	面粉	大米
异亮氨酸	4.0	3.2	3.4	4.4	4.3	3.8	4.0
亮氨酸	7.0	5.1	6.8	6.8	5.7	6.4	6.3
赖氨酸	5.5	4.1	5.6	7.2	4.9	1.8	2.3
蛋氨酸+半胱氨酸	2.3	3.4	2.4	3.2	1.2	2.8	2.8
苯丙氨酸+酪氨酸	3.8	5.5	7.3	6.2	3.2	7.2	7.2
苏氨酸	2.9	2.8	3.1	3.6	2.8	2.5	2.5
缬氨酸	4.8	3.9	4.6	4.6	3.2	3.8	3.8
色氨酸	1.0	1.0	1.0	1.0	1.0	1.0	1.0

　　当食物蛋白质氨基酸模式与人体蛋白质氨基酸模式越接近时,必需氨基酸被机体利用的程度就越高,食物蛋白质的营养价值也相对越高,如动物性蛋白质中肉、蛋、奶、鱼、虾等,以及大豆蛋白均被称为优质蛋白质。其中鸡蛋蛋白质与人体蛋白质氨基酸模式最接近,在实验中常以它作为参考蛋白。如果食物蛋白质中一种或几种必需氨基酸相对含量较低而导致其它的必需氨基酸在体内不能被充分吸收利用而浪费,造成其蛋白质营养价值降低,这些含量相对较低的必需氨基酸称限制氨基酸。其中含量最低的称第一限制氨基酸,余者以此类推。赖氨酸、蛋氨酸、苏氨酸和色氨酸在植物性蛋白中含量较低,所以植物性蛋白营养价值相对较低,如面粉和大米蛋白质中赖氨酸含量最少。为了提高植物性蛋白质的营养价值,往往将两种或两种以上的食物混合食用,其中所含的必须氨基酸取长补短,相互补充,达到较好的比例,从而提高蛋白质利用率的作用,称为蛋白质互补作用。在利用蛋白质互补作用改善蛋白质营养时应注意:第一,食物的生物学种属越远越好,如动物性和植物性食物搭配比单独植物性食物混合效果好;第二,搭配的食物种类越多越好;第三,搭配的各种食物应同时食用,因为各种必需氨基酸必须同时到位,才能用于合成人体蛋白质。

四、蛋白质的营养价值评价

　　各种食物中蛋白质的含量及氨基酸组成不同,人体对不同的蛋白质的消化、吸收和利用程度也存在差异,故其营养价值有所不同。如何正确评价蛋白质营养价值,对选择和开发利用各种食物蛋白资源有重要意义。营养学上,主要是从食物的蛋白质含量、被消化吸收程度和被人体利用程度三方面来评价食品蛋白质的营养价值。

（一）食物蛋白质的含量

　　食物蛋白质含量是评价食物蛋白质营养价值的一个重要方面。通常采用凯氏定氮法测出食物中氮的含量,再乘以由氮换算成蛋白质的换算系数 6.25,就可得到食物蛋白质的含量。

（二）蛋白质的消化率

　　蛋白质的消化率是指蛋白质在消化道内被吸收的蛋白质占摄入蛋白质的百分数,是反映食物蛋白质在消化道内被分解和吸收程度的一项指标。具体测定时有表观消化率和真实消化率两种表示方法。

1. 蛋白质表观消化率

是不计内源粪代谢氮时的消化率。通常以动物或人体为实验对象,在实验期内,测定实验对象摄入的食物氮(摄入氮)和从粪便中排出的氮(粪氮),然后按下式计算:

$$蛋白质表观消化率(\%)=\frac{食物氮-粪氮}{摄入氮}\times100\%$$

2. 蛋白质真消化率

蛋白质真消化率是以人或动物为实验对象,都必须检测实验期内摄入的食物氮、排出体外的粪氮和粪代谢氮,用下列公式计算。粪代谢氮是在实验对象完全不摄入蛋白质时粪中的含氮量。成人24 h内粪代谢氮一般为0.9~1.2 g。

$$蛋白质真消化率(\%)=\frac{食物氮-(粪氮-粪代谢氮)}{摄入氮}\times100\%$$

影响蛋白质消化率的因素很多,如食物的属性、食物的烹调方式、加工的精细程度、人体的消化功能及精神状态等。

(三)蛋白质利用率

蛋白质利用率是指食物蛋白质被消化吸收后在体内被利用的程度。衡量指标很多,以下介绍几种常用的指标。

1. 生物价(biological value,BV)

蛋白质生物价是反映食物蛋白质消化吸收后,被机体利用程度的一项指标。生物价越高,说明蛋白质被机体利用程度越高,即蛋白质的营养价值越高,最高值为100。被测食物蛋白质的生物价按下式计算:

$$BV=\frac{储留氮}{吸收氮}\times100\%$$
$$储留氮=吸收氮-(尿氮-尿内源氮)$$
$$吸收氮=摄入氮-(粪氮-粪代谢氮)$$

生物价是评价食物蛋白质营养价值较常用的方法,同时对指导肝、肾患者的膳食很有意义。表2-4为常见食物蛋白质的生物价。

表2-4 常见食物蛋白质的生物价

蛋白质	生物价	蛋白质	生物价
鸡蛋蛋白质	94	熟大豆	64
鸡蛋白	83	扁豆	72
鸡蛋黄	96	蚕豆	58
脱脂牛奶	85	白面粉	52
鱼	83	小米	57
牛肉	76	玉米	60
猪肉	74	白菜	76

14

表 2-4(续)

蛋白质	生物价	蛋白质	生物价
大米	77	红薯	72
小麦	67	马铃薯	67
生大豆	57	花生	59

2. 蛋白质功效比值(protein efficiency ratio,PER)

蛋白质功效比值是用处于生长阶段中幼年动物(一般用刚断奶的雄性大白鼠),在实验期内动物每摄入 1 g 蛋白质体重增加的克数,来表示蛋白质在体内被利用的程度。该指标被广泛用作对婴幼儿食品中蛋白质的评价指标。蛋白质功效比值可用下式表示:

$$蛋白质功效比值=\frac{动物体重增加(g)}{摄入食物蛋白质(g)}$$

实验时饲料中被测蛋白质是唯一蛋白质来源,占饲料的 10%,实验期为 28d。

3. 氨基酸评分(amino acid score,AAS)

氨基酸评分也叫蛋白质化学评分,是目前被广为采用的一种评价方法。该方法是用被测食物蛋白质的必需氨基酸组成与推荐的理想蛋白质或参考蛋白质氨基酸模式进行比较,其中最不足的一种被定为该蛋白质的限制氨基酸。按下式计算氨基酸评分:

氨基酸评分=每克被测蛋白质中某种 EAA 含量(mg)÷每克理想模式或参考蛋白质该种 EAA 含量(mg)

对某一食物蛋白质氨基酸评分可分两步。第一步,计算被测蛋白质每种必需氨基酸的评分值。第二步,在上述结果中,找出最低的必需氨基酸(第一限制氨基酸)评分值,即为该蛋白质的氨基酸评分。几种食物蛋白质必需氨基酸含量及比值见表 2-5。

氨基酸评分的方法比较简单,但是没有考虑食物蛋白质消化率。美国食品药品管理局(FDA)通过了一种新的方法,即经消化率修正的氨基酸评分。计算公式如下:

经消化率修正的氨基酸评分(PDCAAS)=氨基酸评分×真消化率

表 2-5　几中食物蛋白质必需氨基酸含量及比值

必需氨基酸	人体氨基酸模式 含量/(mg/g)	人体氨基酸模式 比值	全鸡蛋蛋白质 含量/(mg/g)	全鸡蛋蛋白质 比值	牛奶蛋白质 含量/(mg/g)	牛奶蛋白质 比值	牛肉蛋白质 含量/(mg/g)	牛肉蛋白质 比值	大豆蛋白质 含量/(mg/g)	大豆蛋白质 比值	面粉蛋白质 含量/(mg/g)	面粉蛋白质 比值	大米蛋白质 含量/(mg/g)	大米蛋白质 比值
异亮氨酸	40	4.0	54	3.2	47	3.4	53	4.4	60	4.3	42	3.8	52	4.0
亮氨酸	70	7.0	86	5.1	95	6.8	82	6.8	80	5.7	71	6.4	82	6.3
赖氨酸	55	5.5	70	4.1	78	5.6	87	7.2	68	4.9	20	1.8	32	2.3
蛋氨酸+胱氨酸	35	3.5	57	3.4	33	2.4	38	3.2	17	1.2	31	2.8	30	2.3
苯丙氨酸+酪氨酸	60	6.0	93	5.5	102	7.3	75	6.2	53	3.2	79	7.2	50	3.8
苏氨酸	40	4.5	47	2.8	44	3.1	43	3.6	39	2.8	28	2.5	38	2.9
色氨酸	10	1.0	17	1.0	14	1.0	12	1.0	14	1.0	11	1.0	13	1.0
缬氨酸	50	5.0	66	3.9	64	4.6	55	4.6	53	3.2	42	3.8	62	4.8
总计/(mg/g)	360		490		477		445		384		324		359	

五、蛋白质营养不良对人体健康的影响

蛋白质营养不良在婴幼儿、儿童表现为生长发育迟缓、消瘦、智力发育障碍;在成人则表现为易疲倦、体重下降、贫血、血浆蛋白浓度下降引起浮肿,此外还伴有免疫功能下降、伤口不易愈合、生殖功能障碍等表现。

临床上的严重蛋白质营养不良有3种类型:浮肿型、干瘦型和混合型。浮肿型蛋白质营养不良的特征是全身浮肿,下肢水肿尤其明显,此型出现在蛋白质营养不足但能量摄入尚可的人群中,例如,在热带和亚热带以木薯为主要食物的人群。我国在1958—1960年经济困难时期,也曾出现过浮肿型蛋白质营养不良。干瘦型蛋白质营养不良的原因是蛋白质和能量的摄入量都不能满足需要,其特征是身体极度消瘦、皮下脂肪消失、肌肉严重萎缩,形成所谓"皮包骨"状态。在亚洲、非洲、拉丁美洲经济严重落后地区,饥馑时期常出现干瘦型蛋白质营养不良。混合型蛋白质营养不良是患者同时出现浮肿和干瘦两型的特征。对蛋白质营养不良伤害最敏感的人群是婴幼儿,如得不到及时的营养治疗会迅速导致死亡。这种病在我国目前已很少见。

蛋白质摄入过多,尤其是动物性蛋白摄入过多对人体同样有害。首先过多的动物性蛋白质摄入同时,必然摄入较多的动物脂肪和胆固醇。其次过多的部分会转化为能量消耗掉或脂肪堆积,成为引起肥胖的一个因素。另外,过多动物性蛋白质会加重肾脏的负荷,造成含硫氨基酸摄入过多,可加速骨骼中钙的丢失,易产生骨质疏松。此外,蛋白质摄入过多,会增加痛风的风险。

六、蛋白质参考摄入量(DRIs)及食物来源

(一)蛋白质推荐摄入量

理论上成人每天摄入30 g蛋白质即可满足氮平衡,但从安全性和消化吸收等因素考虑,成人按1.0~1.5 g/(kg·d)摄入蛋白质为宜。我国18岁以上人群蛋白质推荐摄入量为男性65 g/d、女性55 g/d。

(二)蛋白质食物来源

蛋白质普遍存在于所有动、植物性食物中,但它们的含量有很大差异。我国居民目前仍以植物蛋白为主,植物蛋白质中,谷类含蛋白质10%左右,蛋白质含量不高,但仍是人们膳食蛋白质的主要来源。豆类含有丰富的蛋白质,特别是大豆含蛋白质高达36%~40%,氨基酸组成也比较合理,在体内利用率较高,属于优质蛋白质。花生、核桃等坚果中蛋白质含量也很高,约为15%~30%。蔬菜、水果等食品蛋白质含量很低,在蛋白质营养中作用很小。

动物性蛋白质质量好、利用率高,动物性蛋白质都是优质蛋白质。蛋类含蛋白质11%~14%,是优质蛋白质的重要来源。畜、禽、肉类和鱼类蛋白质含量为16%~20%,奶类(牛奶)一般含蛋白质2.7%~3.5%,是婴幼儿除母乳外蛋白质的最佳来源。为改善膳食蛋白质质量,应注意食物蛋白质互补作用,适当进行食物搭配是非常重要的。

第三节 脂类

脂类(lipids)是甘油三酯(triglycerides)、磷脂(phospholipids)和固醇类(sterols)的总称。

食物中的脂类95%是甘油三酯,5%为其他脂类。其共同特点是溶于有机溶剂而不溶于水,是人类膳食中不可缺少的营养素。正常人体内,按体重计算,脂类为14%～19%,肥胖者可达30%以上。

一、脂类的化学组成及其特征

（一）甘油三酯

脂肪是由一个甘油分子连接3个脂肪酸分子组成,其化学名称为甘油三酯。因脂肪酸链的长短不同和碳链中不饱和双键的多少不同而构成不同的脂肪酸和连接成不同的脂肪。通常,把来自动物性食物的甘油三酯称脂,来自植物性食物的甘油三酯称油。甘油三酯由于所含脂肪酸的种类和结构不同,而呈现不同的特性。脂肪难溶于水而易溶于乙醚、三氯甲烷、丙酮等有机溶剂。

（二）脂肪酸

脂肪酸是构成甘油三酯的基本单位,常见的有以下几种。

1. 按脂肪酸碳链长度分类

可分为长链脂肪酸(含14碳以上)、中链脂肪酸(含6～12碳)和短链脂肪酸(含2～4碳)。食物中主要以18碳脂肪酸为主。

2. 根据脂肪酸饱和程度分类

可分为饱和脂肪酸(saturated fatty acid,SFA)、单不饱和脂肪酸(monounsaturated fatty acid,MUFA)和多不饱和脂肪酸(polyunsaturated fatty acid,PUFA)。

3. 按脂肪酸空间结构分类

可分为顺式脂肪酸和反式脂肪酸。自然状态下,大部分油脂的脂肪酸结构多为顺式脂肪酸。人造黄油是植物油经氢化处理后而制成的,在此过程中,不饱和键变为饱和键,随着饱和程度的增加,并使其形态由液态变为固态,同时其结构也由顺式变为反式。研究表明,反式脂肪酸可以使血清低密度脂蛋白胆固醇(LDL)升高,而使高密度脂蛋白胆固醇(HDL)降低,因此有增加心血管疾病的危险性。资料显示,反式脂肪酸膳食与心脏病具有相关性。

4. 按不饱和脂肪酸第一双键的位置分类

国际上一般把不饱和脂肪酸甲基端的碳原子称为 n 碳(或 ω 碳),如果第一个不饱和键所在 n 碳原子的序号是3,那么第一个双键从甲基端数起,在第三和第四个碳之间,则为 $n-3$ 或 $\omega-3$ 系脂肪酸,依次类推。如亚油酸为 $C_{18:2,\omega-6}$,即有两个不饱和双键,第一个双键从甲基端数起,在第六和第七个碳之间,为 $n-6$ 或 $\omega-6$ 系脂肪酸。

（三）必需脂肪酸（essential fatty acids,EFA）

必需脂肪酸是人体生命活动所必需的,但机体不能合成,必须从食物中摄取的脂肪酸。目前被确认的有 $n-6$ 系列中的亚油酸和 $n-3$ 系列中的 α-亚麻酸。

（四）类脂

类脂主要有磷脂、类固醇等,是构成细胞膜、神经组织的基本组成成分。

1. 磷脂

磷脂是指甘油三脂中一个或两个脂肪酸被磷酸或含磷酸的其他基团所取代的一类脂类物质。体内除甘油三酯外,磷脂是最多的脂类,主要形式有脑磷脂、卵磷脂、神经鞘磷脂等。它是构成细胞膜的物质,并与机体的脂肪运输有关。卵磷脂又称为磷脂酰胆碱,存在于蛋黄和血浆中。神经鞘磷脂存在于神经鞘。

2. 固醇

固醇是含有多个环状结构的脂类化合物。常见的固醇有动物组织中的胆固醇和植物组织中的谷固醇。

胆固醇是最重要的动物固醇,它是细胞膜的重要成分之一,人体内90%的胆固醇存在于细胞中。胆固醇也是人体内许多重要活性物质的合成材料,如维生素D、胆汁、肾上腺素、性激素等。胆固醇广泛存在于动物性食物中,人体也可合成,一般不易缺乏。心、脑血管病与体内胆固醇水平高有关。

二、脂类的生理功能

(一)甘油三酯生理功能

1. 体内贮存和提供能量

当人体摄入能量不能及时被利用或过多时,就会转变为脂肪而储存起来。每克脂肪在体内氧化产生37.6kJ的能量,正常情况下人体所需能量的20%~30%由脂肪提供。

2. 利于脂溶性维生素吸收

脂肪是脂溶性维生素的溶剂,可促进胆汁的分泌,有利于脂溶性维生素的消化吸收。另外,有些食物脂肪含有丰富脂溶性维生素,如玉米油、豆油、小麦胚芽油等植物油脂含有丰富的维生素E,鱼肝油、奶油含有丰富维生素A和维生素D。

3. 维持体温正常

脂肪是热的不良导体,可以起到隔热、保温作用,使体温保持恒定。

4. 保护作用

器官周围的脂肪,有缓冲机械冲击的作用,可固定和保护器官。

5. 增加饱腹感

脂肪可以延长胃排空时间,使人不易感到饥饿。

6. 提高食物的感官性状

脂肪是食品烹调加工的主要原料,可以改善食物的色、香、味等感官性状,促进食欲。

(二)必需脂肪酸生理功能

1. 组成磷脂的重要成分

磷脂是线粒体和细胞膜的重要结构成分,必需脂肪酸参与磷脂的合成,并以磷脂的形式存在于线粒体和细胞膜中。人体缺乏必需脂肪酸时,细胞对水的通透性增加,毛细血管的脆性和通透性增高。

2. 合成前列腺素的前体

前列腺素存在于许多器官中,有多种生理功能,如抑制甘油三酯水解、促进局部血管扩张、影响神经刺激的传导等;作用于肾脏,则影响水的排泄等。

3. 参与胆固醇代谢

体内约有70%的胆固醇与脂肪酸结合成酯,只有胆固醇和脂肪酸形成胆固醇亚油酸酯后,才能在体内转运,进行正常代谢。如果必需脂肪酸缺乏,胆固醇则与一些饱和脂肪酸结合,由于不能进行正常转运代谢,而在动脉沉积,则形成动脉粥样硬化。

4. 维持正常视觉功能

α-亚麻酸在体内转变为二十二碳六烯酸(DHA),是维持视网膜光感受体功能所必需的脂肪酸。α-亚麻酸缺乏时可引起光感受器细胞受损,视力减退。此外,长期缺乏α-亚麻酸时,对调节注意力和认知过程也有不良影响。

三、脂类的营养价值评价

食物中脂肪的营养价值与多种因素有关,主要有:脂肪的消化率、脂肪酸及组成、油脂的稳定性及脂溶性维生素含量及种类等方面。一般评价食物脂肪的营养价值从下面4个方面进行。

(一)食物脂肪的消化率

脂肪的消化率与脂肪的熔点有关,而脂肪的熔点与食物脂肪酸的种类和含量有关,不饱和脂肪酸和短碳链脂肪酸越多,则脂肪熔点越低,越容易消化。一般植物油脂的熔点较低,容易消化。动物油脂熔点相对较高,通常消化率较低。

(二)必需脂肪酸的含量

必需脂肪酸的含量与组成是评价食物油脂营养价值的重要方面。必需脂肪酸在植物油中含量较高,人体必需脂肪酸(亚油酸)主要来源于植物油。植物油的营养价值比动物油脂高。但并不是所有的植物油的亚油酸含量都高,椰子油中含量很低,且不饱和脂肪酸含量也少。动物的血液、肝脏等器官含有较多的亚油酸和花生四烯酸。海产品脂肪中含有较多的长链不饱和脂肪酸。

(三)脂溶性维生素含量

植物油脂中含有丰富的维生素E,尤其在谷类种子的胚中含量较高。动物储存脂肪中几乎不含维生素,动物的一般器官脂肪中含量也不多,但肝脏中的脂肪含维生素A、维生素D较为丰富,特别是部分海产鱼类肝脏中含量很高。初乳和蛋的脂肪中也含有较多的维生素A、维生素D。

(四)油脂的稳定性

稳定性高的油脂不易发生酸败,油脂的稳定性是评价脂肪优劣的条件之一。影响油脂稳定性的因素很多,通常认为主要与油脂本身所含的脂肪酸、天然抗氧化剂、加工工艺和储存条件等有关。

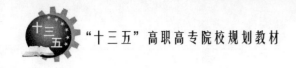

四、脂类营养不良对人体健康的影响

人体长期脂肪摄入不足,会发生营养不良,影响大脑的发育,从而导致脂溶性维生素缺乏症,尤其是维生素 A 的缺乏症。同时也会导致必需脂肪酸的缺乏,出现生长发育停滞、生殖功能丧失、中枢神经系统功能异常、眼及视网膜病变以及肾功能衰竭等疾病。

脂肪摄入过高,容易导致人体超重、肥胖。肥胖是导致高血脂、高血压、心脏病、糖尿病、癌症等一些慢性病的重要危险因素。

五、脂类参考摄入量(DRIs)及食物来源

(一)膳食脂肪适宜摄入量

脂肪的需要量易受饮食习惯、季节和气候的影响,变动范围较大,尤其是脂肪在体内供给的能量,也可由碳水化合物来供给。世界各国还没有统一的标准,中国居民膳食营养素参考摄入量(DIRs)要求成年人膳食脂肪供能占总能量的 20% ~ 30%,年龄越小,脂肪供能占总能量的比重应适当增加。每日饱和脂肪酸摄入不超过总能量的 10%,$n-6$ 系列不饱和脂肪酸摄入量为总能量的 2.5% ~ 9.0%,$n-3$ 系列不饱和脂肪酸摄入量为总能量的 0.5% ~ 2.0%,二十碳五烯酸(EPA)和二十二碳六烯酸(DHA)每日摄入量共为 0.25~2.0 g/d。

(二)食物来源

人类的膳食脂肪主要来源于动物的脂肪和肉类、植物油以及油料作物种子。动物脂肪相对含饱和脂肪酸和单不饱和脂肪酸多,而多不饱和脂肪酸含量较少,另外动物不同的部位,脂类的种类和含量有较大的差异,如脂肪组织中含有大量的饱和脂肪酸,心、肝、肺、脑含有较多的磷脂;鱼、贝类等水产品含有较多的多不饱和脂肪酸,如鲑鱼、鲱鱼等鱼类含有丰富二十碳五烯酸(EPA)和二十二碳六烯酸(DHA)。植物油主要含有不饱和脂肪酸。亚油酸普遍存在与植物油中,亚麻酸在豆油和紫苏籽油中较多。胆固醇只存在于动物性食物中,畜肉中胆固醇含量大致相近,肥肉比瘦肉高,内脏又比肥肉高,脑中含量最高,一般鱼类的胆固醇和瘦肉相近。粮谷类、蔬菜、水果脂肪含量很少,不作为油脂的来源。

第四节　能　量

一、概述

体内的能量,一方面不断地释放出热量,维持体温的恒定并不断地向环境中散发,另一方面作为能源可维持各种生命活动的正常进行。除碳水化合物、脂肪和蛋白质是三大能量营养素外,酒中的乙醇也能提供较高的能量。

能量的单位,国际上通用焦耳(J),营养学上使用最多的是其 1000 倍的单位,即千焦耳(kJ)。有些国家,如美国和加拿大仍继续使用卡(cal)和千卡(kcal),其换算关系如下:
1 kcal = 4.184 kJ;1 kJ = 0.239 kcal。

食物及其产能营养素所产生的能量多少,可用测热器进行精确的测量。其原理是:无论在体内或体外,产能营养素可完全氧化产生二氧化碳和水,同时释放出热量。将被测样品放

入测热器燃烧室中完全燃烧,并用水吸收释放出的全部能量而使水温升高,在常温常压下,每 1 g 水升高 1℃需吸收 4.18 J 的能量,记录水的质量和水温的变化,就可以计算出样品所释放的能量。

由于食物中的能量营养素不可能全部被消化吸收,且消化率也各不相同,消化吸收后,在体内也不一定完全彻底被氧化分解产生能量,特别是蛋白质可产生一些不能继续被分解利用的含氮化合物,如尿素、肌酐及其他含氮有机物。所以,营养学中在实际应用时,食物中生热营养素的产生能量多少按如下关系换算:即 1 g 碳水化合物产生能量为 16.81 kJ(4.0 kcal)。1 g 脂肪产生能量为 37.56 kJ(9.0 kcal),1 g 蛋白质产生能量为 16.74 kJ(4.0 kcal),1 g 乙醇产生能量为 29.3 kJ(7.0 kcal)。

二、人体的能量消耗

人体的能量消耗包括基础代谢、体力活动和食物的热效应三个方面。为了达到能量的平衡,人体每天摄入的能量应恰好能满足这三个方面的需要,这样才能有健康的体质和良好的工作效率。

(一)基础代谢

基础代谢是指维持生命的最低能量消耗,即人体在安静和恒温条件下(一般为 18～25℃),禁食 12h 后,静卧、放松而又清醒时的能量消耗。此时能量仅用于维持体温和呼吸、血液循环及其他器官的生理需要。为了确定基础代谢的能量消耗,需要首先测定基础代谢率。基础代谢率就是指人体处于基础代谢状态下每小时每平方米体表面积(或每千克体重)所消耗的能量(basal metabolic rate,BMR)。世界卫生组织(WHO)计算一天的基础代谢能量消耗见表 2-6。

表 2-6　世界卫生组织(WHO)建议的计算基础代谢公式

年龄/岁	公式(男)	公式(女)
0～3	$(60.9 \times W) - 54$	$(61.0 \times W) - 51$
3～10	$(22.7 \times W) + 495$	$(22.5 \times W) + 499$
10～18	$(17.5 \times W) + 651$	$(12.2 \times W) + 746$
18～30	$(15.3 \times W) + 679$	$(14.7 \times W) + 496$
30～60	$(11.6 \times W) + 879$	$(8.7 \times W) + 829$
>60	$(13.5 \times W) + 487$	$(10.5 \times W) + 596$

注:W 为体重(kg)。

人体基础代谢不仅个体之间存在差异,自身的基础代谢率也常有变化。人体基础代谢率与人的体积、生理病理状况、环境条件有关。

(二)体力活动

通常情况下由人体各种体力活动所消耗的能量约占人体总能量消耗的 15%～30%。

人类的体力活动种类很多,一般包括职业活动、社会活动、家务活动和休闲活动等,因职业不同造成的能量消耗差别最大。伴随着我国经济社会发展,营养学上根据能量消耗水平,即活动强度一般分为三个等级,见表 2-7。根据不同级的体力活动水平 PAL(physical activity level)值可算出能量消耗量。

表 2-7　建议中国成人活动水平分级

活动水平	职业工作时间分配	工作内容举例	PAL
轻	75%时间坐或站立 25%时间站着活动	办公室工作、修理电器、售货员、化学实验操作、讲课等	1.50
中	25%时间坐站立 75%时间特殊职业活动	学生日常活动、机动车驾驶、电工安装、车床操作等	1.75
重	40%时间坐或站立 60%时间特殊职业活动	非机械化农业劳动、炼钢、舞蹈、体育运动、装卸等	2.00

(三)食物热效应

食物热效应,即食物特殊动力作用,指人体在摄食过程中,由于要对食物中营养素进行消化、吸收、代谢、转化等,需要额外消耗能量,同时引起体温升高和散发能量,这种因摄食而引起能量的额外消耗称食物热效应。

不同的产能营养素其食物热效应不同。脂肪的食物热效应约消耗本身产生能量的4%~5%,碳水化合物为5%~6%,而蛋白质特别高,可达30%。

(四)生长发育

正在生长发育的机体还需要额外消耗能量,保证机体的生长发育。这部分能量主要用于新组织的形成及其代谢,3~6个月的婴儿每天有 15%~23% 的能量储存于机体建立的新组织。乳母的能量消耗除自身的需要外,还用于乳汁合成与分泌。

三、能量供给

能量平衡与否与健康的关系极大。由于饥饿或疾病等原因造成能量摄入不足可使体力下降、工作效率低下。能量摄入不足致使太少的脂肪贮存,身体对环境的适应能力和抗病能力也因此而下降。另一方面,过多的能量摄入已成为西方国家居民严重的健康问题,如肥胖、高血压、心脏病、糖尿病和某些癌症发病率明显高于其他国家,我国近些年来也有类似的危险趋势。

因此,各个国家都有相应的能量供给量的推荐值,包括三大产能营养素合理的摄入比。我国营养学会在 2017 年制定的中国居民膳食营养素参考摄入量(DRIs)中,不仅对各年龄组人群、孕妇的能量摄入有具体的推荐量,而且也根据不同的活动强度,按轻体力劳动、中等体力劳动和重体力劳动来推荐能量摄入量。

第五节 矿物质

一、概述

（一）矿物质种类

人体所含各种元素中,除碳、氢、氧、氮主要以有机物的形式存在外,其余元素基本上是以无机物的形式存在,均称为矿物质,亦称无机盐或灰分。矿物质分为常量元素和微量元素,共有 20 多种,其中体内含量大于人体体重的 0.01%,每天需要量在 100 mg 以上的元素称为常量元素,有钙、镁、钾、钠、磷、氯、硫共 7 种。微量元素是体内含量小于体重的 0.01%,每天需要量在 100 mg 以下的矿物质元素。1996 年,联合国粮农组织(FAO)、世界原子能机构(IAEA)和世界卫生组织(WHO)专家委员会将目前已研究过的在人体中的微量元素分为三类:第一类为人体必需的微量元素,它们是铁、碘、锌、硒、铜、钼、铬、钴;第二类为人体可能必需的,它们是锰、硅、镍、硼、矾;第三类为有潜在毒性的元素,但低剂量时可能为维持人体的功能所必需的,它们是氟、铅、镉、汞、砷、铝、锂、锡。

（二）矿物质的特点

矿物质在体内不能合成,必须从食物和饮水中摄取;矿物质在体内分布不均匀,如钙和磷主要分布在骨骼和牙齿,铁分布在红细胞,碘集中在甲状腺,锌分布在肌肉组织等;矿物质相互之间存在协同或拮抗作用,如膳食中过量的镁干扰钙的代谢;过量的铜可抑制铁的吸收;某些微量元素在体内虽需要量很少,但其生理剂量与中毒剂量范围较窄,如硒易因摄入过量而引起中毒,对硒的强化应注意不宜用量过大。

（三）矿物质的生理功能

矿物质是构成机体组织的重要组分,如骨骼、牙齿等中的钙、磷、镁,蛋白质中的硫、磷等;具有维持细胞内外渗透压的作用,如钾、钠、氯与蛋白质一起,维持细胞内外液适宜渗透压;矿物质能够维持体内酸碱平衡,如钾、钠、氯离子和蛋白质的缓冲作用;可以构成酶的成分或激活酶的活性,如超氧化物酶中的锌,谷胱甘肽过氧化物酶中的硒等;维持神经和肌肉的正常兴奋性及细胞膜的通透性。

二、常量元素

（一）钙

钙约占体重的 1.5% ～2%。成人体内含钙总量约为 850～1200 g,存在形式主要为羟磷灰石;约 1%的钙常以游离的或结合的离子状态存在软组织、细胞外液及血液中,统称为混溶钙池。

1. 生理功能

钙是形成骨骼和牙齿的主要成分,体内的钙约 99%存在于骨骼及牙齿;钙具有维持肌肉和神经的正常活动,钙离子与神经和肌肉的兴奋、神经冲动的传导、心脏的正常搏动等生理活动有密切的关系;钙有激活凝血酶原使之变成凝血酶的作用;钙在体内还参与调节或激活多种酶的活性作用,如 ATP 酶、脂肪酶、蛋白质分解酶等。钙对细胞的吞噬、激素的分泌也有影响等。

2. 吸收与排泄

钙的吸收主要在小肠上端,是以需要能量的主动转运吸收为主,钙浓度高时也可通过被动扩散而吸收。钙的吸收与年龄有关,随年龄增长其吸收率下降。婴儿钙的吸收率超过50%,儿童约为 40%,成年人只为 20% 左右。影响钙吸收的主要因素有年龄、膳食纤维、草酸、植酸、磷酸、碱性物质、个体机能状态等,适量维生素 D、某些氨基酸(赖氨酸、精氨酸、色氨酸)、乳糖和适当的钙、磷比例,均有利于钙吸收。

机体通过粪、尿、汗三条途径排出不需要的钙,粪钙包括膳食中未被吸收的钙和内源性钙。每天从尿液中排出的钙较为恒定,大约为 150 mg。以汗液方式排出的钙较少,每天仅约15 mg,但是高温环境或强体力活动的人群通过汗液排出大约 100 mg 以上的钙。

3. 缺乏与过量

钙摄入量过低可致钙缺乏症,主要表现为骨骼的病变。即儿童时期的佝偻病和成年人的骨质疏松症。

钙过量对机体可产生不利影响,主要有增加肾结石的危险;高血钙症、碱中毒和肾功能障碍;过量钙会干扰其他矿物质的吸收和利用,钙和铁、锌、镁、磷等元素存在相互作用。例如,钙可明显抑制铁的吸收;高钙膳食会降低锌的生物利用率。

4. 参考摄入量和食物来源

(1)参考摄入量

我国居民膳食中钙的推荐摄入量(RNI)分别为:成年人 800 mg/d,50 岁以上人群均为1000 mg/d。可耐受最高摄入量(UL)均为 2000 mg/d。

(2)食物来源

奶和奶制品是钙的最好食物来源,含量丰富,且吸收率高,是理想的供钙食品。豆类、坚果类、绿色蔬菜、各种瓜子也是钙的良好来源。少数食物如虾皮、海带、发菜、芝麻酱等含钙量也特别高。

(二)磷

人体磷的含量约为体重的 1%。成人体内含磷 600~900 g,85% 以不溶性的羟磷灰石形式存在于骨骼和牙齿,其余 15% 则主要以有机磷的形式存在于软组织和体液中。

1. 生理功能

磷和钙一样都是构成骨骼和牙齿的成分;磷也是软组织结构的重要成分,许多结合蛋白含有磷,细胞膜上的磷脂及细胞内的核酸都含有磷;磷还参与许多重要生理功能,如糖和脂肪的吸收以及代谢;另外,对能量的转移和酸碱平衡的维持都有重要作用。

2. 吸收与排泄

从膳食摄入的磷 70% 在小肠吸收。食物中的磷大部分是磷酸酯化合物,必须分解为游离的磷,然后以无机磷酸盐的形式被吸收。正常膳食中磷吸收率为 60%~70%。维生素 D可促进磷的吸收;合理的钙磷比例有利于磷的吸收。影响磷吸收的因素有钙、镁、铁、铝等金属离子及植酸。

磷主要通过肾脏排出。机体通过甲状旁腺素抑制肾小管对磷的吸收和排泄,调节血中磷浓度以维持体内磷的平衡。

3. 缺乏与过量

几乎所有的食物均含有磷,所以一般不会由于膳食原因发生磷缺乏。临床所见磷缺乏的病人多为长期使用大量抗酸药或禁食者。摄入过量的磷可引起低血钙症,导致神经兴奋性增强,手足抽搐和惊厥。

4. 参考摄入量和食物来源

(1)参考摄入量

我国居民膳食中磷的推荐摄入量(RNI)分别为:18~64 岁 720 mg/d,65~79 岁 700 mg/d,80 岁以上为 670 mg/d。可耐受最高摄入量(UL)18~65 岁 3500 mg/d,65 岁以上为 3000 mg/d。

(2)食物来源

磷在食物中分布很广泛。瘦肉、蛋、鱼、干酪、蛤蜊、动物的肝和肾中磷的含量都很高,而且易吸收。植物性食品如海带、芝麻酱、花生、干豆类、坚果等中含量也相当高。但粮谷中的磷多为植酸磷,吸收和利用率较低。

(三)钠

钠是人体不可缺少的常量元素,人体内的含量按体重计约为 1.4 g/kg,约占体重的 0.15%。体内钠主要在细胞外液,占总体钠的 44%~50%,骨骼中钠含量高达 40%~47%,细胞内液含量较低,仅 9%~10%。

1. 生理功能

钠可调节体内水分与渗透压,维持酸碱平衡,增强神经肌肉兴奋性;维持血压正常,为防止高血压,世界卫生组织(WHO)建议每日食盐的摄入量小于 5 g。钠对 ATP 的生成和利用、肌肉运动、心血管功能、能量代谢都有关系,钠不足均可影响其作用。

2. 吸收与排泄

钠在小肠上部几乎被全部吸收,主要由尿排泄。钠在肾脏的排出受到神经和激素调节。

3. 缺乏与过量

钠缺乏很少见,在过量出汗或者在胃肠疾病以及使用利尿剂治疗高血压患者时,钠的排出量过多,才会出现钠缺乏。表现为血钠降低、心跳加速、细胞肿胀、血压下降、疼痛等,严重者可导致昏迷,急性肾功能衰竭而死亡。

钠摄入过多,会引起高血压,也可引起中毒反应,出现口渴、昏迷,甚至死亡。

4. 参考摄入量和食物来源

(1)参考摄入量

我国建议钠的适宜摄入量(AI)分别为:成年人为 1500 mg/d,50~79 岁为 1400 mg/d,80 岁以上为 1300 mg/d。

(2)食物来源

钠广泛存在于各种食物中,主要来源为食盐等调味品以及腌制类食物。

（四）钾

钾是人体的重要阳离子之一。正常成人体内钾含量以体质量计为 2 g/kg，成年男性略高于女性，体内钾主要存在于细胞内，约占总量的 98%，其他存在于细胞外。

1. 生理功能

维持碳水化合物、蛋白质的正常代谢；维持细胞内正常渗透压，由于钾主要存在于细胞内，因此钾在细胞内渗透压的维持中起主要作用；维持神经肌肉的应激性和正常功能；维持心肌的正常功能，心肌细胞内外的钾浓度对心肌的自律性、传导性和兴奋性有密切关系；维持细胞内外正常的酸碱平衡和电离平衡；具有降低血压的作用。血压与膳食钾、尿钾、总体钾或血清钾呈负相关。补钾对高血压及正常血压者有降低作用。

2. 吸收与排泄

人体摄入的钾 90% 以上都可以通过胃肠道吸收，正常情况下钾全部经肾脏排泄。由肾小球滤过的钾在肾小管近端几乎全部被重吸收，而在肾小管远端排泄钾；肾衰竭会引起钾的大量积存。

3. 缺乏与过量

人体缺钾可引起许多疾病，可在神经肌肉、消化、心血管、泌尿、中枢神经等系统发生功能性或病理性改变。如肌肉无力、瘫痪、心律失常、横纹肌肉裂解症及肾功能障碍等。

如果体内钾过多，会出现中毒反应，表现为四肢无力、心率缓慢等症状。

4. 参考摄入量与食物来源

（1）参考摄入量

我国居民膳食中钾的适宜摄入量（AI）分别为：婴幼儿 350~900 mg/d，儿童 1200~1500 mg/d，青少年 1900~2200 mg/d，18 岁以上人群 2000 mg/d，乳母 2400 mg/d。

（2）食物来源

大部分食物都含有钾，但蔬菜和水果是钾最好的来源。每 100 g 食物含量高于 800 mg 的食物有紫菜、黄豆、冬菇等。

（五）镁

镁是人体细胞内的主要阳离子，主要存在于细胞内，正常成人身体镁总含量约 25 g，主要存在于骨骼、软组织中。

1. 生理功能

镁作为多种酶的激活剂，参与 300 多种酶促反应，在能量和物质代谢中有重要作用；调节心肌细胞功能；有研究适当补充镁可以降低心肌梗塞的死亡率；维护骨骼生长和神经肌肉的兴奋性；镁还有利尿和导泻功能。

2. 吸收与排泄

膳食中的镁在整个肠道均可被吸收，但主要在空肠末端与回肠，吸收率约为 30%。影响镁吸收的因素主要有镁的摄入量、膳食中氨基酸、乳糖等可促进镁的吸收。而维生素 D 促进镁吸收的作用有限。过多的磷、草酸、植酸和膳食纤维等可抑制镁的吸收。此外，由于镁与钙的吸收途径相同，竞争吸收相互干扰。

代谢后60%由肠道排出,部分由尿液和汗液排出。

3. 缺乏与过量

镁摄入不足、吸收障碍、丢失过多等可以导致机体镁缺乏。镁缺乏时可致神经肌肉兴奋性亢进;低镁血症患者可有房室性早搏,半数有血压升高。镁缺乏也可导致胰岛素抵抗和骨质疏松。

在正常情况下,一般不易发生镁中毒。但在肾功能不全、糖尿病酮症早期、肾上腺皮质功能不全、黏液水肿、骨髓瘤、草酸中毒、肺部疾患及关节炎等患者,大剂量服用或注射镁盐会发生镁中毒。

4. 参考摄入量和食物来源

(1)参考摄入量

我国居民膳食中镁的推荐摄入量(RNI)分别为:婴幼儿 20～140 mg/d,儿童 160～220 mg/d,青少年 300～320 mg/d,成年人 330 mg/d,65～80 岁 320 mg/d,80 岁以上 310 mg/d,孕妇 370 mg/d,乳母 330 mg/d。

(2)食物来源

镁广泛存在于各种食物中,但含量差别很大。绿叶蔬菜是富含镁的。食物如糙粮、坚果也含有丰富的镁,而肉类、淀粉类食物及牛奶中的镁含量为中等。精制食品的镁含量一般是很低的。

三、微量元素

微量元素在体内含量小于体重的0.01%,每天需要量在100 mg以下的元素。1995 年世界粮农组织 FAO/世界卫生组织(WHO)提出,人体必需的微量元素包括铁、碘、锌、硒、铜、钼、铬、钴8 种。此外,氟属于可能必需的微量元素。

(一)铁

铁是人体必需微量元素之一,人体内铁总量为 3～5 g,约占人体质量的 0.004%。可分为功能性铁和储存铁。功能性铁是铁主要存在形式,约占 70%,这些铁参与氧的转运和利用。储存铁以铁蛋白和含铁血黄素形式存在于肝、脾与骨髓中,占人体总铁的 30%。

1. 生理功能

铁为血红蛋白与肌红蛋白、细胞色素 A 以及一些呼吸酶的主要成分,参与体内氧与二氧化碳的转运、交换和组织呼吸过程;铁与免疫关系密切,铁可提高机体免疫力,增加中性粒细胞和吞噬细胞的功能;此外,铁还有许多重要功能,如催化 β-胡萝卜素转化为维生素 A、参与嘌呤与胶原的合成、抗体的产生、脂类从血液中转运以及药物在肝脏的解毒等。

2. 吸收与排泄

人体对铁的吸收率很低,一般为10%,铁在食物中主要以三价铁形式存在,少数为还原铁(亚铁)。三价铁在还原为二价铁后在十二指肠吸收。有很多因素可影响其吸收。主要有蔬菜中的植酸盐、草酸盐以及茶叶和咖啡中的多酚类物质均可影响吸收。胃中胃酸缺乏或服用过多的抗酸药物,不利于铁吸收。维生素 C、某些单糖、有机酸以及动物肉类有促进红素铁吸收的作用。近年来的研究表明,核黄素对铁的吸收、转运与储存均有良好影响。

铁在体内代谢中,可被身体反复利用,一般除肠道分泌和皮肤、消化道、尿道上皮脱落损失少量外,铁排出的量很少。主要通过消化道、泌尿道上皮细胞排泄。

3. 缺乏与过量

铁缺乏是一种常见的营养缺乏病,特别是在婴幼儿、孕妇、乳母中更易发生。体内铁缺乏,引起细胞呼吸障碍,从而影响组织器官功能,降低食欲。铁缺乏的儿童易烦躁,对周围不感兴趣,成人则冷漠呆板、面色苍白、口唇膜和眼结膜苍白,有疲劳乏力、头晕、心悸、指甲脆薄等。儿童少年身体发育受阻,出现体力下降、注意力与记忆力调节过程障碍、学习能力降低等现象。婴幼儿与孕妇贫血需特别注意。流行病学研究表明,早产、低出生体重儿及胎儿死亡与孕早期贫血有关。铁缺乏可损害儿童的认知能力,且在以后补充铁后,也难以恢复。也可引起心理活动和智力发育的损害及行为改变。

铁过量可致中毒,急性中毒常见于误服过量铁剂,多见于儿童,主要症状为消化道出血,且死亡率很高。慢性铁中毒可发生于消化道吸收的铁过多和肠道外输入过多的铁,多种疾病如心脏病、肝脏疾病、糖尿病及某些肿瘤等与体内铁的储存过多也有关。

4. 参考摄入量和食物来源

(1)参考摄入量

我国居民膳食中铁的推荐摄入量(RNI)分别为:0~0.5岁0.3 mg/d(AI),0.5~1岁10 mg/d,1~4岁9 mg/d,儿童为10~13 mg/d,青少年男子15~16 mg/d,青少年女子18 mg/d,成人男性12 mg/d,成年女性20 mg/d,孕妇20~29 mg/d,乳母24 mg/d。可耐受最高摄入量(UL)分别为:幼儿25 mg/d,儿童30~35 mg/d,青少年40 mg/d,成年及老年人均为42 mg/d。

(2)食物来源

铁广泛存在于各种食物中,但分布极不均衡,吸收率相差也极大。一般动物性食物铁的含量和吸收率均较高,因此膳食中铁的良好来源,主要为动物肝脏、动物全血、畜禽肉类、黑木耳、大豆、芝麻酱、鱼类等。牛奶含铁较少,且吸收率不高。

(二)锌

成人体内锌含量为2~3 g,主要分布在肝、肾、肌肉、视网膜、前列腺、脑等组织中。血液中75%~85%的锌分布在红细胞,3%~5%分布于白细胞,其余在血浆中。锌对生长发育、免疫功能、物质代谢和生殖功能等均有重要作用。

1. 生理功能

锌是体内许多酶的组成成分或酶的激活剂,目前已知体内有200多种酶与锌有关,如碱性磷酸酶、乳酸脱氢酶等;锌具有维持细胞膜稳定,减少毒素吸收和组织损伤的作用;锌对蛋白质的合成和代谢起调节作用;锌能促进机体的生长发育,促进创伤的快速愈合;锌对味觉的形成和增加食欲起重要作用;锌能提高人体免疫功能;锌对保护皮肤、骨骼和牙齿起重要作用;锌还能促进性器官正常发育和维持性机能的正常。

2. 吸收与排泄

锌的吸收和利用与铁相似,主要在小肠中吸收,吸收率为20%~30%,与血浆中的蛋白质结合进入血液循环。植物性食物中的植酸、鞣酸和纤维素等均不利于锌的吸收,而动物性食物中的锌生物利用率较高,维生素D、葡萄糖、乳糖、半乳糖、柠檬酸可促进锌的吸收。

体内的锌经代谢后主要由肠道排出,小部分随尿液排出,汗液和毛发中也有微量的锌排出。

3. 缺乏与过量

缺锌可引起食欲减退或异食癖,生长发育停滞,儿童长期缺乏锌可导致侏儒症。成人长期缺锌可导致性功能减退、精子数减少、胎儿畸形、皮肤粗糙、免疫功能降低等。

盲目过量补锌或食用镀锌罐头、污染的食物和饮料等均有可能引起锌过量或锌中毒。过量的锌可干扰铜、铁和其他为两元素的吸收和利用,影响中性粒细胞和巨噬细胞活力,抑制细胞杀伤能力,损害免疫功能。成人摄入量 2 g 以上锌可发生锌中毒,引起急性腹痛、腹泻、恶心、呕吐等临床症状。长期每天补充 100 mg 较大量锌可发生贫血、免疫功能下降等。

4. 参考摄入量和食物来源

（1）参考摄入量

我国锌的推荐摄入量(RNI)分别为:婴幼儿 2~4 mg/d,儿童 5.5~7 mg/d,青少年男子 10~12 mg/d、女子 8.5~9.0 mg/d,18 岁以上人群男性 12.5 mg/d、女性 7.5 mg/d,孕妇、乳母分别为 9.5 mg/d、12 mg/d。可耐受最高摄入量(UL)分别为:幼儿 8 mg/d,儿童 12~19 mg/d,青少年 28~35 mg/d,成年及老年人均为 40 mg/d。

（2）食物来源

锌的来源广泛,但食物中的锌含量差别很大,吸收利用率也有很大差异。贝壳类海产品、红色肉类、动物内脏都是锌的极好来源。干果类、谷类胚芽和麦麸也富含锌,植物性食物含锌较低,精细的粮食加工过程可导致大量的锌流失。

（三）硒

硒是人体必需的微量元素,成人体内硒总量在 14~21 mg,广泛分布于人体各组织器官和体液中,肾中硒浓度最高,肝脏次之,血液中相对低些,脂肪组织中含量最低。

1. 生理功能

硒是谷胱甘肽过氧化物酶的重要组成成分, GSH-Px 在机体中具有抗氧化功能,可清除体内脂质过氧化物,阻断活性氧和自由基的损伤作用,从而保护细胞膜及组织免受过氧化物损伤,以维持细胞的正常功能;硒能够保护心血管和心肌的健康;硒是有毒重金属的天然解毒剂,与金属有较强的亲和力,能与体内重金属如汞、镉、铅等结合成金属-硒-蛋白质复合物而起解毒作用,并促进金属排出体外;硒还具有促进生长、保护视觉及抗肿瘤的作用;还对甲状腺素有调节作用;能维持正常生育功能。

2. 吸收与排泄

硒主要在小肠吸收,人体对食物中硒的吸收较高,吸收率为 50%~100%。硒的吸收与硒的化学结构和溶解度有关,溶解度大的硒化合物比溶解度小的更易吸收。

硒经代谢后大部分经尿排出,少量从肠道排出,粪中排出的硒大多为未被吸收的硒。硒摄入量高时可生成挥发性二甲基硒化合物,并由肺部呼气排出。此外,少量硒也可从汗液、毛发排出。

3. 缺乏与过量

硒缺乏可导致克山病的发生。临床上主要症状为心脏扩大、心功能不全和心率失常、心力衰竭等。此外,缺硒与大骨节病也有关,补硒可以缓解一些症状,对病人骨骺端改变有促进修复、防止恶化的较好效果。

硒摄入过多也可致中毒。中毒后体征为头发变干、脱落、肢体麻木、指头指甲变形,严重者可致死亡。

4. 参考摄入量和食物来源

(1)参考摄入量

我国硒的推荐摄入量(RNI)分别为:婴儿 15~20μg/d(AI),幼儿 25μg/d,儿童 30~40μg/d,青少年 55~60μg/d,18 岁以上成年人 60μg/d,孕妇 65μg/d,乳母 78μg/d。可耐受最高摄入量(UL)分别为:0~0.5 岁 55μg/d,0.5~1 岁 80μg/d,幼儿 100μg/d,儿童 150~200μg/d,青少年 300~350μg/d,成年及老年人均为 400μg/d。

(2)食物来源

硒的良好来源是海洋食物和动物的肝、肾及肉类。谷类和其他种子的硒含量依赖它们生长土壤的硒含量,因环境的不同而差异较大。蔬菜中大蒜含量较丰富,其他蔬菜和水果的含硒量很少。

(四)碘

正常成人体内含碘 20~50 mg,其中 70%~80%存在甲状腺组织内,其余分布在骨骼肌、肺、卵巢、肾、淋巴结、肝、睾丸和脑组织中。甲状腺含碘量随年龄、摄入量及腺体的活动性不同而有差异。健康成人甲状腺组织内含碘 8~12 mg。碘在甲状腺中主要以三碘甲腺原氨酸(T_3)和四碘甲腺原氨酸(T_4)形式存在。

1. 生理功能

碘在体内主要参与甲状腺素的合成,其生理作用是通过甲状腺素的作用表现出来的。甲状腺素参与能量代谢。在蛋白质、脂类与碳水化合物的代谢中,甲状腺素促进氧化和氧化磷酸化过程,促进分解代谢、能量转换、增加氧耗量、参与维持与调节体温;甲状腺素能促进代谢和体格的生长发育。所有的哺乳类动物都必须有甲状腺素以维持其细胞的分化与生长;甲状腺激素可以促进 DNA 及蛋白质合成、维生素的吸收和利用,且是许多重要的酶活化所必需;甲状腺素还有促进神经系统发育的作用。

2. 吸收与排泄

食物中的碘进入胃肠道转化为碘化物后吸收迅速,约 3h 完全被吸收。吸收的碘进入血液后分布于各组织中。

体内的碘主要经肾脏排泄,约 90%的碘随尿排出,10%由粪便排出,极少随汗液排出。

3. 缺乏与过量

碘缺乏不仅会引起甲状腺肿和少数克汀病发生,还可引起更多的亚临床克汀病和儿童智力低下的发生,包括甲状腺肿、流产、先天畸形、死亡率增高、地方性克汀病等。孕妇严重缺碘,可殃及胎儿发育,使新生儿生长损伤,尤其是神经、肌肉、认知能力低下,以及胚胎组织和预产期死亡率上升。

长时间的高碘摄入也可导致高碘性甲状腺肿等的高碘性危害。

4. 参考摄入量和食物来源

(1)参考摄入量

人体对碘的需要量取决于对甲状腺素的需要量。我国碘的推荐摄入量(RNI)分别为:

婴儿 50~115 μg/d(AI),幼儿与儿童 90 μg/d,青少年 110~120 μg/d,成年人 120 μg/d,孕妇 230 μg/d,乳母 240 μg/d。可耐受最高摄入量(UL)分别为:儿童 200~300 μg/d,青少年 400~500 μg/d,成年及老年人均为 600 μg/d。

（2）食物来源

人类所需的碘主要来自食物,为一日总摄入量的 80%~90%,其次为饮水与食盐。食盐与碘化钾的配合比例为 1∶100 000。海洋生物含碘量丰富,是碘的良好来源,如海带、紫菜、海鱼、蚶干、蛤干、干贝、淡菜、海参、海蜇、龙虾等。陆地食品含碘量动物性食品高于植物性食品,蛋、奶含碘量相对稍高,其次为肉类,淡水鱼的含碘量低于肉类。

（五）氟

成年人体内含氟总量为 2~3 g,氟在人体主要分布在骨骼、牙齿、指甲和毛发中,在牙釉中含量最多,少量存于内脏、软组织及体液中。

1. 生理功能

氟的主要功能是预防龋齿和老年性骨质疏松症。氟被牙釉质中的羟磷灰石吸附后,在牙齿表面形成一层抗酸性腐蚀的、坚硬的氟磷灰石保护层;氟在骨骼与牙齿的形成中有重要作用。适量的氟利于钙和磷的利用及在骨骼中沉积,可加速骨骼成长,促进生长,并保护骨骼的健康。

2. 吸收与排泄

从膳食摄入的氟约有 75%~90% 由胃肠道迅速吸收进入血液,以离子形式分布到全身。肾脏为氟的主要排泄途径,每天摄入的氟约有 50%~80% 从尿中排出,少量从粪便、毛发、汗液排出。

3. 缺乏与过量

氟缺乏时,由于釉质中不能形成氟磷灰石而得不到保护,牙釉质易受微生物、有机酸和酶侵蚀而发生龋齿。此外,钙磷的利用也会受到影响,而可导致骨质疏松。

摄入过量的氟可引起急性或慢性氟中毒。急性氟中毒的症状和体征为恶心、呕吐、腹泻、腹痛、心功能不全、惊厥、麻痹以及昏厥,多见特殊的工业环境中。氟的慢性中毒临床表现为斑釉症和氟骨症。近年来的研究表明,过量的氟对机体的免疫功能也有损伤。

4. 参考摄入量和食物来源

（1）参考摄入量

我国膳食中氟的适宜摄入量(AI)分别为:婴儿 0.01~0.23 mg/d,幼儿 0.6 mg/d,儿童 0.7~1.0 mg/d,青少年 1.3~1.5 mg/d,成年人、孕妇、乳母均为 1.5 mg。可耐受最高摄入量(UL)分别为:幼儿 0.8 mg/d,儿童 1.1~1.7 mg/d,青少年 2.5~3.1 mg/d,成年及老年人均 3.5 mg/d。我国规定饮用水含氟量标准为 0.5~1 mg/L。

（2）食物来源

一般情况下,动物性食品中氟高于植物性食品,海洋动物中氟高于淡水及陆地食品,鱼和茶叶氟含量很高。

（六）铜

铜是人体必需的微量元素,正常成人体内含铜总量为 100~150 mg,广泛分布于各种组织中。在肝脏、血液、肝、肾、心、脑等含量较高,脾、肺、肌肉、骨次之,腺体如脑垂体、甲状腺和胸腺含量最低。

1. 生理功能

铜在机体内的生理功能主要是催化作用,目前已发现10余种含铜氧化酶,参与体内氧化还原过程,维持正常造血、促进结缔组织形成、维护中枢神经系统的健康,以及促进正常黑色素形成和维护毛发正常结构、保护机体细胞免受超氧阴离子的损伤等重要作用。铜还对脂质和糖代谢有一定影响。

2. 吸收与排泄

铜主要在小肠被吸收,吸收率约40%。经肠黏膜吸收进入血液的铜与白蛋白或氨基酸结合成铜复合物,并随血液经门静脉运至肝脏。食物中大量的铁、锌、植酸盐、纤维素和维生素C影响铜的吸收和利用。

体内的铜约80%经胆汁由肠道粪便排出从尿、皮肤、头发和指甲排出量较少。

3. 缺乏与过量

人体一般不易缺乏铜。铜缺乏一般由一些疾病引起,如长期腹泻、长期完全肠外营养、铜代谢障碍等。机体缺铜可引起贫血、白细胞减少,血浆铜蓝蛋白和红细胞含铜超氧化物歧化酶含量下降,心率不齐、神经变性。胆固醇升高、皮肤毛发脱色和骨质疏松等症状。

过量铜可引起急慢性中毒,表现口腔有金属味。上腹疼痛、恶心呕吐等,严重者甚至发生肝、肾衰竭、休克、昏迷以至死亡。

4. 参考摄入量和食物来源

(1)参考摄入量

我国膳食中铜的适宜摄入量(AI)分别为:婴幼儿0.3 mg/d,儿童0.4~0.5 mg/d,青少年0.7~0.8 mg/d,成年人0.8 mg/d,孕妇0.9 mg/d,乳母1.4 mg/d。可耐受最高摄入量(UL)分别为:幼儿2 mg/d,儿童3~4 mg/d,青少年6~7 mg/d,成年及老年人均为8 mg/d。

(2)食物来源

铜广泛存在于各种食物中,牡蛎、贝类海产品以及坚果类是铜的良好来源,其次是动物肝、肾组织,谷类胚芽部分,豆类等。

(七)铬

正常人体内铬含量为6~7 mg,主要分布在骨、皮肤、脂肪组织等。除肺以外,各组织和器官中的铬浓度均随着年龄而下降,所以老年人常有缺铬现象。

1. 生理功能

铬在体内具有加强胰岛素的作用,预防动脉粥样硬化、促进蛋白质代谢和生长发育等功能。另外,铬还影响脂肪代谢,有降低血清胆固醇和提高高密度脂蛋白(HDL)的作用,并可增强RNA合成。

2. 吸收与排泄

食物中铬大多为无机铬,一般吸收率<3%。铬可与有机物结合成为具有生物活性的复合物,可提高铬的吸收率。铬在小肠被吸收,进入血液的铬主要与运铁蛋白结合,部分与白蛋白结合,并转运至全身组织器官。维生素C能促进铬的吸收。草酸盐和植酸盐影响铬的吸收。

摄入体内的铬的95%以上从尿液排出,少量从胆汁、毛发和皮肤排出。

3. 缺乏与过量

铬缺乏的原因主要是摄入不足或消耗过多,其危害有致生长迟缓、葡萄糖耐量损害、高葡萄糖血症等。一般正常膳食摄入很少出现铬中毒现象。

4. 参考摄入量和食物来源

(1)参考摄入量

我国膳食中铬的适宜摄入量(AI)分别为:婴儿 0.2~4.0 μg/d,幼儿 15 μg/d,儿童 20~25 μg/d,青少年 30~35 μg/d,成年人 30 μg/d,孕妇 31~36 μg/d,乳母 37 μg/d。

(2)食物来源

铬的良好食物来源为肉类及整粒粮食、豆类。乳类、水果、蔬菜中铬含量低。

第六节　维生素

一、概述

维生素是维持机体正常生理代谢所必需,并且功能各异的一类微量的低分子有机化合物。维生素或其前体化合物存在于天然食物中;大多数的维生素在机体内不能合成,也不能大量储存于机体组织中,必须由食物提供;不是体内的能量来源,不参与机体组织的构成,然而它在能量产生以及调节机体物质代谢过程中起着十分重要的作用;机体缺乏维生素时,物质代谢将发生障碍,表现出不同的缺乏症。

维生素种类较多,化学性质不同,生理功能各异。人体所必需的维生素有十几种,一般按其溶解性分为脂溶性维生素和水溶性维生素。

脂溶性维生素包括维生素 A、维生素 D、维生素 E、维生素 K。

水溶性维生素包括维生素 B 族、维生素 C,维生素 B 族中主要有维生素 B_1、维生素 B_2、维生素 PP、维生素 B_6、泛酸、生物素、叶酸、维生素 B_{12}。

二、水溶性维生素

(一)维生素 C(抗坏血酸,抗坏血病维生素)

1. 维生素 C 的理化性质

维生素 C 又称抗坏血酸,是一种含有 6 个碳原子的酸性多羟基化合物,维生素 C 具有有机酸性质,具有强还原性。维生素 C 易溶于水不溶于脂肪溶剂,在酸性环境中稳定,但在有氧、热、光和碱性环境下不稳定,特别是有氧化酶及铜、铁等金属离子存在时,可促进其氧化破坏。酸性、冷藏及防止暴露于空气中的食品中维生素 C 破坏缓慢。氧化酶一般在蔬菜中含量较多,特别是黄瓜和白菜类,但在柑橘类含量较少,所以蔬菜在储存过程中,维生素 C 都有不同程度损失。但在植物中,特别是枣、刺梨等水果中含有生物类黄酮,能保护食物中抗坏血酸的稳定性。

2. 维生素 C 的生理功能

食物中的维生素 C 被人体小肠上段吸收,吸收量与其摄入量有关。在体内的主要生理功能如下。

（1）促进胶原合成

胶原组织是体内的结缔组织、骨及毛细血管的重要成分，在创伤愈合时，结缔组织的生成是创伤愈合的前提，胶原蛋白合成时，其多肽链中的脯氨酸及赖氨酸等残基必须先在脯氨酸羟化酶及赖氨酸羟化酶的催化下分别羟化为羟脯氨酸及羟赖氨酸等残基。维生素C是这些羟化酶维持活性所必需的辅助因子。当维生素C缺乏时，胶原蛋白合成障碍，从而导致坏血病。

（2）参与机体的造血功能

维生素C可使铁在消化道处于亚铁状态，提高机体对铁的吸收，所以可以预防营养性贫血；同时维生素C还具有将叶酸转变成活性型（四氢叶酸）的能力，对预防巨幼红细胞贫血有重要意义。

（3）抗氧化作用

维生素C是机体内一种很强的抗氧化剂，它可直接与氧化剂作用，以保护其他物质免受氧化破坏。它也可还原超氧化物、羟基，以及其他活性氧化剂，这类氧化剂可能影响DNA的转录或损伤DNA，蛋白质或膜结构；维生素C还可使双硫键（-S-S-）还原为巯基（-SH），在体内与其他抗氧化剂一起清除自由基，所以维生素C在体内氧化防御系统中起着重要作用。

（4）解毒作用

维生素C对某些重金属离子有解毒作用，如铅、汞、镉、砷等对机体有毒害作用，若补充大量维生素C后，往往可缓解其毒性。维生素C对重金属离子的解毒作用一方面通过使体内氧化型谷胱甘肽还原为还原型谷胱甘肽后，与重金属离子结合成复合物排出体外，避免机体中毒；另一方面，因为维生素C可与金属离子结合由尿中排出体外。

（5）促进神经递质合成

神经递质由氨基酸合成时，都需要通过羟化作用才能完成，羟化酶作用时需要维生素C参与。维生素C缺乏时，这些神经递质将受到影响。

（6）促进类固醇羟化

维生素C可在体内将胆固醇转化为能溶于水的硫酸盐而增加其排泄，也可催化肝中胆固醇的羟化作用，促进其形成胆酸，从而降低血胆固醇含量。维生素C缺乏时，胆固醇转化为胆汁酸减少，以致胆固醇在肝内蓄积，血中胆固醇浓度升高，故高胆固醇患者，应补给足量的维生素C。

（7）其他功能

维生素C在食品加工中可用作酸味剂、助色剂等。同时可阻断致癌物 N-亚硝基化合物合成，预防癌症。

3. 维生素C缺乏与过量

维生素C缺乏时可引起坏血病。坏血病自饮食缺乏维生素C至发展成坏血病，一般历时4~7个月。患者多表现为体重减轻、四肢无力、衰弱、肌肉关节等疼痛、牙龈松肿、伤口不易愈合。婴儿常有激动、软弱、倦怠、食欲减退、四肢疼痛、肋软骨接头处扩大有出血倾向等，身体可出现大小不同的出血、血肿或瘀斑。维生素C缺乏还可引起胶原合成障碍，而导致骨质疏松。坏血病患者若得不到及时治疗，可出现内脏出血而死亡。

维生素C过量很少引起明显毒性，当一次口服数克剂量时，有可能出现腹泻、腹胀等现象。另外,摄入维生素 C 过量还会引起铁吸收过度、降低白细胞杀菌能力、破坏红细胞及形成泌尿道结石。

4. 维生素 C 的参考摄入量与食物来源

(1)参考摄入量

我国居民膳食参考摄入量(RNI)分别为:婴幼儿 40 mg/d,儿童 50~65 mg/d,青少年为 90~100 mg/d,成年及以上人群 100 mg/d,孕妇(1~12 周)100 mg/d,孕妇(≥13 周)115 mg/d,乳母 150 mg/d。可耐受最高摄入量(UL)分别为:幼儿 400 mg/d,儿童 600~1000 mg/d,青少年 1400~1800 mg/d,成年及老年人均 2000 mg/d。

(2)食物来源

维生素 C 主要来源于新鲜蔬菜与水果、蔬菜中,辣椒、茼蒿、苦瓜、白菜、豆角、菠菜、土豆、韭菜等中含量丰富,水果中,酸枣、红枣、草莓、柑橘、柠檬等中含量最多。在动物的内脏中也含有少量的维生素 C。

(二)维生素 B_1(硫胺素,抗脚气病因子)

1. 维生素 B_1 的理化性质

维生素 B_1 又称硫胺素,因发现其与预防和治疗脚气病有关所以又称抗神经炎因子。硫胺素分子是由一个嘧啶结构,通过一个亚甲基连接在一个噻唑环上组成。硫胺素为白色结晶,溶于水,微溶于乙醇,气味似酵母。硫胺素的商品形式是它的盐酸盐和硝酸盐,两种形式在干燥条件和酸性溶液中比较稳定,不易被氧化,热不易分解。但在碱性溶液中极不稳定,易被氧化而失去活性。紫外线可使硫胺素降解而失活,铜离子可加快它的破坏。硫胺素对亚硫酸盐特别敏感,亚硫酸盐在中性或碱性介质中能加速硫胺素的分解破坏,故在保存含硫胺素较多的食物时,不宜用亚硫酸盐作为防腐剂或以二氧化硫熏蒸食物。软体动物鱼类的肝脏中含硫胺素酶,这种酶会分解破坏硫胺素,但此酶一经加热即被破坏。

2. 维生素 B_1 的生理功能

食物中的维生素 B_1 有 3 种形式,即游离形式、硫胺素焦磷酸酯和蛋白磷酸复合物。结合形式的维生素 B_1 在消化道裂解后被吸收。吸收的主要部位是空肠和回肠。

(1)辅酶功能

维生素 B_1 在硫胺素焦磷酸激酶的作用下,与三磷酸腺苷(ATP)结合形成硫胺素焦磷酸(TPP)。TPP 是维生素 B_1 的活性形式,在体内参与两个重要的反应,即 α-酮酸的氧化脱羧反应和磷酸戊糖途径的转酮醇作用。前一个反应发生在线粒体中的生物氧化过程的关键环节,硫胺素焦磷酸作为丙酮酸脱氢酶和 α-酮戊二酸脱氢酶的辅酶,参与丙酮酸和 α-酮戊二酸的氧化脱羧作用。从葡萄糖、脂肪酸、支链氨基酸衍生来的丙酮酸和 α-酮戊二酸需经氧化脱羧反应产生乙酰 Co A 和琥珀酰 Co A,才能进入三羧酸循环,氧化产生 ATP。这是能量代谢中最复杂和最重要的反应,乙酸 Co A 和琥珀酰 Co A 是三大营养物质分解代谢和产生能量的关键环节。

(2)非辅酶功能

维生素 B_1 在维持神经、肌肉特别是心肌的正常功能以及维持正常食欲、维持正常肠道的蠕动和消化液的分泌等有显著作用。这种功能可能与硫胺素焦磷酸直接激活神经细胞的氯化物通道,通过控制有功能的通道的数量而控制神经传导的启动。

3. 维生素 B_1 缺乏与过量

维生素 B_1 缺乏可引起脚气病。发病早期出现体弱、疲倦、烦躁、健忘、消化不良或便秘和工作能力下降。根据临床症状分为以下 3 类。

(1)干性脚气病(组织萎缩)

以周围神经炎为主要症状,腓肠肌压痛痉挛、腿沉重麻木并有蚁行感,后期感觉消失,肌肉萎缩,共济失调。

(2)湿性脚气病(组织水肿)

以循环系统症状为主的脚气病,出现水肿,食欲不佳,气喘和心脏机能紊乱。

(3)急性暴发性脚气病

以心力衰竭为主,伴有膈神经和喉返神经瘫痪症状。

维生素 B_1 过量中毒很少见,超过 RNI 100 倍以上的剂量有可能出现头痛、惊厥、心律失常等。

4. 维生素 B_1 参考摄入量与食物来源

(1)维生素 B_1 参考摄入量

维生素 B_1 与碳水化合物代谢密切相关,其供给量与机体能量总摄入量成正比。我国居民膳食推荐维生素 B_1 的 RNI 分别为:婴儿 0.1~0.3 mg/d(AI),幼儿 0.6 mg/d,儿童 0.8~1.0 mg/d,青少年男子 1.3~1.6 mg/d,青少年女子 1.1~1.3 mg/d,18 以上男性 1.4 mg/d、女性1.2 mg/d,孕妇(≥13 周)为 1.4~1.5 mg/d,乳母为 1.5 mg/d。

(2)食物来源

维生素 B_1 存在于天然食物中。但含量因食物种类而异,而且受储存、烹调、加工等条件影响。杂粮、豆类、干酵母、硬果、动物内脏、蛋类、瘦猪肉也含有较多的维生素 B_1。谷物过分精制加工,食物过分用水洗,烹调时弃汤,加碱、高温等均可使维生素 B_1 有不同程度的损失。

(三)维生素 B_2(核黄素)

1. 维生素 B_2 的理化性质

维生素 B_2 又称核黄素。是具有一个核糖醇侧链的异咯嗪类的衍生物。核黄素为黄色粉末状结晶体,水溶性较低,其水溶液呈现黄绿色荧光。味苦,对热较稳定,在中性或酸性溶液中,短期加热也不致破坏,但在碱性溶液中加热较易破坏。游离型核黄素对光敏感,特别是对紫外线,如将牛奶(奶中核黄素 40%~80% 为游离型)放入瓶中在日光下照射,2h 内核黄素可破坏一半以上,破坏的程度随温度及 pH 升高而加速。不论在中性、酸性或碱性媒质中,游离型核黄素均可被紫外线破坏。食物中核黄素主要是结合型,即与磷酸和蛋白质结合成复杂化合物,结合状态比较稳定。因此,在食物加工蒸煮过程中损失较少。

2. 维生素 B_2 的生理功能

(1)构成黄酶辅酶参加物质代谢

FMN(黄素单核苷酸)和 FAD(黄素腺嘌呤二核苷酸)以及共价键结合的黄素的前体,是机体中许多酶系统的重要辅酶,除通过呼吸链参与体内氧化还原反应与能量代谢外,还有羟化作用、氧化脱羧作用等,同时在氨基酸的氧化脱氨基作用及嘌呤核苷酸的代谢中起重要作用,从而维持蛋白质、脂肪、碳水化合物的正常代谢。

（2）参与细胞的正常生长发育

在皮肤黏膜,特别是经常处于活动的弯曲部,损伤后细胞的再生需要核黄素。若体内核黄素不足,即使小的损伤也不易愈合。

（3）参与维生素 B_6 和烟酸的代谢

FAD 和 FMN 分别作为辅酶参与色氨酸转变为烟酸,维生素 B_6 转变为磷酸吡哆醛的过程。

（4）参与体内的抗氧化防御系统

FAD 作为谷胱甘肽还原酶的辅酶参与体内的抗氧化防御系统,维持还原型谷胱甘肽的浓度。

3. 维生素 B_2 缺乏与过量

摄入不足和酗酒是核黄素缺乏的最主要原因。核黄素缺乏主要临床症状表现为眼、口腔和皮肤的炎症反应。

（1）口腔

口角炎、口腔黏膜溃疡、糜烂及下唇红肿、干燥处龟裂;舌炎、舌肿胀,呈青紫色等。

（2）眼部

角膜毛细血管增生、视力疲劳,夜间视力降低等。

（3）皮肤

阴囊(阴唇)皮炎;在鼻翼两侧、眉间等处可发生脂溢性皮炎。

（4）贫血

长期缺乏,导致轻中度缺铁性贫血,还可导致儿童生长迟缓。

4. 维生素 B_2 参考摄入量和食物来源

（1）参考摄入量

维生素 B_2 参与体内氧化还原反应,与能量代谢构成众多呼吸酶系统的组成部分,其供给量与能量摄入呈正比。我国居民膳食推荐的维生素 B_2 参考摄入量(RNI)分别为:婴儿为 0.4~0.5 mg/d(AI),幼儿为 0.6 mg/d,儿童为 0.7~1.0 mg/d,青少年男子为 1.3~1.5 mg/d,青少年女子为 1.1~1.2 mg/d,18 以上男性为 1.4 mg/d、女性为 1.2 mg/d,孕妇(≥13 周)为 1.4~1.5 mg/d,乳母为 1.5 mg/d。

（2）食物来源

维生素 B_2 广泛存在于天然食物中,但因其来源不同,含量差异很大。动物性食品中含量较植物性食物高,动物内脏如肝、肾、心肌等含量最高;其次是蛋类、奶类;大豆和各种绿叶蔬菜也含有一定数量,其他植物性食物含量较低。

（四）烟酸（维生素 PP,抗癞皮因子）

1. 烟酸的理化性质

烟酸又称维生素 PP、尼克酸、抗癞皮病因子、维生素 B_5,为吡啶-3-羧酸及其衍生物的总称,包括尼克酸和烟酰胺,在体内主要形式是具有生理活性的烟酰胺。烟酸、烟酸胺均为稳定的白色结晶固体,都能溶于水及酒精,25℃时,1 g 烟酸可溶于 60mL 水或 80 mL 酒精中,但不溶于乙醚;烟酰胺的溶解度大于烟酸,1 g 可溶于 1mL 水或 1.5mL 酒精,在乙醚中也能溶解。烟酸性质比较稳定,酸、碱、氧、光或加热条件下不易破坏;在高压下 120℃,20 min

也不被破坏、一般加工烹调损失很小,但会随水洗而流失。

2. 烟酸的生理功能

(1)构成辅酶Ⅰ(NAD)和辅酶Ⅱ(NADP)

烟酰胺在体内与腺嘌呤、核糖和磷酸结合构成辅酶Ⅰ和辅酶Ⅱ,在许多生物性氧化还原反应中起电子载体或氢供体作用,与其他酶一起几乎参与细胞内生物氧化还原的全过程。

(2)葡萄糖耐量因子的组成成分

烟酸是葡萄糖耐量因子的一部分,葡萄糖耐量因子是从酵母中分离出来的一种有机铬复合物,具有加强胰岛素反应的作用。

(3)降低体内胆固醇水平

有研究报道,服用烟酸能降低血胆固醇、甘油三酯(TG)、LDL-胆固醇以及增加 HDL-胆固醇浓度。大剂量烟酸对复发性非致命的心肌梗死有一定程度的保护作用,但烟酰胺无此作用,其原因不清。

3. 烟酸的缺乏与过量

烟酸缺乏会引起癞皮病,癞皮病主要发生在以玉米或高粱为主食的人群,主要损害皮肤、口、舌、胃肠道黏膜以及神经系统,此病起病缓慢,常有前驱症状,如体重减轻、疲劳乏力、记忆力差、失眠等。其典型症状为皮炎(dermatitis)、腹泻(diarrhea)和痴呆(dementia),又称"三 D"症状。

目前,没有食用烟酸过量引起中毒的报道,烟酸毒性报道主要见于临床采用大剂量烟酸治疗高血脂症病人所出现的副反应。其副作用主要表现为皮肤红、眼部不适、恶心、呕吐。

4. 烟酸的参考摄入量和食物来源

(1)参考摄入量

烟酸的参考摄入量应考虑能量的消耗和蛋白质的摄入情况。能量消耗增加,烟酸的摄入量也适当增加。因为色氨酸在体内可转化为烟酸,当蛋白质摄入增加时,可相应减少烟酸的摄入,烟酸的需要量或推荐摄入量用烟酸当量(NE)表示。我国居民推荐的膳食烟酸的参考摄入量(RNI)分别为:婴儿 2~3 mgNE/d(AI),幼儿 6 mgNE/d,4~7 岁 8 mgNE/d,7~11 岁男孩 11 mgNE/d、女孩 10 mgNE/d,青少年男子为 14~16 mgNE/d、女子 12~13 mgNE/d,18~50 岁男性 15 mgNE/d、女性 12 mgNE/d,50 岁以上男性 13~14 mgNE/d、女性 10~12 mgNE/d,乳母 15 mgNE/d。可耐受最高摄入量(UL)分别为:幼儿 10 mgNE/d,儿童 15~20 mgNE/d,青少年 25~30 mgNE/d,成年及 50~80 岁人群 35 mgNE/d,80 岁以上 30 mgNE/d。

(2)食物来源

烟酸及烟酰胺广泛存在于动物和植物性食物中。植物性食物中存在的主要是烟酸,动物性食物中以烟酰胺为主。良好的来源为酵母、肝、肾、瘦畜肉、鱼以及坚果类;乳、蛋中的含量虽然不高,但色氨酸较多,可转化为烟酸。谷类中的烟酸80%~90%存在于种皮中,故加工影响较大。玉米、高粱等谷物中的烟酸以结合型存在,不能被哺乳动物吸收利用,如用碱处理,可有大量游离烟酸从结合型中释放出来而使结合型的烟酸的生物利用率提高。

(五)维生素 B_6(吡哆素)

1. 维生素 B_6 的理化性质

维生素 B_6 称吡哆醇,包括吡哆醇、吡哆醛、吡哆胺三种衍生物。在动物体组织内多以吡哆醛和吡哆胺存在,而植物则以吡哆醇为多,其基本化学结构为3-甲基-3-羟基-5甲基吡啶。它们易溶于水及乙醇,在酸性介质中稳定,在碱性介质中易被加热破坏,在中性和碱性环境中对光敏感。

2. 维生素 B_6 的生理功能

维生素 B_6 的各种衍生物大部分在体内被磷酸化后,以辅酶形式参与许多酶系代谢。目前已知参与 100 种左右酶反应。

(1)参与蛋白质代谢

维生素 B_6 作为辅酶在体内积极参加各种氨基酸代谢,如丙氨酸、天冬酰胺、精氨酸、天冬氨酸、半胱氨酸、异亮氨酸、赖氨酸、苯丙氨酸、色氨酸及酪氨酸等的转氨基作用。

(2)参与糖原与脂肪酸代谢

磷酸酯形式的维生素 B_6 在碳水化合物和脂肪的代谢中起一定作用,但与在蛋白质代谢中的作用比较是次要的。维生素 B_6 是糖原磷酸化反应中磷酸化酶的辅助因子,催化肌肉与肝脏中的糖原转化。维生素 B_6 还参与亚油酸合成花生四烯酸以及胆固醇的合成与转运。

(3)其他功能

维生素 B_6 的功能还涉及脑和组织中能量转化、核酸代谢、内分泌功能、辅酶 A 生物合成、草酸盐转化为甘氨酸以及血红素和抗体合成等。

3. 维生素 B_6 缺乏与过量

严重的维生素 B_6 缺乏较少见,一般轻度的缺乏较为多见。人体维生素 B_6 缺乏可致眼、鼻与口腔周围皮肤脂溢性皮炎,并可扩展至面部、前额、耳后、阴囊及会阴处。个别出现神经精神症状,易激动、抑郁及人格改变。此外,维生素 B_6 缺乏可能引起体液和细胞介质的免疫功能受损,出现高半胱氨酸血症和黄尿酸尿症,偶尔见低色素小细胞性贫血。维生素 B_6 缺乏对幼儿的影响比成人大,儿童可出现烦躁、抽搐和癫痫样惊厥、呕吐、腹痛等临床症状。

经食物中获取大量的维生素 B_6 没有毒副作用,而通过补充剂长期给予大剂量维生素 B_6(500 mg/d)会引起严重毒副作用,主要表现为神经毒性和光敏感反应。

4. 维生素 B_6 膳食参考摄入量和食物来源

(1)参考摄入量

我国居民推荐的维生素 B_6 的膳食参考摄入量(RNI)分别为:婴儿 0.2~0.4 mg/d(AI),幼儿 0.6 mg/d,儿童 0.7~1.0 mg/d,青少年 1.3~1.4 mg/d,成年人为 1.4 mg/d,50 岁以上人群为 1.6 mg/d,孕妇 2.2 mg/d,乳母 1.7 mg/d。可耐受最高摄入量(UL)分别为:幼儿 20 mg/d,儿童 25~35 mg/d,青少年 45~55 mg/d,成年及老年人均为 60 mg/d。

(2)食物来源

维生素 B_6 普遍存在于动植物食物中,但一般含量不高。其中豆类、畜肉及肝脏、鱼类等食物中含量较丰富,动物性食物中白色肉类(如鱼肉和鸡肉)含量最高,其次为蛋类、水果和蔬菜,柠檬类水果、乳类、油脂等中含量较低。

(六)维生素 B_{12}(钴胺素,抗恶性贫血维生素)

1. 维生素 B_{12} 的理化性质

维生素 B_{12} 又称钴胺素,是 B 族维生素中迄今为止发现最晚的一种维生素。是一种含三价钴的多环系化合物,其结构式系由 4 个还原性吡咯环连接成一个大环,中心为一个钴,这个大环称为咕啉(Corrin),是维生素 B_{12} 结构的核心。维生素 B_{12} 是浅红色的针状结晶,维生素 B_{12} 可溶于水,在 pH4.5~5.0 的弱酸条件下最稳定,在强酸(pH<2)或碱性溶液中则分解,遇热有一定程度的破坏,但短时间的高温消毒损失较小。遇强光或紫外线易被破坏。普通的烹调过程损失量约为 30%。

2. 维生素 B_{12} 的生理功能

食物中的维生素 B_{12} 与蛋白质相结合,进入人体消化道内,在胃酸、胃蛋白酶及胰蛋白酶的作用下,维生素 B_{12} 被释放,并与胃黏膜细胞分泌的一种精蛋白内因子结合,在回肠部被吸收。

(1)甲基转移作用

维生素 B_{12} 辅酶作为甲基的载体参与同型半胱氨酸甲基化生成蛋氨酸的反应,维生素 B_{12} 可将 5-甲基四氢叶酸的甲基移去形成四氢叶酸,便于叶酸参与嘌呤、嘧啶的生物合成。

(2)参与甲基丙二酸-琥珀酸的异构化反应

维生素 B_{12} 作为甲基丙二酰酶 A 异构酶的辅酶参与甲基丙二酸-琥珀酸的异构化反应。当维生素 B_{12} 缺乏时,甲基丙二酰辅酶 A 异构酶功能受损,影响脂肪酸的正常代谢。

(3)促进蛋白质的合成作用

维生素 B_{12} 能促进蛋氨酸与谷氨酸的的生物合成,因为它含有活化氨基酸的作用和促进核酸的生物合成,所以对各种蛋白质的合成有重要作用。

(4)维持正常的造血功能

维生素 B_{12} 能促进 DNA 以及蛋白质的生物合成,使机体的造血系统处于正常状态,促进红细胞的发育和成熟。

3. 维生素 B_{12} 缺乏与过量

维生素 B_{12} 缺乏主要因吸收不良引起,膳食维生素 B_{12} 缺乏较少见。膳食缺乏见于素食者,由于不吃肉食而可发生维生素 B_{12} 缺乏。老年人和胃切除患者胃酸过少可引起维生素 B_{12} 的吸收不良。维生素 B_{12} 缺乏的表现如下:

(1)巨幼红细胞贫血

维生素 B_{12} 参与核酸的代谢,为造血所必需,当该维生素缺乏时,红细胞中的 DNA 合成受到障碍,诱发巨幼红细胞贫血,即恶性贫血。

(2)高同型半胱氨酸血症

当维生素 B_{12} 缺乏同型半胱氨酸不能转变为蛋氨酸而在血液中堆积,可引起血清同型半胱氨酸水平升高。

4. 维生素 B_{12} 参考摄入量与食物来源

(1)参考摄入量

人体对维生素 B_{12} 的需要量极少,我国居民膳食参考摄入量(RNI)分别为:婴儿 0.3~0.6 μg/d(AI),幼儿 1.0 μg/d,儿童 1.2~1.6 μg/d,11~14 岁 2.1 μg/d,14 岁及以上人群为 2.4 μg/d,孕妇 2.9 μg/d,乳母 3.2 μg/d。

(2)食物来源

维生素 B_{12} 在自然界中唯一来源是通过草食动物的瘤胃和肠道中的微生物作用合成的。良好来源为肉类、动物内脏、鱼、禽、贝壳类及蛋类,乳及乳制品中含量较少,植物性食品基本

不含维生素 B_{12}。

（七）叶酸

1. 叶酸的理化性质

叶酸又称叶精、蝶酰谷氨酸、抗贫血因子、维生素 M、维生素 U 等，是一组与碟酰谷氨酸功能和化学结构相似的一类化合物的统称。叶酸为鲜黄色的结晶状粉末，微溶于水，其钠盐易于溶解，但不溶于乙醇、乙醚等有机溶剂。叶酸对热、光、酸性溶液均不稳定，在酸性溶液中温度超过 100℃即分解。在碱性和中性溶液中对热稳定。食物中的叶酸烹调加工后损失率可达 50%~90%。

2. 叶酸的生理功能

混合膳食中的叶酸大部分是以与多个谷氨酸相结合的形式存在的。这种多谷氨酸形式不易被小肠吸收，在吸收之前必须经小肠黏膜细胞分泌的 γ-谷氨酰基水解酶分解为单谷氨酸叶酸，才能被吸收。

（1）一碳单位转移酶系的辅酶

以四氢叶酸作为载体，参与多种物质的合成和代谢，主要包括：参与嘌呤和胸腺嘧啶的合成，进一步合成 DNA 和 RNA；参与氨基酸之间的相互转化，从而在蛋白质合成中起重要作用。

（2）干细胞分裂和组织生长具有极其重要的作用。

（3）叶酸在脂肪代谢过程中亦有一定作用。

3. 叶酸缺乏与过量

叶酸缺乏可引起巨幼红细胞贫血和高同型半胱氨酸血症，另外，孕妇摄入叶酸不足时，胎儿易发生先天性神经管畸形。

4. 叶酸参考摄入量与食物来源

（1）参考摄入量

叶酸的推荐摄入量通常以膳食叶酸当量（dietary folate equivalent，DFE）表示。我国居民叶酸膳食参考摄入量（RNI）分别为：婴儿 65~100 μgDFE/d（AI），幼儿 160 μgDFE/d，儿童 190~250 μgDFE/d，青少年 350~400 μgDFE/d，成年及老人为 400 μgDFE/d，孕妇为 600 μgDFE/d，乳母 550 μgDFE/d。可耐受最高摄入量（UL）分别为：幼儿 300 μgDFE/d，儿童 400~600 μgDFE/d，青少年 800~900 μgDFE/d，成年及老年人均为 1000 μgDFE/d。

（2）食物来源

叶酸广泛存在于各种动、植物食品中。叶酸含量较高的食物为动物肝、肾、鸡蛋、豆类、酵母、绿叶蔬菜、水果及坚果类。

（八）生物素

1. 生物素理化性质

生物素又称维生素 H、维生素 B_7、辅酶 R，也属于 B 族维生素。为无色、无臭的针状结晶物，极易溶于热水中，在冷水中仅轻度溶解。生物素的干粉形式相当稳定，但在溶液中不稳定，可为强酸、强碱和氧化剂所破坏，在紫外光照射下可逐渐被分解破坏。

2. 生物素生理功能

生物素是哺乳动物乙酰 Co A 羧化酶、丙酮 Co A 酸羧化酶、丙酰羧化酶等羧化酶的必需辅助因子,对于细胞的生长,脂类、碳水化合物和氨基酸代谢,DNA的生物合成和唾液酸糖蛋白受体的表达以及各种免疫细胞正常功能起重要作用。

3. 生物素缺乏与过量

生物素缺乏者主要见于长期摄入生鸡蛋的人、未补充生物素的肠外营养的患者、胃肠道吸收障碍和某些拮抗物诱导的缺乏者以及先天性生物素酶缺乏者。临床症状主要有食欲不振、红斑性皮疹、脱皮、脱毛等;大多数成年患者有抑郁、嗜睡、幻觉和极端的感觉异常等精神症状;婴幼儿生物素缺乏还可以表现为生长发育迟缓。

4. 生物素参考摄入量与食物来源

(1)参考摄入量

我国居民生物素适宜摄入量(AI)分别为:婴儿为 5~9 $\mu g/d$,幼儿为 17 $\mu g/d$,儿童为 20~25 $\mu g/d$,青少年为 35~40 $\mu g/d$,成年及老年人为 40 $\mu g/d$,乳母为 50 $\mu g/d$。暂未制定 UL。

(2)食物来源

生物素以游离形式或蛋白质结合的形式广泛分布于动植物食物中。在水果、蔬菜、乳类和米糠中为游离形式,在肉类、蛋黄、植物种子和酵母中部分是与蛋白质结合的形式。生物素含量相对丰富的食物有奶类、蛋类、酵母、肝脏及绿叶蔬菜。

(九)泛酸

1. 泛酸理化性质

泛酸也称遍多酸,也称维生素 B_3,为淡黄色油状物,易溶于水,不溶于有机溶剂。其水溶液在酸性或碱性条件下对热不稳定,干燥情况下泛酸盐对空气和光稳定。

2. 泛酸生理功能

泛酸在很多代谢过程中起重要作用,如脂肪酸的合成与降解,类固醇激素、多萜醇、维生素 A、维生素 D 和血红素 A 等类异戊二烯衍生物的合成,三羧酸循环与氧化供能,磷脂的合成,乙醇、氨、糖类和氨基酸的乙酰化以及蛋白质的酰基化修饰,氨基酸的氧化降解等。

3. 泛酸缺乏与过量

泛酸缺乏导致代谢受阻,可使食物利用率下降。泛酸缺乏表现为易怒、头疼、抑郁、疲劳、冷淡、恶心、呕吐和腹部痉挛、麻木、麻痹、肌肉痉挛、手脚感觉异常、肌无力等。由于泛酸广泛存在于自然界,人类的泛酸缺乏罕见,

4. 泛酸参考摄入量与食物来源

(1)参考摄入量

我国居民泛酸适宜摄入量(AI)分别为:婴儿为 1.7~1.9 mg/d,幼儿为 2.1 mg/d,儿童为 2.5~3.5 mg/d,青少年为 4.5~5.0 mg/d,成年及老年人为 5.0 mg/d,孕妇为 6.0 mg/d,乳母为 7.0 mg/d。

(2)食物来源

泛酸在自然界有广泛的食物来源,存在于所有动物和植物细胞中。主要的来源是肉类与内脏、蘑菇、鸡蛋、甘蓝、酵母、牛奶和一些水果等。

三、脂溶性维生素

（一）维生素 A（视黄醇，抗干眼病维生素）

1. 维生素 A 的理化性质

维生素 A 是第一个被发现的维生素，又称视黄醇，仅存在于动物性食物中。是一类不饱和一元醇，包括维生素 A_1（视黄醇）和维生素 A_2（脱氢视黄醇）两种。维生素 A_1 是含 β-白芷铜环的不饱和一元醇；而维生素 A_2 则是 3-脱氢视黄醇，其活性约为维生素 A_1 的 40%。

植物体内存在的黄、红色素中很多是胡萝卜素（Carotene），多为类胡萝卜素。其中最重要的是 β-胡萝卜素，能分解形成维生素 A 的类胡萝卜素称为维生素 A 原。

维生素 A 和胡萝卜素都能溶于脂肪及大多数有机溶剂中，不溶于水，存在于动物性食品中的维生素 A 相对稳定，对热、酸和碱稳定，一般烹调和罐头加工不致引起破坏，但易被氧化破坏，特别在高温条件下更易被破坏，紫外线可促进其被氧化破坏。食物中含有抗氧化剂（如磷脂、维生素 E 和抗坏血酸等）时，维生素 A 和胡萝卜素都非常稳定。

2. 维生素 A 的生理功能

（1）维护正常视觉

维生素 A 构成视觉细胞内感光物质的成分。人视网膜的杆状细胞内含有感光物质视紫红质，它是 11-顺式视黄醛的醛基和视蛋白内赖氨酸的 ε-氨基通过形成 schiff 碱键缩合而成，对暗视觉是十分重要的。视紫红质经光照射后，11-顺视黄醛异构成反视黄醛，并与视蛋白分离而失色，此过程称"漂白"。在这一过程中感光细胞超极化，引发神经冲动，电信号上传到视神经。与视蛋白分离的全反式视黄醛在一系列酶的作用下，又转变为 11-顺式视黄醛，再与视蛋白结合成视红紫质由下一次循环使用。

（2）维护上皮组织细胞结构的完整性

上皮组织遍布于全身各处，如表皮、呼吸道、消化道、泌尿系统及腺体组织。维生素 A 对于上皮的正常形成、发育与维持十分重要。

（3）促进生长发育，维持正常免疫功能

维生素 A 可促进蛋白质的生物合成及骨细胞的分化，加速生长，同时能增强机体抵抗力。当维生素 A 缺乏时，成骨细胞与破骨细胞间平衡被破坏，或由于成骨活动增强而使骨质过度增殖，或使已形成的骨质不吸收。

（4）对生殖的影响

维生素 A 有助于细胞增殖与生长。动物缺乏维生素 A 时，明显出现生长停滞，可能与动物食欲降低及蛋白利用率下降等有关。

（5）防癌作用

维生素 A 可促进上皮细胞正常的分化，有延缓或防止癌变的作用，特别是对于上皮组织肿瘤，临床上作为辅助治疗剂已取得较好效果。

（6）抗氧化作用

β-胡萝卜素具有抗氧化作用，近年来有大量报道，是机体一种有效的捕获活性氧的抗氧化剂，对防止脂质过氧化，预防心血管疾病、肿瘤，以及延缓衰老均有重要意义。

3. 维生素 A 缺乏与过量

维生素 A 缺乏在发展中国家发生率相当高,缺乏原因主要是膳食中维生素 A 或维生素 A 原不足、吸收、储存和利用障碍,生理需要量增加而摄入量没有增加等。婴幼儿和儿童维生素 A 缺乏的发生率远高于成人,这是因为孕妇血中的维生素 A 不易通过胎盘屏障进入胎儿体内,故初生儿体内维生素 A 储存量低。

维生素 A 缺乏最早的症状是暗适应能力下降,严重者可致夜盲症。维生素 A 缺乏可引起干眼病,进一步发展可致失明。维生素 A 缺乏除了引起眼部症状外,还会引起机体不同组织上皮干燥、增生及角化,食欲降低,易感染。特别是儿童、老人容易引起呼吸道炎症,严重时可引起死亡。另外,维生素 A 缺乏时,会导致血红蛋白合成代谢障碍,免疫功能低下、儿童生长发育迟缓。

维生素 A 过量摄入,可引起中毒。婴幼儿慢性中毒常见皮肤干粗或薄而发亮,唇和口角龟裂,易出血。毛发枯干,稀少,易脱发。骨痛,常发生在长骨和四肢骨,以前臂和小腿多见。肝脏肿大、肌肉僵硬等。伴有局部软组织肿胀,有压痛等特征。

4. 维生素 A 参考摄入量和食物来源

（1）参考摄入量

食物中全部具有视黄醇活性的物质常用视黄醇当量（RAE）表示,包括形成的维生素 A 和维生素 A 原的总量（μg）。

人体对维生素 A 的需要量取决于人体的体重与生理状况。儿童处于生长发育时期,乳母具有特殊的生理状况,需要量均相对较高。我国居民维生素 A 膳食参考摄入量（RNI）分别为:婴儿 300~350 μgRAE/d（AI）,幼儿 310 μgRAE/d,儿童 360~500 μgRAE/d,青少年男子 670~820 μgRAE/d、女子 630 μgRAE/d,成年及老年男性 800 μgRAE/d、女性 700 μgRAE/d,孕妇（≥13 周）为 770 μgRAE/d,乳母 1300 μgRAE/d。维生素 A 摄入过量可引起中毒,可耐受最高摄入量（UL）分别为:婴儿 600 μgRAE/d,幼儿 700 μgRAE/d,儿童 900~1500 μgRAE/d,青少年 2100~2700 μgRAE/d,成年及老年人均为 3000 μgRAE/d。

（2）食物来源

人体从食物中获得有维生素 A 和维生素 A 原,维生素 A 在动物性食物中含量丰富。各种动物的肝脏、鱼肝油、鱼卵、全奶、蛋黄等含量较高。植物性食物只含 β-胡萝卜素,最好的来源为有色蔬菜,如菠菜、胡萝卜、韭菜、雪里蕻,水果中的杏、香蕉、柿子等。

（二）维生素 D（钙化醇,抗佝偻病维生素）

1. 维生素 D 的理化性质

维生素 D 是一族 A、B、C 和 D 环结构相同但侧链不同的分子的总和,是类固醇的衍生物,结构是环戊烷多氢烯菲环,因具有抗佝偻病的作用,所以又叫抗佝偻病维生素,以 D_3（胆钙化醇）和 D_2（麦角钙化醇）最为常见。

在阳光或紫外线的照射下,高级动物皮肤表皮和真皮内的 7-脱氢胆固醇转化为维生素 D_3,从动物性食物中摄入者甚少,故一般成人只要经常接触阳光,在一般膳食条件下是不会引起维生素 D_3 缺乏的。维生素 D_2 是由酵母菌或植物体内的麦角固醇经紫外线照射而来,其活性只有维生素 D_3 的 1/3。由于 7-脱氢胆固醇和麦角固醇经紫外线照射可转变为维生素 D_2,它们称为维生素 D 原。

维生素 D 为脂溶性维生素,溶于脂肪与脂肪溶剂,对热、碱较稳定。通常的加工烹调过程中不至于损失,光及酸促进其异构化。

2. 维生素 D 的生理功能

(1)促进小肠钙吸收转运

维生素 D 在体内肝、肾处转化为活化形式后,运至小肠黏膜细胞,并在该处诱发一种特异的钙结合蛋白的合成,这种蛋白质的作用是能把钙从刷状线处主动转运透过黏膜细胞进入血液循环。

(2)促进肾小管对钙、磷的重吸收

通过促进重吸收减少钙、磷的流失,从而保持血浆中钙、磷的浓度。

(3)促进骨组织的钙化

促进和维持血浆中适宜的钙、磷浓度,满足骨钙化过程的需要。

(4)其他功能

维生素 D 对防止氨基酸通过肾脏时的丢失有重要作用。还具有免疫调节功能,可以改变机体对感染的反应。

3. 维生素 D 缺乏与过量

维生素 D 缺乏导致肠道吸收钙和磷减少,肾小管对钙和磷的重吸收减少,影响骨钙化,造成骨骼和牙齿的异常矿化。继而使骨骼畸形。主要缺乏症为:

(1)佝偻病

维生素 D 缺乏时骨骼不能正常钙化,易变软和弯曲变形,如幼儿刚学会走路时身体重量使下肢骨弯曲,形成"X"或"O"形腿。同时使囟门闭合延迟、骨盆变窄和脊柱弯曲。牙齿萌出推迟,容易发生龋齿。

(2)骨质软化症

成人尤其是孕妇、乳母和老人容易发生骨质软化症,主要表现骨质软化,容易变形,孕妇骨盆变形可致难产。

(3)骨质疏松症

老年人体内维生素 D 水平常常低于年轻人。骨质疏松症及其引起的骨折是威胁老年人健康的主要疾病之一。

(4)手足痉挛症

缺乏维生素 D 影响钙的吸收。造成血清钙水平降低时可引起手足痉挛,表现为肌肉痉挛、小腿抽筋、惊厥等。

过量摄入维生素 D,可引起中毒。维生素 D 的中毒剂量虽然尚未确定,但摄入过量的维生素 D 可能会产生副作用。维生素 D 的中毒症状主要有食欲不振、体重减轻、恶心、呕吐、腹泻、头痛、多尿、发热、血清钙磷增高等。可进一步发展为软组织内钙化,引起心血管系统异常并导致肾衰竭。严重的维生素 D 中毒可导致死亡。

4. 维生素 D 参考摄入量和食物来源

(1)参考摄入量

维生素 D 的最低需要量目前较难确定,因为皮肤形成维生素 D_3 的量变化较大。此外,人体维生素 D 的需要量还与钙、磷的摄入量有关。我国居民维生素 D 的参考摄入量(RNI)

分别为:婴儿 10 μg/d(AI),幼儿 10 μg/d,儿童 10 μ/d,青少年 10 μg/d,成年人 10 μg/d,65 岁以上人群为 15 μg/d。

长期大量服用维生素 D 可引起中毒,可耐受最高摄入量(UL)分别为:婴幼儿 20 μg/d,儿童 30~45 μg/d,青少年、成年及老年人均为 50μg/d。

（2）食物来源

经常晒太阳是人体获得维生素 D_3 的最好来源,尤其是婴幼儿。天然食物来源的维生素 D 不多,脂肪含量高的海鱼、动物肝脏、蛋黄、奶油和干酪等中相对较多,瘦肉、奶类含量较少。

（三）维生素 E

1. 维生素 E 的理化性质

维生素 E 又名生育酚,呈浅黄色油状液体,溶于乙醇、脂肪和脂溶剂,不溶于水,食物中的维生素 E 对热、光及碱性环境均较稳定,在一般烹调过程中损失不大,但在高温中,如油炸,由于氧的存在和油脂的氧化酸败,可使维生素 E 的活性明显下降。

2. 维生素 E 的生理功能

维生素 E 的基本功能时保护细胞和细胞内部结构完整,防止某些酶和细胞内部成分遭破坏。

（1）抗氧化作用

维生素 E 是一种很强的抗氧化剂,在体内可保护细胞免受自由基的危害。维生素 E 也能防止维生素 A、维生素 C 和三磷酸腺苷(ATP)的氧化,保证它们在体内发挥正常的生理作用。

（2）提高运动能力,抗衰老

维生素 E 能保护血管,改善血流状况,提高精神活力,提高运动能力。维生素 E 可延长红细胞的寿命,可以抑制分解代谢酶。维生素 E 可以减少褐脂质的形成,延缓衰老。维生素 E 还可用于治疗溶血性贫血。

（3）调节体内某些物质合成

维生素 E 通过调节嘧啶碱基参与 DNA 生物合成过程,是维生素 C、辅酶 Q 合成的辅助因子。

（4）其他

维生素 E 可抑制含硒蛋白、含铁蛋白等的氧化,保护脱氢酶中的硫基免受氧化。维生素 E 也与精子的生成和繁殖能力有关。维生素 E 在胃中可阻断亚硝胺生成。

3. 维生素 E 的缺乏与过量

维生素 E 广泛存在于食物中,故维生素 E 缺乏在人类较为少见,但可出现在低体重的早产儿和脂肪吸收障碍的患者。维生素 E 缺乏时出现视网膜褪变、蜡样质色素积聚、溶血性贫血、肌无力、神经退行性病变、小脑共济失调和震动感觉丧失等。

与其他脂溶性维生素相比,维生素 E 的毒性相对较小。大剂量维生素 E 有可能出现中毒症状,如肌无力、视觉模糊、复视、恶心、腹泻以及维生素 K 的吸收和利用障碍。同时,过量摄入维生素 E 可能干扰维生素 A 和维生素 K 的吸收。目前不少人自行补充维生素 E,但每天摄入量以不超过 400 mg 为宜。

4. 维生素 E 的参考摄入量和食物来源

（1）参考摄入量

不同生理时期对维生素 E 的需要量不同。我国居民维生素 E 的适宜摄入量（AI）分别为：婴儿 3~4 mg α-TE/d（α-TE 为 α-生育酚），幼儿 6 mg α-TE/d，儿童 7~9 mg α-TE/d，青少年 13~14 mg α-TE/d，成年及老年人均为 14 mg α-TE/d。可耐受最高摄入量（UL）分别为：幼儿 150 mg α-TE/d，儿童 200~350 mg α-TE/d，青少年 500~600 mg α-TE/d，成年及老年人均为 700 mg α-TE/d。

（2）食物来源

维生素 E 只能在植物中合成。所有的高等植物的叶子和其他绿色都分均含有维生素 E。绿色植物中的维生素 E 含量高于黄色植物。所以谷类食物和油脂类是维生素 E 的主要食物来源。蛋类、鸡（鸭）肫、绿叶蔬菜中有一定含量；肉、鱼类动物性食品、水果及其他蔬菜含量很少。

（四）维生素 K（抗出血维生素）

1. 维生素 K 理化性质

维生素 K 是脂溶性维生素中含有 2-甲基-1,4 萘醌的一族同系物。自然界共有两种维生素，即 K_1 或称叶绿醌、从绿色植物分离所得维生素 K_2 或称甲基萘醌类。人工合成具有维生素 K 活性的两种物质，分别为维生素 K_3 和维生素 K_4，这 4 种统称为维生素 K。

天然维生素 K，在室温是黄色油状物，其他衍生物在室温为黄色结晶。它们溶于脂肪及脂肪溶剂而不溶于水，对光和碱敏感，但对热、氧化剂和水分相对稳定。

2. 维生素 K 生理功能

维生素 K 与血液凝固有关，许多凝血因子的生物合成有赖于维生素 K，尤其维生素 K 可以促进肝脏中的凝血时间酶原前体物转变为凝血酶原，促进血液凝固。同时还在人体骨代谢中起重要作用。

3. 维生素 K 缺乏与过量

由于维生素 K 广泛存在于动植物食品中，正常成人肠道微生物能合成维生素 K，所以很少发生维生素 K 缺乏。缺乏时导致凝血障碍。维生素 K_1 与 K_2 的毒性很小。但维生素 K_3 是有毒的，可产生致命的贫血、低凝血酶原血症和黄疸。

4. 维生素 K 参考摄入量和食物来源

（1）参考摄入量

我国推荐的维生素 K 适宜摄入量（AI）分别为：婴儿为 2~10 μg/d，幼儿为 30 μg/d，儿童为 40~50 μg/d，青少年为 70~75 μg/d，成年及老年人均为 80 μg/d，乳母为 85 μg/d。

（2）食物来源

维生素 K 广泛存在于食物中，绿色蔬菜含量丰富，动物肝脏、鱼类的含量也较高，而水果和谷物含量较少，肉类和乳制品含量中等。

第七节　水

水是构成身体的主要成分之一，而且还具有重要的调节人体生理功能的作用，水是维持生命的重要物质基础。对人的生命而言,人如断食而有足够的水喝可生存数周,但如没有水,一般 5~10d 即可危及生命。可见水对于生命的重要性。

水是人体中含量最多的成分。总体水可因年龄、性别和体型的胖瘦而存在明显个体差异。新生儿总体水最多,约占体重的 75%,婴幼儿约占体重的 70%,成年人占体重的 65%,老年人占体重的 50%。人体中的水,并非以纯水的形式存在,而是一种溶解多种营养素的溶液,构成人体的内环境。体液分为细胞内液和细胞外液,细胞外液包括血浆、组织间液、淋巴液、结缔组织和软组织中的水、骨质中的水以及细胞转移液等。各组织器官的含水量见表 2-8。

表 2-8 各组织器官的含水量(以重量计算)

组织器官	含水量/%	组织器官	含水量/%
血液	83.0	脑	74.8
肾	82.7	肠	74.5
心	79.2	皮肤	72.0
肺	79.0	肝	68.3
脾	75.8	骨骼	22.0
肌肉	75.6	脂肪组织	10.0

一、生理功能

1. 构成细胞和体液的重要组成成分

水广泛分布在组织细胞内外,构成人体的内环境。

2. 参与人体内各种生化反应

水的溶解力很强,并有较大的电解力,可使水溶物质以溶解状态和电解质离子状态存在;水具有较大的流动性,在消化、吸收、循环、排泄过程中,可协助加速营养物质的运送和废物的排泄,使人体内新陈代谢和生理化学反应得以顺利进行。

3. 调节人体体温

水的比热值大,大量的水可吸收代谢过程中产生的能量,使体温不至于显著升高。水的蒸发热大,因此在高温下,体热可随水分经皮肤蒸发散热,以维持人体体温的恒定。

4. 润滑作用

在关节、胸腔、腹腔和胃肠道等部位,都存在一定量的水分,对器官、关节、肌肉、组织能起到缓冲、润滑、保护的作用。

二、人体水平衡

正常人每日水的来源和排出处于动态平衡。水的来源和排出量每日维持在 2 500 mL 左右,见表 2-9。体内水的来源包括饮水和食物中的水及内生水三大部分。通常每人每日饮水约 1200 mL,食物中含水约 1100 mL,内生水约 300 mL。内生水主要来源于蛋白质、脂肪和碳水化合物代谢时产生的水。每克蛋白质产生的代谢水为 0.42 mL,脂肪为 1.07 mL,碳水化合物为 0.6mL。

表 2-9 正常成人每日水的出入量平衡量

来源	摄入量/mL	排出器官	排出量/mL
饮水或饮料	1200	肾脏(尿)	1500
食物	1000	皮肤(蒸发)	500
内生水	300	肺(呼气)	350
		大肠(粪便)	150
合计	2500	合计	2500

体内水的排出以经肾脏为主,约占 60%,其次是经肺、皮肤和粪便。皮肤以出汗的形式排出体内的水,在某些特殊情况下,如高温、高原环境以及胃肠道炎症引起的呕吐、腹泻时,也可造成大量失水。

三、水的需要量

水的需要量主要受代谢情况、年龄、体力活动、温度、膳食等因素的影响,故水的需要量变化很大。人体每天需水量见表 2-10。

表 2-10 人体每天需水量

年龄	需水量/(mL/kg)	年龄	需水量/(mL/kg)
1 周~1 岁	120~160	8~9	70~100
2~3 岁	100~140	10~14	50~80
4~7 岁	90~110	成人	40

四、水的来源

机体从以下两个来源获得所需水分。

1. 食物和饮料

人体每天可以从食物和饮料中获得约 2300 mL 的水分,摄入水的量受季节、食物种类和数量、食物含盐量、活动强度、喝饮料习惯等因素的影响。

2. 物质氧化生成水

食物进入人体后,营养素在代谢过程中氧化生成水。

第八节 食物中生物活性成分

食物中生物活性成分也称"植物化学物",多存在于植物性食物如蔬菜和水果中,具有增强免疫力、抗氧化、延缓衰老,防治癌症和心血管疾病等作用。

食物中生物活性成分按照化学结构或者功能特点进行分类,主要有类胡萝卜素和植物固醇;皂甙和芥子皂甙;多酚和植物雌激素;蛋白酶抑制剂和单萜类;硫化物和植酸。其他如植物凝血素、葡萄糖二胺、苯酞、叶绿素和生育三烯酚类等。

植物化学物也可以按生物活性成分分为抗氧化物、植物雌激素、蛋白酶抑制剂等。目前,研究较多的有有机硫化合物、多酚类化合物和皂甙类等。

以下简述几种具有生物活性的植物化学物质。

一、类胡萝卜素与植物固醇

类胡萝卜素主要存在于水果和新鲜蔬菜中,α-胡萝卜素和β-胡萝卜素来源于黄橙色蔬菜和水果,叶黄素来源于深绿色蔬菜中;番茄红素来源于番茄。类胡萝卜素具有抗氧化、抗肿瘤、增强免疫调节、保护视觉等作用。

植物固醇广泛存在于蔬菜、水果等各种植物,主要成分为β-谷固醇、豆固醇、菜子固醇1和菜子固醇2,总称为植物固醇。植物固醇有降低血液胆固醇、防治前列腺肥大、抑制肿瘤、抑制乳腺增生和调节免疫等作用。

据统计,膳食中植物固醇摄入量越高,人群罹患心脏病和其他慢性病的危险性越少。

二、皂甙类化合物与芥子油甙

皂甙类化合物在自然界分布很广,约一半植物乃至一些海洋生物中都含有皂甙。有人参总皂甙、绞股蓝皂甙、大豆皂甙、西洋参皂甙等。不同来源的皂甙药理功效不同,如甾体皂甙有抗关节炎、止血、免疫调节、抗肿瘤、降胆固醇、抗癌、止咳、祛痰、平喘等作用;大豆皂甙可以降低血液中胆固醇和甘油三酯的含量,抑制血清中脂类的氧化,并抑制过氧化脂的生成和血小板凝固,对防治动脉粥状硬化,以及心脑血管疾病有明显疗效。国外临床实验证明,大豆皂甙对高脂肪膳食导致的高脂血症具有预防和降低作用,对治疗肥胖症也有明显的疗效。另研究表明,大豆皂甙能有效地抑制肿瘤细胞生长。西洋参茎叶皂甙具有增强记忆能力、改善脑营养、抗缺氧、抗疲劳、抗应激、抗氧化等作用。三七皂苷具有扩张冠状血管,降低心肌耗氧,保护心脏的作用。

芥子油甙存在于十字花科植物。在人体中有抗癌、抗微生物、降低胆固醇的作用。

三、多酚类化合物与植物雌激素

多酚是所有酚类衍生物的总称,主要为酚酸(包括羟基肉桂酸)和类黄酮,后者主要存在于水果和蔬菜的外层及整粒的谷物中(木聚素)。最常见的类黄酮是槲皮素。植物雌激素是存在于植物中,按结构分为酚酸、类黄酮、香豆素、单宁以及不常见的1,2-二苯乙烯和木酚素。异黄酮和木聚素在化学结构上均是多酚类物质,但是也属于植物雌激素。异黄酮几乎全部存在于大豆和大豆的制品中,木聚素在亚麻种籽和粮食制品中较高。

植物性食物中酚酸的含量十分丰富,最常见的酚酸类物质是咖啡酸,其他如阿魏酸也较常见,如存在于许多蔬菜、水果及咖啡中的绿原酸。常见酚酸类衍生物有单宁或鞣酸。咖啡中含有丰富的咖啡因、还有咖啡酸、绿原酸等成分,可以有效地对抗自由基,并具有抗氧化的效果。绿原酸是一种多酚类化合物,清除自由基活性优于生育酚和抗坏血酸,具有抗诱变;保肝利胆,可降低低密度脂蛋白(LDL)浓度,增加高密度脂蛋白(HDL)浓度,降低胆固醇,防止臭氧对肺的损伤,抑制病毒的复制。在国内还开发出一种含绿原酸的保健饮料。

类黄酮是一类多酚化合物,存在于水果、蔬菜、谷物、根茎、树皮、花卉、茶叶、红葡萄酒、豆类和茶叶等食源性植物中。具有保护心脏的功效。具有抑制有害的低密度脂蛋白的产生,降低血栓形成的作用。调查表明类黄酮摄入量高者,冠心病死亡率较低,反之,则冠心病的死亡率高。

植物雌激素存在于植物中,如异黄酮(大豆和豆制品中)和木聚素(亚麻种籽和粮食制品中)。在人体中有抗癌、抗微生物作用。

植物甾醇广泛存在于植物的根、茎、叶、果实和种子中,主要来源为植物油及含油食品,其次是谷物、谷物制品及坚果。植物甾醇具有降低血清胆固醇浓度;防治前列腺疾病,对机体某些癌症如乳腺癌、胃癌、肠癌等有一定抑制作用;具有抗炎、免疫调节,调节生长,抗病毒等作用。

四、蛋白质抑制剂与单萜类

植物蛋白酶抑制剂存在于所有植物中,尤其是豆类、谷类等种籽中含量高。蛋白酶抑制剂对多种肿瘤具有抑制作用,抗病虫害侵袭、免疫调节与抗炎作用,抗氧化作用、抗癌作用,保护心血管作用,免疫调节与抗炎作用,抑制免疫相关蛋白酶,干预抗原特异的 T 细胞应答。

单萜类存在于调料类植物中,如薄荷中的薄荷醇、香菜种籽中的香芹酮、柑橘油中的柠檬精油。在人体中有抗癌、抗微生物、抗氧化、抗菌消炎、保护神经、镇痛、镇静安眠、降低胆固醇等作用。

五、有机硫化物与植酸

有机硫化合物存在于十字花科的蔬菜,如菜花、甘蓝、白菜、萝卜等;蒜科葱属植物,如洋葱、大蒜、韭菜、香葱。常见的有异硫氰酸盐、二硫醇硫酮、葱、蒜等植物中的含硫化合物。有机硫化合物具有抗癌、抗菌消炎、降血脂、抗血栓形成、抑制血小板聚集、降血糖、提高免疫力等作用。

植酸广泛存在于植物体中,主要存在于种子胚层和谷皮中。具有螯合、抗氧化、调节免疫、抗肿瘤等多种作用。

六、其他动物性来源的生物活性物质

辅酶 Q 又称泛醌(UQ),自然界中分布广泛,主要存在于动物的心、肝、肾细胞、酵母、植物叶片、种子等。其生物作用有作为呼吸链组分参与 ATP 合成,提高线粒体合成 ATP 能力。清除自由基抗氧化,还原型 CoQ 与维生素 E 协同保护心血管,促进缺血心肌的氧化磷酸化,改善心肌细胞能量代谢及功能,降低缺血再灌注损伤,抑制 LDL-C 氧化,减小粥样硬化斑块面积,抑制单核细胞和内皮细胞的黏附,促进内皮细胞释放一氧化氮,临床上已用于心血管疾病的防治。抑制脂质过氧化,增加抗氧化酶的活性,提高运动能力,延长力竭运动时间,提高最大摄氧量,降低运动引起的氧化损伤及肌肉损伤,有助于运动后磷酸肌酸的恢复,提高运动能力。改善内皮细胞功能,调节自主神经活性,调节脂质代谢,降低胆固醇。

γ-氨基丁酸广泛分布于动植物体内和植物如豆属、参属、中草药等的种子、根茎和组织液中。具有镇静神经、抗焦虑、降低血压、降低血氨等作用。促进大脑的新陈代谢,恢复脑细胞功能,促进乙醇代谢。帕金森病人脊髓中 γ-氨基丁酸的浓度较低,癫痫病患者脊髓液中的 γ-氨基丁酸浓度也低于正常水平。另外,神经组织中 γ-氨基丁酸的降低也与 Huntin gton 疾病、老年痴呆等神经衰败症的形成有关。据报道,黄芪等中药的有效降压成分即为 γ-氨

基丁酸。最新的研究表明,γ-氨基丁酸还具有防止皮肤老化、消除体臭、改善脂质代谢,防止动脉硬化,高效减肥等功能。

第九节　人体对食物的消化和吸收

对于人和其他高等动物来说,食物的消化分为物理性消化和化学性消化两种,这两种消化同时起作用。物理性消化指的是牙齿的咀嚼、舌的搅拌和胃肠的蠕动,还有肝脏分泌的胆汁的乳化作用,乳化作用的场所是小肠,主要在十二指肠(小肠开始的一段,长度大约是12cm)部位;化学性消化是指通过消化腺分泌的消化液中消化酶的作用,将大分子物质分解为小分子物质的过程。吸收是指食物的可吸收成分透过消化管壁的上皮细胞进入血液和淋巴液的过程。没有被吸收的残渣则由消化道末端排出体外。

一、人体的消化系统

人体的消化系统主要由消化道和消化腺组成。消化道根据位置、形态、功能不同可分为:口腔、咽、食管、胃、小肠、大肠及肛门等。消化腺主要有大唾液腺、肝、胰腺、食管腺、胃腺和肠腺等。消化腺都有导管与消化道相同,使分泌的消化液能进入消化道。消化腺分泌的消化液有水、无机盐和少量有机物组成,其中最重要的成分是具有蛋白质特性的消化酶。

(一)消化道及功能

1. 口腔

食物在口腔经过咀嚼被磨碎对食物进行机械消化,并与唾液混合形成食团,便于吞咽。同时还能反射性地引起胃、胰、肝、胆的活动。口腔消化时间很短,一般为15~20s。

2. 咽

咽位于鼻腔、口腔和喉的后方,下端通过喉与气管和食道相连,是食物与空气的共同通道。经过咽的吞咽使食物从口腔进入胃内。

3. 食管

食管是一长条形的肌性管道,全长约25~30cm。食管有三个狭窄部,这三个狭窄部易滞留异物,也是食管癌的好发部位。食管的主要功能是运送食物入胃,其次有防止呼吸时空气进入食管,以及阻止胃内容物逆流入食管的作用。

4. 胃

胃的主要功能是暂时贮存食物。胃的运动有胃壁平滑肌舒缩来实现。通过胃运动使食物与胃液充分混合,利于胃液化学消化。并通过胃的排空,使食物从胃进入十二指肠。

5. 小肠

主要是食物消化和营养成分吸收的主要场所,小肠的蠕动把没有消化吸收的废物向大肠推进。

6. 大肠

人类大肠没有重要的消化活动,大肠的主要功能在于吸收水分并暂时储存废物,通过排便反射将废物排出体外。

（二）消化液的成分及作用

1. 唾液的成分及其作用

（1）唾液的成分

唾液的 pH 为 6.6~7.1,其中水分约占 99% ,有机物主要为黏液蛋白,还有唾液淀粉酶和少量无机盐,同时含有少量的气体成分。正常人每天分泌唾液量为 1~1.5L。

（2）唾液的作用

溶解润湿食物,刺激味蕾引起味觉;保护和清洁口腔;唾液淀粉酶水解淀粉为麦芽糖,对食物进行消化。

2. 胃液的成分与作用

纯净的胃液是一种无色透明的酸性液体(pH 0.9~1.5),主要成分是水、盐酸、钾离子、钠离子等无机物,同时含有胃蛋白酶、黏蛋白等有机物。

（1）胃酸

胃酸是由胃腺壁细胞分泌出来的,只有胃里才有此酸性分泌液。它的主要作用是激活胃蛋白酶原,提供适宜的酸性环境,有利于水解蛋白质,抑制和杀死胃内细菌。胃酸进入小肠能刺激胰液和小肠液分泌,同时引起胆囊收缩排出胆汁。胃酸形成的酸性环境有利于小肠对矿物质元素的吸收。

（2）胃蛋白酶

胃蛋白酶由胃腺的主细胞分泌出来时为无活性的蛋白酶原,在盐酸的作用下被激活,是胃中主要的消化酶,可将蛋白质进行初步的分解。

（3）黏液

黏液是由胃黏膜表面的上皮细胞和胃腺中的黏液细胞分泌。主要成分是糖蛋白,其次是黏多糖等。在正常情况下,胃黏膜表面常覆盖一层弱碱性的黏液,可保护胃黏膜,使其免于受到盐酸和胃蛋白酶的消化作用。同时黏液还有润滑作用,可减少胃内容物对胃壁的机械损伤,起到对胃的保护作用。

（4）内因子

正常的胃液中含"内因子",是相对分子质量为 53000 的糖蛋白,与维生素 B_{12} 结合并促进其吸收。

3. 胆汁的成分及作用

胆汁的成分为胆盐、胆色素、磷脂、胆固醇、黏蛋白及无机物等,胆汁的 pH 为 7.4 左右,一般认为胆汁中不含消化酶,其作用是激活胰脂肪酶,对脂肪的消化吸收有重要意义。

4. 胰液的成分及作用

胰液是无色的碱性液体,pH 7.8~8.4,主要成分是碳酸氢钠和各种消化酶,大量的碳酸氢钠可以中和进入小肠的盐酸,使肠内维持弱碱性环境,有利于消化酶发挥作用。

5. 小肠液的成分及作用

小肠液的 pH 为 7.8,为弱碱性。小肠中含有多种黏蛋白、肠激酶、多种消化酶,此外还混有脱落的上皮细胞、白细胞和微生物等。小肠液可进一步分解肽类、双糖和脂类,使其成为可以被吸收的物质。

6. 大肠的成分及作用

大肠可分泌少量碱性液体,pH 8.3~8.4,主要成分为黏液蛋白,保护黏膜和润滑粪便。大肠含酶很少,没有明显的消化作用。正常情况下,机体一方面通过肝脏对腐败分解毒物进行解毒作用,另一方面通过大肠将这些有毒物排出体外。大肠内的细菌能够合成少量维生素 K 和部分 B 族维生素。

二、人体对各类食物的消化

(一)人体对糖类的消化

我国以淀粉类食物为主食,人体内总热能的 60%~70% 来自食物中的糖类,主要是由大米、面粉、玉米、小米、乳制品等食品供给。食物中糖类经过消化分解为单糖才能够被吸收。消化过程为:淀粉在口腔中被唾液淀粉酶、胃中的盐酸以及小肠中胰淀粉酶等分解为麦芽糖、乳糖和蔗糖等小分子,这些小分子在小肠中的麦芽糖酶、乳糖酶和蔗糖酶的作用下进一步分解为葡萄糖、半乳糖和果糖。

(二)人体对蛋白质的消化

食物中蛋白质在胃蛋白酶的作用下分解为胨(shi)、胨、多肽,胰蛋白酶、胰糜蛋白酶、氨基酸、羧基肽酶、氨基肽酶将其分解为 α-氨基酸、寡肽以及二肽。寡肽和二肽在寡肽酶、氨基肽酶、二肽酶的作用下分解成 α-氨基酸。

(三)人体对脂肪的消化

脂肪在胆汁和搅拌作用下变为乳化脂肪,乳化脂肪在胰脂肪酶和肠脂肪酶的作用下分解成脂肪、甘油以及甘油一酯。

三、人体对营养物质的吸收

消化道内的吸收是指消化道内的水分、无机物及消化的物质透过黏膜上皮细胞进入血液和淋巴液的过程。

(一)吸收场所

在整个消化道内小肠是营养物质吸收的主要场所。口腔和食道基本上不吸收食物,胃只吸收少量的酒精和水分,大肠能吸收水、无机盐和部分未被小肠吸收的养分。食物经过消化后的各种营养物质主要在小肠被吸收。人的小肠全长 5~6m,内壁有许多皱折和大量的小肠绒毛,由于小肠绒毛的存在,使吸收面积增大,在小肠绒毛的柱状上皮细胞顶端的细胞膜形成一些指状突起,叫微绒毛。由于微绒毛的存在,最终小肠的表面积约为 $200m^2$ 的吸收面积,营养物质大部分在十二指肠和空场被吸收,当其到达回肠时一般已吸收完毕。回肠能够主动吸收胆汁酸和维生素 B_{12}。

(二)吸收形式

人体对营养物质的吸收主要通过以下方式进行。

1. 被动转运

被动转运过程主要包括被动扩散、滤过、异化扩散和渗透等作用。

（1）被动扩散

通常物质通过细胞膜,总是和它在细胞膜内外的浓度有关。不借助载体,不消耗能量,物质从浓度高的一边向低浓度一边透过称被动扩散。

（2）异化扩散

指非脂溶性物质或亲水性物质如葡萄糖、氨基酸、阳离子等,不能透过细胞膜的双层脂类,需要在细胞膜蛋白质的帮助下,由膜的高浓度一侧向低浓度一侧扩散或转运的过程。

（3）滤过作用

胃肠黏膜的上皮细胞可以看做是滤过器,如果胃肠腔内的压力超过毛细血管时,水分和其他物质就可以滤入血液。

（4）渗透

渗透可看作是特殊情况下的扩散。当膜两侧产生不相等的渗透压时,渗透压低的一侧的水向高的一侧流动,以达到渗透压的平衡。

2. 主动转运

有些营养物质可由低浓度的一侧穿过膜向高浓度的一侧转运。需要载体的协助和能量的消耗。物质主动转运中的载体是一种脂蛋白,消耗的能量来源于 ATP。

（三）人体对各类营养素的吸收

1. 人体对糖类的吸收

单糖是碳水化合物的主要吸收形式,单糖的吸收需要消耗能量。通过小肠上皮细胞膜刷状缘的肠腔面进入细胞内再扩散入血液。由于载体蛋白对各种单糖的结合不同,各种单糖的吸收速率就不同。单糖的吸收主要部位是在十二指肠和上端空肠,被吸收后进入血液,经门静脉入肝脏,在肝脏内贮存或参加全身循环。

2. 人体对蛋白质的吸收

蛋白质在小肠内消化分解为氨基酸与小分子肽后再被吸收,也属于载体介导与钠依赖性吸收。吸收后经过小肠绒毛内的毛细血管而进入血液循环。

3. 人体对脂肪的吸收

脂肪经胆盐乳化后,在十二指肠中的胰液、肠液、脂肪酶作用下水解为甘油、游离脂肪酸、甘油一酯及少量甘油二酯和未消化的甘油三酯。胆盐与脂肪的水解物形成水溶性复合物,进一步聚合为脂肪微粒,然后通过胆盐微粒"引渡"到小肠黏膜细胞的刷状缘,以扩散方式被吸收。

4. 人体对无机盐和维生素的吸收

小肠和大肠的各个部位都可吸收无机物,吸收速度取决于载体、pH、食物成分等多种因素。

维生素的吸收主要集中在小肠,水溶性维生素以简单的自由扩散方式在小肠上部被吸收。维生素 B_{12} 与内因子结合,在回肠被吸收。脂溶性维生素以脂肪相同的方式在小肠上被吸收。

5. 人体对水的吸收

小肠吸收水的主要方式是渗透作用,在吸收其他物质过程中形成的渗透压是促进水分吸收的重要因素,另外小肠收缩时使肠腔内流体压力差增高,也可使部分水以滤过方式被吸收。

复习思考题

一、选择题

1. 中国居民成年男子每天钙的适宜摄入量应为(　　)。

A. 700 mg　　　　B. 800 mg　　　　C. 900 mg　　　　D. 2000 mg

2. 维生素 A 的生理功能中,主要能构成(　　)物质。

A. 骨骼　　　　B. 大脑　　　　C. 视觉细胞内的感光　　　　D. 牙齿

3. 维生素 B_1 缺乏最常见的疾病是(　　)。

A. 血压高　　　　B. 心脏病　　　　C. 脚气病　　　　D. 肾脏病

4. 孕早期叶酸缺乏可引起胎儿(　　)畸形。

A. 骨骼　　　　B. 心脏　　　　C. 神经管　　　　D. 四肢

5. 以下哪种消化液的 pH 是酸性的(　　)。

A. 唾液　　　　B. 胃液　　　　C. 胰液　　　　D. 肠液

6. 以下哪种不是产能营养素(　　)。

A. 糖　　　　B. 脂肪　　　　C. 维生素　　　　D. 蛋白质

7. 下列不利于钙吸收的是(　　)。

A. 乳糖　　　　B. 膳食纤维　　　　C. 氨基酸　　　　D. 酸性环境

8. 高血压发病率均与下列(　　)的摄入量有关。

A. 食盐　　　　B. 香油　　　　C. 醋　　　　D. 酱油

9. 癞皮病是一种典型的尼克酸 V_{PP} 膳食性缺乏症,最常见的体征是(　　)。

A. 白内障　　　　B. 三 D　　　　C. 地图舌　　　　D. 低血糖

10. 两分子的葡萄糖可以缩合成一分子的(　　)。

A. 蔗糖　　　　B. 麦芽糖　　　　C. 乳糖　　　　D. 果糖

11. (　　)蛋白是最好的植物性的优质蛋白,并含有丰富的赖氨酸,是粮谷类蛋白质互补的理想食物来源。

A. 大豆　　　　B. 玉米　　　　C. 蔬菜　　　　D. 水果

12. 克山病是由于缺乏(　　)。

A. 钙　　　　B. 碘　　　　C. 氟　　　　D. 硒

13. 以下为条件必需氨基酸的是(　　)。

A. 赖氨酸　　　　B. 酪氨酸　　　　C. 丝氨酸　　　　D. 苯丙氨酸

14. 乳糖不耐症人群适宜选用的奶制品是(　　)。

A. 鲜牛奶　　　　B. 酸奶　　　　C. 奶粉　　　　D. 炼乳

15. 对热处理最敏感的维生素是(　　)。

A. 维生素 C　　　　B. 维生素 D　　　　C. 维生素 E　　　　D. 维生素 A

二、名词解释

必需氨基酸、必需脂肪酸、氨基酸模式、限制性氨基酸、蛋白质互补作用、消化、吸收

三、简答题

1. 人体所需必需氨基酸和必需脂肪酸有哪些?
2. 维生素分为哪几类?
3. 脂溶性维生素有哪几种?
4. 能量消耗的主要方式有哪些?
5. 中国人容易缺乏的矿物质元素有哪些?
6. 膳食纤维的生理作用有哪些?
7. 水的生理功能有哪些?
8. 矿物质生理功能有哪些?

第二章 人体需要的能量和营养素

实训一　果蔬中维生素C在热加工中的变化

一、实训目的

通过实训，使学生全面了解果蔬产品在加热过程中不耐热维生素C的损失变化，为在实际生产加工果蔬制品减少不耐热维生素的损失增强感性认识和提供理论支撑。

二、实训内容

选取维生素C含量较高的新鲜水果或蔬菜(猕猴桃、柠檬、橘子、橙子、辣椒、番茄、甘蓝、萝卜、刺梨)，测定新鲜样品和经不同温度相同时间处理后样品中的维生素C，比较测定结果了解维生素C经过热加工的变化。试验设计参考见表实训1-1(也可自行设计)。

表实训1-1　试验设计表

处理	样品					
加热温度/℃	室温	65	70	75	80	85
时间/min	10	10	10	10	10	10
维生素C浓度/(mg/10mL)						

三、实训测定原理

维生素C具有很强的还原性。它可分为还原型和脱氢型。还原型抗坏血酸能还原染料2,6-二氯酚靛酚(DCPIP)，本身则氧化为脱氢型。在酸性溶液中，2,6-二氯酚靛酚呈红色，还原后变为无色。因此，当用此染料滴定含有维生素C的酸性溶液时，维生素C尚未全部被氧化前，则滴下的染料立即被还原成无色。一旦溶液中的维生素C已全部被氧化时，则滴下的染料立即使溶液变成粉红色。所以，当溶液从无色变成微红色时即表示溶液中的维生素C刚刚全部被氧化，此时即为滴定终点。如无其他杂质干扰，样品提取液所还原的标准染料量与样品中所含还原型抗坏血酸量成正比。

四、实训材料与方法

(一)实训试剂和器材

1. 试剂

2%草酸溶液：草酸2 g溶于100mL蒸馏水中。

1%草酸溶液：草酸1 g溶于100mL蒸馏水中。

标准抗坏血酸溶液(1 mg/mL)：准确称取100 mg纯抗坏血酸(应为洁白色，如变为黄色则不能用)溶于1%草酸溶液中，并稀释至100mL，储于棕色瓶中，冷藏。最好临用前配制。

0.1%2,6-二氯酚靛酚溶液：250 mg 2,6-二氯酚靛酚溶于150mL含有52 mg NaHCO$_3$的热水中，冷却后加水稀释至250mL，储于棕色瓶中冷藏(4℃)约可保存1周。每次临用时，以标准抗坏血酸溶液标定。

2. 材料

橘子。

3. 器材

恒温箱或水浴锅 5 台;锥形瓶 100mL(×2);移液管 10mL(×1);容量瓶 100mL(×1),50mL(×2);微量滴定管 5mL(×1);试管 15mm(×6);研钵;漏斗;纱布。

(二)操作方法

1. 提取

将橘子剥开,取当中柔软果肉部分,用研钵研磨出大量果汁,用纱布初步过滤,果肉可用纱布包裹后挤出果汁。然后称取约 40 g,加入 20mL 2% 草酸,用研钵研磨,4 层纱布过滤,滤液备用。纱布可用少量 2% 草酸洗几次,合并滤液,滤液总体积定容至 100mL。

2. 标准液滴定

准确吸取标准抗坏血酸溶液 1mL 置 100mL 锥形瓶中,加 9mL 1% 草酸,用微量滴定管以 0.1% 2,6-二氯酚靛酚溶液滴定至淡红色,并保持 15s 不褪色,即达终点。由所用染料的体积计算出 1mL 染料相当于多少毫克抗坏血酸(取 10mL 1% 草酸作空白对照,按以上方法滴定)。

3. 样品滴定

取 6 支相同试管,准确吸取滤液 6 份,每份 10mL,分别放入 6 支试管内,将其中 5 支试管分别放入恒温箱或水浴锅,分别在 65℃、70℃、75℃、80℃、85℃ 加热 10min。加热完毕后拿出,立刻滴定,未加热的试管样品直接滴定,滴定方法同前。另取 10mL 1% 草酸作空白对照滴定。

4. 计算

维生素 C 浓度$(mg/10mL) = [(V_A - V_B) \times T \times 10] \div V$

式中:

V_A——滴定样品所耗用的染料的平均毫升数;

V_B——滴定空白对照所耗用的染料的平均毫升数;

T——1mL 染料能氧化抗坏血酸毫克数(由操作 2 计算出);

10——表示每 10mL 的含量;

V——样品的毫升数(10mL)。

5. 作图

作出果汁加热温度与维生素含量的 $T-C$ 图。

(三)注意事项

1. 某些水果、蔬菜等浆状物泡沫太多,可加数滴丁醇或辛醇。

2. 整个操作过程要迅速,防止还原型抗坏血酸被氧化。滴定过程一般不超过 2min。滴定所用的染料不应小于 1mL 或多于 4mL,如果样品含维生素 C 太高或太低时,可酌情增减样品用量或改变提取液稀释度。

3. 提取的浆状物如不易过滤,亦可离心,留取上清液进行滴定。

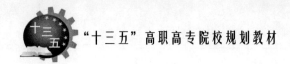

五、实训数据与处理

（一）数据处理和计算

将不同温度下样品滴定消耗染料的量与相应的维生素 C 含量值填入表实训 1-2 中。

表1-2　实训数据表

加热温度 T/℃	室温	65	70	75	80	85
消耗染料/mL						
10mL 样品中的维生素 C 含量/mg						

（二）果汁加热温度与维生素含量的变化曲线图

六、实训结果分析

实训二 人体一日能量和主要营养素需要量的确定

一、实训目的

通过实训,使学生掌握人体一日能量和主要营养素需要量确定的方法与内容,直观了解不同人群能量和主要营养素需要量的差异,为营养配餐奠定基础方法与技能。

二、实训内容

练习查阅中国居民膳食营养素参考摄入量表(DRIs)。能查找不同性别、不同年龄、不同体力活动水平的能量、营养素需要量。

(一)能量需要量的确定

查阅中国居民膳食营养素参考摄入量表(DRIs),将不同人群能量需要量填入表实训2-1。

表实训2-1 不同人群能量需要量统计表

人群	婴儿	幼儿	学龄前儿童	学龄儿童	青少年	成年人	老年人	孕妇
能量需要量								

(二)宏量营养素需要量的确定

根据中国居民膳食营养素参考摄入量表(DRIs)中不同人群的总能量值、蛋白质需要量、脂肪占总能量的百分比计算出各宏量营养素的需要量。

脂肪需要量(g) = 总能量(kcal)×脂肪占总能量的百分比÷9 kcal/g

碳水化合物需要量(g) = [总能量(kcal)−脂肪需要量(g)×9 kcal/g−蛋白质需要量(g)×4 kcal/g]÷4 kcal/g

将查阅和计算出的各宏量营养素填入表实训2-2。

表实训2-2 宏量营养素需要量统计表

营养素需要量	不同人群							
	婴儿	幼儿	学龄前儿童	学龄儿童	青少年	成年人	老年人	孕妇
蛋白质需要量								
脂肪需要量								
碳水化合物需要量								

(三)主要常量和微量元素需要量的确定

查阅中国居民膳食营养素参考摄入量表(DRIs),将不同人群主要常量和微量元素需要量填入表实训2-3。

表实训 2-3　主要常量和微量元素需要量统计表

营养素需要量	不同人群							
	婴儿	幼儿	学龄前儿童	学龄儿童	青少年	成年人	老年人	孕妇
钙的需要量								
铁的需要量								
锌的需要量								
硒的需要量								
碘的需要量								

（四）主要维生素需要量的确定

查阅中国居民膳食营养素参考摄入量表（DRIs），将不同人群主要常量和微量营养素需要量填入表实训 2-4。

表实训 2-4　主要维生素需要量统计表

营养素需要量	不同人群							
	婴儿	幼儿	学龄前儿童	学龄儿童	青少年	成年人	老年人	孕妇
维生素 A 需要量								
维生素 D 需要量								
维生素 E 需要量								
维生素 B_1 需要量								
维生素 B_2 需要量								
维生素 C 需要量								
维生素 B_{12} 需要量								
维生素 B_6 需要量								
烟酸需要量								
叶酸需要量								

三、实训作业

确定不同性别和体力活动水平的人群一日能量与主要营养素的需要量。

第三章　食品营养价值评价

自然界供人类使用的食品种类繁多,根据其来源和性质可分为三大类:动物性食品,如禽、畜、鱼、蛋、奶类;植物性食品,如谷薯类、蔬菜水果类、大豆坚果类;其他食品,即指以动物性、植物性天然食物为原料而加工制作的食品,如植物油、酒、罐头等。

食品的营养价值(nutritional value)是指食品所含营养素和能量能够满足人体营养需要的程度。

食物种类多样,但没有一种天然食物包含人体所需的所有营养素或者按照人体所需的数量和所期待的适宜配比提供营养素。因此,为了满足人体的营养需要,人们需要摄取各种食物,每种食物都有其独特的营养优势,应当了解不同食品的营养价值特点,通过合理搭配组成平衡膳食,达到合理营养、促进健康的目的。

第一节　食品营养的评价

一、食品营养的评定

食品营养价值的评定主要是从食品中所含的营养素种类及含量和营养素的质量等 7 个方面进行。

(一)营养素的种类及含量

评定某种食品的营养价值高低时,首先应对其所含营养素的种类及含量进行分析确认。一般地,食品中所提供的营养素的种类和营养素的相对含量,若越接近人体的需要或组成,则该食品的营养价值就越高。

(二)营养素的质量

在评价某种食品的营养价值时,不但要考虑营养素的种类及数量,还要考虑营养素的质量。营养素质量的高低主要体现在营养素被人体消化吸收及利用的程度。消化吸收率及利用率越高,营养价值就越高。如动物性蛋白质的营养价值相对于植物性蛋白质要高。

(三)营养素在加工烹饪及贮藏过程中的变化

食品的营养价值除了受到食品中营养素的种类、数量及质量的影响外,在很大程度上还受到食品的加工、烹饪以及贮藏的影响。食品经烹调、加工后可改善其感官性状,增加风味,去除或破坏食品中原有的一些抗营养因子,提高其消化吸收利用率,但同时也会使某些营养素受到破坏和一定程度的损失,从而降低食品的营养价值。因此,应选用合理的加工、烹饪、贮藏方法,最大程度地保存食品中的营养素,以提高食品的营养价值。

(四)营养质量指数(INQ)

人体需要能量摄入来维持生命活动和从事体力活动,而多种营养素的生理功能都体现在能量代谢上。

1. 食物的能量密度

不同的食物能量值差别极大。为直观表示某种食物所提供能量的多少，一般采用能量密度进行评价。选用100 g食物为计量单位，根据食物标签的能量数值或者计算的能量数值，查询推荐的成人能量参考摄入量，根据以下式得出：

能量密度＝一定量食物提供的能量值/能量推荐值

食物种类不同，其能量密度也各不相同，这是了解不同食物能量密度高低，对人体满足程度的一种简单分析方法。了解食物的能量密度，对于个体能量摄入与维持机体正常生理功能所需的能量达到平衡具有现实指导意义。长期摄入能量密度低的食物，会影响儿童的生长发育；而长期食用能量密度高的食物，会造成人体超重或肥胖。

2. 食物的营养素密度

营养素密度是指食品中以单位热量为基础所含重要营养素（维生素、矿物质、蛋白质）的浓度。

营养素密度＝一定量食物提供的营养素含量/相应营养素推荐摄入量

食物种类不同，其营养素密度也不同。如乳、瘦肉每千焦（kJ）提供的营养素多且好，所以营养素密度较高；肥肉每千焦（kJ）提供的营养素很少，其营养素密度则低；食糖每千焦（kJ）提供的营养素（维生素、矿物质、蛋白质）为零，所以无营养素密度，应限制纯热量食物的摄入。

3. 营养质量指数（index of nutrition quality，INQ）

INQ是由Hansen R. G. 等人提出并推荐将其作为评价食品综合营养的指标。INQ是指食品中营养素能满足人体营养需要的程度（营养素密度）与同一种食品能满足人体热能需要的程度（能量密度）之比。

INQ＝营养素密度/能量密度

4. 评价标准

INQ＝1，表示食物提供营养素的能力与提供热能的能力相当，二者满足人体需要的程度相等，表示该食物的营养素与能量含量达到平衡，为"营养质量合格食物"。

INQ>1，表示该食物提供营养素的能力大于提供能量的能力，为"营养质量合格食物"，其营养价值高，特别适合体重超重和肥胖者。

INQ<1，表示该食物提供营养素的能力小于提供热能的能力，长期摄入此食物，会发生该营养素不足或供能过剩的危险，为"营养价值低食物"。

INQ最大的特点就是根据不同人群的营养需要来分别计算。同一种食物，对于正常人群可能是合格的，而对于肥胖或超重人群却可能是不合格的，因此，要考虑目标人群的营养需要，做到因人而异。

（五）食物抗氧化能力

随着研究的深入，食物的抗氧化能力也是评价食物营养价值的重要内容。食物中抗氧化的成分包括食物中天然存在的抗氧化营养素和植物化学物。一般富含抗氧化物质的食物可以认为其营养价值也较高。

（六）食物血糖生成指数（glycemic index，GI）

食物中的碳水化合物进入人体经过消化降解为单糖，再进入血液循环，进而影响血糖水平。不同食物来源的碳水化合物进入胃肠道消化速度不同,吸收程度也不一致,因此即使摄入相同数量碳水化合物的不同食物,对血糖水平影响也不同。有专家提出用"食物血糖生成指数"来衡量食物碳水化合物对血糖浓度影响的程度,继而反映食物营养价值的高低。

(七)食物中的抗营养因子

在评价食物营养价值的时候,应该考虑某些食物中存在的抗营养因子,如植物性食物中的植酸、草酸等,大豆中的胰蛋白酶抑制因子及脂肪氧化酶等。

二、评定食品营养价值的意义

(1)全面了解各种食物的天然组成成分,包括所含营养素、生物活性成分、抗营养因子等;明确不同食品的主要缺陷,解决抗营养因子问题,并指出改造或开发新食品的方向,以充分利用食物资源。

(2)了解各种食品在贮藏、烹饪、加工过程中营养素的变化和损失,进而采取行之有效的措施,以充分保存营养素。

(3)指导人们更加科学地选购、搭配食品,以达到平衡膳食、合理营养、促进健康的目的。

第二节　动物性食品的营养

动物性食品包括畜肉、禽肉、水产品、禽蛋类和奶类,是人们膳食构成的重要组成部分,是人体优质蛋白、脂类、脂溶性维生素、B 族维生素和矿物质的主要来源。随着我国居民膳食结构的改变,此类食物的摄入量逐渐增加。

一、肉类的营养价值

肉类是指来源于各种动物且适合人类食用的所有部分的统称,不仅包括动物的肌肉、骨骼,还包括许多可以食用的器官和脏器组织,如心、肝、肾、胃、肠、肺、舌、脑、血、皮等。一般地,将肉类分为畜类和禽类两大类,畜肉类包括猪、牛、羊、马等的肌肉、内脏及其制品,禽肉类包括鸡、鸭、鹅、鸽、鹌鹑等的肌肉及其制品。

(一)畜肉类的营养价值

畜肉的主要营养成分及组成特点如下。

1. 水分

畜肉的含水量约为 50% ~ 75%,因牲畜的肥瘦不同而有很大的差异。牲畜肥则脂肪较多,水分含量相对较少;牲畜瘦则脂肪较少,水分含量相对较多。幼畜肉一般含水分较多。

2. 蛋白质

畜肉的蛋白质大部分存在于肌肉组织中,含量一般为 10% ~ 20%,其必需氨基酸充足,在种类和比例上与人体需要较接近,消化吸收率高,是优质蛋白质。因动物的品种、年龄、肥瘦程度及部位不同,蛋白质的含量有较大差异,如牛羊肉蛋白质含量一般为 20%,要高于猪肉(13.2%);牛通脊肉(22%)>后腿肉(20%)>肋腹肉(18%)>前腿(16%);羊前腿肉(22%)>后腿肉(18%)>通脊和胸腹肉(17%);猪通脊肉(21%)>后臀尖(15%)>肋条肉(10%)>奶脯肉(8%)。不同部位的肉,因肥瘦程度不同,蛋白质含量差异较大。一般来说,动物心、肝、肾等内脏器官的蛋白质含量较高;皮肤和筋腱中的蛋白质主要为胶原蛋白和弹性蛋白,由于色氨酸、蛋氨酸等必需氨基酸含量少,蛋白质利用率低,因此营养价值也低。

3. 脂类

畜肉类中的脂肪,随动物种类、年龄、肥瘦程度、部位有很大差异。畜肉的脂肪低者含量为2.3%,如瘦牛肉;高者肥肉可达90%,如猪肥肉。畜肉中脂肪含量依次是猪肉>羊肉>牛肉,例如,猪瘦肉脂肪含量为6.2%,羊瘦为3.9%,牛瘦肉仅为2.3%。畜龄越高,脂类含量越高。

畜肉中脂类大部分为甘油三酯,少量为卵磷脂、胆固醇和游离脂肪酸。畜肉脂肪组成以饱和脂肪酸为主,其中主要是棕榈酸、硬脂酸和油酸,熔点较高。畜类中胆固醇含量因动物的不同差别很大:瘦肉中为70 mg/100 g左右,肥肉比瘦肉高90%左右,内脏中更高,一般约为瘦肉的3~5倍,脑中最高,约2400 mg/100 g以上。

4. 碳水化合物

碳水化合物主要以糖原形式存在于肝脏和肌肉中,含量极少,约为1%~3%。动物若在宰前过度疲劳,糖原含量会下降;宰后放置时间过长,也会由于酶的作用使糖原含量下降,乳酸相应增高,pH下降。

5. 矿物质

矿物质含量约为0.8%~1.2%,瘦肉中的含量大于肥肉,而内脏大于瘦肉。肝脏、肌肉和血中含铁较高,且主要以血红素铁形式存在,不受食物其他因素影响,生物利用率高,是膳食铁的良好来源。牛肾和猪肾的硒含量是其他一般食品的数十倍。此外,畜肉中还含有较多的磷、硫、钾、钠、铜等。

6. 维生素

畜肉中B族维生素和维生素A含量丰富,内脏含量比肌肉中多,其中肝脏的含量最为丰富,尤其富含维生素A、核黄素,维生素A的含量以牛肝、羊肝最为丰富,核黄素以猪肝中最为丰富。

7. 浸出物

浸出物是指除蛋白质、盐类、维生素外能溶于水的物质,包括含氮浸出物和无氮浸出物。

(1)含氮浸出物

含氮浸出物为非蛋白质的含氮物质,占肌肉化学成分的1.65%,占总含氮物质的11%,多以游离状态存在,是肉品呈味的主要成分。这类物质还可以分为以下几类:

①核苷酸类　主要有三磷酸腺苷(ATP)、二磷酸腺苷(ADP)、一磷酸腺苷(AMP)、肌苷酸(IMP)等;

②胍基化合物　主要包括胍、甲基胍、肌酸、酸酐,以肌酸含量相对较多。

(2)无氮浸出物

无氮浸出物为不含氮的可浸出的有机化合物,包括糖类和有机酸,占肌肉化学成分的1.2%。糖类在肌肉中含量很少,主要有糖原、葡萄糖、葡萄糖-6-磷酸酯、果糖和核糖。核糖是细胞中核酸的组成成分;葡萄糖是肌肉收缩的能量来源;糖原是葡萄糖的聚合体,是肌肉内糖的主要存在形式,但动物屠宰后,肌糖原逐渐分解为葡萄糖,并经糖酵解作用后生成乳酸,也正是肌肉中的主要有机酸,此外,还有羟基乙酸、丁二酸及少量的糖酵解中间产物。

（二）禽肉的营养价值

禽肉的主要营养成分及组成特点如下。

1. 蛋白质

禽肉蛋白质含量为 16% ~ 20%，其中鸡肉和鹌鹑肉的蛋白质含量高，约为 20%；鹅肉约 18%，鸭肉相对较低，约 16%；内脏器官如心、肝、肾等的蛋白质含量略低于鸡肉，为 14% ~ 16%，禽类蛋白质的氨基酸组成与人体需要接近，利用率较高，属于优质蛋白质。

2. 脂类

禽类脂肪含量差别较大，火鸡和鹌鹑的脂肪含量在 3% 左右，鸡和鸽子的脂肪含量为 9% ~ 14%，鸭和鹅脂肪含量达 20% 左右。和畜肉脂肪相比，禽肉脂肪含量少，含有较多的必需脂肪酸，熔点低，易于消化吸收。

3. 碳水化合物

禽肉碳水化合物主要以糖原形式存在于肝脏和肌肉中，含量极少。

4. 矿物质

禽类含有多种矿物质，内脏含量普遍高于肌肉。禽肉中含钾、钙、钠、镁、磷、铁、锰、硒、硫等，其中硒的含量高于畜肉。其中铁主要以血红素形式存在，消化吸收率很高。鸭肝含量最为丰富，每 100 g 达 23 mg。

5. 维生素

禽类可提供多种维生素，主要以维生素 A 和 B 族维生素为主，内脏含量比肌肉中多，肝脏中含量最多。

6. 浸出物

禽肉中也含有能溶于水的浸出物，相比畜肉而言，含氮浸出物多且质地较畜肉细嫩，故禽肉炖汤的味道较畜肉更鲜美。

二、水产品的营养价值

水产品是指由水域中人工捕捞获取的水产资源，如鱼类、软体类、甲壳类、海兽类和藻类等动植物。由可供人类食用的水产资源加工而成的食品，称为水产食品。其中，水产动物种类繁多，全世界仅鱼类就有 2.5 ~ 3.0 万种，海产鱼类超过 1.6 万种。在种类繁多的海洋动物资源中，可供人类食用、具有食用价值的主要有鱼类、甲壳类和软体类。水产类食物是蛋白质、矿物质和维生素的良好来源。

（一）鱼类

鱼类按照生活的环境分为海水鱼和淡水鱼，常见的淡水鱼有鲫鱼、鲤鱼、鲢鱼、草鱼、黄鳝等；海水鱼有黄鱼、带鱼、鲳鱼、海鳗等。根据生活的海水深度，海水鱼又可分为深水鱼和浅水鱼。按体型分，可以把鱼简单地分为圆形或扁形两种。

鱼类的主要营养成分及组成特点如下。

1. 蛋白质

鱼类蛋白质含量一般为 15% ~ 25%，鱼、虾等水产类原料不仅含有人体所需的 8 种必需氨基酸,而且还含有儿童必需的组氨酸。鱼蛋白肌纤维较短、结构疏松、肉质细嫩,易于消化吸收,故被人们称为质量最佳的蛋白质。

在鱼的身上,有一种维持游泳功能的特殊肌肉叫做"血合肉",血合肉里含有丰富的牛磺酸,又称 β-氨基乙磺酸,最早由牛黄中分离出来,故得名。水产品中牛磺酸含量尤为丰富,具有促进胎儿和婴幼儿脑组织和智力发育,提高神经传导和视觉机能,同时该物质具有维持正常血压、减少血液内的中性脂肪、降低血中胆固醇、增强肝功能以及促进激素分泌、增强免疫、改善记忆等多种生理功能。

2. 脂肪

鱼类的脂肪含量很低,一般为 1%~10%,平均 5% 左右,呈不均匀分布,主要分布在皮下和内脏周围,肌肉组织中含量甚少。不同品种的鱼中脂肪含量差别较大,鳕鱼、银鱼的脂肪含量仅仅 1% 左右,而鳗鱼的脂肪含量高达 28.4%。虾的脂肪含量很低,蟹的脂肪主要集中于蟹黄。

鱼类脂肪多呈液态,熔点低,消化吸收率达 95%。鱼类脂肪多由不饱和脂肪酸组成,占80%,特别是海产鱼类脂肪中的二十碳五烯酸(EPA)和二十二碳六烯酸(DHA)等多不饱和脂肪酸含量很高,对促进大脑功能,增强记忆能力,预防大脑功能衰退,改善血液黏稠度和流动性,防治动脉硬化、心血管病、辅助抗肿瘤等具有积极作用。

鱼类中的胆固醇含量一般为 100 mg/100 g,但鱼籽中含量较高,如鲳鱼籽胆固醇含量为1010 mg/100 g。虾和蟹肉的胆固醇含量也不高,但蟹黄中胆固醇含量高达 466 mg/100 g。

在鱼脑中还含有丰富的脑磷脂和卵磷脂,这两种物质是构成脑神经组织的主要成分,对儿童和青少年的大脑发育和智力发展,具有积极的促进作用。

3. 碳水化合物

碳水化合物的含量很低,约 1.5% 左右。有些鱼不含碳水化合物,如草鱼、鲢鱼、鲳鱼、等。碳水化合物的主要存在形式为糖原。鱼类肌肉中的糖原含量与其致死方式有关,捕即杀者糖原含量最高;挣扎疲劳后死去的鱼类,因体内糖原消耗严重而含量下降。

4. 矿物质

鱼类矿物质含量为 1%~2%,其中磷的含量最高,约占总灰分的 40%,硒和锌的含量丰富,钙、钠、钾、镁、氯等含量也较多,但钙的吸收率较低。碘含量在海产鱼和淡水鱼中差别较大,海产鱼类含碘量是淡水鱼碘含量的 10 倍之多。

5. 维生素

鱼类是维生素 A、维生素 D、维生素 E 的良好来源,维生素 B_2、维生素 B_1、烟酸的含量也比较高,但几乎不含维生素 C。鱼的肝脏是维生素 A 和维生素 D 富集的食物。可防治佝偻病和软骨病的鱼肝油,就是从鱼的肝脏中提炼出来的。

(二)鱼类的合理利用

1. 防止腐败变质

鱼类因水分和蛋白质含量高,结缔组织少,相比畜肉、禽肉更易腐败变质。特别是青皮红肉鱼,如金枪鱼,组氨酸含量高,一旦变质,可产生大量的组胺,能引起人体组胺中毒。鱼类的多不饱和脂肪酸含量高,所含的不饱和双键极易氧化破坏,能产生脂质过氧化物,对人体有害,因此打捞的鱼类需要及时保存或加工处理,防止腐败变质。一般采用低温或食盐保存处理,来抑制组织蛋白酶的作用和微生物的生长繁殖。低温处理有冷却和冻结两种方式,冷却是用冰冷却鱼体的温度,降到-1℃左右,一般可保存 5~15d。冻结是使鱼体在-25~-40℃的环境中冷冻,此时各组织酶和微生物均处于休眠状态,保藏期可达半年以上。以食盐保藏的海鱼,用盐量应不低于 15%。

2. 防止食物中毒

有些鱼含有极强的毒素,如河豚,虽其肉质细嫩,味道鲜美,但其卵巢、肝脏和血液中含有极毒的河豚毒素,若加工处理方法不当,可引起急性中毒而死亡,故无经验的人,千万不要"拼死吃河豚"。

(三)软体动物类

软体动物按其形态不同,可分为双壳类软体动物和无壳类软体动物两大类。双壳类软体动物包括蛤类、牡蛎、扇贝等;无壳类软体动物包括章鱼、乌贼等。

软体动物类含有丰富的蛋白质和微量元素,某些软体动物还含有较多的维生素 A 和维生素 E,但脂肪和碳水化合物含量普遍较低。蛋白质中含有全部必需氨基酸,其中酪氨酸和色氨酸的含量比牛肉和鱼肉都高。在贝类肉中还含有丰富的牛磺酸,贝类中牛磺酸的含量普遍高于鱼类,尤其以海螺、杂色蛤中最高。软体动物微量元素的含量以硒最为突出,其次是锌,此外还含有碘、铜、锰等。软体类动物中一部分的成味物质主要是氨基酸,尤其是含量丰富的甘氨酸;贝类的主要呈味物质为琥珀酸及其钠盐。

三、蛋类的营养价值

常见的蛋类主要包括鸡蛋、鸭蛋、鹅蛋和鹌鹑蛋、鸽蛋等,其中销量最大,食用最普遍的是鸡蛋。蛋制品是以蛋类为原料加工而成的产品,如皮蛋、咸蛋、糟蛋等。蛋类的营养素不仅含量丰富,而且质量也很好,是一类营养价值较高的食品。

(一)蛋的结构

各种蛋类的结构基本相似,主要由蛋壳、蛋清、蛋黄三部分组成。蛋壳位于最外层,壳上布满细孔,占全重的 11%~13%,主要由碳酸钙构成。蛋壳的颜色由白到棕色,其颜色由蛋壳中的原卟啉色素决定,而该色素的合成能力因鸡蛋的品种而异,与蛋的营养价值关系不大。

蛋清为白色半透明黏性胶状物质,蛋清分为三层:外层稀蛋清、中层浓蛋清和内层稀蛋清,含水量分别为 89%、84%、86%。蛋黄为浓稠、不透明、半流动黏稠物,表面包有蛋黄膜,由两条韧带将蛋黄固定在蛋的中央。蛋黄的颜色受饲料成分的影响,如饲料中添加 β-胡萝卜素会增加蛋黄中类胡萝卜素的水平,从而使蛋黄呈现黄色至橙色的鲜艳颜色。

(二)蛋的组成成分及营养价值

蛋清和蛋黄分别约占总可食部的 2/3 和 1/3。

1. 蛋白质

蛋类蛋白质含量一般在 10% 以上。蛋清中较低,蛋黄中较高,加工成咸蛋或皮蛋后,蛋白质含量变化不大,略有提高。

蛋清中营养素主要是蛋白质,种类超过 40 种,主要含卵清蛋白、卵伴清蛋白、卵黏蛋白等。蛋黄中的蛋白质主要是蛋白质和脂类结合的卵黄脂蛋白和卵黄磷蛋白。鸡蛋蛋白质的必需氨基酸组成与人体接近,几乎能被人体完全吸收利用,是蛋白质生物学价值最高的食物。在进行各种食物蛋白质的营养质量评价时,常以全蛋蛋白质作为参考蛋白。

2. 脂肪

蛋清中脂肪含量极少,98%的脂肪存在于蛋黄中。蛋黄中的脂肪,几乎全部以与蛋白质结合的良好乳化形式存在,分散成细小的颗粒,因此消化吸收率高。鸡蛋黄中脂肪含量为28%~33%,其中中性脂肪含量占62%~65%,磷脂占30%~33%,固醇占4%~5%,还有微量脑苷脂类。蛋黄中性脂肪的脂肪酸中,以单不饱和脂肪酸油酸含量最为丰富,占50%左右,亚油酸约占10%,其余主要是硬脂酸、棕榈酸和棕榈油酸,含微量的花生四烯酸。蛋黄是磷脂的良好食物来源,蛋黄中的磷脂主要是卵磷脂和脑磷脂,除此之外还有神经鞘磷脂,其中,卵磷脂具有降低血胆固醇的作用,并能促进脂溶性维生素的吸收。蛋中胆固醇含量极高,主要集中在蛋黄,其中鹅蛋黄含量最高,其次是鸭蛋黄,鸡蛋黄略低,鹌鹑蛋最低,加工成咸蛋和松花蛋后,胆固醇含量无明显变化,蛋清中不含胆固醇。

3. 碳水化合物

蛋类含碳水化合物较少,蛋清中主要是甘露糖和半乳糖,蛋黄中主要是葡萄糖,多以与蛋白质相结合形式存在。

4. 矿物质

蛋类的矿物质主要存在于蛋黄部分,蛋清部分含量极低,蛋黄中含矿物质1%~1.5%,其中磷最为丰富,为240 mg/100 g。

蛋黄是多种微量元素的良好来源,包括铁、镁、钾、钠等,蛋中所含铁元素数量较高,但以非血红素铁的形式存在,由于卵黄高磷蛋白对铁的吸收有干扰作用,故而蛋黄中铁的生物利用率较低,仅为3%左右。

不同禽类所产蛋中矿物质含量有所差别。鹌鹑蛋含锌量高于鸡蛋,鸵鸟蛋各类矿物质含量与鸡蛋相近。蛋中的矿物质含量受饲料因素影响较大,目前市场上有富硒蛋、富碘蛋、高锌蛋、高钙蛋等特种鸡蛋或鸭蛋销售。

5. 维生素

蛋类维生素含量较为丰富,主要集中在蛋黄中,蛋清中的维生素含量较少,蛋类的维生素含量受到品种、季节、饲料的影响,以维生素 A、维生素 E、维生素 B_2、维生素 B_6 和泛酸为主,也含有一定量的维生素 D、维生素 K,维生素种类相对齐全。

蛋黄比蛋清含有较多的营养成分,钙、磷和铁等无机盐多集中于蛋黄中,蛋黄还含有较多的维生素 A、维生素 D、维生素 B_1、和维生素 B_2。维生素 D 的含量随季节、饲料组成和鸡受光照的时间不同而有一定变化。

（三）蛋类的合理利用

一般烹调方法,温度不超过100℃,对蛋的营养价值影响很小,仅 B 族维生素有一些损失,如不同烹调方法的 B_2 损失率为:荷包蛋13%、油炸蛋16%、炒蛋10%。煮蛋时蛋白质变得软且松散,容易消化吸收,利用率较高。

烹调过程中的加热不仅具有杀菌作用,而且具有提高其消化吸收率的作用。在生鸡蛋蛋清中,含有抗生物素蛋白和抗胰蛋白酶。抗生物素蛋白能与生物素在肠道内结合,影响生物素的吸收,食用者可引起食欲不振、全身无力、毛发脱落、皮肤发黄、肌肉疼痛等生物素缺乏的症状;抗胰蛋白酶能抑制胰蛋白酶的活力,妨碍蛋白质消化吸收,故不可生食蛋清。烹调加热可破坏这两种物质。但是蛋不宜过度加热,否则会使蛋白质过分凝固,甚至变硬变韧,形成硬块,反而影响食欲及消化吸收。

蛋黄中含有大量的卵磷脂,具有降低血胆固醇的效果,对心血管疾病有防治作用,并能促进脂溶性维生素的吸收,因此保证每天一个鸡蛋是不错的选择。

四、奶类及奶制品的营养价值

奶类是指动物的乳汁,包括牛乳、羊乳和马乳等,其中人们经常食用的是牛乳和羊乳。奶类是一种营养成分齐全、组成比例适宜、容易消化吸收的理想的天然食物。奶类不但能满足出生婴儿生长发育的全部需要,也是体弱、年老和病人等特殊人群的理想食物。奶制品是指以奶类为原料经浓缩、发酵等工艺制成的产品,如奶粉、酸奶、奶酪等。奶类及其制品几乎含有人体所需的所有营养素,除维生素 C 含量较低外,其他营养素含量都比较丰富。

(一)奶类的组成及营养价值

奶类是由水、蛋白质、脂肪、乳糖、矿物质、维生素等组成的复合乳胶体。奶呈乳白色,味道温和,稍有甜味,具有特有的香味。牛奶的相对密度为 1.028,相对密度大小与奶中固体物质有关;牛奶的各种成分除脂肪外,含量均较稳定,因此脂肪含量和比重可作为评定鲜奶质量的指标。

1. 水分

奶类的水分含量达 86%~90%,因此其营养素含量与其他食物比较相对较低。

2. 蛋白质

牛奶中蛋白质平均含量为 3%,主要由 79.6% 的酪蛋白、11.5% 的乳清蛋白和 3.3% 的乳球蛋白组成。牛奶蛋白消化吸收率高(87%~89%),生物学价值为 85,属优质蛋白。

羊奶的蛋白质含量为 1.5%,比牛奶低;蛋白质中酪蛋白的含量也比牛奶中略低,其中所含的 α-2S 酪蛋白在胃中所形成的凝乳块较小而细软,更容易消化。婴儿对羊奶的消化率可达 94% 以上。

乳中含有大量生物活性物质,其中较为重要的是乳铁蛋白、免疫球蛋白、共轭亚油酸、生长因子和多种生物活性肽,这些生理活性物质对促进人体健康有着重要的意义。

3. 脂肪

乳中脂肪含量一般 3.0%~5.0%,主要为甘油三酯、少量的磷脂和胆固醇。乳脂肪以微粒形式分散在乳浆中,呈高度乳化状态,容易消化吸收,吸收率高达 97%。其中,每毫升牛乳中约有脂肪球 20~40 亿个,平均直径为 3μm。羊奶中的脂肪球仅为牛奶的脂肪球的 1/3,而且大小均一,容易消化吸收。

乳中脂肪是脂溶性维生素的载体,对乳的风味和口感也起着重要的作用。乳脂肪中的香气成分包括各种挥发性烷酸、烯酸、酮酸、羟酸、内酯、酮类等。

4. 碳水化合物

乳类碳水化合物的含量为 30%~7.4%,人乳含量最高,羊乳居中,牛乳最少,碳水化合物的存在形式为乳糖。乳糖有调节胃酸、促进胃肠蠕动、有利于钙吸收和消化液分泌的作用;

还可促进肠道乳酸菌的繁殖而抑制腐败菌的繁殖生长,即为婴儿肠道内双歧杆菌的生长所必需,对于幼小动物的生长发育具有特殊的意义。但对于部分不经常饮奶的成年人来说,由于肠道缺乏乳糖酶或体内乳糖酶活性过低,大量食用乳及其制品可能引起腹胀、腹泻等,称为乳糖不耐受症。

5. 矿物质

牛乳中的矿物质含量为 0.6%~0.7%,主要包含钠、钾、钙、镁、氯、磷、硫、铜、铁等,大部分与有机酸结合形成盐类,小部分与蛋白质结合或吸附在脂肪球膜上,其中成碱元素略多,故牛乳为弱碱性食品,同时也是动物性食品中唯一的弱碱性食品。牛乳中的钙、磷、钾、钠、镁等元素含量较丰富,但铁、锌、铜等元素含量较低。乳中的矿物质含量因品种、饲料、泌乳期等因素而有所差异,例如,初乳中含量最高,常乳中含量略有下降;发酵乳中钙含量高并且具有较高的生物利用率,为膳食中最好的天然钙来源。牛乳中钠、钾、氯离子基本上完全存在于溶液中,而钙、磷分布在溶液和胶体两相中。

羊乳中的矿物质含量比牛乳略高,达 0.85%,其中钙、磷含量丰富,也是钙的最佳天然补充物之一,羊乳铁含量与牛乳相当,钴含量比牛乳高 6 倍。

6. 维生素

牛乳是各种维生素的良好来源,它含有几乎所有种类的维生素,包括脂溶性维生素 A、维生素 D、维生素 E、维生素 K,各种 B 族维生素和微量的维生素 C,乳中各种维生素的含量差异较大,受多种因素的影响,如叶酸含量,受季节影响明显,而饲料中的钴含量则直接影响乳中维生素 B_{12} 的浓度,乳中的维生素 D 含量与紫外光照时间有关,与饲料密切相关的还有维生素 A 和胡萝卜素含量。

7. 有机酸

牛乳 pH 为 6.6 左右,有机酸含量不高,其中 90% 为柠檬酸,可以促进钙在乳中的分散,其含量随着牛乳营养状况和泌乳期而变化。此外,牛乳中含有微量的丙酮酸、尿酸、丙酸、丁酸、醋酸、乳酸等。牛乳中的丁酸也称酪酸,是牛乳脂肪的代表性成分之一。丁酸具有抑制乳腺癌和肠癌等肿瘤细胞生长分化的作用,可诱导肿瘤细胞凋亡,抑制癌细胞转移。

(二)奶制品的营养价值

鲜奶经过加工可制成许多产品,主要包括炼乳、奶粉、调制奶粉、奶油和奶酪等。

1. 消毒鲜奶

消毒牛奶又称巴氏杀菌牛奶,它是用鲜牛奶经有效的加热杀菌方法处理后,分装出售的饮用牛乳。巴氏杀菌牛奶由于加热杀菌可破坏乳中大部分微生物,杀灭有害致病菌,达到安全饮用的要求,故取名为消毒牛乳,一般需要冷藏运送。

2. 奶粉

奶粉是以鲜乳为原料,添加或不添加食品添加剂,辅料脱脂或不脱脂,经过浓缩和喷雾干燥后,去除乳中几乎全部自由水分制成的粉状产品。根据食用要求又分为全脂奶粉、脱脂奶粉、调制奶粉。

全脂奶粉保存了原料乳中的所有脂肪成分,其中脂肪含量不低于 26%。

脱脂奶粉脂肪含量不超过 2%,脱脂过程使得脂溶性维生素损失比较多,其他营养成分变化不大。此种奶粉适合患腹泻的婴儿及要求少油膳食的患者。脱脂奶粉中的乳糖吸湿性强,因此易发生结块现象,储存中需注意。

调制奶粉又称人乳化奶粉,调制奶粉主要是改变牛奶中酪蛋白与乳清蛋白的比例,减少了牛乳粉中酪蛋白、甘油三酯、钙、磷、钠的含量,添加了乳清蛋白、亚油酸和乳糖,并强化了某些维生素和微量元素等。

3. 酸奶

酸奶(发酵乳)是一种发酵制品,是以新鲜奶、脱脂奶、全脂奶粉、脱脂奶粉或炼乳等为原料加热消毒后接种嗜酸乳酸菌,在30℃左右环境中培养,经4~6h发酵制成,其中以酸牛奶最为普遍。酸奶是一种适宜消化道功能不良的人群、婴幼儿和老年人食用的食品。

4. 干酪

干酪也称奶酪,是在原料乳中加入适量的乳酸菌发酵剂或凝乳酶,使蛋白质发生凝固,并加盐压榨,排除乳清之后的产品,是一种营养价值很高的发酵乳制品。

干酪中的蛋白质大部分为酪蛋白,经凝乳酶或酸作用而形成凝块。但也有一部分白蛋白和球蛋白被机械地包含于凝块之中。此外,经过发酵作用,奶酪中还含有肽类、氨基酸和非蛋白氮成分。除少数品种之外,大多数品种的蛋白质中包裹的脂肪成分多,占干酪固形物的45%以上。而脂肪在发酵中的分解产物使干酪具有特殊的风味,奶酪制作过程中大部分乳糖随乳清流失,少量在发酵中起到促进乳酸发酵的作用,对抑制杂菌的繁殖有意义。

奶酪中含有多种维生素,脂溶性维生素大多保留在蛋白质凝块中,而大部分水溶性B族维生素损失于乳清之中,原料乳中维生素C含量本来就很低,在酪化过程中几乎全部丢失。硬质干酪是钙的极佳来源,软干酪含钙较低。而干酪中镁的含量约是原料乳中镁含量的5倍。

5. 炼乳

炼乳是以乳为原料,除去水分之后经装罐灭菌制成的浓缩产品。炼乳是一种浓缩乳,种类较多,按其成分可分为甜炼乳、淡炼乳、全脂炼乳、脱脂炼乳,若添加维生素D等营养物质可制成各种强化炼乳.目前市场上炼乳的主要品种是甜炼乳和淡炼乳。

甜炼乳是在牛奶中加入约16%的蔗糖,并经减压浓缩到原体积40%的一种乳制品。甜炼乳水分活度较低,贮藏性能较好。

淡炼乳为无糖炼乳,是将牛奶浓缩到原体积1/3后装罐密封,经加热灭菌后制成具有保存性的乳制品。淡炼乳经过高温灭菌后维生素B_1受到损失,若予以增补,营养价值与鲜奶几乎相同。高温处理后形成的软凝乳块经均质处理可使脂肪球微细化,有利于消化吸收,所以淡炼乳适合喂养婴儿。

6. 冰淇淋

为冷冻乳制品,是以乳与乳制品为主要原料,加入蛋或蛋制品、甜味剂香精、稳定剂、乳化剂及食用色素等混合后制成的产品。按成分不同,冰激凌可分为乳冰淇淋和乳冰两类。乳冰淇淋为乳脂肪不低于6%,总固形物不低于30%的冰淇淋;乳冰为乳脂肪不低于3%,总固形物不低于30%的冰淇淋。

第三节 植物性食物的营养

一、谷类

谷类属于单子叶植物纲禾本科植物,种类很多,主要有小麦、稻谷、玉米、高粱、粟、大麦、燕麦、荞麦等。谷类食物是我国居民传统膳食的主体,是人体能量的主要来源,也是最经济的能量食物。其中谷类食物中又以大米和小麦为主,故称其为主食,其他的称为杂粮。

(一)谷类的结构和营养素分布

各种谷类种子虽然形态大小不一样,但其基本结构是相似的,都是由谷皮、糊粉层、胚乳和谷胚4部分组成。谷粒的不同部位的营养素分布不均匀。

谷皮:位于谷粒的最外层,主要由纤维素、半纤维素等组成,并含较多的矿物质,还含有一定量的蛋白质、脂肪和维生素。

糊粉层:位于谷皮与胚乳之间,由厚壁细胞组成,纤维素含量较多,并含有较多的蛋白质、脂肪、矿物质、B族维生素和维生素E,有较高的营养价值。但谷类在加工碾磨时,易与谷皮同时混入糠麸中流失,使营养价值降低。

胚乳:是谷类的主要组成部分,占谷粒总重的83%~87%,富含有大量的淀粉和较多的蛋白质、少量的脂肪、矿物质和维生素。

谷胚:位于谷粒的一端,富含蛋白质、脂肪、矿物质、B族维生素和维生素E。谷胚质地较软而有韧性,不易粉碎,但在加工时容易损失掉。

(二)谷类的营养成分

谷类食物中的营养素种类和数量因谷物的种类、品种、产地、施肥以及加工方法的不同而表现出差异。

1. 碳水化合物

谷类中碳水化合物含量最为丰富,是谷类的主要成分,而碳水化合物的主要形式为淀粉,集中在胚乳的淀粉细胞中,达70%~80%,是我国膳食能量供给的主要来源,其他为糊精、戊聚糖、葡萄糖和果糖等。谷类淀粉根据结构和葡萄糖分子聚合方式的不同又可以再分为直链淀粉和支链淀粉。直链淀粉易溶于水、黏性差、易消化,但易出现"老化"现象,形成难于消化的抗性淀粉;支链淀粉则相反。目前,通过基因工程改变谷类淀粉的结构,培育出了直链淀粉含量高达70%的玉米。

2. 蛋白质

谷类蛋白质含量一般为7.5%~15%,根据溶解度不同,可将谷粒蛋白分为谷蛋白、白蛋白、醇溶蛋白和球蛋白四类,其中醇溶蛋白和谷蛋白是谷类特有的蛋白质。小麦中的这两种蛋白具有吸水膨胀性,可形成具有可塑性和延展性的面筋质网状结构,适宜于制作各种面点。就组成谷类蛋白质的必需氨基酸而言,普遍的赖氨酸含量少,有些苏氨酸、色氨酸也不高。赖氨酸含量相对较低,通常将其作为谷类蛋白质的第一限制氨基酸,因此谷类蛋白质的生物学价值不及动物性蛋白质。谷类蛋白质的生物学价值分别为:大米77、小麦67、大麦64、小米57、玉米60、高粱56。为提高谷类蛋白质的营养价值,常采用赖氨酸强化,或利用蛋白质互补原理将谷类和含赖氨酸丰富的豆类等食物混合食用。

3. 脂肪

谷类脂肪含量普遍较低,约2%,但燕麦为7%,主要集中在糊粉层和谷胚的胚芽中,在加工中易转入糠麸中,从米糠中可提取米糠油、谷维素和谷固醇。谷类脂肪主要含不饱和脂肪酸,质量较好。从玉米和小麦胚芽中提取的胚芽油,80%为不饱和脂肪酸,其中亚油酸为60%,具有降低血清胆固醇,防止动脉粥样硬化的作用。

4. 矿物质

约为1.5%~3%,主要集中在谷皮、糊粉层和谷胚中。矿物质主要成分是磷,达50%~60%,但多以植酸盐形式存在,消化吸收差;其次是钾,约占矿物质总量的1/4~1/3。镁的含量也较高,但钙含量较低,仅为磷的1/10。糙米、标准面粉的矿物质含量都分别高于精白米、面。燕麦的钙、铁含量大大高于一般谷物。因此,以米、面等为主食的人群,应辅以含钙丰富的食品,如乳类和豆类等。

5. 维生素

谷类是B族维生素重要来源,如硫胺素、核黄素、尼克酸、泛酸和吡哆醇等,尤其是硫胺素和烟酸含量较高,是膳食中这两种维生素的最重要来源。玉米和小米含少量胡萝卜素。过度加工的谷物其维生素大量损失。B族维生素、维生素E主要分布在糊粉层和谷胚中。因此,谷类加工越精细,维生素损失就越多。玉米中烟酸较多,但主要为结合型,不易被人体吸收利用。故以玉米为主食的地区居民易患烟酸缺乏病(癞皮病)。

（三）合理利用

1. 合理加工

谷类的加工有利于谷类的食用及消化吸收,但由于蛋白质、脂类、矿物质和维生素主要存在于谷粒外层和谷胚中,故加工精度越高,营养素流失就越多。影响最大的是维生素和矿物质。为了保持良好的感官性状和利于消化吸收,又要最大限度地保留各种营养素,故在1950年,我国将稻米和小麦的加工精度规定为"九二米"和"八一粉",1953年又将精度降低为"九五米"和"八五粉",它们与精白米、精白面相比较,保留了更多的维生素、矿物质和纤维素,在预防营养缺乏病的时候,起到良好的效果。然而,近年来,人民生活水平不断提高,对精白米、面的需求日益增长。为保障人民的健康,应采取营养强化措施,改良加工方法,提倡粗细粮混食等方法来克服精白米、面营养的缺陷。

2. 合理烹调

烹调过程可使一些营养素损失,如大米淘洗过程中,维生素B_1可损失30%~60%,维生素B_2和烟酸损失20%~25%,矿物质损失70%。淘洗次数越多,浸泡时间越长,水温越高,损失越多。米、面在蒸煮过程中,B族维生素有不同程度的损失,烹调方法不当的时候,如加碱蒸煮、炸油条等,则损失更为严重,因此稻米少搓少洗为好,面粉蒸煮加碱要适量,且要少炸少烤。

3. 合理储存

谷类在一定条件下能够储存很长时间,而且质量不会发生变化,但当环境条件发生改变,例如水分含量高、环境湿度大、温度较高时,谷粒内酶的活性增大,呼吸作用加强,使谷粒发热,促进霉菌生长,导致蛋白质、脂肪分解产物积聚,酸度升高,最后霉烂变质,失去食用价值。因此,粮谷类食品应该在避光通风、阴凉干燥的环境中储存。

4. 合理搭配

谷类植物中,蛋白质的赖氨酸含量普遍较低,宜与含赖氨酸比较多的豆类和动物性食物混合食用,以提高谷类蛋白质的营养价值。

二、薯类

常见的薯类有甘薯(又称红薯、白薯、山芋、地瓜等)、马铃薯(又称土豆、洋芋)、木薯(又称树薯、木番薯)和芋薯(芋头、山药)等。

(一)薯类的营养价值

薯类淀粉含量8%~29%,蛋白质和脂肪含量较低,含一定量的维生素和矿物质。另外,薯类也含有各种植物化学物。

1. 甘薯

甘薯蛋白质含量一般为1.5%,其氨基酸组成与大米相似,脂肪含量仅为0.2%,碳水化合物含量高达25%。甘薯中胡萝卜素、维生素 B_1、维生素 B_2、维生素 C、烟酸含量比谷类高,红心甘薯中胡萝卜素含量比白心高。白心甘薯含有丰富的黏液蛋白、糖蛋白,钾含量高。甘薯中膳食纤维的含量较高,可促进胃肠蠕动,防止便秘。

2. 马铃薯

马铃薯在我国种植广泛,马铃薯含淀粉达17%,维生素 C 含量和钾等矿物质的含量很丰富。马铃薯中酚类化合物含量较高,多为酚酸物质,包括水溶性的绿原酸、咖啡酸、没食子酸和原儿茶酸,其中绿原酸的含量可达0.45%。马铃薯脂肪含量低,蛋白质含量高,具有粮蔬兼用的性质。

早在2015年1月,农业农村部(原农业部)就启动马铃薯主粮化战略,将马铃薯与水稻、小麦、玉米并列为中国四大主粮,推进把马铃薯加工制作成全粉馒头、面条、煎饼等适合中国人膳食习惯的主食。同时,农业农村部(原农业部)正式发布并解读《关于推进马铃薯产业开发的指导意见》,将马铃薯作为主粮产品进行产业化开发。

3. 木薯

木薯含淀粉较多,但蛋白质和其他营养素含量低,是一种优良的淀粉生产原料。木薯植株各部分都含有氢氰酸,食用前必须去毒。

4. 山药

山药块茎主要含山药多糖(包括黏液质及糖蛋白)、胆甾醇、麦角甾醇、油菜甾醇、β-谷甾醇、多酚氧化酶、植酸、皂苷等多种活性成分。

山药中的淀粉酶、多酚氧化酶等物质,有利于脾胃消化吸收功能;山药含有皂苷、黏液质,有润滑、滋润的作用,故可益肺气,养肺阴,治疗肺虚痰嗽久咳之症;山药含有黏液蛋白、维生素及微量元素,有降低血糖的作用,可用于治疗糖尿病;能有效阻止血脂在血管壁的沉淀,预防心血管疾病。

根据近年调查结果显示,我国居民的薯类消费率和摄入量相对较低。建议适当的增加薯类的摄入,每周吃5次左右,每次摄入50~100g。

（二）合理加工

薯类最好用蒸、煮、烤的方式，可以保留较多的营养素，尽量少用油炸方式，以减少食物中油和盐的摄入。

三、豆类及其制品

豆类按照其所含的营养成分含量可将其分为两大类。一类是大豆（又分为黄豆、黑豆和青豆），含有较多的蛋白质（35%～40%）和脂肪（5%～20%），碳水化合物含量相对较少（20%～30%）；另一类是除大豆以外的其他豆类，如绿豆、赤小豆、扁豆、豌豆等，含有较多的碳水化合物（55%～65%），中等含量的蛋白质（20%～30%），少量的脂肪（低于5%）。豆类还含有丰富的矿物质和维生素，营养价值较高。

（一）大豆的营养价值

1. 大豆的营养成分

（1）蛋白质

大豆是天然食物中含蛋白质最高的食品。大豆蛋白由球蛋白、清蛋白、谷蛋白、醇溶蛋白组成，其中球蛋白含量最多。大豆蛋白质的氨基酸模式较好，具有较高的营养价值，属于优质蛋白质。

（2）脂类

大豆脂肪含量约为15%～21%，以黄豆和黑豆较高。包含不饱和脂肪酸，约占脂肪总量的85%，其中油酸含量约32%～36%，亚油酸52%～57%，亚麻酸为2%～10%。此外，大豆油中还含有1.64%的磷脂。大豆油是目前我国居民主要的烹调用油。

（3）碳水化合物

大豆含碳水化合物25%～30%，其中一半为可供利用的淀粉、阿拉伯糖、半乳聚糖和蔗糖，淀粉含量较少；另一半为人体不能消化吸收的寡糖，如棉子糖和水苏糖，存在于大豆细胞壁，在肠道细菌作用下发酵产生二氧化碳和氨，可引起腹胀，但有保健作用。

（4）维生素

大豆中含有丰富的维生素 B_1、维生素 B_2 以及维生素 E。但除了维生素 E 外，大部分维生素在加工中遭到破坏。

（5）矿物质

大豆含有丰富的钙，其他如磷、钾、镁、铁含量也较高，但是大豆中的植酸的存在影响钙、镁的吸收。

2. 大豆中的特殊成分

大豆中存在众多特殊成分，可分为植物化学物类及抗营养因子。近年来研究表明，一些抗营养因子也具有特殊的生理作用。

（1）大豆异黄酮和皂苷

大豆异黄酮，主要分布于大豆种子的子叶和胚轴中，含量为0.1%～0.3%。目前发现的大豆异黄酮共有12种，分为游离型的苷元和结合型的糖苷两大类。大豆异黄酮具有多种生物学作用。

大豆皂苷在大豆中的含量为0.62%～6.12%，具有广泛的生物学作用。此两类物质有抗氧化、降低血脂和血胆固醇的作用,近年来的研究发现了其更多的保健功能。

(2)大豆甾醇

大豆甾醇主要来源于大豆油脂,含量约0.1%~0.8%。其在体内的吸收方式与胆固醇相同,但是吸收率远远低于胆固醇,只有胆固醇的5%~10%。大豆甾醇的摄入可以阻碍胆固醇的吸收,抑制血清胆固醇的上升,因此可以作为降血脂的原料,起到预防和治疗高血压、冠心病等心血管疾病的作用。

(3)大豆卵磷脂

大豆卵磷脂是豆油精炼过程中得到的一种淡黄色至棕色、无臭或略带有气味的黏稠状或粉状物料,不溶于水,易溶于多种有机溶剂。大豆卵磷脂对营养相关慢性病具有一定的预防作用。

(4)大豆低聚糖

是生产浓缩和分离大豆蛋白时的副产品。因人体缺乏糖苷酶,大豆中的水苏糖和棉籽糖不能消化吸收,在肠道微生物作用下,可产酸产气引起胀气,故称之为胀气因子或抗营养因子。但近年来发现大豆低聚糖可不经消化直接进入大肠,可为双歧杆菌所利用并有促进双歧杆菌繁殖的作用,具有维持肠道微生态平衡,提高免疫力、降血脂、降血压等作用,故被称为益生元。目前已利用大豆低聚糖作为功能性食品的基料,部分代替蔗糖,应用于清凉饮料、酸乳、面包等多种食品生产中。

(5)植酸

大豆中含植酸约1%~3%,是很强的金属离子螯合剂,在肠道内可与锌、钙、镁、铁等矿物质螯合,影响其吸收利用。将大豆浸泡在pH 4.5~5.5的溶液中,植酸可溶解35%~75%,而对蛋白质质量影响不大,因此可通过此方法消除大部分植酸。但近年来发现植酸还具有许多有益的生物学作用。

(6)蛋白酶抑制剂

大豆中的蛋白酶抑制剂以胰蛋白酶抑制剂为主,对人体胰蛋白酶活性有部分抑制作用,对动物生长可产生一定影响,它降低了大豆的营养价值。常压蒸汽加热30min,可破坏大豆中的胰蛋白酶抑制剂。因大豆中脲酶的抗热能力比蛋白酶抑制剂强,且测定方法简单,故常用脲酶实验来测定大豆中蛋白酶抑制剂是否已经被破坏。我国婴儿配方代乳粉标准中明确规定,含有豆粉的婴幼儿代乳品,脲酶实验必须是阴性。但近年来发现蛋白酶抑制剂具有多种对机体有益的生物学作用。

(7)豆腥味

生食大豆有豆腥味和苦涩味,是由豆类中的不饱和脂肪酸经脂肪氧化酶氧化降解,产生了醇、酮、醛等小分子挥发性物质所致。通常采用95℃以上加热10~45min,再用醋酸处理后减压蒸发,可以较好地去除豆腥味。日常生活中将豆类加热、煮熟、烧透后。也可以破坏脂肪氧化酶和去除豆腥味。

(8)植物红细胞凝集素

植物红细胞凝集素是能凝集人和动物红细胞的一种蛋白质,集中在子叶和胚乳的蛋白质中,含量随成熟的程度而增加,发芽时含量迅速下降,大量食用数小时后可引起头晕、头疼、恶心、呕吐、腹疼、腹泻等症状。可影响动物的生长发育,加热即被破坏。

综上所述,大豆的营养价值很高,但也存在诸多抗营养因子。大豆蛋白的消化率为

65%,但经加工制成豆制品后,其消化率明显提高。近年来的多项研究表明,大豆中的多种植物化学物有良好的保健功能,这使得大豆研究成为营养领域的热点之一。

(二)其他豆类的营养特点

其他豆类蛋白质含量低于大豆,一般为 20% 左右;脂肪含量极少,为 1% ~2%;碳水化合物占 50% ~60%,主要以淀粉形式存在;其他营养素与大豆相似,也是一类营养价值比较高的食物。

四、坚果类

坚果是以种仁为食用部分,因外覆木质或革质硬壳,故称坚果。按照其植物学来源的不同,又可以分为木本坚果和草本坚果两类。木本坚果包括核桃、榛子、杏仁、松子、腰果、银杏、栗子。草本坚果包括花生、葵花籽、西瓜子、南瓜子、莲子等。坚果多富含脂肪和淀粉,是高能量食物。

(一)坚果的营养特点

1. 脂肪

坚果脂肪含量较高,多在 40% 左右,其中松子、杏仁、榛子、葵花籽等达 50% 以上。坚果中的脂肪多为不饱和脂肪酸,必需脂肪酸含量丰富,是植物性脂肪的优质来源。根据脂肪含量的不同,坚果可以分为油脂类坚果和淀粉类坚果。油脂类坚果顾名思义,油脂含量尤为丰富,多在 40% 以上,如核桃、腰果、花生等。

2. 碳水化合物

淀粉类坚果淀粉含量高而脂肪很少,包括栗子、芡实、银杏、莲子等,碳水化合物含量在 70% 左右,它们在膳食中可与粮谷类一起烹调。油脂类坚果碳水化合物含量在 20% 左右,如松子、腰果、花生、葵花籽。

3. 蛋白质

新鲜的坚果蛋白质含量多为 12% ~22%,不同坚果的蛋白质氨基酸组成各有特点,有些必需氨基酸含量相对不足,从而影响蛋白质的生物学价值,需要与其他食品营养互补后方能发挥最佳的营养作用。

4. 维生素

坚果类是维生素 E 和 B 族维生素的良好来源,包括维生素 B_1、维生素 B_2、烟酸和叶酸。油脂类坚果富含维生素 E,如黑芝麻中维生素 E 含量多达 50.4mg/100g;淀粉类坚果水溶性维生素含量较为丰富,如杏仁中的维生素 B_2。

5. 矿物质

坚果富含钾、镁、磷、钙、铁、锌、硒、铜等矿物质。铁的含量以黑芝麻最高,硒的含量以腰果最多,在榛子中含有丰富的锰,坚果中锌的含量普遍较高。一般地,淀粉类坚果的矿物质含量略低,而油脂类坚果矿物质含量更为丰富些。

(二)坚果的合理利用

大多数坚果可不经烹调而直接食用,但花生、瓜子等一般需经炒熟后食用。坚果仁经常制成煎炸、焙烤食品,作为日常零食食用,也是制作糖果和糕点的原料,也用于各种烹调食品的加香。植物油多来自芝麻、葵花籽、花生、胡麻等,多数坚果水分含量低,而较耐储藏,但油脂类坚果的不饱和程度高,易受氧化或滋生霉菌而变质,应当保存于干燥阴凉处,并尽量隔绝空气。

坚果是一类营养价值较高的食品,高能量、富含各种矿物质和 B 族维生素。从营养素含量而言,油脂类坚果优于淀粉类坚果。然而,由于坚果类所含能量比较高,虽为营养佳品,也不可过量食用,以免导致肥胖。

五、蔬菜类

蔬菜品种多样,按照其结构和可食部分不同,可分为叶菜类、根茎类、瓜茄类、鲜豆类和菌藻类,含水分多,能量低,富含植物化学物,是维生素、矿物质、膳食纤维和天然抗氧化物的重要来源,对刺激胃肠蠕动、消化液分泌,促进食欲,调节体内酸碱平衡有很大作用。各类蔬菜因其种类不同各有其营养特点,差异较大。

(一)蔬菜的营养特点

1. 水分

一般蔬菜中的含水量为 65% ~ 95%,绝大多数蔬菜的含水量一般在 90% 以上,其他营养素的含量较低。

2. 蛋白质

新鲜蔬菜蛋白质含量通常在 3% 以下,在各种蔬菜中以鲜豆类、菌类和深绿色叶菜类蛋白质含量相对较高一些。而菠菜、豌豆苗、韭菜、菌类蔬菜等的赖氨酸、蛋氨酸含量比较丰富,可与谷类蛋白质营养互补。

3. 碳水化合物

蔬菜中的碳水化合物包括糖(主要是葡萄糖、果糖、蔗糖)、淀粉、纤维素、半纤维素和果胶。大部分蔬菜的碳水化合物含量比较低,仅为 2% ~ 6%。蔬菜中以根茎类如马铃薯等富含淀粉;以胡萝卜、洋葱和南瓜等,含糖较多;以嫩茎、叶、花菜类等膳食纤维含量比较高;菌藻类中的香菇多糖、银耳多糖具有多种保健作用;藻类中的褐藻胶、红藻胶、卡拉胶等能够促进人体排出多余的胆固醇和体内的某些有害物质、致癌物质,对人体有益。

4. 维生素

蔬菜含有人体需要的多种维生素,如维生素 B_1、维生素 B_2、维生素 B_6、烟酸、泛酸、生物素、叶酸、胡萝卜素、维生素 E、维生素 K。在绿色、黄色、橙色等色泽的蔬菜中,均含有比较丰富的胡萝卜素,尤其是深色蔬菜,如韭菜、胡萝卜、菠菜、莴笋叶等维生素 B_2 含量比较高。维生素 C 含量比较高的蔬菜有青椒、辣椒、菜花、苦瓜、芥兰。

5. 矿物质

蔬菜中含有丰富的矿物质如钙、磷、铁、钾、钠、镁、铜,是膳食矿物质的主要来源,对维持体内酸碱平衡起着重要作用。

（二）各类蔬菜的营养特点

1. 叶菜类

叶菜类食物主要包括白菜、菠菜、油菜、韭菜、苋菜等,蛋白质含量较低,一般为1%～2%,脂肪含量不足1%,碳水化合物含量为2%～4%,膳食纤维含量约1.5%。叶菜类是类胡萝卜素、维生素B_2、维生素C,矿物质及膳食纤维的良好来源,尤其是深绿和橙色蔬菜维生素含量较为丰富,特别是类胡萝卜素、核黄素、维生素C的含量比较高,而且含有更多的植物化学物。维生素C在菜花、西兰花、芥兰等含量较高,每100g在50mg以上;维生素B_1、烟酸、维生素E的含量普遍较谷类和豆类低,与其水分含量高有关。矿物质的含量在1%左右,种类较多,包括钾、钠、钙、镁、铁、锌、硒、铜、锰等,是膳食矿物质的主要来源。

2. 根茎类

根茎类食物主要包括萝卜、胡萝卜、藕、山药、芋头、马铃薯、甘薯、葱、姜、蒜、竹笋等。根茎类蛋白质含量为1%～2%,脂肪含量不足0.5%,碳水化合物含量相差较大,低者为3%左右,高者可达20%以上。膳食纤维的含量较叶菜类低,约为1%;胡萝卜中胡萝卜素含量最高;硒的含量以大蒜、芋头、洋葱、马铃薯等最高。

3. 瓜茄类

瓜茄类食物包括冬瓜、南瓜、丝瓜、黄瓜、茄子、番茄、辣椒等。瓜茄类因水分含量高,营养素含量相对较低,蛋白质含量为0.4%～1.3%,脂肪微量,碳水化合物含量为0.5%～9%,膳食纤维1%左右。胡萝卜素含量以南瓜、番茄和辣椒为最高;维生素C含量以辣椒、苦瓜较高。番茄中的维生素C含量虽然不很高,但是受有机酸保护,损失很少,且摄入量较多,是人体维生素C的良好来源。辣椒中还含有丰富的硒、铁、锌,是一种营养价值比较全面的蔬菜。

4. 鲜豆类

鲜豆类食物包括毛豆、豇豆、四季豆、扁豆、豌豆等,与其他蔬菜相比,营养素含量相对较高,蛋白质含量2%～14%,平均4%左右;脂肪含量除毛豆外均不高,在0.5%以下;碳水化合物为4%左右,膳食纤维为1%～3%;胡萝卜素含量普遍较高,核黄素含量与绿叶蔬菜相似;还含有丰富的钾、钙、铁、锌、硒等。铁的含量以发芽豆、刀豆、蚕豆、毛豆较高,锌的含量以蚕豆、豌豆和芸豆较高,硒的含量以玉豆、龙豆、毛豆、豆角和蚕豆较高。此外,鲜豆类蔬菜中还含有一些酶类、杀菌物质和具有特殊功能的生理活性成分。

5. 菌藻类

菌藻类食物包括食用菌和藻类食物,食用菌是指供人类食用的真菌,有500多个品种,常见的有蘑菇、香菇、银耳、木耳等品种。藻类是无胚、自养、以孢子进行繁殖的低等植物,可供人类食用的有海带、紫菜、发菜等。

菌藻类食物富含蛋白质、膳食纤维、碳水化合物、维生素和微量元素。蛋白质含量以香菇、小蘑菇和发菜最为丰富,在20%以上,并且蛋白质中氨基酸组成比较均衡,必需氨基酸含量占蛋白质总量的60%以上。脂肪含量低。碳水化合物含量相差较大,干品在50%以上,如蘑菇、香菇、银耳、木耳等;鲜品较低,如金针菇、海带的不足7%。就维生素而言,胡萝卜素含量差别较大,在紫菜和蘑菇中含量丰富,其他菌藻中较低;维生素B_2和维生素B_1含量也比较高。微量元素含量丰富,尤其是铁、锌、硒,其含量约是其他食物的数倍甚至十余倍;在海产植物中,如海带、紫菜等还含丰富的碘。海藻多含多不饱和脂肪酸(如 DHA),目前保健食品用 DHA 多来源于裂壶藻、双鞭甲藻等。

(三)合理利用

1. 合理选择

蔬菜含有丰富的维生素:除维生素 C 以外,一般叶部维生素含量比根茎部高;嫩叶比枯叶高;深色叶菜比浅色高。因此,鼓励选择新鲜和应季蔬菜,避免存储时间过长,导致某些营养物质的流失。鉴于色泽深的蔬菜的营养优势,应特别注意摄入深色蔬菜,保证其占到蔬菜总摄入量的一半。

同时还要注重增加十字花科蔬菜(如甘蓝、菜花、卷心菜等)和菌藻类食物的摄入。十字花科蔬菜含有大量植物化学物如芳香性异硫氰酸酯,它以糖苷的形式存在,是抑制癌症的重要成分。菌藻类食物,除了可提供丰富的营养素外,还有明显的保健功效。研究发现,蘑菇、香菇、银耳中的多糖物质,具有提高人体免疫功能和抗肿瘤的作用。香菇中所含的香菇嘌呤可抑制体内胆固醇形成和吸收,促进胆固醇分解和排泄,有降血脂的作用。黑木耳能抗血小板聚集和降低血凝,减少血液凝块而防止血栓生成,有助于防治动脉粥样硬化。海产菌藻类(海带、紫菜)富含有大量的碘,临床上常用来治疗缺碘性甲状腺肿。

2. 合理烹调

蔬菜的营养价值除了受品种、部位、产地、季节等因素的影响外,还受烹调加工方法的影响。加热烹调则降低蔬菜的营养价值。

烹调蔬菜的正确方法如下。

(1)先洗后切

蔬菜所含的维生素、矿物质易溶于水,所以宜先洗后切,以减少蔬菜与水和空气的接触面积,避免损失。洗好的蔬菜放置时间过长会导致维生素被氧化破坏及无机盐流失过多。正确的方法是流水冲洗、先洗后切,不要将蔬菜尤其是切碎的蔬菜在水中浸泡时间过久。

(2)急火快炒

胡萝素含量比较高的绿叶蔬菜要用油急火快炒,不仅可以减少维生素的损失,还可促进胡萝卜素的吸收。相关实验表明:蔬菜煮 3min,其中维生素 C 损失 5%,10min 达 30%,为了减少损失,烹调时还可加少量淀粉,可有效保护抗坏血酸的破坏。

(3)开汤下菜

维生素 C 含量高、适合生吃的蔬菜,应尽量凉拌生吃,或在沸水中焯 1~2min 再拌,也可用带油的热汤烫菜。用沸水煮根类蔬菜,可以软化膳食纤维,改善蔬菜的口感。

(4)炒好即食

已经烹调好的蔬菜应尽快食用,连汤带菜吃;现做现吃,避免反复加热,这是因为营养素会随着储存时间延长而丢失,还可能由于细菌的硝酸盐还原作用增加亚硝酸盐含量。

六、水果类

(一)水果的分类及营养价值

水果从状态分类可分为鲜果和干果;从形态和特征或果树的种类分类可分为仁果、核果、浆果、柑橘类、热带水果、瓜果等。仁果类指含有果芯小型种子的水果,如苹果、梨、山楂等。核果类多指内果含有木质化的硬核,核中有仁,如桃、李、梅、杏、樱桃等。浆果类多汁、种子小而多,子散布在果肉中,如葡萄、草莓、桑葚、石榴、无花果等。柑橘类很常见,如甜橙、柚子等。瓜果如西瓜、甜瓜、哈密瓜等。热带和亚热带水果或多年生草本,如香蕉、菠萝、芒果、荔枝等。水果的特点是可以不经烹调而直接食用,是低能量的食物,主要提供水分、糖类、维生素、矿物质、膳食纤维等营养素。

1. 水分

大多新鲜水果组织中含有大量的水分,一般水果的含水量为 70% ~ 90% ,果品中的水分以游离水、胶体结合水和化合水三种不同的状态存在。其中游离在水果组织的细胞间隙和液泡中水分占总量的 70% ~ 80% 。胶体结合水是与果品组织中的蛋白质、多糖类等结合在一起,不能自由流动的水分。化合水是存在于果品化学物质中的水分,一般不会因干燥作用而损失。

2. 碳水化合物

碳水化合物是水果的主要成分,其中水果的碳水化合物为 6% ~ 28% ,主要以双糖或单糖形式存在,包括葡萄糖、果糖及蔗糖、淀粉、膳食纤维、果胶和低聚糖、多聚糖类等。仁果类、浆果类食物主要含果糖和葡萄糖;核果类食物主要含蔗糖、葡萄糖,果糖次之;柑橘类食物主要含蔗糖;以淀粉多糖为主的有香蕉、苹果等,淀粉在淀粉酶或酸的作用下,会逐步分解成葡萄糖。因此含淀粉多的果实经过贮藏后,其口味会变甜。

水果中的纤维素和果胶是水果的骨架物质,也是细胞壁的主要构成成分。膳食纤维在水果皮层含量最多。水果种类不同,果胶的含量和性质也有差异,水果中的山楂、柑橘、苹果等含有较多的果胶。纤维素和果胶不能被人体消化吸收,但可以促进肠道蠕动,并有助于食物的消化及粪便的排出。

3. 维生素

水果中含丰富的维生素,是人体所需维生素的重要来源。水果中的维生素种类和含量与水果的种类有关。

黄色和红色的水果(如芒果、柑橘、木瓜、沙棘、杏、枇杷、山楂)中含有较多的胡萝卜素;枣类(鲜枣、酸枣)、柑橘类(橘、柑、橙、柚)和浆果类(猕猴桃、沙棘、黑加仑、草莓)中维生素C 含量比较高;香蕉、黑加仑、枣、龙眼等的钾含量比较高。成熟水果所含的营养成分一般比未成熟的水果高,新鲜水果每 100 g 可食部分含有的矿物质为 0.2~0.3 g。

4. 矿物质

水果中含有各种矿物质,如钙、磷、铁、硫、钾等,以钾、钙、镁、磷含量较多。它们大多以硫酸盐、磷酸盐、碳酸盐、有机酸盐和与有机物相结合的状态存在于植物体内,是人们获得矿物质的重要来源,对维持机体酸碱平衡起重要作用。不同种类的水果中矿物质的含量有很大的差异。

5. 有机酸

水果中因含有多种有机酸而具有酸味,水果中的有机酸如果酸、柠檬酸、苹果酸、酒石酸等含量比蔬菜丰富,此外还含有少量的苯甲酸、水杨酸、琥珀酸和草酸等。在同一种果实内,往往是数种有机酸同时存在。有机酸因水果种类、品种和成熟度不同而异。浆果和热带水果以柠檬酸为主,仁果、核果,蔷薇科水果(苹果)以苹果酸为主,葡萄中以酒石酸为主。水果中的有机酸可以刺激人体消化腺分泌消化液,增进食欲,有利于食物的消化,同时有机酸对维生素 C 的稳定性有保护作用。

6. 其他成分

水果中除了含有丰富的维生素和矿物质外,还含有大量的有益健康的活性物质,如类胡萝卜素、黄酮类物质、芳香物质等。水果中的各种芳香物质和色素,使食品具有特殊的香味和颜色,可赋予水果良好的感官性状。如单宁和多酚类化合物,它不仅影响到食品的风味,而且还是影响食品变色的一个重要因素。一般果实未成熟时单宁含量比较多,涩味较强。随着果实成熟度的提高,单宁发生一系列的变化,使果实的涩味逐渐减少直至消失。水果中存在着各种糖苷,大多数具有苦味,其中某些糖苷还具有水果的独特风味。水果中较重要的糖苷有苦杏仁苷、橘皮苷、柚皮苷等。其中苦杏仁苷普遍存在于果实的种子中,以核果类的杏核、扁桃核、李核等含量较多。色素物质主要有叶绿素、类胡萝卜素、花青素以及抗坏血酸氧化酶、葡萄糖氧化酶、过氧化氢酶、淀粉酶、果胶酶、蛋白质分解酶等。

（二）合理加工利用

鲜果类水分含量高,易腐烂,一般难以长期保存,但可以冷藏水果通过各种方法进行加工,制成干果、罐头、果汁、果粉和其他加工制品。干果是新鲜水果经过晾晒脱水制成,如葡萄干、杏干、蜜枣和柿饼等,由于加工的影响,维生素损失比较多,尤其是维生素 C,但干果便于运输,并别具风味,具有一定的实用价值。果脯是将新鲜的水果糖渍而成,维生素损失比较多,含糖量较高。

因此,水果制品不能替代新鲜水果,应尽量选择新鲜水果,但在携带、摄入不方便的情况下,或水果摄入不足时,可用水果制品补充代替。

第四节　其他食品的营养价值

一、食用油脂

经食用油脂烹制的食物,不仅由生变熟,改善口味,还能促进食欲和增加饱腹感,因此,其是日常饮食不可缺少的食物之一。食用油脂是提供人们所需脂肪的重要来源,同时还是提供必需脂肪酸亚油酸和亚麻酸的主要来源。

油脂是甘油和不同脂肪酸组成的酯。根据来源可分为植物油和动物油。常见的植物油包括豆油、花生油、菜籽油、芝麻油、玉米油等;常见的动物油包括猪油、牛油、羊油、鱼油等。

1. 动物油的营养特点

按照油脂脂肪酸组成的特点,动物油以饱和脂肪酸为主,熔点较高,常温下一般呈固态,如猪油是白色固体,奶油是黄色固体。但也有例外情况,如鱼油虽然是动物油脂,因富含不饱和脂肪酸,鱼油常为液态。

2. 植物油的营养特点

按照油脂脂肪酸组成的特点,植物油含不饱和脂肪酸多,熔点低,常温下呈液态,消化吸收率高。植物油脂肪含量通常在 99% 以上,此外还有丰富的维生素 E,植物固醇、微量的钾、钠、钙等。

大豆油、花生油、菜籽油、玉米油、芝麻油、棉籽油、橄榄油,由于脂肪酸构成的不同,又各具营养特点。一般来说橄榄油、茶油、菜籽油等为高单不饱和脂肪酸油脂,其中单不饱和脂肪酸占总脂肪酸的 70% ~80%;多不饱和脂肪酸油脂如核桃油、葡萄籽油、亚麻籽油、葵花籽油、玉米油等多不饱和脂肪酸的比例在 60% ~80%;相对单不饱和脂肪酸与饱和脂肪酸的比例相当的油脂,如芝麻油、花生油均为 30% ~40%。可以看出,单一油中的脂肪酸构成不同,营养特点也不同,因此应经常更换烹调油的种类,食用多种植物油。

二、调味品

调味品是指以粮食、蔬菜等为原料,经发酵、腌渍、水解、混合等工艺制成的各种用于烹调、调味和食品加工的添加剂。

(一)盐

咸味是食物中最基本的味道,而膳食中咸味的来源是食盐,也就是氯化钠,钠离子可以提供最纯正的咸味儿,而氯离子为助味剂。钾盐、铵盐等也具有咸味,但咸味不正,且具有一定的苦味。目前市场上还有低钠盐、竹盐、海藻盐、钾盐等。

(二)糖和甜味剂

日常使用的食糖主要成分是蔗糖,是食品中甜味的主要来源,蔗糖可以提供纯正愉悦的甜味,也具有调和百味的作用,为菜肴带来醇厚的味觉,在炖烧菜肴中还具有促进美拉德反应而增香增色的作用。

木糖醇、山梨醇、甘露醇等糖醇类物质,进食后不升高血糖,不引起龋齿,目前已广泛应用于糖尿病病人、减肥者食用的甜食。

(三)酱油和酱类调味品

酱油是中国传统的调味品,使用广泛、历史悠久,在广东沿海也习惯称为豉油。酱油和酱是以小麦、大豆及其制品为主要原料,接种曲霉菌种经发酵酿制而成,其营养成分与原料有很大的关系。酱油中含有少量的还原糖以及少量的糊精,它们也是构成酱油浓稠度的重要成分。糖的含量差异在不同品种之间较大。酱油中含有一定数量的 B 族维生素,其中维生素 B_1 含量与原料含量相当,而维生素 B_2 含量在发酵之后显著提高,此外,经过发酵产生了原料中不含有的维生素 B_{12},对素食者预防维生素 B_{12} 缺乏具有重要意义。酱油和酱中的咸味儿来自氯化钠,酱油中所含的氯化钠为 12% ~14%,酱类的含盐量通常为 7% ~15%。此外,酱油和酱中还含有多种脂类、醛和有机酸,是其香气的主要来源。

(四)醋类

醋按原料可以分为粮食醋和水果醋,按照生产工艺可以分为酿造醋、配制醋和调味醋,按颜色可以分为黑醋和白醋。目前大多数食醋都属于以酿造醋为基础,调味而成的复合调味酿造醋。

食用醋用于烹调能增添风味,去除腥味。食醋有助消化促进食欲,并有防治某些疾病及保健的作用。

(五)味精和鸡精

味精是最主要的鲜味调味品,即为咸味的助味剂,也具有调和其他味道、掩盖不良味道的作用。它是谷氨酸单钠结晶而成的晶体,是以粮食为原料,经谷氨酸细菌发酵产生的天然物质。味精在以谷氨酸单钠形式存在时鲜味最强,以二钠盐形式存在时则完全失去鲜味。味精亦含有一定的钠,使用时需注意。

目前,市场上销售的"鸡精"等复合鲜味调味品中含有味精、鲜味核苷酸、糖、盐、肉类提取物、蛋类提取物、香辛料和淀粉等成分,调味后能赋予食品以复杂而自然的美味,增加食品鲜味的浓厚感和饱满度。核苷酸类物质容易被食品中的磷酸酯酶分解,最好在菜肴加热完成之后再加入。

三、饮料

饮料是指以水为基本原料,由不同的配方和制造工艺生产出来,供直接饮用的使人愉快的液体食品。饮料除提供水分外,还含有糖、酸、乳、钠、脂肪、能量以及各种氨基酸、维生素、无机盐等营养成分,因此有一定的营养价值。

饮料分为非乙醇饮料和乙醇饮料。

(一)非乙醇饮料

非乙醇饮料也称软饮料,根据其原料不同,有原果汁及其配制饮料、蔬菜原汁及其配制饮料、乳饮料、碳酸饮料等。主要以解渴为目的,主要成分是水。

1. 碳酸饮料

碳酸饮料又称汽水,是将二氧化碳气体和各种不同的香料、水分、糖浆、色素等混合在一起而形成的气泡式饮料。碳酸饮料又可分为果汁型、果味型、可乐型、其他型4型。

2. 果汁(浆)及果汁饮料

果汁(浆)及果汁饮料指以新鲜或冷藏水果为原料,经加工制成的制品,包括果汁、果浆、浓缩果汁、浓缩果浆、果肉饮料、果汁饮料、果粒果汁饮料、水果饮料浓浆、水果饮料。

3. 蔬菜汁及蔬菜汁饮料

蔬菜汁及蔬菜汁饮料指用新鲜或冷藏蔬菜等为原料,经加工制成的制品,包括蔬菜汁、蔬菜汁饮料、复合果蔬汁、发酵蔬菜汁饮料、藻类饮料等。

4. 其他

(1)含乳饮料类,包括配制型含乳饮料、发酵型含乳饮料(蛋白质小于1%);

(2)植物蛋白饮料类,成品中蛋白质含量不低于0.5%,包括豆乳类饮料、椰子乳饮料、杏仁乳类饮料、其他植物蛋白饮料;

(3)茶饮料类;

(4)固体饮料类;

(5)特殊用途饮料类(如运动饮料)等。

果汁、蔬菜汁含有原料中的营养素,但是在加工过程中,营养素遭到较大的破坏,尤其是维生素C,其营养价值远不如新鲜果蔬;大多数碳酸饮料是由水、食用色素、食用香精、甜味剂、防腐剂和二氧化碳等调配制作而成,基本上没有营养价值,而且长期过量饮用含食品添加剂的饮料,对人体有危害,饮料饮用过多还会影响食欲,影响其他营养素的摄取。

(二)乙醇饮料

乙醇饮料是指供人们饮用且乙醇含量在0.5%~65%的饮料,根据其工艺不同,分为发酵酒、蒸馏酒及配制酒。

1. 酿造酒

酿造酒，又称发酵酒，指以粮谷、水果、乳类等为原料，主要经酵母发酵等工艺制成的酒精含量小于24%的饮料酒，包括啤酒、葡萄酒、果酒、黄酒等。以稻米、玉米、小米、小麦等为主要原料，经蒸煮、加油、糖化、发酵、压榨、过滤、煎酒、储存和勾兑而成的酿造酒。此酒常标注酒龄。

2. 蒸馏酒

以粮谷、薯类、水果为主要原料，经发酵、蒸馏、陈酿、勾兑而制成，酒精含量在18%~60%的饮料酒。世界蒸馏酒一般分为6大类：白兰地、威士忌、伏特加、金酒、朗姆酒、白酒。白酒是我国特有的传统蒸馏酒，白酒种类按原料分为粮食白酒和代用原料酒；按生产方式又可分为固态法白酒、半固态法白酒、液态法白酒及固液勾兑白酒、串香白酒、调香白酒。另外，还有按发酵剂、香型或酒的度数等进行分类的分类方法。

3. 配制酒

配制酒以发酵酒、蒸馏酒或食用酒精为酒基，加入可食用的辅料或食品添加剂，进行调配、混合或加工制成的、已改变了其原酒基风格的饮料酒。

复习思考题

1. 什么是INQ？如何计算？如何运用INQ比较不同食物的营养价值？
2. 如何看待"多吃鱼，少吃肉，尤其是红肉"更有益于健康？
3. 谷类在膳食中的意义何在？如何充分发挥谷类的营养价值？
4. 不同类别的豆类的营养特点？为何鼓励摄入大豆及其制品？
5. 蔬菜和水果都富含维生素和矿物质，两者可以互相代替吗？为什么？
6. 查阅资料，说说茶叶可以提供哪些生理活性物质？
7. 如何正确地选择坚果？
8. 如何理解人们膳食倡导少盐少油，控糖限酒？

实训三　食品 INQ 计算与评价

一、实训目的

能利用食品标签数据计算食品能量密度;掌握能量密度和营养质量指数概念。

二、实验内容

100g 某曲奇饼干的能量为 260kcal(1088kJ),蛋白质含量为 6.6g,碳水化合物含量为 50.1g,脂肪含量为 3.7g,维生素 B_1 含量为 0.05mg,维生素 B_2 含量为 0.06mg,钙含量为 42mg,铁含量为 1.2mg。假设食用对象为学龄前儿童(6 岁女童),请计算该饼干营养质量指数并根据 INQ 对该饼干的营养价值进行评价。

三、实验方法

(一)查找对应的 RNI 或 AI 数值

根据确定的食用对象查找 RNI。

(二)计算每 100g 该食物所含能量及各营养素含量

查食物成分表即得每 100g 食物含能量及各营养素含量。

(三)计算能量密度、营养素密度、营养质量指数

能量密度＝一定量食物提供的能量值/能量推荐摄入量

营养素密度＝一定量食物提供的营养素/相应营养素推荐摄入量

INQ＝营养素密度/能量密度

(四)根据 INQ 评价食物营养价值

根据 INQ 评价某曲奇饼干的营养质量指数填入表实训 3-1。

表实训 3-1　某曲奇饼干的营养质量指数

能量/营养素	RNI 或 AI	含量/100g	能量密度/营养素密度	INQ
能量/kcal	1600	260	0.163	
蛋白质/g	55	6.6	0.120	0.738
脂肪/g	53~88	3.7	0.057	0.350
碳水化合物/g	220	50.1	0.228	1.401
维生素 B_1/mg	0.7	0.05	0.071	0.440
维生素 B_2/mg	0.7	0.06	0.086	0.527
钙/mg	800	42	0.053	0.323
铁/mg	12	1.2	0.100	0.615

运用 INQ 结合能量和营养素的综合指标对食物进行综合评价的方法,更直观、综合地反映食物能量和营养素需求的情况。

四、注意事项

INQ 最大的特点是根据不同人群的营养需求来分别计算。同一种食物,对正常人群可能是合格的,而对于肥胖人群而言就可能是不合格的,因此,在运用 INQ 进行食物营养价值的评价时,首要任务就是确定食用对象相应的能量和营养素的目标值。

五、问题讨论

如何应用 INQ 综合评价不同食物的营养价值?

实训四　食品营养价值评价

一、实训目的

使学生熟悉食物营养价值的评价方法,重点是掌握膳食氨基酸评分的计算,并能通过科学合理搭配食物达到蛋白质互补目的。

二、实训内容

蛋白质营养价值评价。

结合食物成分表中各种食物蛋白质的含量、必需氨基酸的含量、氨基酸评分、第一限制氨基酸、消化率校正后的氨基酸评分综合评价食物中的蛋白质。以鸡蛋、大豆为例,比较和评价两种食品的蛋白质营养价值。

三、实训方法

(一)查询食物成分表,确定被评价的食物蛋白质含量

查得鸡蛋中蛋白质含量为12.7g/100g,大豆的蛋白质含量为35.0g/100g。

(二)确定必需氨基酸的含量值

$$必需氨基酸含量(mg/g\ 蛋白质) = \frac{氨基酸含量(mg/100g)}{蛋白质含量(g/100g)}$$

(三)计算氨基酸评分(AAS)

$$AAS = \frac{被测食物蛋白质每克蛋白质中氨基酸含量(mg)}{理想模式中每克蛋白质中氨基酸含量(mg)}$$

(四)找出第一限制氨基酸

评分值最低的必需氨基酸定为第一限制氨基酸,此氨基酸的评分值即为该食物蛋白质的氨基酸评分。

(五)计算经消化率校正后的氨基酸评分(PDCAAS)

1. 查找蛋白质的真消化率(TD)

查得鸡蛋和大豆的真消化率分别为97%和90%。

2. 计算PDCAAS

$$PDCAAS = AAS \times TD$$

评分最低的为该食物最终的PDCAAS评分。

鸡蛋和大豆的氨基酸评分模式见表实训3-2。

鸡蛋蛋白质中缬氨酸的AAS评分最低,为1.08,表明鸡蛋AAS为1.08,缬氨酸为第一限制氨基酸。大豆蛋白质中含硫氨基酸的AAS最低,为0.74,说明含硫氨基酸是第一限制氨基酸。

鸡蛋的PDCAAS = 1.08×97% = 1.05

大豆的PDCAAS = 0.74×90% = 0.67

表实训 3-2　鸡蛋和大豆的氨基酸评分模式

氨基酸	人体氨基酸模式 mg/g 蛋白质	氨基酸评分模式					
		鸡蛋			大豆		
		氨基酸含量		氨基酸评分	氨基酸含量		氨基酸评分
		mg/100g 蛋白质	mg/g 蛋白质		mg/100g 蛋白质	mg/g 蛋白质	
异亮氨酸	40		49	1.23	1853	53	1.33
亮氨酸	70	1030	81	1.16	2819	81	1.16
赖氨酸	55	837	66	1.20	2237	64	1.16
蛋氨酸+胱氨酸	35	598	47	1.34	902	26	0.74
苯丙氨酸+酪氨酸	60	1096	86	1.43	3013	86	1.43
苏氨酸	40	568	45	1.13	1435	41	1.03
色氨酸	10	219	17	1.70	455	13	1.30
缬氨酸	50	688	54	1.08	1726	49	0.98
总计	360		445			413	

（六）评价

评价：根据以上计算结果，评价食物中蛋白质营养价值，并给出可能的建议。

鸡蛋含有较高的蛋白质含量，必需氨基酸模式与理想的人体氨基酸模式接近，蛋白质消化利用率较高，AAS 和 PDCAAS 分别为 1.08 和 1.05，是非常好的蛋白质来源。相比之下，大豆蛋白质含量和必需氨基酸的比例更为丰富，但含硫氨基酸相对较低，使之蛋白质质量低于鸡蛋，AAS 和 PDCAAS 分别为 0.74 和 0.67，建议和其他蛋白质配合食用，以提高利用率。

四、注意事项

评价食物中的蛋白质的营养价值时，不仅关注食物中蛋白质的含量，还要关注蛋白质的必需氨基酸需要量模式、生物利用率才能得到蛋白质的实际营养价值。

五、问题讨论

如何应用食物中蛋白质的含量、蛋白质的必需氨基酸需要量模式、生物利用率更好地实现蛋白质的互补作用？

第四章　营养强化食品、保健食品与营养标签

第一节　食品营养强化

一、概述

食品除了应该具有良好的色、香、味、形和质等感官性状之外,更应具有一定的营养价值。为了增加食品的营养成分(价值),在食品生产过程中,经常要加入一些天然的或人工合成的营养素和其他营养成分,来提高食品的营养价值,我们把这个过程称为食品营养强化。所添加的这些营养素和营养成分称为营养强化剂。我国食品营养强化剂属于食品添加剂范畴。

(一)强化目的

目前,我国人民的膳食营养质量与合理营养的要求还存在一定的差距,必须从改善我国的膳食组成着手,提高营养水平,使之既保留我国人民的膳食特点,又使食品中所含营养素的种类和数量能够满足人体生长发育和各种生理活动的需要,以保证人民身体健康,提高民族身体素质。

营养素强化的目的,最初只是为弥补天然营养素缺陷,现在则发展到用以防病、保健,大体包括以下5个方面:

1. 弥补天然食品的缺陷

食品营养及限制因素包括以下3个方面:

(1)天然食品中营养素含量的不均衡

(2)天然食品中抗营养因子的存在

(3)居住地区及膳食习惯不同

2. 营养素恢复

食品在加工储藏过程中,营养素含量常常会发生一定的变化,为补充食品在加工储藏中的损失,常常需要进行营养强化。食品营养素损失包括以下两个方面:

(1)加工环节营养素的损失

(2)食品贮藏过程中的损失

3. 简化膳食处理,提供方便

4. 适应特殊职业、生理的需要

5. 减少营养缺乏病或因营养缺乏引起的并发症

（二）强化原则

强化食品必须从营养、卫生、经济效果等几个方面来考虑,在食品营养强化过程中要以科学的态度有针对性地使用,其选择、使用通常应遵循以下6个方面。

1. 有针对性的强化

强化的营养素应是人们膳食中或大众食品中含量低于需要量的营养素。如我国南方主食以大米为主,随着生活水平的提高,人们多喜食精白米,导致一些地区脚气病的流行,对这些地区,除了提倡食用标准米,也可对精白米进行适当的维生素B₁强化。

2. 营养上必须达到平衡

各种营养素为生命所必需,但不可滥用,食品强化的主要目的是改善天然食物中存在的营养素的不平衡关系,加入所缺少的营养素,使之取得平衡。

3. 必须符合卫生要求

所选用的强化剂必须符合食用卫生要求,无毒无害,符合 GB 14880—2012《食品安全国家标准　食品营养强化剂使用标准》。

4. 经济合理,有利推广

5. 应保持原有的食品风味

添加到食品中的营养强化剂不应导致食品一般特性,如色泽、滋味、气味、烹调特性等发生明显不良改变,否则会降低食品的食用价值。

6. 注意强化剂在食品中的保存率

添加到食品中的营养强化剂应能在特定的储藏、运输和食用条件下保持质量的稳定。很多强化剂不稳定,遇热、光和氧后会被破坏,在加工过程及强化食品储藏时,很可能造成部分损失,所以在决定添加剂量时要考虑到损失的数量。最好是添加一些稳定剂或改进加工、储藏方法,尽量减少强化剂的损失。

二、常用食品强化剂

当前食品加工业中常见的营养强化剂主要包括4大类:一是维生素类营养强化剂;二是矿物质类营养强化剂;三是氨基酸及含氮化合物类营养强化剂;四是脂肪酸类营养强化剂。

（一）维生素类营养强化剂

1. 脂溶性维生素

（1）维生素 A

维生素 A 对热、酸及碱均较稳定,但遇氧易破坏,尤其在高温下,其氧化破坏更加明显。食物中若有磷脂、维生素 E、抗坏血酸及其他抗氧化剂与维生素 A 及胡萝卜素同时存在时,可以提高后二者的稳定性。与大豆食品共同存在的维生素 A 不易破坏,用铁器加热时容易被破坏。

用于营养强化的维生素 A,既可以将天然物中高单位维生素 A 油皂化后经分子蒸馏、浓缩、精制而成,也可用化学方法合成。常用多为维生素 A 油,多是将鱼肝油经真空蒸馏精制而成。也可将视黄醇与乙酸或棕榈酸制成维生素 A 醋酸酯或维生素 A 棕榈酸酯后再添加精制植物油予以应用。主要用于油脂如色拉油、人造奶油、乳和乳制品等食品的强化。此外,维生素 A 的强化也可使用兼有着色作用的 β-胡萝卜素,其强化量按 $1\mu g$ β-胡萝卜素 = $0.167\mu g$ 视黄醇计算。

维生素 A 作为营养强化剂,其使用范围及使用量见表 4-1。

表 4-1　维生素 A 使用范围及使用量

食品类别	使用量/（$\mu g/kg$）	食品类别	使用量/（$\mu g/kg$）
调制乳粉（儿童用乳粉和孕产妇用乳粉除外）	3000～9000	调制乳	600～1000
调制乳粉（仅限儿童乳粉）	1200～7000	调制乳粉（仅限孕产妇乳粉）	2000～10000
植物油和人造黄油及其类似制品	4000～8000	冰淇淋类、雪糕类、大米、小麦粉	600～1200
豆粉、豆浆粉	3000～7000	豆浆	600～1400
西式糕点、饼干	2330～4000	即食谷物包括辗轧燕麦（片）	2000～6000
含乳饮料	300～1000	固体饮料	4000～17000
果冻	600～1000	膨化食品	600～1500

（2）维生素 D

冬季在高纬度地区生活的人们或长期在室内工作的人阳光照射不足,常需补充维生素 D。利用维生素 D 可预防儿童佝偻病,我国曾取得显著效果。1987 年 7 月 1 日起,北京市开始供应维生素 A、维生素 D 强化奶,10 年间使北京市儿童佝偻病的发病率从过去的 25.1% 下降到 2.3%。

维生素 D 作为营养强化剂,其使用范围及使用量见表 4-2。

表 4-2　维生素 D 使用范围及使用量

食品类别	使用量/（$\mu g/kg$）	食品类别	使用量/（$\mu g/kg$）
调制乳粉（儿童用乳粉和孕产妇用乳粉除外）	63～125	调制乳、含乳饮料、果冻	10～40
调制乳粉（仅限儿童乳粉）	20～112	调制乳粉（仅限孕产妇乳粉）	23～112
人造黄油及其类似制品	125～156	冰淇淋类、雪糕类、固体饮料	10～20
豆粉、豆浆粉	15～60	豆浆	3～15
藕粉	50～100	即食谷物包括辗轧燕麦（片）	12.5～37.5
饼干	16.7～33.3	其他焙烤食品	10～70
果蔬汁（肉）饮料（包括发酵型产品等）、风味饮料	2～10	膨化食品	10～60

（3）维生素 E

用于维生素 E 营养强化的品种有多种,主要包括 d-α-生育酚、dl-α-生育酚、d-α-醋酸生育酚、dl-α-醋酸生育酚、混合生育酚浓缩物、d-α-琥珀酸生育酚和 dl-α-琥珀酸生育酚等。作为营养强化剂,维生素 E 使用范围及使用量见表 4-3。

表 4-3　维生素 E 使用范围及使用量

食品类别	使用量/(mg/kg)	食品类别	使用量/(mg/kg)
豆粉、豆浆粉	30~70	植物油、人造黄油及其类似制品	100~180
调制乳粉(仅限儿童乳粉)	10~60	调制乳粉(儿童乳粉、孕产妇乳粉除外)	100~310
胶基糖果	1050~1450	调制乳粉(仅限孕产妇乳粉)	32~156
豆浆	5~15	调制乳	12~50
即食谷物,包括辗轧燕麦(片)	50~125	饮料类(固体饮料除外)	10~40
果冻	10~70	固体饮料	76~180

(4)维生素 K

维生素 K 人体很少缺乏,但人奶含量相对偏低,且婴幼儿胃肠功能不全,容易出现缺乏,可应用植物甲萘醌对婴幼儿食品进行适当的维生素 K 强化。

维生素 K 使用范围及使用量见表 4-4。

表 4-4　维生素 K 使用范围及使用量

食品类别	使用量/(μg/kg)	食品类别	使用量/(μg/kg)
调制乳粉(仅限儿童乳粉)	420~750	调制乳粉(仅限孕产妇乳粉)	340~680

2. 水溶性维生素

(1)维生素 C

维生素 C 是最不稳定的维生素之一。是人体容易缺乏的一种维生素。

实际用于维生素 C 营养强化的品种除使用 L-抗坏血酸外,多使用其衍生物,如 L-抗坏血酸钠、L-抗坏血酸钙、L-抗坏血酸钾等。而所使用的抗坏血酸棕榈酸酯、维生素 C 磷酸酯镁等,稳定性大大提高,甚至可以用作高温食品的营养强化。如维生素 C 磷酸酯镁经 200℃ 处理 15min 后,存留率为 90% ,生物效应基本不变,而普通维生素 C 会完全丧失活性。

维生素 C 主要用于即食粉状食品、固体饮料和保健食品等干状食品,或者果汁、软饮料等液态食品的强化。在肉类腌制中起护色助剂和预防亚硝胺生成的作用,面粉中加入可改善面粉、面团质量,在果汁、软饮料、啤酒、葡萄酒、加工果蔬制品中起稳定作用。

维生素 C 作为营养强化剂,使用范围及使用量见表 4-5。

表 4-5　维生素 C 使用范围及使用量

食品类别	使用量(mg/kg)	食品类别	使用量(mg/kg)
风味发酵乳、含乳饮料、果冻	120~240	调制乳粉(儿童用乳粉和孕产妇乳粉除外)	300~1000
调制乳粉(仅限儿童乳粉)	140~800	调制乳粉(仅限孕产妇乳粉)	1000~1600
水果罐头	200~400	果泥	50~100

表4-5(续)

食品类别	使用量(mg/kg)	食品类别	使用量(mg/kg)
豆粉、豆浆粉	400~700	胶基糖果	630~13000
除胶基糖果以外的其他糖果	1000~6000	即食谷物包括辗轧燕麦(片)	300~750
果蔬汁(肉)饮料(包括发酵型产品等)、风味饮料、水基调味饮料类	250~500	固体饮料类	1000~2250

(2)维生素 B_1

硫胺素可应用于面粉、大米、面条、固体饮料、即食谷物类制品等食品的强化,并可用于仿制肉的风味。用于营养强化的品种多是其衍生物,如盐酸硫胺素、硝酸硫胺素等,它们的水溶性比硫胺素小,不易流失,更稳定一些。作为营养强化剂,维生素 B_1 使用范围及使用量见表4-6。

表4-6　维生素 B_1 使用范围及使用量

食品类别	使用量/(mg/kg)	食品类别	使用量/(mg/kg)
豆粉、豆浆粉	6~15	胶基糖果	16~33
调制乳粉(仅限儿童乳粉)	1.5~14	调制乳粉(仅限孕产妇乳粉)	3~17
大米及其制品、小米粉及其制品、杂粮粉及其制品、面包	3~5	果泥	50~100
豆浆	1~3	西式糕点、饼干	3~6
除胶基糖果以外的其他糖果	1000~6000	即食谷物包括辗轧燕麦(片)	7.5~17.5
风味饮料	2~3	固体饮料类	9~22
果冻	1~7		

(3)维生素 B_2

强化食品时除使用一般的核黄素外,还使用核黄素-5′-磷酸钠,其用量每1.367g相当于一般核黄素1g。核黄素主要应用于谷类食品和婴幼儿食品。作为营养强化剂,维生素 B_2 使用范围及使用量见表4-7。

表4-7　维生素 B_2 使用范围及使用量

食品类别	使用量/(mg/kg)	食品类别	使用量/(mg/kg)
豆粉、豆浆粉	6~15	胶基糖果	16~33
调制乳粉(仅限儿童乳粉)	8~14	含乳饮料	1~2
大米及其制品、小米粉及其制品、杂粮粉及其制品、面包	3~5	调制乳粉(仅限孕产妇乳粉)	4~22
豆浆	1~3	西式糕点、饼干	3.3~7
果冻	1~7	即食谷物包括辗轧燕麦(片)	7.5~17.5
固体饮料类	9~22		

（4）维生素 B_5

通常用于食品中强化的剂型有烟酸和烟酰胺。主要用于谷物食品和婴幼儿食品的营养强化。作为营养强化剂,维生素 B_5 使用范围及使用量见表4-8。

表4-8　维生素 B_5 使用范围及使用量

食品类别	使用量/(mg/kg)	食品类别	使用量/(mg/kg)
豆粉、豆浆粉	60~120	饮料(固体饮料除外)	3~18
调制乳粉(仅限儿童乳粉)	23~47	固体饮料类	110~330
大米及其制品、小米粉及其制品、杂粮粉及其制品、面包	40~50	调制乳粉(仅限孕产妇乳粉)	42~100
豆浆	10~30	饼干	30~60
即食谷物包括辗轧燕麦(片)	75~218		

此外,维生素 B_6、维生素 B_{12}、泛酸、叶酸、生物素、胆碱及肌醇等也常用于婴幼儿食品的营养强化。

（二）矿物质类营养强化剂

矿物质强化剂品种的选取既要考虑含有较高的矿物质含量,又要考虑其生物有效性。

1. 钙

钙的强化剂分为有机钙及无机钙两种,乳类、豆类、动物骨骼中的钙及葡萄糖酸钙均为有机钙,碳酸钙及磷酸钙等为无机钙。有机钙溶于水,含钙比例低,但人体的消化吸收率较高,无机钙不溶于水,含钙比例较高,但其吸收率相对较低。我国许可使用的一些钙强化剂品种及其钙含量见表4-9。常用的食品的钙质强化剂包括碳酸钙、磷酸氢钙、乳酸钙及葡萄糖酸钙、L-乳酸钙、L-苏糖酸钙、甘氨酸钙、天门冬氨酸钙、柠檬酸苹果酸钙、醋酸钙(乙酸钙)等18种。

表4-9　钙强化剂品种及其钙含量

名　　称	钙含量/%	名　　称	钙含量/%
活性钙	48	柠檬酸钙	21.08
生物碳酸钙	38~39	葡萄糖酸钙	8.9
碳酸钙	40	苏糖酸钙	13
氯化钙	36	甘氨酸钙	21
磷酸氢钙	15.9	天门冬氨酸钙	23
乙酸钙	22.7	柠檬酸、苹果酸钙	19~26
乳酸钙	13		

作为营养强化剂,钙使用范围及使用量见表4-10。

表 4-10　钙使用范围及使用量

食品类别	使用量/（mg/kg）	食品类别	使用量/（mg/kg）
豆粉、豆浆粉	1600~8000	饮料（固体饮料除外）	160~1350
调制乳	250~1000	调制乳粉（儿童乳粉除外）	3000~7200
调制乳粉（仅限儿童乳粉）	3000~6000	固体饮料类	2500~10000
干酪、再制干酪	2500~10000	冰淇淋、雪糕类	2400~3000
大米及其制品、小米粉及其制品、杂粮粉及其制品、面包	1600~3200	调制乳粉（仅限孕产妇乳粉）	42~100
豆浆	10~30	饼干、西式糕点	2670~5330
即食谷物,包括辗轧燕麦（片）	2000~7000	藕粉	2400~3200
其他焙烤食品	3000~15000	肉灌肠类	850~1700
肉松类	2500~5000	肉干类	1700~2550
脱水蛋制品	190~650	醋	6000~8000
果蔬汁(肉)饮料（包括发酵型产品等）	1000~1800	果冻	390~800

2. 铁

铁强化剂多使用亚铁盐。氯化高铁血红素和铁卟啉等也可用作铁强化剂。强化食品常用的铁质资源有硫酸亚铁、富马酸亚铁、葡萄糖酸亚铁、柠檬酸铁、柠檬酸铁铵、焦磷酸铁、乙二胺四乙酸铁钠（仅限用于辅食营养补充品）、血红素铁、碳酸亚铁等 19 种。

由于铁具有特定的颜色和涩味,并会促进脂肪和维生素 C 等氧化,在强化中除了要求含铁量高、吸收率高之外,还应注意对食品感官质量的影响和选择适当的强化工艺。

作为营养强化剂,铁使用范围及使用量见表 4-11。

表 4-11　铁使用范围及使用量

食品类别	使用量/（mg/kg）	食品类别	使用量/（mg/kg）
豆粉、豆浆粉	46~80	饮料（固体饮料除外）	10~20
调制乳	10~20	调制乳粉（儿童乳粉、孕产妇乳粉除外）	60~200
调制乳粉（仅限孕产妇乳粉）	50~280	调制乳粉（仅限儿童乳粉）	25~135
除胶基糖果以外的其他糖果	600~1200	固体饮料类	95~220
大米及其制品、小米粉及其制品、杂粮粉及其制品、面包	14~26	酱油	180~260
果冻	10~20	饼干、西式糕点	40~60
即食谷物,包括辗轧燕麦（片）	35~80	藕粉	2400~3200
其他焙烤食品	50~200		

3. 锌

一般作锌强化剂的有硫酸锌、葡萄糖酸锌、甘氨酸锌、氧化锌、乳酸锌、柠檬酸锌、氯化锌、乙酸锌、碳酸锌等。锌强化剂主要用于婴幼儿食品及乳制品的强化。

4. 碘

用得较多的碘强化剂是碘化钾,也可采用碘酸钾。因为碘酸钾比碘化钾要稳定,我国也允许使用由海带等提制的海藻碘。碘强化剂主要用于食盐、婴幼儿食品的强化。

此外,钠、钾、镁、磷、铜、锰、硒、铬、钼等矿物质也可用于食品营养强化。

(三)氨基酸及含氮化合物类营养强化剂

1. 赖氨酸与含氮化合物

赖氨酸是谷类食物中的第一限制氨基酸,赖氨酸主要用于谷物制品的营养强化。常用的赖氨酸强化剂包括L-盐酸赖氨酸和L-赖氨酸天门冬氨酸盐。主要用于大米及其制品、小米粉及其制品、杂粮粉及其制品和面包的营养强化,其最大使用量为1~2 g/kg。

2. 牛磺酸

牛磺酸是一种含硫的非蛋白氨基酸,虽然不参与蛋白质合成,但它却与胱氨酸、半胱氨酸的代谢密切相关。牛磺酸能明显促进神经系统的生长发育和细胞增殖、分化;牛磺酸在循环系统中可抑制血小板凝集,降低血脂,保持人体正常血压和防止动脉硬化;牛磺酸可改善人体内分泌状态,增强人体免疫力;牛磺酸可与胰岛素受体结合,促进细胞摄取和利用葡萄糖,降低血糖浓度;牛磺酸可抑制白内障的发生发展,具有改善记忆、维持正常生殖的功能。

牛磺酸使用范围及使用量见表4-12。

表4-12　牛磺酸使用范围及使用量

食品类别	使用量/(mg/kg)	食品类别	使用量/(mg/kg)
豆粉、豆浆粉、调制乳粉	0.3~0.5	豆浆	0.06~0.1
含乳饮料、特殊用途饮料	0.1~0.5	风味饮料	0.4~0.6
固体饮料类	1.1~1.4	果冻	0.3~0.5

进行氨基酸强化时,需要注意,只有当某些氨基酸显著缺少时才可以合理强化。

(四)脂肪酸类营养强化剂

用于营养强化的脂肪酸为不饱和脂肪酸,主要包括花生四烯酸、二十二碳六烯酸和 γ-亚麻酸等。

1. 花生四烯酸($C_{18:3}$n-6)

花生四烯酸(AA 或 ARA)是一种 n-6 多不饱和脂肪酸。花生四烯酸在血液、肝脏、肌肉和其他器官系统中起着重要作用。花生四烯酸是许多生物活性物质,如前列腺素 E2(PGE2)、前列腺环素(PGI2)、血栓烷素 A2(TXA2)和白细胞三烯和 C4(LTC4)的直接前体。这些生物活性物质对脂质蛋白的代谢、血液流变学、血管弹性、白细胞功能和血小板激活等具有重要的调节作用。

我国现许可将花生四烯酸作为婴幼儿谷类辅助食品的营养强化剂,最大使用量

2300 mg/kg。

2. 二十二碳六烯酸(C$_{22:6}$n-3)

二十二碳六烯酸(DHA)俗称脑黄金,是一种 n-3 多不饱和脂肪酸。二十二碳六烯酸是神经系统细胞生长及维持的主要成分,是大脑和视网膜的重要构成成分,在人体大脑皮层中含量高达 20%,在眼睛视网膜中所占比例最大,约占 50%,因此,对胎儿及婴幼儿智力和视力发育起着重要作用。

二十二碳六烯酸主要来源于裂壶藻、吾肯氏壶藻、寇氏隐甲藻和金枪鱼油。主要应用于婴幼儿谷类辅助食品,最大使用量为 1150 mg/kg。

3. γ-亚麻酸(C$_{18:3}$n-6)

γ-亚麻酸是一种 n-6 多不饱和脂肪酸,天然存在于人乳及某些种子植物、孢子植物的油中。

作为营养强化剂的 γ-亚麻酸多由微生物发酵而成。主要应用于调制乳粉、饮料类(含乳饮料、固体饮料除外)及植物油中,使用量为 20~50 g/kg。

三、强化食品种类

(一)强化谷物食品

1. 强化大米

大米是我国居民及东南亚、非洲等地区居民的主食。大米中天然缺乏赖氨酸与甲硫氨酸等,而且加工后会造成一定的营养损失。

根据 GB 14880—2012《食品安全国家标准 食品营养强化剂使用标准》规定,大米中可以强化的营养物质主要有维生素 A、维生素 B$_1$、维生素 B$_2$、维生素 B$_6$、维生素 B$_{12}$、烟酸、叶酸(仅限免淘洗大米)、铁、钙、锌、硒、L-赖氨酸、酪蛋白钙肽和酪蛋白磷酸肽等。

2. 强化面粉

根据 GB 14880—2012《食品安全国家标准 食品营养强化剂使用标准》规定,在面粉中可以强化富硒酵母、维生素 A、维生素 B$_1$、维生素 B$_2$、烟酸、叶酸、钙、铁、锌、硒、L-赖氨酸、酪蛋白钙肽和酪蛋白磷酸肽等。

面粉强化的原则:①强化的营养成分必须是人们的膳食中较为缺乏的成分;②根据各种食品的要求和食用价值,给予强化;③经强化某种营养素的面粉,其含量应有明显的提高,但不能超过相应的标准;④添加的营养素应具有生物活性,并且性质稳定,在正常温湿度下贮存及食品加工过程中不会破坏或影响面粉品质;⑤强化营养素不应影响小麦粉的色、香、味以及组织结构等,更不能产生其他副作用及毒性物质;⑥小麦粉强化应注意尽量降低成本;⑦经强化的小麦粉,必须混合均匀,保证适当的营养素比例。

(二)强化副食品

1. 强化人造黄油

人造黄油是指一些餐桌上用的涂抹油脂和一些用于起酥的油脂。根据 GB 14880—2012《食品安全国家标准 食品营养强化剂使用标准》规定,人造黄油可以强化维生素 A、维生素 D 和维生素 E,用量分别为 4000~8000 μg/kg、125~156 μg/kg 和 100~180 mg/kg。

2. 强化酱油

根据 GB 14880—2012《食品安全国家标准　食品营养强化剂使用标准》规定,酱油可添加铁进行强化,添加量为 180~260mg/kg。铁强化酱油是按照标准在酱油中加入一定量的乙二胺四乙酸铁钠制成的营养强化调味品。它能够控制铁缺乏和缺铁性贫血,改变目前中国人群的缺铁现状。

3. 果蔬汁饮料

根据 GB 14880—2012《食品安全国家标准　食品营养强化剂使用标准》规定,果蔬汁饮料可以强化维生素 B_1、维生素 B_2、维生素 D、维生素 C、叶酸、肌醇、钙、左旋肉碱等。

(三)强化婴幼儿配方食品

婴幼儿配方食品包括乳基婴儿配方食品和豆基婴儿配方食品。乳基婴儿配方食品是指以乳类及乳蛋白制品为主要原料,加入适量的维生素、矿物质和/或其他成分,仅用物理方法生产加工制成的液态或粉状产品。豆基婴儿配方食品是指以大豆及大豆蛋白制品为主要原料,加入适量的维生素、矿物质和/或其他成分,仅用物理方法生产加工制成的液态或粉状产品。适于正常婴儿食用,其能量和营养成分能够满足 0~6 月龄婴儿的正常营养需要。婴幼儿配方食品维生素指标见表 4-13。

表 4-13　婴幼儿配方食品维生素指标

营养素	指标	营养素	指标
维生素 A/(μgRAE/100kJ)	14~23	维生素 B_6/(μg/100kJ)	8.5~45.0
维生素 D/(μg/100kJ)	0.25~0.60	维生素 B_{12}/(μg/100kJ)	0.025~0.360
维生素 E/(mg α-TE/100kJ)	0.12~1.20	烟酸(烟酰胺)/(μg/100kJ)	70~360
维生素 K_1/(μg/100kJ)	1.0~6.5	叶酸/(μg/100kJ)	2.5~12
维生素 B_1/(μg/100kJ)	14~72	泛酸/(μg/100kJ)	96~478
维生素 C/(mg/100kJ)	2.5~17.0	生物素/(μg/100kJ)	0.4~2.4
维生素 B_1/(μg/100kJ)	19~119		

婴幼儿配方食品矿物质指标见表 4-14。

表 4-14　婴幼儿配方食品矿物质指标

营养素	指标/100kJ	营养素	指标/100kJ
钠/(mg/100kJ)	5~14	钙/(mg/100kJ)	12~35
钾/(mg/100kJ)	14~43	磷/(mg/100kJ)	6~24[a]
铜/(μg/100kJ)	8.5~29.0	(钙磷比)	(1:1~2:1)
镁/(mg/100kJ)	1.2~3.6[a]	碘(μg/100kJ)	2.5~14.0
铁/(mg/100kJ)	0.10~0.36	氯/(mg/100kJ)	12~38
锌/(mg/100kJ)	0.12~0.36	硒(μg/100kJ)	0.48~1.90
锰/(μg/100kJ)	1.2~24.0		
[a]仅适用于乳基婴儿配方食品			

除表 4-13 和表 4-14 必需成分外,还可选择性的添加胆碱、肌醇、牛磺酸、左旋肉碱、二十二碳六烯酸和二十碳四烯酸,其含量按表 4-15 可选择性成分指标加入。

表 4-15　可选择性成分指标

可选择性成分	指标/100kJ	可选择性成分	指标/100kJ
胆碱/mg	1.7~12.0	二十二碳六烯酸/% 总脂肪酸[b,c]	N.S.[a]~0.5
肌醇/mg	1.4~9.5	二十碳四烯酸/% 总脂肪酸[b,c]	N.S.[a]~1
牛磺酸/mg	N.S.[a]~3	左旋肉碱/mg	0.3~N.S.[a]

[a] N.S. 为没有特殊说明。
[b] 如果婴儿配方食品中添加了二十二碳六烯酸,至少要添加相同量的二十碳四烯酸。长链不饱和脂肪酸中二十碳五烯酸的量不应超过二十二碳六烯酸的量。
[c] 总脂肪酸是指 C_4~C_{24} 脂肪酸的总和。

根据 GB 14880—2012《食品安全国家标准　食品营养强化剂使用标准》规定,婴幼儿配方食品中还可强化酵母 β-葡聚糖、低聚果糖(菊苣来源)、低聚半乳糖(乳糖来源)、多聚果糖(菊苣来源)、棉籽糖(甜菜来源)、聚葡萄糖、1,3-二油酸-2-棕榈酸甘油三酯、叶黄素(万寿菊来源)、花生四烯酸、核苷酸、乳铁蛋白、酪蛋白钙肽和酪蛋白磷酸肽等营养成分,添加量按标准添加。

(四)混合型营养强化食品

将各种不同营养特点的天然食物相互混合,取长补短,以提高食物营养价值的强化食品称为混合型营养强化食品。混合型营养强化食品的营养学意义在于发挥各种食物中营养素的互补作用,大多数情况是在主食品中混入一定量的其他食品以弥补主食品中营养素的不足。其中,主要是补充蛋白质的不足,或增补主食品中的某种限制性氨基酸,提高食品的营养价值。其他还有维生素、矿物质等。

(五)其他强化食品

有一些普遍存在或地区性存在的营养缺乏问题,为了保证人们均能获得该种营养素的有效补充,规定在公共系统中强化该种营养素。如饮用水中强化氟,以保护牙齿;食盐中强化碘以防止甲状腺肿大;高寒地区工作人员供给高热能食物等。

另一方面,为了适应各种特殊人群和不同职业的营养需要,防治各种职业病,可根据其特点配制成各种各样的强化食品。如对从事特殊工作的人员、孕妇、老人或长期慢性病患者,可根据各类人群的特点,配制各种不同的强化食品等。

第二节　保健食品

一、保健食品概述

(一)保健食品的概念

2014 年,我国颁布了 GB 16740—2014《食品安全国家标准　保健食品》,该标准规定:保健食品是适用于特定人群食用,具有调节机体功能,不以治疗疾病为目的,并且对人体不产生任何急性、亚急性或慢性危害的食品。

(二)保健食品必须符合的条件

保健食品必须符合以下 4 个条件:

(1)无毒、无害,符合应有的营养要求;

(2)具有特定的保健功能;

(3)通常是针对需要调整某方面机体功能的特定人群而研制生产;

(4)不以治疗为目的,不能取代药物对病人的治疗作用。

(三)功效成分

功效成分也称活性成分、功能因子,是指保健食品中真正起生理作用的成分。功效成分主要包括功能性碳水化合物、功能性油脂、氨基酸、活性肽和活性蛋白质、维生素和矿物元素、自由基清除剂、益生菌、植物活性成分等。

(四)保健食品的分类

1. 根据保健功能分类

保健食品按保健功能不同可分为 27 类。包括增强免疫力、促进排铅、提高缺氧耐受力、去黄褐斑、辅助降血脂、清咽、减肥、改善皮肤水分、抗氧化、辅助降血压、改善生长发育、调节肠道菌群、辅助改善记忆、缓解体力疲劳、增加骨密度、促进消化、缓解视疲劳、改善睡眠、改善营养性贫血、通便、对辐射危害有辅助保护功能、促进泌乳、改善皮肤油份、去痤疮、对化学性肝损伤有辅助保护功能、辅助降血糖、对胃黏膜有辅助保护功能。

2. 根据消费对象分类

(1)日常保健食品

日常保健食品是根据各种不同的健康消费群(如婴儿、老年人和学生等)的生理特点与营养需求而设计的,旨在促进生长发育或维持活力与精力,强调其成分能充分显示身体防御功能和调节生理节律的工业化食品。

日常保健食品主要包括婴儿日常保健食品、学生日常保健食品、老年人日常保健食品等。

(2)特种保健食品

保健食品着眼于某些特殊消费群体的身体状况,强调食品在预防疾病和促进康复方面的调节功能,如降血脂保健食品、美容保健食品、调节血糖保健食品等。

3. 根据科技含量分类

根据科技含量可将保健食品分为第一代产品、第二代产品和第三代产品三类。

第一代产品又称为强化食品,是根据食品中的各类功效成分的功能,来推断整个产品的功能。

第二代产品又称为初级食品,是经过人体及动物试验,证实该产品确实具有某种生理功能,目前,我国市场上的保健食品大多属于此类产品。

第三代产品又称为高级食品,不仅经过人体及动物试验证明该产品确实具有某种生理功能,而且查清了具有该项功能的功效成分,以及该成分的结构、含量、作用机理、在食品中的配伍性和稳定性等。

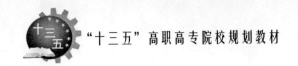

二、保健食品与一般食品、药品及其他食品的区别

（一）保健食品与一般食品的区别

按照 GB/T 15091—1994《食品工业基本术语》的描述，"食品是可供人类食用或饮用的物质，包括加工食品、半成品和未加工食品，不包括烟草或用作药品用的物质"。从二者的概念上，我们可以看出，保健食品与一般食品的共同点是都能提供人体生存所必需的基本营养物质，都具有色、香、味、形等感官功能。而二者的区别主要在于：第一，保健食品含有一定的功效成分，具有调节人体机能的功效，而一般食品不具备调节人体机能的功效；第二，保健食品适合特定人群食用，而一般食品没有特定的食用人群。

（二）保健食品与药品的区别

保健食品与药品有着严格的区别，主要表现在以下 3 个方面。

1. 目的不同

药品是以治疗为目的的，而保健食品在本质上仍然是食品，虽然具有调节人体某种机能的作用，但它不以治疗为目的，不能取代药物用于治疗疾病，保健食品重在调节机体内环境平衡与生理节律，增强机体防御功能，以达到保健康复作用。

2. 毒性不同

药品允许一定程度的毒副作用存在，而保健食品要达到现代毒理学上的基本无毒或无毒水平，在正常摄入范围内不会带来任何的毒性作用。

3. 限量不同

药品必须在医生的指导下限量使用，而保健食品无需医生的处方，食用时没有剂量的限制，可按机体需要自由摄取。

三、保健食品常用原料

（一）药食两用的动植物品种

国家卫健委至今已批准 3 批共 77 种属于药食两用的动、植物品种。严格意义上讲，用除此之外的中草药加工制得的产品，不属于保健食品范畴。77 种药食两用的动、植物品种包括以下 8 类。

1. 种子类

枣（大枣、酸枣、黑枣）、酸枣仁、刀豆、白扁豆、赤小豆、淡豆豉、杏仁（苦、甜）、桃仁、薏苡仁、火麻仁、郁李仁、砂仁、决明子、莱菔子、肉豆蔻、麦芽、龙眼肉、黑芝麻、胖大海、榧子、芡实、莲子、白果（银杏种子）。

2. 果类

沙棘、枸杞子、栀子、山楂、桑葚、乌梅、佛手、木瓜、黄荆子、余甘子、罗汉果、益智、青果、香橼、陈皮、橘红、花椒、小茴香、黑胡椒、八角茴香。

3. 根茎类

甘草、葛根、白芷、肉桂、姜（干姜、生姜）、高良姜、百合、薤白、山药、鲜白茅根、鲜芦根、莴苣。

4. 花草类

金银花、红花、菊花、丁香、代代花、鱼腥草、蒲公英、薄荷、藿香、马齿苋、香薷、淡竹叶。

5. 叶类

紫苏、桑叶、荷叶。

6. 动物类

乌梢蛇、蝮蛇、蜂蜜、牡蛎、鸡内金。

7. 菌类

茯苓。

8. 藻类

昆布。

（二）食品新资源品种

食品新资源管理的 6 类 14 个品种现已作为普通食品管理，它们也是开发保健食品的常用原料。

（1）油菜花粉、玉米花粉、松花粉、向日葵花粉、紫云英花粉、荞麦花粉、芝麻花粉、高粱花粉。

（2）钝顶螺旋藻、极大螺旋藻。

（3）魔芋。

（4）刺梨。

（5）玫瑰茄。

（6）蚕蛹。

（三）用于保健食品的部分中草药

目前，国家卫健委允许使用部分中草药来开发现阶段的保健食品，例如：人参、人参叶、人参果、三七、土茯苓、大蓟、女贞子、山茱萸、川牛膝、川贝母、川芎、马鹿胎、马鹿茸、马鹿骨、丹参、五加皮、五味子、升麻、天门冬、天麻、太子参、巴戟天、木香、木贼、牛蒡子、牛蒡根、车前子、车前草、北沙参、平贝母、玄参、生地黄、生何首乌、白及、白术、白芍、白豆蔻、石决明、石斛、地骨皮、当归、竹菇、红花、红景天、西洋参、吴茱萸、怀牛膝、杜仲、杜仲叶、沙苑子、牡丹皮、芦荟、苍术、补骨脂、诃子、赤芍、远志、麦门冬、龟甲、佩兰、侧柏叶、制大黄、制何首乌、刺五加、刺枚果、泽兰、泽泻、玫瑰花、玫瑰茄、知母、罗布麻、苦丁茶、金荞麦、金樱子、青皮、厚朴、厚朴花、姜黄、枳壳、枳实、柏子仁、珍珠、绞股蓝、胡芦巴、茜草、荜茇、韭菜子、首乌藤、香附、骨碎补、党参、桑白皮、桑枝、浙贝母、益母草、积雪草、淫羊藿、菟丝子、野菊花、银杏叶、黄芪、湖北贝母、番泻叶、蛤蚧、越桔、槐实、蒲黄、蒺藜、蜂胶、酸角、墨旱莲、熟大黄、熟地黄、鳖甲。

（四）注意事项

在开发保健食品时，常见的注意事项如下：

（1）当保健食品的原料是中草药时，其用量应控制在临床用量的 50% 以下；

（2）有明显毒副作用的中药材，不宜作为开发保健食品的原料；

（3）受国家中药保护的中成药和已获得国家药政管理部门批准的中成药，不能作为保健食品加以开发；

（4）传统中医药中典型强壮阳药材，不宜作为开发改善性功能保健食品的原料；

（5）在重点考虑功效成分的同时，还要注意其他基本营养成分的均衡；

（6）要注意在产品形式、成分含量等方面与"药品"相区分；

（7）配方设计要和生产工艺相结合。

另外，下列中草药不宜应用在功能性食品中：八角莲、八里麻、千金子、土青木香、山莨菪、川乌、广防己、马桑叶、马钱子、六角莲、天仙子、巴豆、水银、长春花、甘遂、生天南星、生半夏、生白附子、生狼毒、白降丹、石蒜、关木通、农吉痢、夹竹桃、朱砂、米壳（罂粟壳）、红升丹、红豆杉、红茴香、红粉、羊角拗、羊踯躅、丽江山慈姑、京大戟、昆明山海棠、河豚、闹羊花、青娘虫、鱼藤、洋地黄、洋金花、牵牛子、砒石（白砒、红砒、砒霜）、草乌、香加皮（杠柳皮）、骆驼蓬、鬼臼、莽草、铁棒槌、铃兰、雪上一枝蒿、黄花夹竹桃、斑蝥、硫磺、雷公藤、颠茄、藜芦、蟾酥。

四、国内外保健食品的发展现状

（一）我国保健食品发展现状

我国保健食品出现在20世纪80年代我国卫健委颁布的《新资源食品卫生管理办法》之后。中国保健食品行业发展经历了起步阶段（20世纪80年代初~80年代末）、启动成长阶段（20世纪80年代末~90年代中期）、竞争发展阶段（20世纪90年代中期~21世纪初）、"信任危机"阶段（2001年~2003年）、"盘整复兴"阶段（2003年~2005年）和快速发展（2005年至今）6个阶段。现阶段我国保健食品大多属于第二代保健食品或介于第二代和第三代之间的保健食品。但经过20多年的发展，我国的保健食品在20世纪90年代后发展速度非常快。我国保健品市场规模2014年由1994年的386.61亿元增加到1858.29亿元，增长近5倍。2017年，我国保健食品产值约为4000亿元。

（二）国外保健功能食品发展现状

国外保健食品的研究与生产日益迅速，其中发展较快的有日本、美国和欧洲的一些国家。日本是世界上保健食品发展的先驱，也是保健食品的生产和消费大国。日本在20世纪90年代初提出"特定保健食品"的概念。日本保健食品的销售金额从1980年起就以每年50亿日元的速度增长，1989年已有6500亿日元的市场规模。美国的保健食品发展速度也比较快。早在1988年，美国的保健食品已达2000种之多，销售金额在72亿美元以上。2003年，美国保健品、健康食品市场总销售额达到400亿美元，连续3年保持超过8%的增长率。1994年，美国通过了"膳食补充剂健康与教育法案"（DSHRA）将膳食成分和新膳食成分作为膳食补充剂，即我们所说的保健食品。1998年，欧盟学术界对保健食品概念的解释是"一种食品如果具有一种或多种与保持人体健康或减少致病危险有关的靶功能，能产生适当的良性影响，它就是功能食品"。并主张功能食品应开发7个方面的保健功能，包括：有益于生长发育与分化、有益于基础代谢、能抵御反应性氧化产物、有益于心血管系统、有益于胃肠道的健康、有益于行为和有益于心理和智力功能。欧洲的保健品市场具有巨大的增长潜力，1997年，英、法、德、西班牙、比利时、挪威、丹麦、芬兰和瑞典等国的保健食品总产值为137亿美元。

五、我国保健食品行业的未来发展趋势

（一）保健食品市场将进一步扩大

（二）保健食品价格总体水平将会有所下降

（三）新资源保健食品将成为主流

随着科技的不断创新,利用新资源,开发新的保健食品以满足人们的需要,将是 21 世纪保健品的一大趋势。这主要表现在昆虫、海洋生物和中药 3 个方面。昆虫虫体具有蛋白质含量高,氨基酸种类齐全,并且含有许多生物活性物质,是一项潜力巨大的可更新的自然资源。如昆虫血液中所含的游离氨基酸量是人体血液的数十倍,种类达 20 种左右;蜜蜂干体蛋白质含量高达 81% ,白蚁干物质竟有 80% 是蛋白质和脂肪,其热价比牛肉还高 2 倍;蚂蚁体内含有多种游离酸、酶、维生素、磷酯、矿物质等。

海洋生物也是开发保健品的新资源之一,除了目前市场上比较多的鱼油外,海绵、软珊瑚、乌贼、海参与藻苔虫等海洋无脊椎生物将成为新型海洋保健品的原料。如乌贼每 100 g干品中含蛋白质 68.4 g、钙 290 mg、磷 776 mg、铁 5.8 mg,尚含丰富的碘。

（四）保健食品功能分散化,单种保健食品功能专一化

随着我国经济的发展和人们生活的信息化,人们消费理念越来越成熟、理智,更多的相信和认同功能专一化的保健食品。这种消费理念的变化必然导致保健品生产企业转而重视保健品功能分散化和单种保健品功能的专一化。

第三节　食品营养标签

一、概述

（一）食品标签与营养标签

根据 GB 7718—2011《食品安全国家标准　预包装食品标签通则》,食品标签是指食品包装上的文字、图形、符号及一切说明物。它是对食品品质特性、安全特性、试用、饮用说明的描述。直接向消费者提供的预包装食品标签标示应包括食品名称、配料表、净含量和规格、生产者和(或)经销者的名称、地址和联系方式、生产日期和保质期、贮存条件、食品生产许可证编号、产品标准代号及其他需要标示的内容。

食品营养标签是食品标签的重要内容,是在普通食品标签的基础上,增加了对食品营养素种类与含量的标示,包含营养成分表、营养声称和功能声称等内容。2013 年开始,国家卫健委强制食品企业对其生产的产品标示"4+1"营养成分,即 4 大核心营养素(蛋白质、脂肪、碳水化合物、钠)+1 大能量。

（二）食品营养标签的作用

食品营养标签的作用有以下几个方面。

1. 指导消费者科学选择膳食

食品营养标签是指导消费者正确选择食品的一种基本工具。消费者可以通过营养标签

了解食品的营养素组成和特征,从而正确地选择适用于自己营养需要的食品,以达到合理营养和保障健康的目的。

2. 宣传普及营养学知识

食品营养标签是消费者最简单、最直接获取营养知识的途径。营养标签在宣传普及营养学知识,加强公众营养教育方面具有重要的现实意义。美国1990年的营养标签和教育法案使了解RDA的公众人数提高了50%,有关营养素知识的普及程度和营养意识也大大增强。

3. 促进食品企业健康发展

营养标签是规范企业行为,保障食品企业健康发展的有效手段。企业为了吸引消费者,需要选择优质原料,采用合理配方组合和先进的生产设备与工艺,从整体上对企业提出了较高的要求,从而不断促进企业的健康发展。

4. 整顿规范我国的食品市场

通过对食品营养标签进行严格的监督管理,使各食品企业能够规范食品营养标签标示,对整顿规范我国的食品市场起到积极的促进作用。

5. 适应国际贸易的需要

食品营养标签是我国与国际接轨,减少贸易障碍的需要。据报道,自1987年以来,我国每年被美国海关扣留的食品批次中,25%左右是由于营养标签不符合美国食品营养标签法的规定。

二、我国的食品营养标签相关标准和法规

我国涉及营养标示方面的标准、法规主要有GB 13432—2013《食品安全国家标准 预包装特殊膳食用食品标签》、GB 16740—2014《食品安全国家标准 保健食品》和GB 28050—2011《食品安全国家标准 预包装食品营养标签通则》,规定了预包装食品营养标签的基本内容、要求与标注规范。

三、我国食品营养标签的基本内容与表达方式

(一)基本内容

根据GB 28050—2011《食品安全国家标准 预包装食品营养标签通则》,食品营养标签包括强制标示内容和可选择标示内容。

1. 强制标示内容

(1)能量、核心营养素的含量值及其占营养素参考值(NRV)的百分比;

(2)除能量和核心营养素外的其他营养成分进行营养声称或营养成分功能声称时,在营养成分表中应标示出该营养成分的含量及其占营养素参考值(NRV)的百分比;

(3)营养强化食品需标示强化后食品中该营养成分的含量值及其占营养素参考值(NRV)的百分比;

(4)食品配料含有或生产过程中使用了氢化和(或)部分氢化油脂时,在营养成分表中还应标示出反式脂肪(酸)的含量;

（5）未规定营养素参考值（NRV）的营养成分仅需标示含量。

2. 可选择标示内容

（1）除强制标示内容外，营养成分表中还可选择标示其他成分，如饱和脂肪酸、反式脂肪酸、胆固醇、膳食纤维、维生素 A、维生素 D、维生素 C 等。

（2）能量和营养成分含量声称，能量和营养成分比较声称及营养成分功能声称。

①含量声称　含量声称是描述食品中能量或营养成分含量水平的声称。声称用语包括"含有""高""低"或"无"等。

②比较声称　比较声称是与消费者熟知的同类食品的营养成分含量或能量值进行比较以后的声称。声称用语包括"增加"或"减少"等。

③营养成分功能声称　营养成分功能声称是某营养成分可以维持人体正常生长、发育和正常生理功能等作用的声称。

这些内容构成了食品营养标签的主要框架，通过此标准规范食品的营养标签，可达到食品营养标签的普及示范作用。

（二）表达方式

（1）预包装食品中能量和营养成分的含量应以每 100 克（g）和（或）每 100 毫升（mL）和（或）每份食品可食部中的具体数值来标示。当用份标示时，应标明每份食品的量。份的大小可根据食品的特点或推荐量规定。

（2）营养成分表中强制标示和可选择性标示的营养成分的名称和顺序、标示单位、修约间隔、"0"界限值、数据的允许误差应符合 GB 28050—2011《食品安全国家标准　预包装食品营养标签通则》的规定。当不标示某一营养成分时，依序上移。

（3）当标示 GB 14880—2012《食品安全国家标准　食品营养强化剂使用标准》和国家卫健委公告中允许强化的除 GB 28050—2011《食品安全国家标准　预包装食品营养标签通则》的规定以外的其他营养成分时，其排列顺序应位于所列营养素之后。

四、豁免强制标示营养标签的预包装食品

下列预包装食品豁免强制标示营养标签：

（1）生鲜食品，如包装的生肉、生鱼、生蔬菜和水果、禽蛋等；

（2）乙醇含量≥0.5%的饮料酒类；

（3）包装总表面积≤100cm^{2}或最大表面面积≤20cm^{2}的食品；

（4）现制现售的食品；

（5）包装的饮用水；

（6）每日食用量≤10g 或 10mL 的预包装食品；

（7）其他法律法规标准规定可以不标示营养标签的预包装食品。

五、营养标签的格式

1. 仅标示能量和核心营养素

仅标示能量和核心营养素的格式见表4-16。

表 4-16　仅标示能量和核心营养素的营养标签的格式

项目	每 100 克(g)或 100 毫升(mL)或每份	营养素参考值%或 NRV%
能量	千焦(kJ)	
蛋白质	克(g)	
脂肪	克(g)	
碳水化合物	克(g)	
钠	毫克(mg)	

2. 标注更多营养成分

标注更多营养成分的格式见表 4-17。

表 4-17　标注更多营养成分的格式

项目	每 100 克(g)或 100 毫升(mL)或每份	营养素参考值%或 NRV%
能量	千焦(kJ)	
蛋白质	克(g)	
脂肪	克(g)	
饱和脂肪	克(g)	
胆固醇	毫克(mg)	
碳水化合物	克(g)	
糖	克(g)	
膳食纤维	克(g)	
钠	毫克(mg)	
维生素 A	微克视黄醇活性当量(μgRAE)	
钙	毫克(mg)	

注:核心营养素应采取适当形式使其醒目。

3. 附有外文的格式

附有外文的格式见表 4-18。

表 4-18　附有外文的格式

项目	每 100 克(g)或 100 毫升(mL)或每份	营养素参考值%或 NRV %
能量	千焦(kJ)	
蛋白质	克(g)	
脂肪	克(g)	
碳水化合物	克(g)	
钠	毫克(mg)	

4. 横排格式

横排格式的营养标签见表 4-19。

表 4-19　横排格式的营养标签格式

项目	每 100 克(g)或 100 毫升(mL)或每份	营养素参考值% 或 NRV%	项目	每 100 克(g)或 100 毫升(mL)或每份	营养素参考值% 或 NRV%
能　量	千焦(kJ)		碳水化合物	克(g)	
蛋白质	克(g)		钠	毫克(mg)	
脂　肪	克(g)		—	—	

5. 文字格式

包装的总面积小于 100cm^2 的食品,如进行营养成分标示,允许用非表格的形式,并可省略营养素参考值(NRV)的标示。根据包装特点,营养成分从左到右横向排开,或者自上而下排开,如:营养成分/100g:能量××kJ,蛋白质××g,脂肪××g,碳水化合物××g,钠××mg。

6. 附有营养声称和(或)营养成分功能声称的格式

附有营养声称和(或)营养成分功能声称的格式见表 4-20。

表 4-20　附有营养声称和(或)营养成分功能声称的格式

项目	每 100 克(g)或 100 毫升(mL)或每份	营养素参考值% 或 NRV%
能量	千焦(kJ)	
蛋白质	克(g)	
脂肪	克(g)	
碳水化合物	克(g)	
钠	毫克(mg)	

营养声称,如低脂肪××。

营养成分功能声称,如每日膳食中脂肪提供的能量比例不宜超过总能量的 30%。

营养声称、营养成分功能声称可以在标签的任意位置。但其字号不得大于食品名称和商标。

复习思考题

1. 营养素强化的目的是什么?
2. 简述食品营养强化原则。
3. 面粉强化的原则是什么?
4. 什么是保健食品?保健食品必须符合的条件是什么?
5. 根据科技含量可将保健食品分为哪几类?各自的特点是什么?
6. 保健食品与药品的区别是什么?
7. 查询资料,说说用于儿童生长发育的保健食品的作用原理是什么?
8. 食品营养标签的作用有哪些?

实训五　食品标签和配料解读

一、实验目的

了解标签的基本格式和基础知识;解读包装食品原料配方,获得有价值的信息。

二、操作和要求

(一)工作准备

(1)准备 5~10 个包装食品的标签,可选择方便面、饼干、酸奶、饮料、速冻水饺、果冻、火腿肠等。

(2)准备 2 种同类食品的标签,但配料中主料来源不同。

(3)准备计算器、纸、笔和记录表。

(二)实验步骤

1. 浏览标签

(1)对照 GB 7718—2011《食品安全国家标准　预包装食品标签通则》,首先观察食品标签是否清晰、通俗易懂、易于辨认和识读,是否有封建迷信、色情、贬低其他食品或违背营养科学常识的内容。

(2)浏览食品名称,包括商标号、品名和文字说明,判断该食品属于哪类食品。

(3)观察食品名称周围是否有较显眼的含量声称,如"高钙""低脂肪""高膳食纤维""天然来源"等字样,判断该食品与同类其他产品相比,有哪些营养特点。

(4)阅读净含量、生产日期和保质期,了解该产品的重量和安全食用期限。

(5)阅读适宜人群相关信息,判断该食品的适用人群。

(6)阅读食用方法、贮存条件及致敏物质。

(7)了解生产者、经销者的名称、地址和联系方式,产品标准代号,质量(品质)等级、规格等,一旦产品出现质量问题,可依照这些信息进行维权。

例1:以桃汁为例,说明标签阅读可以获得的信息,见表实训5-1。

表实训5-1　解读食品标签记录表

阅读项目	阅读结果	获得信息
标签总体外观	标签清晰、醒目、通俗易懂,有明确的制造商和批准文号	该食品是正规产品的可能性较大
食品名称	××蜜桃汁	清晰反映了食品真实属性
净含量	225mL	
食用方法	开启后饮用	
生产日期	2016 年 7 月 17 日	购买时为没有过期
保质期	12 个月	

表实训 5-1(续)

阅读项目	阅读结果	获得信息
储藏方法	不宜冷冻,开启后 0~6℃冷藏,需 24h 内饮用完毕	冷藏效果好
产品标准号	略	
生产者、经销者的名称、地址和联系方式	略	

2. 阅读配料表

(1)认真阅读配料表,指出添加比例最多和最少的原料是什么,根据对食品的大致认识,指出主要原料。

(2)根据配料名称判断主料来源及优劣。

(3)根据主料初步判断该配料可能的营养特点、提供营养素的主要来源、是否存在可能不宜于健康的成分等。

(4)将结果记录于记录表中,并根据以上分析结果给出合理建议。

通过配料表对桃汁进行解读,见表实训 5-2。

表实训 5-2 桃汁配料表解读

解读内容	解读结果	提示
主辅料	该食品中原料含量由高到低的顺序是:水、果葡糖浆、浓缩果汁、白砂糖、柠檬酸、柠檬酸钠、维生素 C、D-异抗坏血酸钠、羧甲基纤维素钠、食用香精、食用盐	根据 GB 7718—2011《食品安全国家标准 预包装食品标签通则》,配料按照制造或加工食品时加入量的递减顺序一一排列
营养特征预测	(1)本产品是以碳水化合物为主要成分的食物,主要来自果葡糖浆、浓缩果汁和白砂糖。 (2)蛋白质、脂肪含量很低。 (3)微量营养素主要来自浓缩果汁及食品添加剂维生素 C、D-异抗坏血酸钠。 (4)本产品微量元素,尤其是维生素 C 和 D-异抗坏血酸钠含量相对较高	本产品强化了维生素 C 和 D-异抗坏血酸钠
可能对健康不利的因素	对于特殊人群,需关注糖的含量和食盐的含量	糖尿病患者摄入过多白砂糖,高血压患者摄入过多食盐对健康不利

例 2:以 2 个补钙产品为例,通过配料表对产品进行解读,见表实训 5-3。

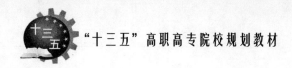

表实训 5-3　补钙产品配料表解读

解读内容	样品 1（补钙产品）解读结果	样品 2（补钙产品）解读结果
主料	碳酸钙、维生素 D	碳酸氢钙、碳酸钙、葡萄糖酸亚铁、维生素 C 等
主料来源	无机钙源，钙占相对分子质量 40%	无机钙源，碳酸氢钙和碳酸钙分别占相对分子质量 23%、40%
含量及价格	钙 250mg/粒，维生素 D 1.6μg/粒，160 元/瓶	165mg/片，维生素 C 36mg/片，铁 9mg/片，40 元/瓶
预测信息	补钙同时补充维生素 D，利于钙的吸收，成本相对较高	为复合维生素，补钙同时补维生素 C 和铁，口感略酸，成本相对较低
推荐建议	不同补钙产品，因主料来源不同，配方不同，可能造成吸收率、价格，补营养素不同，需根据实际情况进行购买。	

实训六 食品营养标签解读

一、实验目的

掌握食品营养特性及营养标签相关的营养素含量表达方法和意义;培养学生分析营养标签的能力。

二、操作和要求

(一)工作准备

(1)准备5套不同类型食品营养标签,可选择饼干、配方乳粉、固体饮料、糖果、方便面、进口食品营养标签等。

(2)准备一套 NRVs 表或中国居民膳食营养素参考摄入量表。能量、宏量营养素、14 个维生素和 14 个矿物质的营养素参考摄入值见表实训 6-1。

表实训 6-1 中国食品标签营养素参考值

营养素	NRV	营养素	NRV	营养素	NRV
能量	2000kcal	维生素 D	5μg	烟酸	14mg
蛋白质	60g	维生素 E	14mgα-TE	叶酸	400μgDEF
总脂肪	<60g	维生素 K	80μg	泛酸	5mg
饱和脂肪酸	<20g	维生素 B$_1$	1.4mg	生物素	30μg
胆固醇	<300mg	维生素 B$_2$	1.4mg	胆碱	450mg
碳水化合物	300g	维生素 B$_6$	1.4mg	钙	800mg
膳食纤维	25g	维生素 B$_{12}$	2.4μg	磷	700mg
维生素 A	800μgRAE	维生素 C	100μg	钠	2000mg
钾	2000mg	碘	150μg	锰	3mg
镁	300mg	硒	50μg	钼	40μg
铁	15mg	铜	1.5μg	铬	50μg
锌	15mg	氟	1μg		

(3)准备食物成分表、计算器和记录表。

(4)记录格式

①基本信息

食物名称:_____;净含量:_____;

配料表:_____

②是否有营养成分表:有/无

标示的营养成分:≥4 种   ≥6 种   ≥8 种   ≥10 种   ≥19 种   ≥24 种

是否有营养声称:如有,请记录

是否有健康声称:如有,请记录

③营养标签解读 营养标签解读记录表见表实训 6-2。

表实训6-2　营养标签解读记录表

食物份量:包装质量＿＿＿＿＿g,每个包装份数,＿＿＿＿＿每份质量＿＿＿＿＿g

观察内容	每100g(或每份)含量	描述或计算结果	结果判断
能量		蛋白质提供能量	
		脂肪提供能量	
		碳水化合物提供能量	
营养成分含量		占NRV的百分比	
营养标签总评			

（二）工作程序

1. 整体观察

观察食品标签是否有标明了食物营养成分含量的食物成分表或相关信息,是否有营养声称,是否有营养成分功能声称,如果有,做记录,并结合配料表提供的信息预测该食品可能的营养价值。

2. 阅读食品标签净含量

查找食品净含量/质量,是否有小包装,如有,记录小包装的份数及每个小包装的质量。同时,阅读食用方法和推荐量,看是否有说明每日(或每餐、每份)食用量信息,如有,进行详细记录,确定该食品标示食品营养成分含量的方式。

3. 对营养成分含量及相关内容进行解读

（1）首先明确食物营养素含量的表达单位是以每100g计或100mL,还是以每包、每盒、每粒、每份计。

（2）阅读营养成分并记录。

（3）对能量和三大产能营养素供能进行计算和评估。

①按照三大产能营养素供能换算系数计算蛋白质、脂肪、碳水化合物提供的能量。

碳水化合物供能:16.7kJ/g×碳水化合物含量(g)

脂肪供能:37.6kJ/g×脂肪含量(g)

蛋白质供能:16.8kJ/g×蛋白质含量(g)

②分别计算三大产能营养素供能比

$$碳水化合物供能比 = \frac{碳水化合物供能}{总能量} \times 100\%$$

$$脂肪供能比 = \frac{脂肪供能}{总能量} \times 100\%$$

$$蛋白质供能比 = \frac{蛋白质供能}{总能量} \times 100\%$$

将结果记录于表实训6-2中。

③根据表实训6-3判断该产品能量高低。

表实训 6-3　食品按能量分类表

低能量食品	中等能量食品	高能量食品
<40kcal/100g 或<167kJ/100g	40~100kcal/100g 或<167~418kJ/100g	>400kcal/100g 或>1670kJ/100g

④根据三大产能营养物质供能比,及中国居民膳食营养素参考摄入量,碳水化合物、蛋白质、脂肪适宜供能比分别为 50%～65%,10%～15%,20%～30%。判断该食品的能量分配状况。

（4）对营养成分价值估算

①根据食品的营养成分含量,评估由该食品提供的营养成分占每日营养素需要量的百分数,按照 GB 13432—2013《食品安全国家标准　预包装特殊膳食用食品标签》,每日营养素需要量可以采用中国居民膳食营养素参考摄入量作为参照,相比之下,NRVs 从理论层面更适合作为食品营养标签的参考标准,也便于操作。计算公式如下:

$$某营养素 NRV\% = \frac{某营养素含量×单位重量}{该营养素 NRV}$$

②根据营养素 NRV% 判断食品的营养特征。

4. 营养标签评价

根据表实训 6-4,对以上获得结果进行总结,以便理解食品营养标签。

表实训 6-4　食品营养标签解读总结表

观察项目	了解重点	判断根据
标示项目	主要营养素是否齐全	GB 13432—2013 或其他标准条款
能量供给	三大营养素供能比例是否合理	NRVs 或 DRIs
脂肪	含量及供能比	NRVs 或 DRIs
其他营养素	铁、维生素 A、碘、钙、锌等营养素占日需要量的百分数	NRVs 或 DRIs
钠	含量	NRVs 或 DRIs
格式	是否过高	GB 13432—2013、GB 7718—2011 或其他标准条款
其他	声称的核查判断	

例 1:以某酸奶为例,解读其营养标签。

（1）记录

①基本信息

食物名称:　　　　风味酸牛奶　　　　　;净含量:　800g　

配料表:生牛乳、白砂糖、水、酪蛋白磷酸肽、嗜热链球菌、保加利亚乳杆菌、维生素 D_3、果胶、双乙酸酒石酸单双甘油酯、阿斯巴甜(含苯丙氨酸)、安赛蜜、食用香精

②是否有营养成分表:有

标示的营养成分有多少种:≥10 种

是否有营养声称:添加酪蛋白磷酸肽和维生素 D

是否有健康声称:维生素 D 可促进钙的吸收

（2）预测可能的营养价值

该产品在主示面注有"原味""添加酪蛋白磷酸肽和维生素 D""维生素 D 可促进钙的吸收"；结合配料表,确定主料为生牛乳、白砂糖、酪蛋白磷酸肽、维生素 D_3 等,推测其营养成分酪蛋白磷酸肽、维生素 D_3 含量较高。

（3）阅读食品标签净含量

该产品净含量 800g,内含 8 盒,每盒质量为 100g,则记录为:包装质量 100g,每个小包装份数 8,每份质量 100g。

（4）对营养成分含量及相关内容进行解读

该食品营养素含量的表达单位是以每 100g 计。其营养成分为:能量 326kJ、蛋白质 2.5g、脂肪 3.1g、碳水化合物 10.0g、钠 60mg、维生素 D1.3g、钙 80mg、酪蛋白磷酸肽 1.7mg。

（5）对能量和三大产能营养素供能进行计算和评估

根据表实训 6-3 判断该产品能量高低；根据三大产能营养物质供能比,判断该食品的能量分配状况。

（6）计算该产品各营养素 NRV%

计算结果记录到表实训 6-5。

（7）根据营养素 NRV% 判断食品的营养特征

表实训 6-5　营养标签解读记录表

食物份量:包装质量＿＿800＿＿g,每个包装份数＿＿＿＿8＿＿＿＿,每份质量＿＿100＿＿g

观察内容	每100g含量	描述指标	描述或计算结果	结果判断
能量	326kJ	蛋白质	42kJ(12.9%)	属于中等能量食品,主要供能物质为碳水化合物(51.2%)
		脂肪	117kJ(35.9%)	
		碳水化合物	167kJ(51.2%)	
蛋白质	2.5g	占NRV的百分比	4.17%	
脂肪	3.1g	占NRV的百分比	5.17%	
碳水化合物	10.0g	占NRV的百分比	3.33%	
钠	60mg	占NRV的百分比	3%	
维生素D	1.3μg	占NRV的百分比	26%	维生素D含量丰富
钙	80mg	占NRV的百分比	10%	
酪蛋白磷酸肽	1.7mg	占NRV的百分比		
营养标签总评	营养标签格式较规范			

（8）营养标签评价

根据表实训 6-5,对以上获得结果进行总结:主要营养素比较齐全,但碳水化合物供能偏低,而脂肪供能偏高；钙、维生素 D 和钠分别占日需要量的 10%、26%、3%,维生素 D 含量相对比较丰富；声称添加酪蛋白磷酸肽和维生素 D,对其含量都进行了标注,符合规定。

第五章　特殊人群的营养与膳食

第一节　孕妇和乳母的营养与膳食

生命早期 1000 天是指从怀孕开始,到出生后两岁之内婴幼儿时期,这一时期对人的一生有着至关重要的作用。这一时期的营养,不仅关系到孩子当下的体格发育和脑发育,而且可能关系到成人后的健康。它是预防成年慢性疾病一个关键的窗口期。因此,孩子一生的健康要从重视妈妈孕期的营养开始。

一、孕妇

(一)妊娠期的生理特点

在胚胎发育的同时,母体也出现机体组织和代谢状况的变化。妊娠不是单纯的一种生理过程,即并非母体的正常代谢之上添加胎儿的生长发育,孕妇在妊娠期间需经受一系列的生理调整过程,以适应胎儿在体内的生长发育和本身的生理变化。

1. 代谢的改变

母体在妊娠期合成代谢增强。因为怀孕有两方面的合成代谢,一方面是合成完整的胎儿,另一方面是母体代谢的适应及生殖系统的进一步发育。代谢的增高可能与激素的分泌改变有关,导致合成代谢增强。

2. 消化系统功能的改变

孕妇常伴有食欲减退、消化不良、便秘等现象,这是由于孕妇妊娠期消化液分泌减少,胃肠道蠕动减慢。但机体对某些营养素如维生素 B_{12}、叶酸、钙、铁的吸收能力增强,尤其在妊娠的后半期。孕早期(1~3 个月)常有恶心、呕吐等早孕反应。

3. 泌尿系统的改变

妊娠期肾血流量增加,肾功能负荷增大;肾小球滤过功能增强,尿素、肌酸酐及尿酸排出功能增强。葡萄糖的排出增加,出现糖尿,氨基酸、碘的排出也增多,只有钙的排出逐渐减少。

4. 血容量的改变

妊娠期血容量开始增多,血浆容量的增加比红细胞增加的多,虽然血红蛋白的总量增加,但血中血红蛋白的浓度却下降,甚至出现妊娠生理性贫血。造血器官因母体血容量加大和红细胞增加而活动加大。

5. 水代谢的改变

妊娠期体内水分贮留增加,易使下肢血液循环不畅,出现水肿。母体含水量增加约 7L,

水的分布除细胞外液约增1200mL外,5800mL分布于胎儿体内。母体的营养状况,影响妊娠水的分布。

(二)妊娠期的营养需要及合理膳食

1. 妊娠期的营养需要

(1)能量

孕期的总热能需要量增加。我国居民膳食营养素参考摄入量(DRIs)建议,孕妇孕中期的能量在孕前的基础上每日增加300 kcal,孕末期则增加450kcal。热能的摄入量是否适宜,一般可监测和控制每周体重的增长是否正常来判断,体重以每周增加300~450g为宜。

(2)碳水化合物

胎儿以葡萄糖为唯一的能量来源,摄入不足,易发生酮症酸中毒,影响胎儿智能发育。为避免血糖波动,碳水化合物的摄入以淀粉类多糖为宜,不必直接摄入葡萄糖或过多蔗糖。膳食中应有一定量的膳食纤维,以促进排便。DRIs建议,孕妇膳食每日总碳水化合物应占总能量的50%~65%,其中添加糖占总能量<10%。

(3)蛋白质

孕妇应供给足够的优质蛋白质,每日蛋白质供能应占总能量的15%,以满足母体和胎儿生长的需要。孕期对蛋白质的需要量增加。妊娠期母体内蛋白质增加910g,其中胎儿体内含蛋白质400~500g。在我国,膳食以植物性食物为主,蛋白质的利用率通常较低,DRIs建议,孕中、末期每日蛋白质增加量分别为15g、30g。

(4)脂类

孕期需3~4kg的脂肪积累以备产后泌乳,此外膳食脂肪中的磷脂及其中的长链多不饱和脂肪酸,对人类生命早期脑-神经系统和视网膜等的发育有重要的作用,孕期对脂肪以及多种脂肪酸有特殊的需要。DRIs建议,孕妇膳食每日脂肪应占总能量的20%~30%,其中饱和脂肪酸、$n-6$多不饱和脂肪酸和$n-3$多不饱和脂肪酸分别占总能量的<10%、2.5%~9.0%、0.5%~2.0%。

(5)矿物质

①钙。孕期钙不足胎儿会发育不良,出生后患佝偻病,孕妇则出现骨质疏松及妊娠高血压综合征等缺钙症状。过多钙会妨碍其他营养素的吸收。DRIs建议,怀孕中、后期妇女钙供给量要多补充200 mg/d,增加至1000 mg/d,UL值为2000 mg/d。

②铁。根据《中国居民营养与慢性病状况报告(2015年)》显示2012年我国孕妇的贫血率17.2%。孕期贫血会增加低体重新生儿出生几率,影响婴儿智力发育,重度贫血可增加孕妇围产期死亡风险。DRIs建议,孕中、后期铁增加至24~29 mg/d,UL值为42 mg/d。

③碘。孕妇碘摄入量不足,易导致甲状腺肿大,胎儿畸形。严重缺碘可致胎儿大脑与身体发育迟滞,认知能力降低,引起克汀病。孕期碘的推荐摄入量比非孕时增加110μg/d,我国推荐的孕妇碘供给量为230μg/d,UL值为600μg/d。除选用碘盐外,孕期每周还应摄入1~2次含碘丰富的海产品。

④锌。母体摄入充足的锌可促进胎儿的生长发育和预防先天性畸形。孕妇缺锌,胎儿宫内发育迟缓、大脑发育受阻、免疫功能差、中枢神经系统畸形。DRIs建议,妊娠期妇女需锌9.5mg/d,UL值为40 mg/d。

（6）维生素

①维生素 A。可促进胎儿生长发育及母体各组织的增长,增强母体抵抗感染的能力,预防产褥热。DRIs 建议,孕中、后期维生素 A RNI 为 770μgRAE/d。孕妇可多食用动物肝脏、鸡蛋、牛奶,有色蔬菜如胡萝卜、菠菜、韭菜、辣椒,水果中的苹果、杏、香蕉、柿子等。

②维生素 B_1。孕妇维生素 B_1 缺乏会影响胃肠蠕动功能,出现消化不良症状。孕期缺乏维生素 B_1 可致新生儿维生素 B_1 缺乏症。孕妇适当食用动物性食物如瘦肉、肝、肾、心,全谷类、豆类等食物。

③维生素 B_2。孕期缺乏维生素 B_2 可致胎儿生长发育迟缓。孕妇可适当多食用动物肝脏、鸡蛋、肉类、奶类等,植物性食物如黄小米、大豆等也富含维生素 B_2。

④维生素 D。维生素 D 可预防孕妇骨质软化、骨盆畸形,预防胎儿先天性佝偻病。由于含维生素 D 的食物非常有限,因此维生素 D 的补充非常重要,提倡孕妇多进行户外运动。

⑤维生素 C。维生素 C 对铁的吸收有利,可预防孕妇患贫血、坏血病及传染病,还可促进胶原组织形成,对胎儿皮肤细腻起一定作用。DRIs 建议,孕中、后期维生素 C 增加至 115mg。

⑥维生素 E。孕期维生素 E 的补充可能对预防新生儿溶血有益。早产儿在产前维生素 E 储备不足,易发生维生素 E 缺乏,出现贫血、水肿、皮疹,重者发生溶血性贫血。

⑦维生素 K。是与凝血有关的维生素。维生素 K 缺乏凝血过程受阻。产前补充维生素 K 可有效预防维生素 K 缺乏性出血症。

⑧叶酸。叶酸缺乏可能导致胎儿神经管畸形、低出生体重,过多可能产生神经系统的损伤。叶酸的补充需从备孕开始。孕期叶酸的推荐摄入量比非孕时增加了 200μgDFE/d,并持续整个孕期,达到 600μgDFE/d。

2. 妊娠期的合理膳食

女性身体的健康和营养状况与成功孕育新生命、获得良好妊娠结局及哺育下一代健康成长密切相关。孕期的饮食营养是生命早期 1000 天的开始,不仅影响到胎儿的正常发育,也关系到出生后婴幼儿的体质和智力。因此,科学地调配从备孕至妊娠各时期的饮食营养,有着十分重要的意义。

（1）备孕妇女营养与膳食

备孕是指育龄妇女有计划地怀孕并对优孕进行必要的前期准备。备孕女性需要在怀孕前 3~6 个月开始接受健康体检和个体化的膳食和生活方式指导。备孕妇女的营养状况直接关系着孕育和哺育新生命的质量,并对妇女及其下一代的健康产生长期影响。备孕妇女的营养与膳食应特别注意以下几点。

①调整孕前体重至正常水平。肥胖或低体重备孕妇女应调整体重,使体重至适宜水平（BMI = 体重(kg)/[身高(m)]^2）。对于低体重者,可通过适当增加食物量及餐次以及规律运动来增加体重,每天增加牛奶 200mL,或粮谷、禽肉 50g,或鱼、蛋类 75g。肥胖者则需改变不良饮食习惯,减慢进食速度,避免过量进食,减少高能量、高脂肪、高糖食物的摄入。多选择低血糖指数、富含膳食纤维、营养素密度高的食物,增加运动:每天坚持 30~90min 中等强度运动。

②常吃含铁丰富的食物,选用碘盐,孕前 3 个月开始补充叶酸。备孕期保证平衡膳食是充足营养的基础,由于铁、碘的重要性,也应引起足够重视。

A. 铁。动物血、肝脏及红肉中铁含量及铁的吸收率均较高,一日三餐中应该有瘦畜肉50~100g,每周1次动物血或畜禽肝肾25~50g。在摄入富含铁的畜肉或动物血和肝脏时,应同时摄入含维生素 C 较多的蔬菜和水果,以提高膳食铁的吸收与利用。一日三餐含铁丰富的食物安排举例见表5-1。

表 5-1 达到铁推荐量的一日食谱举例

餐次	食品名称	主要原料及其重量
早餐	牛奶	300mL
	煮红薯	红薯 60g
	煮鸡蛋	鸡蛋 50g
	橙子	150g
午餐	米饭	大米 150g
	青椒炒肉丝	甜椒 100g,猪肉(瘦)50g
	清炒油白菜	油白菜 150g
	鸭血粉丝汤	鸭血 50g,粉丝 10g
晚餐	牛肉馅馄饨	面粉 50g,牛肉 50g,韭菜 50g
	芹菜炒香干	芹菜 100g,香干 15g
	苹果 1 个	苹果 200g
	酸奶	酸奶 100mL

B. 碘。考虑到孕期对碘的需要增加、碘缺乏对胎儿的严重危害、孕早期妊娠反应影响碘摄入,以及碘盐在烹调等环节可能的碘损失,建议备孕妇女除规律食用碘盐外,每周摄入1 次富含碘的食物,如海带、紫菜、贻贝(淡菜),以增加一定量的碘储备。

③禁烟酒,保持健康生活方式。孕前 6 个月忌烟酒,保持健康生活方式。

A. 怀孕前 6 个月戒烟、禁酒,并远离吸烟环境,避免烟草及酒精对胚胎的危害。

B. 要遵循平衡膳食原则,摄入充足的营养素和能量,纠正可能的营养缺乏和不良饮食习惯。

C. 保持良好的卫生习惯,避免感染和炎症。

D. 有条件时进行全身健康体检,积极治疗相关炎症疾病(如牙周病)。

E. 保证每天至少 30min 中等强度的运动。

F. 规律生活,避免熬夜,保证充足睡眠,保持愉悦心情。

(2)孕期营养与膳食

①补充叶酸,常吃含铁丰富的食物,选用碘盐。除常吃含叶酸丰富的食物外,还应补充叶酸 400μgDFE/d。为满足孕期血红蛋白合成增加和胎儿铁储备的需要,孕期应常吃含铁丰富的食物,铁缺乏严重者可在医师指导下适量补铁。

②孕吐严重者:少量多餐,保证摄入必要量的富含碳水化合物的食物。

A. 孕早期无明显早孕反应者可继续保持孕前平衡膳食。

B. 孕吐较明显或食欲不佳的孕妇不必过分强调平衡膳食,想吃就吃,少食多餐。

C. 每天必须摄取≥130g碳水化合物,可提供130g碳水化合物的常见食物:180g米或面食,550g薯类或鲜玉米。首选易消化的粮谷类食物。

D. 进食少或孕吐严重者需寻求医师帮助。

③孕中晚期适当增加奶(增加200g)、瘦肉、鱼、禽、蛋类的摄入(中期增加50g,晚期增加75g)。

A. 孕中期开始,每天增加200g奶,使总摄入量达到500g/d。

B. 孕中期每天增加鱼、禽、蛋、瘦肉,摄入量共增加50g,孕晚期再增加75g左右。

C. 深海鱼类含有较多n-3多不饱和脂肪酸,其中的二十二碳六烯酸(DHA)对胎儿脑和视网膜功能发育有益,每周最好食用2~3次。

④适量身体活动,维持孕期适宜增重。

A. 孕早期体重变化不大,可每月测量1次,孕中、晚期应每周测量体重。

B. 体重增长不足者,可适当增加能量密度高的食物摄入。

C. 体重增长过多者,应在保证营养素供应的同时注意控制总能量的摄入。

D. 健康的孕妇每天应进行不少于30min的中等强度身体活动。

⑤忌烟酒,快乐孕育新生命,积极准备母乳喂养。烟草、酒精对胚胎发育的各个阶段都有明显的毒性作用,容易引起流产、早产和胎儿畸形。有吸烟饮酒习惯的妇女必须戒烟禁酒,远离吸烟环境,避免被动吸烟。

母乳喂养对孩子和母亲都是最好的选择,绝大多数妇女都可以且应该用自己的乳汁哺育孩子,任何代乳品都无法替代母乳。

(三)食谱举例

孕期妇女对营养素的需要量增加,因此在孕前的膳食基础上需增加能量、蛋白质的供应量,尤其注意供给含钙、铁、碘和叶酸丰富的食物,以保证这些营养素的摄入。孕中晚期一日膳食食谱见表5-2和表5-3。

表5-2 孕中晚期一日食谱举例

餐次	食品名称	主要原料及其质量
早餐	牛奶	300g
	豆沙包1个	面粉50g,红豆沙15g
	煮红薯	红薯60g
	煮鸡蛋1个	鸡蛋50g
	橙子1个	100g
午餐	杂粮饭	大米50g,小米50g
	青椒爆猪肝	青椒100g,猪肝10g
	清炒四季豆	四季豆100g
	芹菜百合	芹菜100g,百合10g
	豆腐紫菜汤	豆腐100g,紫菜2g

表 5-2(续)

餐次	食品名称	主要原料及其质量
晚餐	牛肉面	面粉 80g,牛肉 20g,大白菜 100g
	滑藕片	莲藕 100g
	烧鸡块	鸡块 50g
	香蕉	香蕉 150g
	核桃	核桃 10g

表 5-3 孕晚期一日食谱举例

餐次	食品名称	主要原料及其重量
早餐	牛奶	300g
	鲜肉包 1 个	面粉 50g,鲜猪肉 15g
	蒸红薯	红薯 50g
	白煮蛋 1 个	鸡蛋 50g
	苹果 1 个	100g
午餐	杂粮饭	大米 50g,小米 50g
	烧带鱼	带鱼 40g
	清炒四季豆	四季豆 100g
	鸡血菜汤	鸡血 50g,大白菜 50g,紫菜 2g
	鲜枣	50g
点心	香蕉	150g
晚餐	小米粥	小米 75g
	凉拌菠菜	菠菜 100g
	虾仁豆腐	基围虾仁 50g,豆腐 80g
	山药炖鸡	山药 100g,鸡 50g
点心	猕猴桃 1 个,核桃	猕猴桃 50g,核桃 10g

二、乳母

哺乳期妇女(乳母)既要分泌乳汁、哺育婴儿,还需要逐步补偿妊娠、分娩时的营养素损耗并促进各器官、系统功能的恢复,因此乳母对各种营养需要量都增加。如果乳母的各种营养素摄入不足,则乳母的体重减轻,出现营养素缺乏症,较严重的将影响乳汁的质量和数量。

(一)乳母的营养需要

1. 能量

哺乳期妇女基础代谢上升 10%~20%,除分泌乳汁需消耗能量外,还有自身热能消耗增多。通常每产生 100mL 乳汁平均需要消耗 70 kcal 能量,若按每日分泌 850 mL 乳汁计算,则需要消耗 595 kcal 能量。DRIs 建议乳母热能消耗比非孕妇女多 500 kcal。

2. 蛋白质

人乳蛋白质平均含量 1.2%,如按日泌乳量 850mL 计,则每日乳汁中蛋白质约需 10g,但是母体内膳食蛋白质转变为乳汁蛋白质的效率为 80%,则应每日提供优质蛋白质 12.5g。考虑到一般蛋白质都达不到理想的标准,DRIs 建议,乳母膳食蛋白质在一般成年女性基础上每天应增加 25g。

3. 脂类

乳母膳食中供给的脂肪<1g/kg 体重时泌乳量下降,乳汁中脂肪的含量也下降。人乳中脂肪酸的种类与膳食有关。脂类与婴儿的脑发育有密切关系,尤其是其中的不饱和脂肪酸,例如,DHA 对中枢神经的发育特别重要。当膳食中脂类所含必需脂肪酸多时则乳汁中相应的必须脂肪酸也增多,因此乳母最好每日能食用数个核桃和少量花生、芝麻等。

4. 矿物质

(1)钙

不论乳母膳食中钙含量是否充足,乳汁中钙的含量一般较为稳定。正常乳汁中应含钙 30~34 mg/100 mL,即乳母每日通过乳汁分泌损失的钙 250~300 mg,当膳食中钙供应不足则动用母体骨组织的钙贮备来维持乳中的钙量稳定,如母体长期处于钙的负平衡状态则会出现骨牙酸痛,重者引起骨软化症。我国居民膳食中钙普遍偏低,除尽量选用奶类、深绿色蔬菜、豆制品、虾皮、小鱼等含钙较丰富的食物,还应适量补充钙制剂如乳酸钙、骨粉等,同时要注意补充维生素 D 或多做户外活动。DRIs 建议,乳母钙供给量为 1000 mg/d,UL 为 2000 mg/d。

(2)铁

尽管铁不能通过乳腺进入乳汁(人乳中铁含量极少仅为 0.05 mg/100 mL),但为了预防母体贫血和恢复孕期铁丢失,膳食中仍应多供给含铁丰富的食物。DRIs 建议,乳母铁供给量为 24 mg/d,UL 为 42 mg/d。由于铁膳食利用率低,除注意摄入富铁食物补充铁外,可考虑适当补充铁补剂以纠正和预防缺铁性贫血。

(3)碘

母乳中含碘量为 4~9 μg/100 mL。DRIs 建议,乳母需要碘的量为 240μg/d。

5. 维生素

膳食中各种维生素必须相应增加,以维持乳母健康,促使乳汁分泌。

(1)维生素 A

维生素 A 能少量通过乳腺,如食物中富含维生素 A,乳汁中的量可满足乳儿需要,但即使大量摄入食物中的维生素 A 转到乳汁中的数量有限,而乳汁中维生素 A 含量较为稳定,约为 61 μgRAE/100mL。DRIs 建议,乳母的维生素 A 推荐量比一般成年女性增加 600 μgRAE/d,供给量达 1300 μgRAE/d。

(2)维生素 D

由于维生素 D 几乎不能通过乳腺,母乳中维生素 D 含量很低,婴幼儿应适当多晒太阳,必要时可补充鱼肝油等维生素 D 制剂。DRIs 建议,乳母维生素 D 的供给量为 10 μg/d,UL

为 50 μg/d。

（3）B 族维生素

水溶性维生素可大量自由通过乳腺，但乳腺有调节作用，达到饱和后乳汁中含量不会继续升高。人乳中维生素 B_1、维生素 B_2 平均含量分别为 0.014 mg/100mL、0.037 mg/100mL，DRIs 建议，维生素 B_1 供给量为 1.5 mg/d、维生素 B_2 为 1.5 mg/d、烟酸为 15 mgNE/d。

（4）维生素 C

乳汁中维生素 C 的含量与乳母的膳食有密切关系。DRIs 建议，维生素 C 供给量为 150 mg/d。

6. 水分

乳汁分泌量与水的摄入量密切相关，因此在乳母膳食和饮食中，需要增加必要的水分。乳母除每天饮水外，尽可能多吃流质食物如肉汤、鱼汤、骨头汤、菜汤、各类粥等，既可补充水分又可补充其他营养素。

（二）乳母的膳食安排

哺乳期妇女的膳食是由多样化食物组成的营养均衡的膳食。世界卫生组织（WHO）建议婴儿6 个月内应纯母乳喂养，并在添加辅食的基础上持续母乳喂养到 2 岁甚至更长时间。乳母的营养状况是泌乳的基础，如果哺乳期营养不足，将会减少乳汁分泌量，降低乳汁质量，并影响母体健康。中国营养学会建议乳母的营养与膳食主要从以下几方面进行调整。

1. 增加富含优质蛋白质和维生素 A 的动物性食物和海产品，选用碘盐

肉、鱼、禽、蛋、奶及大豆类食物可提供丰富的优质蛋白质，乳母每天应增加奶类 200g，瘦肉、鱼、禽、蛋类的摄入增加 80~100g。最好一天选用 3 种以上，数量适当，合理搭配，以获得所需要的优质蛋白质和其他营养素。奶类含钙量高，易于吸收利用，是钙的最好食物来源。乳母每日若能饮用牛奶 500mL，则可从中得到约 600mg 优质钙。此外，动物肝脏富含维生素 A，每周需增选 1~2 次猪肝（总量 85g），或鸡肝（总量 40g）。为预防或纠正缺铁性贫血，也应多摄入动物肝脏、动物血、瘦肉等含铁丰富的食物。此外，除选用碘盐，乳母还应多吃海产品，对婴儿的生长发育有利。

2. 产褥期食物多样不过量，重视整个哺乳期营养

产褥期的膳食同样应是多样化的平衡膳食，以满足营养需要为原则，无需特别禁忌。营养充足均衡有利于保证乳汁的质和量及持续母乳喂养。产褥期开始可选择较清淡、稀软、易消化的食物，如面片、挂面、馄饨、粥、蒸或煮的鸡蛋及煮烂的肉菜，之后就可过渡到正常膳食。产褥期可比平时多吃些鸡蛋、禽肉类、鱼类、动物肝脏、动物血等以保证供给充足的优质蛋白质，并促进乳汁分泌，但不应过量。还必须重视蔬菜、水果的摄入。要注意保持产褥期食物多样充足，以利于乳母健康。

3. 愉悦心情，充足睡眠，促进乳汁分泌

关心乳母，经常与乳母沟通，帮助其调整心态，舒缓压力，愉悦心情，树立母乳喂养的自信心。尽量做到生活有规律，每天保证 8h 以上睡眠时间，避免过度疲劳。除营养素外，乳母每天摄水量与乳汁分泌量也密切相关，乳母除每天应多喝水，还要多吃流质的食物，如鸡汤、鲜鱼汤、猪蹄汤、排骨汤、菜汤、豆腐汤等，每餐都应保证有带汤水的食物。肉汤的营养成分大约只有肉的 1/10。为了满足产妇和宝宝的营养，注意喝汤的同时要吃肉，但不宜喝多油浓

汤,以免影响产妇的食欲及引起婴儿脂肪消化不良性腹泻。煲汤的材料宜选择一些脂肪较低的肉类(瘦肉、去皮的禽类、瘦排骨等)、鱼类,也可喝蛋花汤、豆腐汤、蔬菜汤、面汤及米汤等,使乳母多饮汤水,促进乳汁的分泌。

4. 坚持哺乳,适量运动,逐步恢复适宜体重

坚持哺乳和适当运动有利于乳母健康,有利于体重恢复。哺乳期妇女除注意合理膳食外,还应适当运动及做产褥期保健操,这样可促使产妇机体复原,保持健康体重,同时减少产后并发症的发生。散步、慢跑等有氧运动,一般从每天 15min 逐渐增加至每天 45min,每周坚持 4~5 次,形成规律,逐步恢复适宜体重。

5. 忌烟酒,避免浓茶和咖啡

乳母吸烟和饮酒可对婴儿健康产生不良影响。喝浓茶、咖啡也可能通过乳汁影响婴儿的健康。因此,为了婴儿的健康,哺乳期应继续忌烟酒,避免饮用浓茶和咖啡。

乳母一天食物建议量:谷类 250~300g,薯类 75g,全谷物和杂豆不少于 1/3;蔬菜类 500g,其中绿叶蔬菜和红黄色等有色蔬菜占 2/3 以上;水果类 200~400g;鱼、禽、蛋、肉类(含动物内脏)每天总量为 220g;牛奶 400~500mL;大豆类 25g,坚果 10g;烹调油 25g,食盐 5g。为保证维生素 A 和铁供给量,建议每周吃 1~2 次动物肝脏,总量达 85g 猪肝,或总量 40g 鸡肝。

(三)乳母食谱举例

见表 5-4。

表 5-4　乳母一日食谱举例

餐次	食品名称	主要原料及其质量
早餐	红薯稀饭	大米 25g,红薯 25g,红糖 10g
	鲜肉包 1 个	面粉 50g,鲜猪肉 25g
早点	牛奶	300g
	白煮蛋 1 个	鸡蛋 50g
	苹果 1 个	150g
午餐	大米饭	大米 100g
	丝瓜炒牛肉	丝瓜 100g,牛肉 50g
	生菜猪肝汤	生菜 100g,猪肝 20g
午点	橘子	150g
晚餐	玉米面馒头	玉米粉 30g,面粉 50g
	青菜炒百叶	小白菜 200g,百叶 50g
	香菇炖鸡汤	香菇适量,鸡肉 75g
	蒸红薯	红薯 50g
晚点	牛奶煮麦片	牛奶 250g,麦片 10g

第二节　婴幼儿的营养与膳食

小孩从出生~1周岁为婴儿,1~3岁为幼儿。保障生命最初1000天的营养,是国际公认的奠定一生健康的关键时期。这一阶段的营养状况不但会影响孩子体格和智力发育,还与其成年后的慢性病发病率有明显联系。

一、婴幼儿生理特点

婴儿期是人类生命生长发育的第一高峰期,尤其是出生后的6个月生长最快。婴幼儿的生长发育首先表现为体重的增加,出生5~6个月时体重可增至出生时的2倍,而1周岁时将增至出生体重的3倍。婴儿期内身长平均增长25cm,1周岁时将增加至75cm,为出生时的1.5倍。

幼儿生长发育虽不及婴儿迅速,但与成人比较亦非常旺盛。体重每年增加约2kg,身长第二年增加11~13cm,第三年增加8~9cm。这一时期智能发育较快,语言、思维能力增强。

(1)乳儿大脑的发育主要是在出生后的第一年内,尤其出生6个月内,是大脑和智力发育的关键期。

(2)婴儿消化器官和排泄器官发育尚未成熟,功能不健全,对食物的消化吸收能力及代谢物的排泄能力仍较低。婴儿唾液腺发育尚不完善,唾液分泌量少,咀嚼肌虽然已较早发育,有助于吸吮,但舌和牙齿不能完成消化食物的第一步,食管和胃壁的黏膜和肌层都较薄,新生婴儿的胃容量仅25~50mL,胃幽门括约肌发育良好,但贲门括约肌发育不良往往未能紧闭,胃液分泌机能低。胰腺发育尚不成熟,所分泌的消化酶活力低。婴幼儿肝脏血管丰富,但肝功能较差,胆汁分泌较少,影响脂肪的消化吸收。

(3)乳儿体内营养素的储备量相对较小,适应能力也低。

二、婴幼儿的营养需要

婴儿对营养素的需要量与成人存在很大差异,婴儿愈小,相对体重而言的营养素需要量就愈高。同时由于婴儿体内营养素的储备量相对较小,适应能力也差,一旦不能及时合理地摄入某些营养素或者发生消化功能紊乱,短时间内就可明显影响婴儿的发育进程。

(一)能量

婴幼儿的能量需要包括生长发育、基础代谢、体力活动和食物的特殊动力作用的需要。小儿按热能计算:蛋白质15%、脂肪30%~35%、碳水化合物50%~55%。DRIs建议婴幼儿能量的RNI,初生~5月龄为90 kcal/(kg·d),5~12月龄为80 kcal/(kg·d),1~2岁为800~900 kcal/d,2~3岁为1000~1100 kcal/d。

(二)蛋白质

婴儿生长发育迅速,必须提供足够的优质蛋白质。一般婴儿每日摄入人乳量150~200 mL/kg体重,相当于蛋白质摄入量1.8 g/kg体重左右。根据我国具体情况,婴儿蛋白质供给量为2~4 g/(kg·d),婴儿蛋白质的需要量因喂养方式而异,即母乳喂哺为2 g/(kg·d),牛乳喂养为3.5 g/(kg·d)、大豆或谷类蛋白喂养时为4 g/(kg·d)。婴幼儿对蛋白质的需要不仅量相对需要比成人多,而且质量要求也比成人高。DRIs 建议,初生~5 月龄婴儿蛋白质 AI 为 9 g/d,5~12 月龄、1~3 岁婴幼儿蛋白质 RNI 分别为 20 g/d、25 g/d。

近年来,人们关注婴儿的牛磺酸需要问题。牛磺酸在人体内尤其富含于正在生长发育过程的神经系统中,对维持视网膜及中枢神经系统的膜结构与功能的稳定性方面起主要作用。人乳,尤其是初乳富含牛磺酸,比牛乳高,能满足乳儿需要。目前有人认为牛磺酸可能对婴儿是必需的营养素,并在婴儿配方奶粉中强化牛磺酸。

(三)脂类

一般婴幼儿脂肪摄入量占总能量的适宜比值为初生~5 月龄为 48%,5~12 月龄为 40%,1~4 岁为 35%。此外,脂肪能促进脂溶性维生素的吸收。类脂中胆固醇等对婴幼儿中枢神经系统发育也是必要的。此外,也要避免过量脂肪摄入。脂肪中的必需脂肪酸——亚油酸是婴幼儿生长所必需,可以预防发生脱屑性皮炎。人乳为婴儿必需脂肪酸的最佳来源。婴幼儿所需亚油酸的能量供给量应约占总能量的 4.0%~7.3%。

(四)碳水化合物

婴儿期碳水化合物的供热比为 30%~60%,主要来自乳糖。2 月龄以下的婴儿消化淀粉的能力尚未成熟,但乳糖酶活性高。4 月龄以后的婴儿,可适当添加淀粉类食物以促进淀粉酶的产生。婴儿碳水化合物摄入不能过多,因为碳水化合物可在肠内经细菌发酵、产酸、产气并刺激肠蠕动而引起腹泻。充足的碳水化合物对保证体内蛋白质很重要。婴儿每千克体重约需碳水化合物 10~12g/d,2 岁以上约 10 g/d。

(五)矿物质

矿物质对婴儿生长很重要,我国容易缺乏的是钙、铁、锌、碘。

1. 钙

婴儿体内含钙约 27g,随年龄增长而增加。人乳含钙量低于牛乳,但吸收率高。我国建议钙的供给量,初生~5 月龄 AI 为 200mg/d,5~12 月龄 AI 为 250mg/d,1~4 岁 RNI 为 600mg/d。

2. 铁

缺铁性贫血发病高峰在婴儿 4 月龄~2 岁左右,因而铁的营养在婴幼儿中很重要。乳汁的铁含量低,约 1mg/L,但人乳铁生物利用率高可达 49%,因此母乳喂养婴儿的缺铁性贫血少于人工喂养婴儿。婴儿生长迅速,血容量增加,铁需要多,应及早注意铁的营养状况。我国婴幼儿的铁供给量,初生~5 月龄 AI 为 0.3mg/d,5~12 月龄 RNI 为 10mg/d,1~4 岁 RNI 为 9 mg/d。

3. 锌

锌与生长发育关系密切。婴幼儿缺锌时会出现生长发育缓慢、味觉减退、食欲不振、贫血、创伤愈合不良、免疫功能低下等表现。婴儿一出生即需提供数量适宜、生物利用率高的锌。我国建议锌的供给量,初生~5 月龄 AI 为 2.0mg/d,5~12 月龄 RNI 为 3.5mg/d,1~4 岁 RNI 为 4.0 mg/d。

4. 碘

婴幼儿期碘缺乏可引起甲状腺功能不全,导致生长发育迟缓、智力低下。乳汁中碘的含量取决于乳母或乳牛饮食中碘的含量。据调查,我国不仅一些山区食物的碘量不足,即使沿海一带居民碘的营养水平也不高,因而要注意预防婴幼儿出现碘缺乏病。我国建议碘的供给量,5月龄以前AI为85μg/d,5~12月龄AI为115μg/d,1~4岁RNI为90μg/d。

（六）维生素

水溶性维生素在体内只有少量贮存,短期摄入不足即可出现缺乏症。脂溶性维生素A、维生素D、维生素E摄入后均排出慢,要注意体内蓄积中毒问题。

1. 维生素A

孕妇如摄入足量,新生儿体内维生素A可有一定的贮存量,一般不需额外补充。人乳中的维生素A是牛乳含量的2倍,受膳食或饲料含量的影响。婴儿补充维生素A时应适量,要注意过量补充会导致中毒。我国婴幼儿维生素A供给量,初生~5月龄AI为300 μgRAE/d,5~12月龄AI为350 μgRAE/d,1~4岁RNI为310 μgRAE/d。

2. 维生素D

人乳及牛乳中的维生素D含量均较低,从出生2周~1岁半之内都应添加维生素D。我国婴幼儿佝偻病的患病率较高,主要与维生素D营养状况有关。因此,婴幼儿要注意多晒太阳及补充维生素D制剂。婴幼儿维生素D的供给量为10μg/d。

3. 维生素E

我国建议婴幼儿维生素E的AI,0~5月龄为3 mgα-TE/d,5~12月龄为4 mgα-TE/d,1~4岁为6 mgα-TE/d。人乳维生素E水平为2~5 mgα-TE/L,牛乳含量仅为人乳的1/10~1/2,因此人工喂养时要注意维生素E的摄入。早产儿和低出生体重婴儿体内维生素E水平较低,可引起溶血性贫血。

4. 维生素K

人乳约含维生素K 15~30μg/L,显著低于牛乳和婴儿配方乳粉。婴儿出生初期不能合成维生素K,容易发生维生素K缺乏症。因此,对新生儿尤其是早产儿出生初期要注射补充维生素K。我国建议婴儿维生素K的AI,0~5月龄为2 μg/d,5~12月龄为10 μg/d,1~4岁为30 μg/d。

5. B族维生素

维生素B_1、维生素B_2及烟酸的供给量均随能量供给量而改变,如按每1000kcal热量计,其比例比成人高。对严格素食的乳母及用羊乳喂养的婴儿可能会缺乏维生素B_{12}。我国建议婴儿维生素B_1、维生素B_2、烟酸供给量分别为初生~5月龄AI为0.1 mg/d、0.4 mg/d、2 mgNE/d,5~12月龄AI为0.3 mg/d、0.5 mg/d、3 mgNE/d。

6. 维生素C

母乳喂养的婴儿可从乳汁获得足量的维生素C。牛乳中维生素C含量不高,经煮沸有所损失,此外一些代乳品也未添加维生素C。一般纯牛乳喂养的婴儿2月龄时即可开始补充富含维生素C的果汁、菜汁或维生素C制剂。婴幼儿维生素C的供给量为40mg/d。

三、婴幼儿的喂养

婴幼儿的喂养分6月龄内婴儿母乳喂养和7~24月龄婴幼儿喂养。

（一）6月龄内婴儿喂养

母乳喂养是保障生命最初1000天营养健康的关键。卫健委2014年公布的数据显示，中国母乳喂养率在16年间下降了近40%，0~6个月婴儿纯母乳喂养率为27.8%，其中农村为30.3%，城市仅为15.8%，远低于国际平均水平。

为提高大众对母乳喂养的认识，全面提倡母乳喂养，中国营养学会针对我国0~6月龄婴儿的营养需要和喂养存在的问题，同时参考世界卫生组织（WHO）、联合国儿童基金会（UNICEF）和其他国际组织的相关建议，制定了0~6月龄婴儿喂养指南。

1. 产后尽早开奶，坚持新生儿第一口食物是母乳

准备母乳喂养应从孕期开始。初乳富含营养和免疫活性物质，有助于肠道功能发展，并提供免疫保护。母亲分娩后，应尽早开奶。婴儿出生后第一口食物应是母乳，有利于预防婴儿过敏，并减轻新生儿黄疸、体重下降和低血糖的发生。确保成功纯母乳喂养。温馨环境、愉悦心情、精神鼓励、乳腺按摩等辅助因素，有助于顺利成功开奶。

2. 坚持6月龄内纯母乳喂养

母乳是婴儿最理想的食物。母乳喂养具有以下优点：

母乳中各种营养素的种类、数量、比例皆优于牛奶，纯母乳喂养能满足婴儿6月龄内生长发育所需要的全部液体、能量和营养素。母乳中的营养素与婴儿消化功能相适应，是婴儿的最佳食物。

母乳营养丰富，白蛋白比例高，酪蛋白比例低，易于消化吸收。母乳中所含脂肪与牛奶相似，因含较多的脂酶而易于婴儿消化吸收。母乳含有较多的不饱和脂肪酸如亚油酸、α-亚麻酸以及花生四烯酸和DHA，可满足婴儿脑部及视网膜发育的需要。另外，母乳含有较多的牛磺酸，利于婴儿的生长发育需要，特别是大脑的生长发育。母乳中乳糖含量高，有助于钙的吸收和乳酸杆菌生长。

母乳中钙含量低于牛奶，但易于婴儿吸收。乳中钠、钾、磷、氯均低于牛奶，但足够满足婴儿的需要。母乳及牛奶铁含量均较低，但母乳中钙的吸收率高达50%。乳母膳食营养充足时，婴儿头6个月内所需的维生素（如硫胺素、核黄素等）基本上可从母乳中得到满足，但维生素D例外，母乳中维生素D含量较少，但若能经常晒太阳也能满足婴儿需要。

此外，母乳有利于肠道健康微生态环境建立和肠道功能成熟，降低感染性疾病和过敏发生的风险。母乳喂养营造母子情感交流的环境，给婴儿最大的安全感，有利于婴儿心理行为和情感发展。母乳喂养经济、安全又方便，同时有利于避免母体产后体重滞留，并降低母体乳腺癌、卵巢癌和Ⅱ型糖尿病的风险。应坚持纯母乳喂养6个月。特殊情况需要在满6月龄前添加辅食的，应咨询医生后谨慎做出决定。

3. 顺应喂养，培养良好的生活习惯

母乳喂养应顺应婴儿胃肠道成熟和生长发育过程，从按需喂养模式到规律喂养模式递进。一般每天可喂奶6~8次或更多，不强求喂奶次数和时间，特别是3月龄以前的婴儿。婴儿出生后2~4周就基本建立了自己的进食规律。随着月龄增加，婴儿胃容量逐渐增加，单次摄乳量也随之增加，哺喂间隔则会相应延长，喂奶次数减少，逐渐形成规律哺喂的良好饮食习惯。

4. 出生后数日开始补充维生素 D,不需补钙

人乳中维生素 D 含量低,母乳喂养儿不能通过母乳获得足量的维生素 D。适宜的阳光照射会促进皮肤中维生素 D 的合成,但鉴于养育方式的限制,阳光照射可能不是 6 月龄内婴儿获得维生素 D 的最方便途径。婴儿出生后数日就应开始每日补充维生素 D 10μg/d。纯母乳喂养能满足婴儿骨骼生长对钙的需求,不需额外补钙。推荐新生儿出生后应肌肉注射维生素 K。

5. 婴儿配方奶粉是不能纯母乳喂养时的无奈选择

由于某些特殊原因,不能用纯母乳喂养婴儿时,建议首选适合于 0~6 月龄婴儿的配方奶粉喂养,不宜直接用普通液态奶、成人奶粉、蛋白粉、豆奶粉等喂养婴儿。任何婴儿配方奶粉都不能与母乳相媲美,只能作为纯母乳喂养失败后无奈的选择,或者 6 月龄后对母乳的补充。

6. 监测体格指标,保持健康生长

身长和体重是反映婴儿喂养和营养状况的直观指标,可选用世界卫生组织(WHO)的《儿童生长曲线》判断婴儿生长状况。疾病或喂养不当、营养不足会使婴儿生长缓慢或停滞。6 月龄前婴儿应每半月测一次身长和体重,病后恢复期可增加测量次数。婴儿生长存在个体差异,也有阶段性波动。母乳喂养儿体重增长可能低于配方奶粉喂养儿,只要处于正常的生长曲线轨迹,即是健康的生长状态。

（二）7~24 月龄婴幼儿喂养

7~24 月龄婴幼儿处于 1000d 机遇窗口期的第三阶段,适宜的营养和喂养不仅关系到婴幼儿近期的生长发育,也关系到其长期的健康。针对我国 7~24 月龄婴幼儿营养和喂养的需求,以及可能出现的问题,基于目前已有的证据,同时参考 WHO 等的相关建议,中国营养学会提出 7~24 月龄婴幼儿的喂养指南。

1. 继续母乳喂养,满 6 月龄起添加辅食

7~24 月龄婴儿应继续母乳喂养,并可持续到 2 岁或以上。这个时期婴儿仍然可以从母乳喂养中获得能量以及各种营养素,还有抗体、母乳低聚糖等各种免疫保护因子。婴幼儿可以显著减少腹泻、中耳炎、肺炎等感染性疾病,也可减少婴幼儿过敏性疾病如食物过敏、特应性皮炎等;此外,继续母乳喂养还可增进母子间情感连接,促进婴幼儿发育。

婴儿满 6 月龄时是添加辅食的最佳时机。婴儿满 6 月龄后,纯母乳喂养已无法再提供足够的能量,还有铁、锌、维生素 A 等关键营养素。此时添加辅食,不仅满足婴儿的营养需求,也能满足其心理需求,也利于婴儿的口腔运动功能,与其对不同口味、不同质地食物的接受能力相一致,促进其感觉、知觉、心理及认知和行为能力的发展。

2. 从富含铁的泥糊状食物开始,逐步添加达到食物多样

7~12 月龄婴儿所需的能量约 1/3~1/2 来自辅食,13~24 月龄幼儿约 1/2~2/3 的能量来自辅食,而婴幼儿来自辅食的铁更高达 99%。因而婴儿最先添加的辅食应该是富铁的高能量食物,如强化铁的婴儿米粉、肉泥等。在此基础上逐渐引入其他不同种类的食物以提供不同的营养素。

3. 提倡顺应喂养,鼓励但不强迫进食

随着婴幼儿生长发育,应根据其营养需求的变化,感觉、知觉,以及认知、行为和运动能

力的发展,顺应婴幼儿的需要进行喂养,帮助婴幼儿逐步达到与家人一致的规律进餐模式,并学会自主进食,遵守必要的进餐礼仪。

为婴幼儿提供多样化,且与其发育水平相适应的食物。尊重婴幼儿对食物的选择,耐心鼓励和协助婴幼儿进食,但绝不强迫进食。为婴幼儿营造良好的进餐环境,保持进餐环境安静、愉悦,避免电视、玩具等对婴幼儿注意力的干扰。控制每餐时间不超过 20min。

4. 辅食不加调味品,尽量减少糖和盐的摄入

辅食应保持原味,不加盐、糖以及刺激性调味品,保持淡口味。淡口味食物有利于提高婴幼儿对不同天然食物口味的接受度,减少偏食挑食的风险。淡口味的食物也可以减少婴幼儿盐和糖的摄入量,降低儿童期及成人期肥胖、糖尿病、高血压和心血管疾病的风险。

5. 注重饮食卫生和进食安全

应选择安全、优质、新鲜的原材料。辅食制作过程中始终保持清洁、卫生,做到生、熟分开以免交叉污染。按需制作辅食,做好的辅食应及时食用,未吃完的辅食应丢弃。妥善保存和处理剩余食物。饭前洗手,保证进食安全,婴幼儿进食时须有成人看护,以防进食意外。并注意进食环境安全。

6. 定期监测体格指标,追求健康生长

适度、平稳生长是最健康的生长模式。每 3 个月一次定期监测并评估 7~24 月龄婴幼儿的体格生长指标,有助于判断其营养状况,并可根据体格生长指标的变化,及时调整营养和喂养。对于生长不良、超重肥胖,以及处于急慢性疾病期间的婴幼儿应增加监测次数。

（三）膳食安排

1. 7~9 月龄婴儿一日膳食安排

7~9 月龄婴儿可尝试不同质量的食物,每天辅食喂养 2 次,母乳喂养 4~6 次,共 600mL,鸡蛋 1 个。逐渐达到蛋黄和/或鸡蛋 1 个,肉禽鱼 50g;适量的强化铁的婴儿米粉、稠厚的粥、烂面等谷物类;蔬菜和水果以尝试为主。少数确认鸡蛋过敏的婴儿应回避鸡蛋,相应增加约 30g 肉类。7~9 月龄婴儿应逐渐停止夜间喂养,白天的进餐时间逐渐与家人一致。

2. 10~12 月龄婴儿一日膳食安排

10~12 月龄婴儿每天添加 2~3 次辅食喂养,母乳喂养 3~4 次,每天奶量约 600mL,鸡蛋 1 个,肉禽鱼 50g;适量的强化铁的婴儿米粉、稠厚的粥、软饭、馒头等谷物类;继续尝试不同种类的蔬菜和水果。并根据婴儿需要增加进食量,可以尝试碎菜或自己啃咬香蕉、煮熟的土豆和胡萝卜等。

3. 13~24 月龄幼儿一日膳食安排

13~24 月龄幼儿应与家人一起进食一日三餐,并在早餐和午餐、午餐和晚餐之间,以及临睡前各安排一次点心。13~24 月龄幼儿每天仍保持约 500mL 的奶量,鸡蛋 1 个,肉禽鱼 50~75g;软饭、面条、馒头、强化铁的婴儿米粉等谷物类 50~100g;继续尝试不同种类的蔬菜和水果,尝试啃咬水果片或煮熟的大块蔬菜,增加进食量。

第三节　儿童少年的营养与膳食

儿童包括学龄前儿童和学龄儿童两个阶段,2~6 岁为学龄前儿童,该期生长发育虽不如

133

婴幼儿时期旺盛,但仍处于快速发育的阶段;学龄儿童是指从6岁到不满18岁的未成年人,他们处于学习阶段,生长发育迅速,学习和运动量大,对能量和营养素的需要相对高于成年人。充足均衡的营养是儿童少年智力和体格正常发育、乃至一生健康的物质保障,是逐渐形成良好饮食习惯和生活方式的重要时期。

一、学龄前儿童营养膳食

(一)学龄前儿童的生理特点

与婴幼儿相比,此期儿童发育速度减慢。2~3岁儿童身长每年增加8~9cm。3~6岁儿童身高、体重稳步增长,身高增长约21cm,体重增长约5.5kg。脑及神经系统发育持续并逐渐成熟。3周岁时神经系统的分化基本完成,但脑细胞体积的增大及神经纤维的髓鞘化仍继续进行,神经细胞脆弱,容易疲劳。3周岁儿童乳牙已经出齐,6岁时第一恒牙可能萌出,但咀嚼及消化能力仍有限,注意膳食仍应特别烹制,提供质地柔软、营养素含量丰富的食物,以免引起消化吸收紊乱,造成营养不良。学龄前儿童是培养良好习惯的重要时期。

(二)学龄前儿童的营养需要

在中国营养学会提出的每日膳食供应量中.儿童分成2岁以上及4岁以上两个水平,因为3~4岁的儿童其机体仍在不断地改变。这一阶段的孩子性别差异不很明显,但个体差异可以较大,供应量则是按群体来提出的。

1. 热能

2016年世界卫生组织(WHO)调研报告统计表明,2014年全球有至少4100万5岁以下儿童体重超标或者肥胖。全球超重或肥胖婴幼儿的人数比例在1990年为4.8%,相当于3100万人,现在已上升至6.1%。

考虑到流行病学发现儿童肥胖发生率的增加,儿童总的能量需要的估计较以往有所下降。DRIs推荐2~6岁学龄前儿童总能量供给范围是4.18~5.86MJ/d,其中男孩稍高于女孩。

2. 蛋白质

DRIs建议学龄前儿童蛋白质推荐摄入量为25~30g/d。蛋白质在总热能的比例亦应高于成人,宜为14%~15%,其中来源于动物性食物的蛋白质应占50%。

3. 矿物质

钙、碘、铁、锌及其他微量元素对学龄前儿童都很重要。为满足学龄前儿童骨骼生长,钙的推荐供应量2~4岁为600 mg/d,4~6岁为800mg/d,奶及奶制品中钙含量丰富且吸收率高,是儿童钙的最佳来源。铁的RNI 2~4岁为9 mg/d,4~6岁为10 mg/d。应控制食盐的摄入量,避免吃太咸的食物。

4. 维生素

维生素A对学龄前儿童生长,尤其是对骨骼生长有重要的作用。维生素A(以视黄醇活性当量计)RNI,2~4岁为310 μgRAE/d,4~6岁为360 μgRAE/d。学龄前儿童维生素D的推荐供应量为10 μg/d,与成人一样。

维生素B_1、维生素B_2和烟酸在保证儿童体内的能量代谢以促进其生长发育方面有重要的作用。学龄前儿童维生素 B₁ 的 RNI 2~4 岁为 0.6 mg/d,4~6 岁为 0.8 mg/d。维生素 B₂ 的 RNI 2~4 岁为 0.6 mg/d,4~6 岁为 0.7 mg/d。维生素 C 的 RNI 2~4 岁为 40 mg/d,4~6 岁为 50 mg/d。

儿童的胃容量比成人小,但相对的营养要求比成人高,所以需要增加餐次,并使早餐在整日总量的比例中不少于 1/4,同时注意食物的精度和质量以及进食环境。

(三)学龄前儿童的合理膳食

经过 7~24 月龄期间膳食模式的过渡和转变,2~6 岁学龄前儿童摄入的食物种类和膳食结构已开始接近成人,是儿童生长发育的关键时期,也是良好饮食行为和生活方式培养的关键时期。学龄前儿童的合理膳食主要从以下方面进行调整,具体如下。

1. 规律就餐,自主进食不挑食,培养良好的饮食习惯

学龄前儿童的合理营养应由多种食物构成的平衡膳食来提供,规律就餐是其获得全面、足量的食物摄入和良好消化吸收的保障。要注意引导儿童自主、有规律地进餐,保证每天不少于 3 次正餐和 2 次加餐,不随意改变进餐时间、环境和进食量,培养儿童摄入多样化食物的良好饮食习惯,纠正挑食、偏食等不良饮食行为。

2. 每天饮奶,足量饮水,正确选择零食

建议每天饮奶 300~400mL 或相当量的奶制品。每天总水量为 1300~1600mL,除奶类和其他食物中摄入的水外,建议学龄前儿童每天饮水 600~800mL,以白开水为主,少量多次饮用。零食对学龄前儿童补充所需营养是有帮助的。零食以不影响正餐为前提,多选用营养密度高的食物,如奶制品、水果、蛋类及坚果类等,不宜选用能量密度高的食品如油炸食品、膨化食品。

3. 食物应合理烹调,易于消化,少调料、少油炸

从小培养儿童清淡口味,有助于形成终生的健康饮食习惯。在烹调方式上,宜采用蒸、煮、炖、煨等烹调方式。特别注意要完全去除皮、骨、刺、核等,大豆、花生等坚果类食物,应先磨碎,制成泥糊浆等状态进食。口味以清淡为好,不应过咸、油腻和辛辣,尽可能少用或不用味精或鸡精、色素、糖精等调味品。为儿童烹调食物时,应控制食盐用量,还应少选含盐高的腌制食品或调味品。可选天然、新鲜香料(如葱、蒜、洋葱、柠檬、醋、香草等)和新鲜蔬果汁(如番茄汁、南瓜汁、菠菜汁等)进行调味。

4. 参与食物选择与制作,增进对食物的认知与喜爱

鼓励儿童体验和认识各种食物的天然味道和质地,了解食物特性,增进对食物的喜爱。同时应鼓励儿童参与家庭食物选择和制作过程,以吸引儿童对各种食物的兴趣,享受烹饪食物过程中的乐趣和成就。可带儿童去市场选购食物,辨识应季蔬果,尝试自主选购蔬菜。在节假日,带儿童去农田认识农作物,实践简单的农业生产过程,参与植物的种植,观察植物的生长过程,介绍蔬菜的生长方式、营养成分及对身体的好处,并亲自动手采摘蔬菜,激发孩子对食物的兴趣,享受劳动成果。让儿童参观家庭膳食制备过程,参与一些力所能及的加工活动如择菜,体会参与的乐趣。

5. 经常户外活动,保障健康生长

鼓励儿童经常参加户外游戏与活动,实现对其体能、智能的锻炼培养,维持能量平衡,促进皮肤中维生素 D 的合成和钙的吸收利用。

学龄前儿童每天应进行至少 60min 的体育活动,最好是户外游戏或运动,除睡觉外尽量避免让儿童有连续超过 1h 的静止状态,每天看电视、玩平板电脑的累计时间不超过 2h。建议每天结合日常生活多做体力锻炼(公园玩耍、散步、爬楼梯、收拾玩具等)。适量做较高强度的运动和户外活动,包括有氧运动(骑小自行车、快跑等)、伸展运动、肌肉强化运动(攀架、健身球等)、团体活动(跳舞、小型球类游戏等)。减少静态活动(看电视、玩手机、电脑或电子游戏)。

二、学龄儿童营养膳食

(一)学龄儿童的生理特点

儿童少年时期生长发育较快,体内合成代谢旺盛,所需的能量和营养素的需求都相对超过成年人。12 岁是青春期开始,随之出现第二个生长高峰,身高每年可增加 5~7 cm,个别的可达 10~12 cm;体重年增长 4~5 kg,个别可达 8~10 kg。此时不但生长快,而且第二性征逐步出现。同年龄男生和女生在儿童时期对营养素需要的差别很小,从青春期开始,男生和女生的营养需要出现较大的差异。

(二)学龄儿童的营养需要

1. 能量

儿童少年的能量处于正平衡状态。DRIs 建议,能量推荐值女孩为 6.07~9.62MJ/d、男孩为 6.69~11.92MJ/d。

2. 蛋白质

蛋白质提供的能量应占膳食总能量的 12%~14%,学龄儿童膳食蛋白质推荐摄入量建议,男孩为 35~75 g/d、女孩为 35~60 g/d。动物蛋白和大豆蛋白占总蛋白质量的 1/2。

3. 糖类

碳水化合物是人类膳食中提供能量的最经济、最主要的来源。学龄儿童膳食中碳水化合物适宜摄入量占总能量的 50%~65% 为宜,每天应该有 300~450g 的糖类供应,机体适量的碳水化合物摄入,具有节约蛋白质的作用。应注意避免摄入过多的糖,特别是含糖饮料。

4. 矿物质

我国建议学龄儿童锌的 RNI,6~7 岁为 5.5 mg/d,7~11 岁为 7.0 mg/d,11~14 岁男孩、女孩分别为 10 mg/d、9.0 mg/d,14~18 岁男孩、女孩分别为 12.0 mg/d、8.5 mg/d;铁的 RNI,6~7 岁为 10 mg/d,7~11 岁为 13 mg/d,11~14 岁男孩、女孩分别为 15 mg/d、18 mg/d,14~18 岁男孩、女孩分别为 16 mg/d、18 mg/d;碘的 RNI,6~11 岁为 90μg/d,11~14 岁为 110μg/d,14 岁以后为 120μg/d,供给量与成人相同,男孩女孩一样;学龄儿童钙的需要量为 800~1200 mg/d。

5. 维生素

学龄儿童维生素 A 缺乏的发生率远高于成人。维生素 A 主要存在于动物肝脏,深绿色或红黄色的蔬菜和水果中含有丰富的胡萝卜素。维生素 A(以视黄醇活性当量计)RNI,6~7 岁为 360 μgRAE/d,7~11 岁为 500 μgRAE/d,11~14 岁男孩、女孩分别为 670 μgRAE/d、

630 μgRAE/d,14~18 岁男孩、女孩分别为 820 μgRAE/d、630 μgRAE/d。学龄儿童维生素 D 的 RNI 为 10 μg/d,与成人一样。

B 族维生素包括维生素 B_1、维生素 B_2。儿童易发生维生素 B_1 缺乏症和维生素 B_2 缺乏症。维生素 B_1 主要来源于全谷类、鲜豆类、坚果、动物内脏和瘦肉。学龄儿童维生素 B_1 的 RNI,6~7 岁为 0.8 mg/d,7~11 岁为 1.0 mg/d,11~14 岁男孩、女孩分别为 1.3 mg/d、1.1 mg/d, 14~18 岁男孩、女孩分别为 1.6 mg/d、1.3 mg/d。维生素 B_2 的 RNI,6~7 岁为 0.7 mg/d,7~ 11 岁为 1.0 mg/d,11~14 岁男孩、女孩分别为 1.3 mg/d、1.1 mg/d,14~18 岁男孩、女孩分别为 1.5 mg/d、1.2 mg/d。维生素 B_2 主要来源于动物性食物,如瘦肉、奶类、蛋类,蔬菜水果也含有少量。

维生素 C 的 RNI,6~7 岁为 50 mg/d,7~11 岁为 65 mg/d,11~14 岁为 90 mg/d,14~ 18 岁为 100 mg/d。新鲜的蔬菜水果是维生素 C 的良好食物来源。

(三)学龄儿童的合理膳食

1. 认识食物,学习烹饪,提高营养科学素养

儿童期是学习营养健康知识,养成健康生活方式,提高营养健康素养的关键时期,他们不仅要认识食物,参与食物的选择和烹调,养成健康的饮食行为,更要积极学习营养健康知识,传承我国优秀饮食文化和礼仪,提高营养健康素养。家庭、学校和社会要共同努力,开展儿童少年的饮食教育,家长要将营养健康知识融入儿童少年的日常生活;学校可以开设符合儿童少年特点的营养与健康教育相关课程,营造校园营养环境。

2. 三餐合理,规律进餐,培养健康饮食行为

儿童应做到一日三餐,包括适量的谷薯类、蔬菜、水果、禽、畜、鱼、蛋、豆类、坚果,以及充足的奶制品,两餐间隔 4~6h,三餐定时定量,早餐提供的能量应占全天总能量的 25%~30%, 午餐占 30%~40%,晚餐占 30%~35%。要每天吃早餐,保证早餐的营养充足,早餐应包括谷薯类、禽畜肉、蛋类、奶类或豆类及其制品和新鲜蔬菜、水果等食物,三餐不能用糕点、甜食或零食代替,做到清淡饮食,少吃含高盐、高糖和高脂肪的快餐。

3. 合理选择零食,足量饮水,不喝含糖饮料

儿童可选择卫生、营养丰富的食物作为零食,如能生吃的新鲜蔬菜和水果、奶制品、大豆及其制品或坚果,油炸、高盐或高糖的食品不宜做零食。要保障充足饮水,每天 800~ 1400mL,首选白开水,不喝或少喝含糖饮料,更不宜饮酒。

4. 不偏食、节食,不暴饮暴食,保持适宜体重增长

儿童应做到不偏食、挑食,不暴饮暴食,正确认识自己的体型,保证适宜的体重增长。营养不良的儿童,要在吃饱的基础上,增加鱼、禽、蛋、肉或豆制品等富含优质蛋白质食物的摄入。超重、肥胖会损害儿童的体格和心理健康,要通过合理膳食和积极的身体活动,预防超重、肥胖,对于已经超重、肥胖的儿童,应在保证体重合理增长的基础上,控制总能量摄入,逐步增加运动频率和运动强度。

5. 保证每天至少活动 1h,增加户外活动时间

儿童保证每天至少活动 1h,增加户外活动时间,保持健康体重,预防和控制肥胖;能够增强体质和耐力;提高机体各部位的柔韧性和协调性;对某些慢性病也有一定的预防作用。户

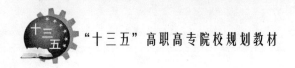

外运动还能接受一定的日光照射,有利于体内维生素 D 的合成,保证骨骼的健康发育。

第四节 老年人的营养与膳食

一般将 45~65 岁定为初老期,65 岁以上为老年期,80~90 岁称为高龄期,90 岁以上称为长寿期。截至 2017 年年底,中国的 60 岁以上老年人口数量已达 2.4 亿人。

2016 年,世界卫生组织(WHO)经过对全球人体素质和平均寿命进行测定,对年龄划分标准作出了新的规定:青年人,18~65 岁;中年人,66~79 岁;老年人,80~99 岁;长寿老人,100 岁以上。

如何加强老年保健、延缓衰老进程、防治各种老年常见病,达到健康长寿和提高生命质量,老年营养是其中重要的一部分,合理的营养有助于延缓衰老,而营养不良或营养过剩则有可能加速衰老的速度。

一、老年人的生理特征

随着年龄增长,机体在形态、结构和机能方面均有一系列改变。老年人各种器官的生理功能都会出现不同程度的衰退,尤其是消化、吸收能力和代谢功能,直接影响人体的营养状况。老年人基础代谢下降,组织蛋白质以分解代谢为主,易出现负氮平衡;去脂肪组织减少,代谢脂肪能力下降,体脂增加;代谢碳水化合物的能力下降。人体衰老的特征表现为毛发渐白和脱落,皮肤松弛、皱纹增多,牙齿松动脱落,视力障碍,听力下降,身高逐渐变短等。老年人心脑功能衰退、视觉和听觉及味觉等感官反应迟钝、肌肉萎缩、齿龈萎缩、血管硬化、瘦体组织量减少,胃肠道功能下降,细胞结构改变。这些变化可明显影响老年人摄取、消化、吸收食物的能力,使老年人容易出现营养不良、贫血、骨质疏松、体重异常、肌肉衰减、免疫功能下降,出现适应能力减弱、行动不便、老年斑等问题,增加了慢性疾病发生的风险。

二、老年人营养需要

1. 能量

研究显示,老年人基础代谢率较中青年时期降低 10%~15%。老年人活动量逐渐减少,能量需要量降低。一般认为 50~59 岁减少 10%、60~69 岁减少 20%、70 岁以上减少 30%。但是如果活动量未减少可保持原来的能量摄入,以维持合适体重为宜。三类热能营养素的比例,其中碳水化合物占总热能的 50%~65%,脂类占 20%~30%,蛋白质占 12%~14%。

2. 蛋白质

人体衰老的过程中,蛋白质代谢以分解为主,合成代谢减缓。因此,老年人膳食中需提供较多的优质蛋白质,必须有适量的动物性蛋白质,如肉、鱼、禽蛋、奶等。大豆及其制品富含优质蛋白质,较容易消化,且含钙丰富,是老年人最佳食物之一。老年人肝、肾功能下降,不宜过多摄入高蛋白质食物。根据 DRIs 建议,老年人蛋白质摄入量与成年人供给标准相同,即男性 RNI 为 65g/d、女性 RNI 为 55g/d。

3. 脂类

老年人总脂肪在全日总能量的比例不宜少于 20% 或高于 30%,以含不饱和脂肪酸的植物油如豆油、花生油、玉米油、芝麻油等为主。饱和脂肪酸摄入量占总能量<10%,这种脂肪酸在动植物油脂中都存在,在动物油脂中较多,有升高血脂的作用,故老年人不宜过多食用。$n-6$ 多不饱和脂肪酸占总能量 2.5% ~9.0% ,$n-3$ 多不饱和脂肪酸占 0.5% ~2.0% ,总二十碳五烯酸(EPA)+二十二碳六烯酸(DHA)的推荐值为 0.25~2.0 g/d。鱼类,尤以海洋鱼类含有多种脂类,DHA、EPA 主要含于深海鱼油中。同属 $n-3$ 系列的 DHA 和 EPA 这两种多不饱和脂肪酸被认为在预防老年性疾病,如血脂异常、心脑血管疾病、老年性痴呆、视力退化及糖代谢等方面都有着重要的作用。对于血脂异常的高胆固醇血症老年人应该限制胆固醇的摄入。

4. 碳水化合物

碳水化合物是膳食能量的主要来源,老年人的脂肪摄入量减少,相应碳水化合物的量应适当增多。但老年人胰岛素分泌减少,对血糖调节作用减弱,容易使血糖升高,糖类过多易诱发糖源性高脂血症及发生糖尿病。应选择复合碳水化合物的淀粉类为主食,且宜多选择薯类、粗杂粮,适当增加水果、蔬菜等富含膳食纤维的食物,膳食纤维能增加肠胃蠕动,预防老年性便秘,对血糖、血脂代谢有改善作用。不宜选用精制糖等简单的糖类,应控制糖果、甜点心摄入量。但蜂蜜中含有较多的果糖,对老年人较为有利。

5. 矿物质

由于老年人器官功能减退,体力活动有限,食物摄入量减少,因此钙、铁、锌是老年人容易缺乏的矿物元素。

(1)钙

老年人对钙的吸收利用和贮存能力下降,钙摄入不足以及体力活动的减少,使老年人容易出现负钙平衡,以致骨质疏松症较为常见,要适当补充。老年人应以食物钙为主,牛奶及奶制品是钙的最好来源,其次为大豆及豆制品、深绿色叶菜、虾皮等,多到户外活动接受日光照射。DRIs 建议,老年人钙的 RNI 为 1000mg/d。

(2)铁

老年人对铁的吸收利用能力差,造血机能减退,易出现缺铁性贫血。应选择铁含量高的食物,如瘦肉、动物血制品、动物肝脏等,同时还应摄入富含维生素 C 的蔬菜、水果,以促进铁的吸收。DRIs 建议,老年人铁的 RNI 为 12mg/d,UL 为 42 mg/d。

(3)锌

锌可调整生理老化带来的免疫系统紊乱。老年人缺锌会出现食欲不振,味觉与嗅觉变差,免疫力低下,平时要多给老人吃一些蛋白质高的食物。高蛋白食物含锌量较高,海产品(牡蛎、贝等)、红色肉类、动物肝脏、芝麻、核桃、花生、蘑菇、香菇等是锌良好的食物来源,一般植物性食物和果蔬锌含量较低。DRIs 建议,老年人锌的 RNI 男性为 12.5 mg/d,女性为 7.5 mg/d。

6. 维生素

维生素对于调节老年人体内代谢和增强免疫功能具有重要的作用,充足的维生素促进代谢、延缓衰老及增强抵抗力。DRIs 建议,老年人的维生素摄入量与成人基本相同。

(1)维生素 A

老年人蔬菜水果摄入量常较少,易发生维生素 A 缺乏。维生素 A 具有抗氧化、抗癌、增强免疫力、保护视力的作用。胡萝卜素是我国居民维生素 A 的主要来源,应注意多食用黄绿色蔬菜、水果,如韭菜、菠菜、杏、柿子和橘子等,最好的来源是动物肝脏、鱼肝油、牛奶、蛋黄。

（2）维生素 C

维生素 C 具有抗氧化、增强免疫力的作用。能够改善老年人脂肪和类脂代谢特别是胆固醇的代谢,降低胆固醇,预防心血管疾病。可促进胶原蛋白的形成,保持毛细血管的弹性,防止老年血管硬化,因此老年人应摄入充足。

（3）B 族维生素

老年人对维生素 B_1 的利用率降低,富含维生素 B_1 的食物有瘦肉、全谷类、鲜豆类。老年人需供给充足的维生素 B_6、维生素 B_{12} 和叶酸,这 3 种维生素将有助于降低动脉硬化的发生率。

近年来的研究显示,B 族维生素与老人易罹患的心血管疾病、肾脏病、白内障、脑部功能退化（认知、记忆力）及精神健康等都有相当密切的关联。无论生病、服药或是手术过后,都会造成 B 族维生素大量流失,因此对于患病的老年人来说,需要特别注意补充 B 族维生素。

（4）维生素 D

老年人由于皮肤形成的维生素 D 量减少以及肝、肾转化为维生素 D 的活性形式的能力下降,户外活动减少,易缺乏维生素 D 而影响钙和磷的代谢,出现骨质疏松症等。一些研究也显示老年人的维生素 D 是缺乏的。食物来源有动物肝脏、鱼肝油、蛋黄。经常晒太阳是机体获取维生素 D 的重要途径。DRIs 建议老年人维生素 D,从成年人的 $10\mu g/d$,增加到 $15\mu g/d$。

（5）维生素 E

维生素 E 具有抗氧化、抗衰老的作用。当多不饱和脂肪酸摄入量增加时,应相应地增加维生素 E 的摄入量。富含维生素 E 的食物有植物油、麦胚、坚果类、种子类、豆类。

7. 水

适量的水有利于防止便秘,也有利于体内物质代谢及肾脏清除代谢废物,还可预防结石的形成。应鼓励老年人在白天多喝白开水,也可泡一些花草茶（尽量不放糖）喝,但是要少喝含糖饮料。晚餐之后,减少水分摄取。老年人应该有规律地主动饮水,不应在口渴时才饮水。饮水量按每千克体重 30mL 计。也可增加汤羹等食品,既易于消化又可补充水分。

三、老年人饮食原则

我国所指老年人为 65 岁以上的人群,根据中华人民共和国卫生行业标准（WS/T 556—2017）,老年人膳食指导具体如下。

（一）谷类为主,粗细搭配,适量摄入全谷物食品

保证粮谷类和薯类食物的摄入量。根据身体活动水平不同,每日摄入谷类男性 250～300 g,女性 200～250 g,其中全谷物食品或粗粮摄入量每日 50～100 g,粗细搭配。

（二）常吃鱼、禽、蛋和瘦肉类,保证优质蛋白质供应

平均每日摄入鱼虾及禽肉类食物 50～100 g,蛋类 25～50 g,畜肉（瘦）40～50 g。保证优质蛋白质占膳食总蛋白供应量 50% 及以上。

（三）适量摄入奶类、大豆及其制品

每日应摄入 250～300 g 鲜牛奶或相当量的奶制品。同时每日应摄入 30～50 g 的大豆或相当量的豆制品（如豆浆、豆腐、豆腐干等）。

（四）摄入足量蔬菜、水果，多吃深色蔬菜

保证每日摄入足量的新鲜蔬菜和水果，注意选择种类的多样化，多吃深色的蔬菜以及十字花科蔬菜（如白菜、甘蓝、芥菜等）。每日蔬菜摄入推荐量为 300～400 g，其中深色蔬菜占一半；每日水果摄入推荐量为 100～200 g。

（五）饮食清淡，少油、限盐

饮食宜清淡，平均每日烹调油食用量控制在 20～25 g，尽量使用多种植物油。减少腌制食品，每日食盐摄入量不超过 5.0 g。

（六）主动饮水，以白开水为主

主动、少量多次饮水，以维持机体的正常需求。饮水量应随着年龄的增长有所降低，推荐每日饮水量在 1.5～1.7 L，以温热的白开水为主。具体饮水量应该根据个人状况调整，在高温或进行中等以上身体活动时，应适当增加饮水量。

（七）如饮酒，应限量

每日饮酒的酒精含量，男性不超过 25 g，相当于啤酒 750 mL，或葡萄酒 250 mL，或 38°白酒 75 g，或高度白酒（38°以上）50 g；女性不超过 15 g，相当于啤酒 450 mL，或葡萄酒 150 mL，或 38°白酒 50 g。患肝病、肿瘤、心脑血管疾病等老年人不宜饮酒，疾病治疗期间不应饮酒。

（八）食物细软，少量多餐，保证充足食物摄入

食物应细软，切碎煮烂，不宜提供过硬、大块、过脆、骨/刺多的食物。通过烹调和加工改变食物的质地和性状，易于咀嚼吞咽。进餐次数宜采用三餐两点制，每餐食物占全天总能量：早餐 20%～25%，上午加餐 5%～10%，午餐 30%～35%，下午加餐 5%～10%，晚餐 25%～30%。保证充足的食物摄入，每日非液体食物摄入总量不少于 800 g。

（九）愉快进餐，饭菜新鲜卫生

营造温馨愉快的进餐环境和氛围，助餐点和养老院的老年人应集中用餐。需要时由家人、养护人员辅助或陪伴进餐。食物新鲜卫生。

（十）合理补充营养，预防营养不足

膳食摄入不足时，合理使用营养补充剂。对于存在营养不良或营养风险的老年人，在临床营养师或医生指导下，选用合适的特殊医学用途配方食品（医用食品），每日 1～2 次，每次提供能量 200～300 kcal、蛋白质 10～12 g。

第五节　特殊环境人群的营养与膳食

特殊环境人群指处于特殊生活、工作环境和从事特殊职业的各种人群，如在高温、低温、高原、有毒物质、放射作业环境下生活或工作的人群，以及脑力劳动者、运动员等从事特殊职

业的人群。这类人群在特殊环境下可引起代谢发生对机体不利的改变,更可引起职业中毒,如果不注意营养,则会危害健康。而适宜的营养和膳食能够提高机体对特殊环境的适应能力,提高机体的抵抗力,或减少有毒有害因素对机体的不利影响。

一、高温作业人员的营养与膳食

在工农业生产和生活中经常遇到各种高温环境,如机械工业的铸造、锻造、陶瓷、搪瓷,冶金工业中的炼焦、炼铁、炼钢、轧钢,农业、建筑、运输业、夏季露天作业等。

高温环境通常指32℃以上的工作环境或35℃以上的生活环境。人体在高温环境下劳动和生活时,机体出汗的多少,因气温及劳动强度不同而异,一般1.5 L/h,最高可达4.2 L/h。大量出汗可引起一系列生理改变,这种适应性改变导致机体对营养的特殊要求。

(一)高温环境下机体的生理改变

在高温环境中人体可以出现生理功能变化,如体温调节、水及无机盐代谢、消化和循环等方面功能的改变。

1. 高温环境下机体营养素的丢失

(1)水及无机盐的丢失

人体汗液的99%以上为水分,0.3%为无机盐,因此大量出汗则引起水和无机盐的丢失,严重的可导致体内水与电解质的紊乱。汗液中矿物质最主要的为钠盐,占汗液无机盐总量的54%～68%,其次是钾盐,占19%～44%,还有钙、镁、铁等。一般情况下损失的氯化钠可达15～25g/d。如不及时补充水和氯化钠,严重时可引起血液浓缩,出现体温升高、出汗减少、口干、头晕、心悸等中暑症状。

在丢失的无机盐中,钾的丢失仅次于钠,高温环境下作业又不适当补钾时,可使血钾及红细胞内钾浓度下降,而使机体对热的耐受能力下降。此外,通过汗液损失的无机盐还有钙和镁。

(2)维生素的丢失

高温条件下大量出汗也引起水溶性维生素的大量丢失。据文献报道,汗液中维生素C、维生素B_1分别可达10mg/L、0.14mg/L,以每日出汗5L计,从汗液丢失的维生素C、维生素B_1分别可达50mg/d、0.7mg/d。其他B族维生素,如维生素B_2、烟酸等也有不同程度的丢失。

(3)氮排出量增加

有文献报道,在高温作业时大量出汗造成可溶性含氮物的丢失,汗液中可溶性氮含量为0.2～0.7g/L,其中主要是氨基酸。此外,由于机体处于高温及失水状态引起组织蛋白质的分解代谢加速,使尿氮排出量亦增加,因而在高温环境下机体易出现负氮平衡。

2. 消化液分泌减少,消化功能下降

消化液分泌减少的主要原因是高温环境下机体水分丢失。由于大量出汗使氯化钠丢失,影响到胃中盐酸的分泌,另外,由于高温的刺激通过中枢神经系统调节使摄水中枢兴奋从而对摄食中枢产生抑制性影响。因此,高温环境下机体消化功能减退且食欲下降。

3. 能量代谢增加

高温条件下机体的能量消耗增加。主要是因为一方面高温引起机体基础代谢增加,另一方面机体在对高温进行应激和适应的过程中,通过大量出汗、心律加快等进行体温调节,可引起机体能量消耗的增加。

(二)高温环境下人群的营养需要

1. 水及无机盐

高温条件下机体丢失大量水分和无机盐,如不及时补充,不仅影响活动能力,也可造成体内热蓄积、中暑,危及健康。水分的补充以能补偿出汗的失水量、保持体内水的平衡为原则。根据高温作业者口渴程度、劳动强度及具体生活环境建议补水量为:中等劳动强度,日补水量需 3~5 L。补水宜少量多次。

食盐需适量补充。含盐饮料中氯化钠浓度以 0.1% 为宜。其他无机盐可通过富含矿物质的蔬菜、水果、豆类及饮料来补充。所以在高温作业时应根据供给情况尽量多吃各种新鲜蔬菜和瓜果补充水和无机盐。

2. 水溶性维生素

根据高温环境下机体水溶性维生素的代谢特点,建议维生素 C 的摄入量为 130~180mg/d,维生素 B_1 为 1.8~2.4 mg/d,维生素 B_2 为 1.7~2.3 mg/d。日常膳食调配过程中,注意选择含维生素 C、维生素 B_1、维生素 B_2 较多的食物,必要时可口服维生素制剂。

3. 蛋白质及热能

高温环境下机体易出现负氮平衡,因此蛋白质的摄入量需适当增加,但不宜过多,以免加重肾脏负担。由于汗液中丢失一定数量的必需氨基酸,尤其是赖氨酸损失较多,因此优质蛋白质比例不应低于 50%。热能的供给以推荐量标准为基础,环境温度在 30~40℃,每上升 1℃,膳食热能供给量应增加 0.5%。

(三)高温环境下人群的膳食

根据中华人民共和国卫生行业标准(WS/T 577—2017),高温作业人员膳食指导如下。

1.合理补充水分

在一般人群平衡膳食指导原则基础上,高温作业人员工间需适量饮水,少量多次饮用。

工间按作业温度和强度适量饮水,也可按出汗量多少补充。宜选择淡盐水进行补充;出汗量>3 L/d 时,宜补充电解质-碳水化合物饮品。水或饮品温度10℃左右为佳。每次饮水200~300 mL。

2.多吃蔬菜、水果

增加蔬菜、水果的摄入,提供较为充足的维生素和矿物质,以补充汗液中的丢失。每天蔬菜摄入量不少于 500 g,水果不少于 400 g。宜选择富含钾、维生素 C 和 B 族维生素的品种。

3.增加优质蛋白质摄入

增加优质蛋白质食物的摄入,以补充高温作业消耗。适量多吃鱼虾、蛋、奶、大豆和瘦肉等优质蛋白质食物。建议每天奶类摄入不低于 300 g,每天摄入相当于 50 g 大豆的豆制品。

4. 合理搭配班中餐

工作中餐应合理搭配,以满足工间能量需要。宜减少油脂的摄入;食物适当调味,并脱

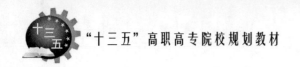

离高温环境用餐,以促进食欲和消化吸收。

二、低温环境下人群的营养与膳食

低温环境一般是指气温在10℃以下的外界环境,如冬季室外工作的野外劳动、训练、冷库、冰库作业等。低温环境下机体发生一系列生理变化,如耗氧量减少,糖代谢下降,水、电解质和酸碱平衡改变等,影响消化功能和食欲,因而对营养的需要也发生一定的改变。

(一)低温环境下人群的营养需要

1. 热能

低温环境下人体热能需要量较温带同等劳动强度者为高,具体因寒冷程度、体力活动强度和防寒保温情况而异。低温环境下人体基础代谢升高10%~15%,且低温下的寒战、笨重防寒服使身体活动受限,能量消耗增加。此外,机体内一些酶的活力增高,使机体的氧化产热能力增强。因此,膳食总热能供给量应比常温下增加10%~15%。

2. 维生素

低温环境下人体对维生素A、硫胺素、核黄素和烟酸的需要量增加,特别是维生素C,需额外补充70~120 mg/d,以利于提高机体耐寒能力。

3. 矿物质

寒冷地区易缺乏钙和钠。由于膳食缺乏、日照时间短导致钙的缺乏,因此应增加富含钙的食物。低温环境下食盐的需要量升高,据调查,寒带地区的居民每日食盐摄入量高达26~30g,但血压并未随之升高。研究表明,低温作业人员血清中矿物质与微量元素有一定的变化,常见钠、钙、镁、碘、锌比常温中降低。

(二)低温环境下人群的膳食

1. 增加能量的供给

寒冷环境下人体热能的需要量增加。可适当增加脂肪在膳食中的比例,碳水化合物对于未适应低温或短时间内接触低温的作业人员,仍然是热能的主要来源,可适当减少。注意三大产热营养素的供给比例:碳水化合物占总热能的45%~50%,脂肪占35%~40%,蛋白质占13%~15%。

2. 保证蛋白质的供给

适当增加蛋白质的供给量,蛋白质供给量不低于15%,其中动物蛋白最好在50%以上。

3. 供给充足的维生素和无机盐

提供富含维生素C、胡萝卜素和无机盐钙、钾等的蔬菜和水果,适当补充维生素C、硫胺素、核黄素、维生素A和烟酸。维生素摄入量比常温下同工种高30%~50%。

食盐的推荐摄入量为15~20 g/d,高于非低温地区。在膳食调配时应注意选择含钠、钙、镁、碘、锌营养素较多的食物供给,以维持机体的生理功能,增强对低温环境的适应能力,提高低温作业的工作效率。

三、运动员的营养与膳食

运动员在训练和比赛的过程中,活动强度高,精神高度紧张,运动量大,能量消耗多,对各种营养素的需要量增加,而且不同运动项目对营养素的消耗与需要也有所不同。适宜的营养供给有助于保证运动员的健康及运动能力的提高,能促进对训练的适应性和消除疲劳,对运动员恢复体力极为重要。

(一)运动员的营养需要

1. 热能

运动员一般总热能需要量为 3500~4400 kcal/d,按体重计算为 50~65 kcal/kg。如果长期热能供给不足,则会导致身体消瘦、运动无力、免疫力下降、多种营养素缺乏。反之,则会出现体脂堆积,身体发胖,从而影响运动效率。

2. 碳水化合物

碳水化合物是热能的主要来源,易被人体消化吸收,产热效能高,产热过程中耗氧量少。其最终代谢产物是二氧化碳和水,不增加体液的酸度。因此,运动员比赛前、比赛过程中补充高糖食物,可以提高耐力。碳水化合物能减少体内过量耗氧,有利于运动进行,特别是短时间高强度的运动,热能几乎全部由碳水化合物供给。运动员按体重需碳水化合物 8~12 g/kg,比一般人多 4~6g。我国运动员碳水化合物供给量一般占能量的 55%~60%,缺氧运动项目可提高到 65%~70%。

3. 脂肪

对运动员来说,脂肪供给量不宜过多,以占总热量的 20%~25% 为宜。

4. 蛋白质

蛋白质有助于提高运动员的神经系统兴奋性,加强神经反射,提高激素水平。蛋白质对高级神经活动有良好影响,这一点对运动员来说具有特殊意义。运动员在高强度运动下,蛋白质的分解加强,可能出现负氮平衡,需要量也要增加。但蛋白质代谢产物为酸性,过多时会增加体液的酸度,引起疲劳。国内研究结果表明,我国举重运动员蛋白质的需要量每人每千克体重为 2.4 g/d,体操运动员为 1.9 g/d,篮球运动员为 2.5 g/d。

5. 矿物质

运动员大量出汗引起水和矿物质的丢失,需要饮用含有多种电解质的盐类饮料。运动员需要的矿物质为氯化钠 20 g/d、钾 4~6 g/d、钙 1.0~1.5 g/d、铁 20~25 mg/d、镁 500~800 mg/d。

6. 维生素

运动员对维生素的需要量取决于体重、运动项目和代谢情况。供给丰富的维生素 A 对射击、射箭、摩托、游泳等运动员极为重要,维生素 A(以视黄醇活性当量计)500~2400 μgRAE/d。近年来的研究认为,维生素 E 有提高人体运动能力的作用,还可使组织需氧量减少,能改善过度耗氧,增强肌肉营养,提高耐久力。有人提出比赛中维生素 E 的用量为 200~300 mg/d。维生素 B_1 可促进糖元和磷酸肌酸分解,有利于肌肉活动,同时还能减轻疲劳和提高运动效率,运动员对维生素 B_1 的需要量为 5~10 mg/d,较一般人高。维生素 C 在体内能加强氧化还原过程,提高组织吸氧能力,使组织代谢加强,从而提高机体工作能力,增强耐力。运动员对维生素 C 的需要量为 150~200 mg/d。另外,运动员对维生素 B_2 的需要量为 2.5~3 mg/d,烟酸为 25~40 mgNE/d。烟酸不足会影响机体能量代谢,使供能不足,影响运动员的体力和精神。

(二)运动员的合理膳食

1. 供给合理比例的产热营养素

运动员要供给高碳水化合物和低脂肪膳食。适当减少膳食中脂肪的供给量,可使运动员体内血液中丙酮酸含量降低,有利于机体进行活动。一般运动员的膳食组成中,蛋白质、脂肪、碳水化合物的适宜比例以 $1:0.7\sim0.8:4$ 为宜,对耐力性项目,如超长跑、公路自行车运动员则应提高碳水化合物的供给量,三者比例以 $1:1:7$ 为宜。

2. 膳食营养素能够满足不同运动项目运动员的需要

不同种类的运动,对营养素的要求不同。运动员膳食中营养素的供给与运动项目有关,例如,射击、射箭等用眼较多的运动项目,运动员的膳食需要增加维生素 A 的摄入;短跑与中长跑速度性项目,运动员的膳食应供给丰富的碳水化合物、蛋白质、维生素 B_1、维生素 C 和磷,多吃蔬菜水果避免体内酸过多;长跑和超长跑耐力性项目,运动时热能消耗大,应多供给丰富的碳水化合物、维生素 B_1、维生素 C、钾、钙、镁,以及适当的脂肪和蛋白质;球类比赛,特别是足球运动要求较高的速度、力量、耐力与灵敏度,因而对营养素要求也是多方面的,要供给丰富的碳水化合物、蛋白质、脂肪、维生素 B_1、维生素 C 和磷;冰上运动因气候寒冷、热能消耗量大,膳食中可供给充足的糖、脂肪;短距离滑冰运动员需要较多蛋白质和磷;长距离滑冰运动员需要较多的碳水化合物、维生素 B_1 和食盐。

3. 合理搭配,食物多样化

可多选用标准米、面,少吃精白米、面。副食中可多选薯类、动物性食物(瘦肉、鱼、鸡、鸭、蛋黄、奶)、豆制品、新鲜蔬菜、水果,以及蘑菇、芝麻酱、适当的植物油等。

4. 赛期的膳食要合理

运动员比赛前一周应提高膳食质量,以增加体内营养素的储备量。如超长跑运动员可预先增加碳水化合物的供给,如加糖面包、糖三角等,避免引起血糖下降。同时,增加维生素 B_1、维生素 C 的供给量。比赛前膳食要求食物能量密度高、体积小,易消化,且富含碳水化合物和维生素 C,进食量不宜多。进餐后,一般应间隔 $1.5\sim2h$ 才进行运动。注意赛前不宜吃肥肉、韭菜、干豆及粗杂粮,因这些食物不易消化且产气较多。在进行马拉松跑步及公路自行车比赛时,需在比赛途中供给饮料以补充热量、水和盐。对运动量大、持续时间长久的运动员,在赛后可及时服用葡萄糖或蔗糖,以利肝糖元的储备,且对预防肝脂肪浸润有良好作用。比赛后 $2\sim3d$ 内的膳食也应增加碳水化合物、蛋白质的供应,少吃脂肪,增加维生素和矿物质的供应,以补充比赛过程中的消耗,恢复体液的正常水平。

5. 注意饮食卫生

食物烹调和加工过程中应尽量避免营养过多丢失,做到色、香、味俱全,以促进食欲。注意食物卫生,如吃干净、新鲜的食物,不吃腌渍食物。定时进餐,不挑食,不暴饮暴食,不吃刺激性大的食物。运动中不大量喝水,临睡前不进食等。此外,应禁烟禁酒。

四、高原作业人群的营养与膳食

一般将海拔 3000m 以上的地区称为高原。在高原地区工作的人群,常出现由于海拔高出现的缺氧问题。海拔在 3000~4500m 时,血氧饱和度为 90%,无症状;海拔在 4500~6000m 时血氧饱和度为 70%~80%,组织出现缺氧;海拔在 6000~7000m 时血氧饱和度为 60%~70%,严重缺氧。缺氧对人体脑组织、呼吸系统、消化系统、心血管系统和内分泌系统都有影响,如机体耗氧量大,呼吸加深加快,心肌收缩力下降,消化液分泌减少,食欲下降等,易导致脑水肿、肺源性心脏病,甚至发生心肌功能衰竭和猝死。

(一)高原作业人群的营养需要

1. 产能营养素

低氧时,能量需要量增加;蛋白质分解代谢增加,合成减少,氮排出量增加;糖异生作用减弱,糖原合成减少;脂肪分解加强,血中甘油三酯增高。

2. 维生素

急性缺氧时,尿中维生素 B_1、维生素 B_2 和维生素 C 排出增加。

3. 矿物质

急性低氧时,细胞内外电解质平衡紊乱,主要由于细胞外液转移入细胞内,出现细胞水肿所致,表现为血中钾、钠和氯增加,尿排出减少;血钙含量增加,可能与日照有关。

(二)高原作业人群的合理膳食

1. 满足能量需要

能量供给应在非高原作业人员推荐摄入量基础上增加 10%。增加碳水化合物的摄入,能量占总能量的 65%~75%。碳水化合物膳食能使人的动脉含氧量增加,能在低氧分压条件下增加换气作用,因此,在高原环境下工作的人群保证充足的碳水化合物摄入对维持体力视力,提高心肌功能有意义。同时,注意优质蛋白质的摄入。膳食中蛋白质、脂肪、碳水化合物构成的适宜比例为 1:1.1:5。

2. 供给充足的维生素与矿物质

微量营养素的建议摄入量,维生素 A 1000μgRAE/d,维生素 B_1 2.0~2.6mg/d,维生素 B_2 1.8~2.4mg/d,烟酸 20~25mgNE/d,维生素 C 100~150mg/d,铁 25mg/d,锌 20mg/d。

3. 合理补水

合理补水可促进食欲,防止代谢紊乱。但初入高原者补充水分要慎重,要注意预防脑水肿和肺水肿。

五、职业性接触化学有毒有害物质人群的营养与膳食

(一)接触铅作业人群的营养与膳食

由于铅及其化合物均具有一定的毒性,进入人体后,可作用于全身,尤其对神经系统、造血系统和肾脏产生危害,可引起急性中毒或慢性中毒。

铅作业人群的营养膳食原则:

1. 供给质量优良、数量充足的蛋白质

蛋白质可提高机体对毒物的耐受能力、调节酶的活性、增强机体解毒能力。蛋白质供给

量需充足,因为蛋白质不足会降低机体的排铅能力,增加铅在体内的贮留和机体对铅中毒的敏感性。而充足的蛋白质,特别是富含含硫氨基酸如蛋氨酸、胱氨酸等的优质蛋白质,对降低体内的铅浓度有利,可减轻中毒症状。因此,蛋白质适宜的摄入量供能占总能量的 14% ~ 15% ,并需要增加优质蛋白质的供给,优质蛋白质量达蛋白质总量的 1/2。

2. 供给丰富的维生素 C

铅作业人员长期接触铅可引起体内维生素 C 的缺乏,甚至出现齿龈出血等缺乏症状。在与铅接触时,若能同时给予大量的维生素 C,则可延缓铅中毒的出现或使中毒症状减轻。这可能是由于大量维生素 C 补充了体内维生素 C,并可与铅结合成浓度较低的抗坏血酸铅盐,降低铅的吸收,同时维生素 C 还直接参与解毒过程,促进铅的排出。铅作业者维生素 C 的推荐量为 150~100mg/d。

调整膳食中酸性食品和碱性食品的比例,呈酸性食物与呈碱性食物交替使用。

3. 适当限制脂肪

脂肪能促进铅在小肠中的吸收,因此铅作业人员应适当限制膳食脂肪的摄入量,建议的脂肪供能比不宜超过 25%。

4. 多摄入蔬菜、水果

铅作业人员应增加蔬菜、水果的摄入,水果、蔬菜所含的膳食纤维、果胶能降低肠道中铅的吸收。维生素 B_1、维生素 B_6 和维生素 B_{12} 有保护神经系统的作用,应增加这些维生素的供给。维生素 B_1 的食物来源主要包括豆类、谷类、瘦肉;维生素 B_{12} 的来源主要为动物肝脏及发酵制品。临床上维生素 B_1、维生素 B_{12}、维生素 B_6 通常作为神经系统的营养物质用于铅中毒人群。膳食中的维生素 A 和叶酸在预防铅中毒方面均有一定作用,钙、铁、锌、硒也可使铅的毒性减低,应增加含这类维生素和矿物质丰富的食物的摄入。

(二)接触汞作业人群的营养与膳食

由于汞中毒使人体肝脏、肾脏受到损害,可引起蛋白尿。慢性汞中毒损害人体肠胃系统,特别是神经系统,导致听力、言语、视力、运动发生障碍,出现残疾甚至死亡。

汞作业人群的营养膳食原则如下。

1. 供给充足的优质蛋白质

充足的优质蛋白质提供修补、再生。因此,膳食中应有足够的动物性食品和豆制品,这些食物含有较高的甲硫氨酸,其中的巯基可与汞结合,从而保护含有巯基的酶的活性,减轻中毒症状。有试验供给汞作业人员高蛋白、低脂肪膳食,能明显修补肝细胞损伤,防止脂肪肝,改善肝功能。

2. 保证矿物质硒与维生素 E 丰富的食物摄入

微量元素硒与维生素 E 对于汞中毒均有明显的防护作用。硒可维持肝、肾细胞内谷胱甘肽过氧化酶的活性,能减轻中毒症状。硒还能束缚汞并与蛋白质的巯基结合,使汞不能到达靶细胞而产生毒性作用。维生素 E 除了能防止汞对神经系统的损害外,还能提高硒的营养效应。在调配日常膳食时,应选择含硒较高的海产品、肉类、肝脏等,含维生素 E 较多的绿色蔬菜、奶、蛋、鱼、花生与芝麻等。

3. 供给富含果胶的食物

含果胶较多的食物,能使汞加速排出,减轻中毒症状。如胡萝卜。

(三)接触镉作业人群的营养与膳食

镉中毒引起机体肾功能损害、骨骼系统病变,有致癌、致畸作用。引起急性中毒或慢性中毒。

镉作业人群的营养膳食原则如下。

1. 补充足够的钙和维生素 D

镉使肾不能将 $25-OH-D_3$ 羟化为 $25-(OH)_2D_3$,从而阻碍钙结合蛋白的形成,影响钙的吸收和利用,尿钙排出亦增加。机体缺钙又可增加镉在肠道的吸收及其在骨骼组织中的沉积,引起镉对骨骼的损害,因此,维生素 D 对镉毒有一定的防治作用。临床上,慢性镉中毒每天可用大剂量(1250~2500μg,含 50000~100000IU)的维生素 D 治疗,同时食用富含钙的食物,每天补充 4g 葡萄糖酸钙,可获显著效果。

2. 保证富含铁、锌、硒等矿物质的膳食供给

镉能干扰铁的吸收和利用,引起缺铁性贫血。补充铁对镉的毒性有一定防治作用。锌对镉有拮抗作用,在消化道可拮抗镉的吸收。锌能诱导肝脏合成金属硫蛋白,后者能结合镉,减少其毒性。锌能提高机体的免疫功能。硒能与镉形成难溶化合物,减轻镉毒性。膳食中保证富含铁、锌、硒等矿物质的食物的供给。

(四)接触苯作业人群的营养与膳食

苯属芳香烃类化合物,有特殊芳香气味,广泛用于工业生产。苯及其化合物苯胺、硝基苯均为脂溶性、可挥发的有机化合物,苯作业时,主要通过呼吸道进入人体,其毒作用的靶器官主要是神经系统和造血系统。

苯作业人员的营养膳食原则如下。

1. 在合理膳食基础上,增加优质蛋白质的摄入

苯的解毒过程主要在肝脏进行,增加优质蛋白质的摄入,一方面有利于提高肝脏微粒体混合功能氧化酶的活性,进而提高机体对苯的解毒能力,使苯羟化成酚后与葡萄糖醛酸结合再由机体排出体外。另一方面,优质蛋白质尤其是富含硫氨基酸的蛋白质可以提供足够的胱氨酸以利于维持体内还原型谷胱甘肽的适应水平,因部分苯可直接与还原型谷胱甘肽结合而解毒。膳食中增加优质蛋白质的摄入,动物蛋白应占蛋白质的1/2,如瘦肉、鱼、鸡蛋、黄豆等食物中含含硫氨基酸较为丰富。

2. 膳食中脂肪含量不宜过高

苯属于脂溶性有机溶剂,摄入脂肪过多可促进苯的吸收,增加苯在体内的蓄积而产生慢性中毒,并使机体对苯的敏感性增加。脂肪供热比不超过 25%。

3. 适当提高碳水化合物的摄入

碳水化合物在代谢过程中可以提供重要的解毒剂葡萄糖醛酸,肝、肾等组织内苯与葡萄糖醛酸结合,易于随胆汁排出,增加机体对苯的耐受性。

4. 适当增加维生素 C 的摄入

人体负荷试验表明,苯作业人员体内维生素 C 贮量较普通人低。动物实验亦观察到苯中毒时血和尿中维生素 C 含量均降低,故应提高维生素 C 的摄入量,有人建议每日补充维生素 C 150mg。为预防苯中毒所致的贫血,还应适当增加铁的供给量,并补充一定量的维生素 B_6、维生素 B_{12} 及叶酸,以促进血红蛋白的合成和红细胞的生成。

(五)接触农药作业人群的营养与膳食

农药可通过呼吸道、消化道和皮肤侵入体内,在体内蓄积引起一系列急、慢性中毒症状,损害神经系统和肝、肾等脏器,出现倦怠、食欲不振、头痛及震颤等症状。

农药作业人员的营养膳食原则如下。

1. 增加蛋白质的供给

蛋白质对农药毒性有明显的作用,蛋白质供给不足,可加重农药的毒性。膳食中蛋白质充足时可提高肝微粒体酶的活性,加快对农药的分解代谢。每日膳食供应蛋白质 90g 以上,可降低农药在体内的毒性,加速有机磷农药的分解代谢。此外,半胱氨酸可促进有机磷农药的分解。补充蛋氨酸可使毒性减低。

2. 供给充足的碳水化合物

碳水化合物对农药的作用是间接的,它通过改变蛋白质的利用率和避免蛋白质作为能量而分解,而起到一定的解毒作用。

3. 适当限制脂肪的摄入

体内的脂肪组织可蓄积一定量的农药,缓解中毒症状的出现,但并不能降低农药对机体的损伤作用。为避免高脂肪膳食所导致的毒物在小肠吸收的增加,专家建议脂肪的摄入量在总能量供给中不超过 25%。

4. 保证蔬菜和水果的摄入

维生素与农药毒性有关。维生素 C 能提高肝脏的解毒能力,此外维生素 B_1、维生素 B_2、尼克酸和叶酸对预防或减轻农药的毒性也有良好的作用,因此应增加富含维生素 C、维生素 B_1、维生素 B_2、叶酸的蔬菜和水果的摄入。农药能影响维生素 A 的代谢,如有机氯农药DDT、有机磷农药降低维生素 A 在人体中的含量,甚至造成维生素 A 缺乏症,膳食中需适当补充维生素 A。

(六)接触电磁辐射人群的营养与膳食

电磁辐射可以造成机体许多组织器官的损害及多种功能损伤,包括神经系统、心血管系统、免疫系统、消化系统、内分泌系统、眼睛及生殖系统等,出现头晕、头痛、疲劳、注意力不集中、记忆力减退、失眠、心悸、胸闷、口干舌燥、机体免疫功能下降、白内障等症状。同时,电磁辐射对人体营养代谢也产生影响。主要使葡萄糖分解代谢受阻,常出现高血糖症;蛋白质分解增强,合成受阻;脂肪组织分解明显,出现高血脂症;使血中的多种维生素减少等。

接触电磁辐射人员的营养膳食原则如下:

1. 增加热能的供给

研究表明,机体受到辐射损伤后引起热能代谢的紊乱,体重减轻。放射线作业人员经常受到小剂量照射,如热能供给不足,可增加机体对辐射损伤的敏感性。因此,接触放射线作业人员无论在接触或者休假期,均应适当增加热能供给量,每人每日可根据情况,提供2600~3000kcal热能为宜。

2. 供给充足的优质蛋白质

接触电磁辐射作业人员食欲下降,食物摄入减少,尤其是蛋白质不足,加之体内分解代谢增加,可引起负氮平衡。暴露期间应提供生物价较高的蛋白质,对增加白细胞和血小板,改善放射病的症状有一定作用。我国营养工作者研究发现,机体受到辐射损伤后,皮肤、骨骼与肌肉中可溶性胶原蛋白降解较多,胶原蛋白的代谢受到破坏。蛋白质可占总热能的12%~18%,以优质蛋白质为主。

3. 应适当选用富含果糖和葡萄糖的水果补充碳水化合物

碳水化合物供给应占能量的60%~65%。碳水化合物应适当选用对辐射防护效果较好的富含果糖和葡萄糖的水果。

4. 增加必需脂肪酸和油酸的摄入,限制总脂肪量

每日脂肪的供给量不宜过高。可参照成人正常供给标准,约占总热量的20%左右。但应注意提供足够比例的植物油。因植物油含不饱和脂肪酸如必须脂肪酸和油酸较高,能促进血液成分的形成,加速网状内皮系统功能的恢复和防止放射线照射引起的损伤。

5. 选择含B族维生素和维生素C丰富的食物

各类维生素尤其是水溶性B族维生素对于改善机体代谢功能,防治放射损伤,降低机体对放射线的敏感性,都有一定的作用,如维生素B_1、维生素B_2、维生素B_6、尼克酸、叶酸、维生素E以及维生素C等。辐射损伤使机体对B_{12}和叶酸的需要量增加,当补充维生素B_{12}和叶酸后,可克服辐射损伤引起的维生素B_{12}和叶酸缺乏,使体重逐渐恢复正常。因此,放射线作业人员的饮食营养应提供含B族维生素和维生素C丰富的食物,如乳类、豆类、花生、瘦肉、动物内脏、马铃薯、绿色蔬菜、麦胚、酵母和新鲜水果等,以提高机体抵抗电磁辐射的能力。对于放射病患者,除通过膳食调配提供外,还应当给予适当复合维生素制剂,以补充食物来源之不足。

供给从事放射性工作人员的食物,除主食外,可多选用蛋、乳类、动物肝脏、瘦肉、大豆制品、卷心菜、胡萝卜、海带、紫菜、柑橘及茶叶等食物。现有为从事放射线工作人员食用的保护性膳食,在早餐或午餐供给,由主食、肉、鱼、肝、蛋、牛奶、酸奶、卷心菜、土豆、西红柿、新鲜水果以及动、植物油组成的一种保护性膳食。

复习思考题

1. 为什么要重视备孕妇女的营养?如何安排备孕妇女的膳食?
2. 根据孕妇的营养需要,应如何安排孕妇的膳食?
3. 哺乳期妇女有什么营养需要?如何安排哺乳期妇女的膳食?
4. 婴幼儿有什么营养需求?6月龄内婴儿和7~24月龄婴幼儿的喂养各有什么特点?
5. 根据学龄前儿童生理、营养需要特点,如何合理安排饮食?
6. 根据学龄儿童生理、营养需要特点,如何合理安排饮食?
7. 老年人的膳食特点是什么?

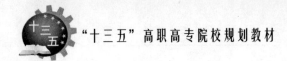

8. 如何安排高温和低温环境下人群的膳食？

9. 运动员有什么营养需要？如何安排运动员的膳食？

10. 缺氧对人体健康有什么影响？如何安排高原作业人群的膳食？

11. 如何安排职业性接触化学有毒有害物质人群的膳食？

实训七　居民膳食调查

一、实训目的

通过实训,使学生熟悉膳食调查的主要内容,掌握膳食调查的常用方法,能够利用膳食调查获得群体或个体摄入的食物种类和数量,从而为膳食评价提供依据。

二、实训内容

膳食调查是在一定时期内,通过调查群体或个体摄入食物的种类和数量,根据《食物成分表》计算出每人每日通过膳食摄取的能量和各种营养素的平均摄入量,与中国居民膳食营养素推荐摄入量进行比较,评定该群体或个体膳食营养得到满足的程度。膳食调查主要包括:

(1)调查期间每人每日所吃的食物品种和数量。

(2)了解烹调加工方法对维生素保存的影响等。

(3)了解饮食制度、餐次分配是否合理。

(4)过去膳食情况、饮食习惯等,以及调查对象的基本信息等。

三、实训步骤

常见的膳食调查方法有称重法、记账法、询问法、频率法及化学分析法等方法。营养工作者必须选择一个能正确反映群体或个体食物摄入量的适宜方法,必要时可并用两种方法。

本实训采用24h个人膳食回顾询问法(即调查者询问被调查者前一天的食物消耗情况),以大学生为调查对象进行膳食调查。调查者需注意调查的技巧,如诚恳的态度、引导性询问、对食物质量的准确估计、对应答准确的判断与记录。具体步骤如下:

步骤1　设计表格。

步骤2　以个人为单位记录膳食调查情况。调查对象可以是自己或某个同学,调查时间连续3d(2个工作日和1个休息日),收集食物的摄入资料。每日应有早餐、中餐、晚餐,注意三餐之外所摄入的水果、糖果和点心、花生、瓜子等零食,也应计算在内。

步骤3　核对和检查调查对象的食物消耗后,将调查结果记录在食物摄入量记录表内,见表实训7-1。

表实训7-1　询问法食物摄入量记录表

单位:　　　　　　　　　　　　　　　　　　　　　　　　　日期:

餐别	食物名称	食物原料	原料用量/g
早餐			
午餐			
晚餐			

步骤 4　计算每日各种食物平均摄入量,结果填入表实训 7-2。

表实训 7-2　每日各种食物摄入量记录表

日期	餐别	食物原料									
		大米	面粉	牛奶	白菜	菠菜	油白菜	萝卜	土豆	…	
×月×日	早										
	中										
	晚										
×月×日	早										
	中										
	晚										
×月×日	早										
	中										
	晚										
……											
各类食物摄入量/g											
每日食物平均摄入量/g											

步骤 5　将调查期间所消费的食物按品种分类,统计每日各类食物平均摄入量,结果填入表实训 7-3。

表实训 7-3　各类食物摄入量统计表

食物类别	食物名称	摄入量/g
谷类		
蔬菜类		
水果类		
禽肉类		
畜肉类		
鱼虾类		
蛋类		
豆类及其制品		
乳类及其制品		
油脂类		

四、注意事项

（1）24h 回顾调查法一般要求在 15~40min 完成，对于回忆不清楚的老人和儿童，可以询问其看护人。

（2）调味品的资料采用称重法获得调味品的数据。

（3）膳食回顾后可准备一份食物清单进行核对，力求数据真实准确。

（4）24h 膳食回顾法多用于家庭中个体的食物消耗状况调查。

五、问题讨论

针对膳食调查结果，你认为该大学生膳食存在哪些缺陷？应如何改进？

第五章　特殊人群的营养与膳食

实训八 膳食中各类食物摄入量的计算与评价

一、实训目的

通过实训,使学生进一步熟悉中国居民平衡膳食宝塔和了解食物分类的方法,掌握膳食中各类食物摄入量的计算,能熟练应用中国居民平衡膳食宝塔来评价膳食。

二、实训内容

以 1 名 20 岁健康女性为例,她的一日食物消耗如下。

早餐:鲜牛奶 200mL,面包 1 个(小麦标准粉约 100g),煮鸡蛋 1 个(鸡蛋 50g)。

中餐:米饭(粳米,"标一"125g);土豆鸡丁:土豆 150g,鸡肉 100g;凉拌黄瓜:黄瓜 100g;苹果 1 个(苹果 200g);调料:花生油 8g,精盐 4g。

晚餐:米饭(粳米,"标一"80g);芹菜炒熏干:芹菜(肥瘦)50g,豆腐干 50g;炒青菜:青菜 100g;调料:花生油 15g,精盐 4g。

请计算该女性以上膳食中各类食物的摄入量,并评价其摄入的食物构成是否合理。

三、实训步骤

步骤 1 分类排序记录食物

核对和检查这个 20 岁女性的一日食物消耗记录后,按照食物分类将调查所得的个体消耗食物分类排序,并记录在表格内,见表实训 8-1。

表实训 8-1 各类食物摄入量统计表

类别	原料名称	摄入量/g
谷类		
合计		
薯类		
合计		
禽畜肉类		
合计		
鱼虾类		
合计		
豆类及其制品		
合计		
奶类		
合计		

表实训 8-1(续)

类别	原料名称	摄入量/g
蛋类		
合计		
蔬菜		
合计		
水果		
合计		
纯热能食物		
合计		
坚果类		
合计		
合计		

步骤 2 计算各类食物的摄入合计值

按照各类食物予以填写完全后,在每一类的合计栏中通过计算得到各类食物的摄入合计值,见表实训 8-2。

步骤 3 评价膳食结构和食物数量

把以上食物归类,与中国居民膳食宝塔的推荐食物种类比较,检查是否食物多样化。同时把以上食物按类计算,与中国居民膳食宝塔的推荐食物数量比较,检查是否足够,见表实训 8-2。

表实训 8-2 膳食结构和食物数量评价表

食物类别	实际摄入品种	评价	实际摄入量	宝塔推荐量	评价
谷类					
薯类					
蔬菜类					
水果类					
禽肉类					
畜肉类					
水产类					
蛋类					

第五章 特殊人群的营养与膳食

表实训 8-2(续)

食物类别	实际摄入品种	评价	实际摄入量	宝塔推荐量	评价
豆类及其制品					
坚果					
乳类及其制品					
油脂类					

四、注意事项

在对食物归类合计时,需注意中国居民平衡膳食宝塔推荐的食物的数量,指的是食物原料的量,因此实际应用时有些食物需要进行折算才能相加,如计算大豆及其制品摄入量时,豆腐和熏干需折算为大豆的量后累计至总摄入量;计算乳及乳制品摄入量时,奶粉、酸奶均需折算为鲜奶的量后再相加。

五、问题讨论

请评价该女性一日膳食食物种类是否齐全,数量分布是否合理,大致估计能量是否足够,并给出合理建议。

第六章 膳食营养与健康

第一节 膳食营养与肥胖

一、基础知识

（一）基本概念

肥胖是一种营养过剩的慢性疾病，是指人体脂肪的过量储存，表现为脂肪细胞增多和（或）细胞体积增大，与其他组织失去正常比例的一种状态。

2010—2013 年中国居民营养与慢性病状况报告（2015 年）显示，我国 18 岁及以上成人超重率为 30.1%，肥胖率为 11.9%，6~17 岁儿童青少年超重率为 9.6%，肥胖率为 6.4%，而且儿童肥胖率不断攀升。

（二）肥胖的判定与标准

目前，国际公认肥胖的判定方法有 3 种。

1. 标准体重法

男性标准体重 = 身高（cm）- 100（身高为 165cm 以上）

= 身高（cm）- 105（身高为 165cm 以下）

女性标准体重 = 身高（cm）- 100

肥胖度 = [实际体重（kg）- 标准体重（kg）] / 标准体重（kg）×100%

其判断标准为：肥胖度>10% 为超重；肥胖度 20%~29% 为轻度肥胖；肥胖度 30%~49% 为中度肥胖；肥胖度≥50% 为重度肥胖。

2. 体重指数

体重指数也称体质指数，是世界卫生组织（WHO）推荐的成人的测量指标。其判断标准（BMI）如表 6-1 所示。

体重指数 = 体重（kg）/[身高（m）]^2

表 6-1　世界卫生组织（WHO）推荐成人体重指数判断标准

	正常	超重	肥胖
国际	20~25	25~30	≥30
中国	18.5~23.9	24~28	≥28
日本		23~25	≥25

《中国学龄儿童少年超重和肥胖预防与控制指南》也提出了不同于成年人的中国儿童少年(7~17 岁)体重判断标准,如表 6-2 所示。

表 6-2　中国学龄儿童青少年超重、肥胖筛查 BMI 分类标准　　　　kg/m²

年龄/岁	男性		女性		年龄/岁	男性		女性	
	超重	肥胖	超重	肥胖		超重	肥胖	超重	肥胖
7	17.4	19.2	17.2	18.9	13	21.9	25.7	22.6	25.6
8	18.1	20.3	18.1	19.9	14	22.6	26.4	23.0	26.3
9	18.9	21.4	19.0	21.0	15	23.1	26.9	23.4	26.9
10	19.6	22.5	20.0	22.1	16	23.5	27.4	23.7	27.4
11	20.3	23.6	21.1	23.3	17	23.8	27.8	23.8	27.7
12	21.0	24.7	21.9	24.5	18	24.0	28.0	24.0	28.0

3. 皮下脂肪厚度法

测定仪器为皮褶厚度测定仪或皮褶计。测量部位有肩胛下角部、上臂肱三头肌、腹部脐旁 1cm 处、髂骨上嵴等。其中前 3 个部位可分别代表个体肢体、躯干和腰腹等部分的皮下脂肪堆积情况。皮褶厚度一般需要与身高标准体重结合起来判定。判定方法为:肥胖度≥20%,两处的皮褶厚度≥80 百分位数,或其中一处皮褶厚度≥95 百分位数为肥胖;肥胖度<10%,无论两处的皮褶厚度如何,均为正常体重。

(三)肥胖的原因

由于摄入的能量与消耗的能量不均衡引起,摄入能量过多,消耗能量过少,或摄入能量-消耗能量>0,引起能量蓄积,体脂肪增加,导致肥胖。

引起能量不均衡的因素如下。

1. 遗传因素

肥胖具有遗传倾向。目前已发现有近 300 余种与肥胖有关的基因。人类流行病学调查显示,双亲均为肥胖者,子女中有 70%~80% 的人表现为肥胖;双亲之一(特别是母亲)为肥胖者,子女中有 40% 的人为肥胖。另外,不同种族、性别和年龄差别对致肥胖因子的易感性不同。虽然已有研究表明,遗传因素对肥胖形成的作用占 20%~40%,但需要说明的是,遗传变异是非常缓慢的过程,肥胖症发生率的快速增长主要不是遗传基因发生显著变化的结果,而是生活环境转变所致。

2. 多食

进食行为是引起肥胖症发生的重要因素。不吃早餐常常导致午餐和晚餐时摄入的食物过多,从而导致一日的食物总摄入量增加。晚上吃的过多而运动相对较少,会使多余的能量在体内转化为脂肪而储存起来。进食行为不良,如经常性的暴饮暴食、夜间加餐、喜欢零食,尤其是感到生活乏味或在看电视时进食过多零食,是许多人发生肥胖的原因。此外,进食速度与肥胖也有关系。

3. 运动不足

经常性体力活动或运动不仅可增加能量消耗,而且可使身体的代谢率增加,有利于维持机体的能量平衡。研究证实,经常参加锻炼者比不经常锻炼者的静息代谢率高;在进行同等能量消耗的运动时,经常锻炼能更多地动员和利用体内储存的脂肪。但目前随着现代交通工具的增多、职业性体力劳动和家务劳动量的减少,坐着看电视的休闲消遣方式已成为发生肥胖的主要原因之一。另外,某些运动员在停止经常性锻炼后未能及时相应地减少其能量摄入,都可能导致多余的能量以脂肪的形式储存起来。

4. 心理因素

部分肥胖儿童由于外形太胖、行动不快等常常受到排斥和嘲笑,增加自卑感,进而形成抑郁或内向的性格,以致养成不愿参加集体活动、寡欢少动,而这些行为、心理方面的异常又常常以进食的方式得到安慰。因此,肥胖导致心理问题,而这些问题又促进肥胖,两者互相影响,形成恶性循环。

二、肥胖对健康的危害

大量的研究表明,肥胖与糖尿病、高血压、高脂血症、高尿酸血症、缺血性心脑疾患、癌症、变形性关节炎、月经异常、妊娠和分娩异常等很多疾病有明显的关系,而且肥胖可以增加死亡的危险性。

(一)肥胖对儿童健康的危害

近年来,儿童少年的肥胖率在不断增加。大量观察证实,许多成人肥胖始于童年。儿童肥胖对其心血管系统、呼吸系统、内分泌系统、免疫系统及体力、智力、生长发育等多方面都会带来许多不良影响。因此,儿童时期的肥胖更应引起注意。

表 6-3　肥胖对儿童健康的主要危害

1. 心理影响
(1)自我意识受损,表现为压抑、焦虑、缺乏自信;
(2)自我意识受损程度随肥胖程度加重而加重,女孩较男孩明显。
2. 生理功能损伤
(1)对心血管系统的影响,肥胖可导致儿童血脂浓度增加、血压增高;
(2)对呼吸系统的影响,肥胖可导致混合型肺功能障碍;
(3)肥胖可导致骨骼关节承重部位损伤性疾病;
(4)对内分泌系统与免疫系统的影响,出现抵抗力低下和身体发育异常;
(5)影响智力、体力及生长发育;
(6)性发育,女孩月经初潮提前,月经紊乱。
3. 成年期疾病的危险因素之一
肥胖所导致的血压偏高、心功能下降、脂代谢紊乱、胰岛素分泌异常等常易引发动脉粥样硬化、高血压、冠心病、糖尿病等成年期疾病

(二)肥胖对成年人健康的危害

大量研究表明,肥胖不仅本身是一种疾病,还容易引起多个器官和系统的疾病。根据世界卫生组织(WHO)的报告,与肥胖相关疾病的相对危险度见表6-4。

表6-4　肥胖者发生肥胖相关疾病或症状的相对危险度

危险性显著增高 (相对危险度大于3)	危险性中等增高 (相对危险度2~3)	危险性稍增高 (相对危险度1~2)
Ⅱ型糖尿病	冠心病	女性绝经后乳腺癌,子宫内膜癌
胆囊疾病	高血压	男性前列腺癌,结肠直肠癌
血脂异常	骨关节病	多囊卵巢综合征
胰岛素抵抗	高尿酸血症和痛风	生育功能受损
气喘	脂肪肝	麻醉并发症
睡眠中阻塞性呼吸暂停	背下部疼痛	

注:相对危险度是指肥胖者发生表中肥胖相关疾病的患病率是正常体重者对该病患病率的倍数。

1. 心血管疾病

流行病学研究显示,肥胖是心血管疾病发病和死亡的独立危险因素。体质指数与心血管疾病的发生呈正相关。高血压、糖尿病和血脂异常都是冠心病和其他动脉粥样硬化性疾病的重要危险因素,而超重和肥胖导致这些因素聚集,大大促进了动脉粥样硬化的形成。腰围超标危险因素聚集者的患病率为腰围正常者的2.1倍,说明超重、肥胖是促进动脉粥样硬化的重要因素之一。

2. 糖尿病

体重超重、肥胖和腹部脂肪蓄积是发生Ⅱ型糖尿病的重要危险因素。肥胖持续的时间越长,发生Ⅱ型糖尿病的危险性就越大。中心型脂肪分布比全身型脂肪分布的人患糖尿病的危险性更大。我国人群调查数据显示,体质指数≥24者Ⅱ型糖尿病患病率是体质指数在24以下者的2.0倍,体质指数≥28者Ⅱ型糖尿病患病率是体质指数在24以下者的3.0倍。男性和女性腰围分别≥85cm和≥80cm时,糖尿病的患病率分别为腰围正常者的2~2.5倍。另外,儿童青少年时期开始肥胖,18岁后体重持续增加和腹部脂肪堆积者患Ⅱ型糖尿病的危险性更大。

由于肥胖患者的胰岛素受体数减少和受体缺陷,因而出现胰岛素抵抗和空腹胰岛素水平较高的现象,并对葡萄糖的转运、利用和蛋白质合成产生影响。

3. 肿瘤

肥胖与某些肿瘤的发生密切相关。男性主要是结肠癌、直肠癌和前列腺癌的发病率增高,女性主要是子宫内膜癌、卵巢癌、宫颈癌、乳腺癌和胆囊癌的发病率显著增高,其原因与脂肪摄入过高及体内脂肪不易转化和影响性激素的分泌有关。

4. 肺功能障碍

极度肥胖者肺功能可发生异常,肥胖症患者最严重的肺部问题是梗阻性睡眠呼吸暂停和肥胖性低通气量综合症。肥胖儿童的肺活量和每分钟通气量明显低于正常儿童。极量运动时肥胖儿的最大耐受时间、最大耐氧量明显低于正常儿童。

5. 脂肪肝和胆囊炎

肥胖症患者易发生脂肪肝,出现肝功能异常。这是因为肥胖症患者的脂代谢活跃导致大量游离脂肪酸进入肝脏,为脂肪的合成提供了原料。肥胖症患者胆石症的发病率显著增高。与正常体重相比,肥胖男性胆石症的患病率增加 2 倍,而肥胖女性的增加近 3 倍。肥胖症患者血液中胆固醇浓度增高,使其胆汁中胆固醇含量增高,呈过饱和状态以致沉积形成胆结石,还可并发胆囊炎。

6. 内分泌和代谢异常

肥胖者的内分泌和代谢常发生异常。肥胖者血中生长激素浓度明显下降。肥胖男性的血浆睾丸酮的浓度降低。肥胖妇女通常表现为月经周期规律性降低和月经异常的频率增加。另外,肥胖妇女闭经也较早。

三、肥胖症的膳食预防与控制原则

合理的膳食调整是预防和控制肥胖的基本措施。

(一)肥胖症的干预原则

(1)必须坚持预防为主。从儿童、青少年开始,从预防超重入手,并需终生坚持。

(2)采取综合措施预防和控制肥胖症。积极改变人们的生活方式。包括改变膳食,增加体力活动,矫正引起过度进食或活动不足的行为和习惯。

(3)鼓励摄入低能量、低脂肪、适量蛋白质和碳水化合物,富含微量元素和维生素的膳食。

(4)控制膳食与增加运动相结合,以克服因单纯减少膳食能量所产生的不利作用。二者结合可使基础代谢率不致因摄入能量过低而下降,达到更好的减重效果。积极运动可防止体重反弹,还可改善心肺功能,产生更多、更全面的健康效益。

(5)应长期坚持减体重计划,速度不宜过快,不可急于求成。

(6)必须同时防治与肥胖相关的疾病,将防治肥胖作为防治相关慢性病的重要环节。

(7)树立健康体重的概念,防止为美容而减肥的误区。

(二)肥胖症的饮食调控原则

1. 控制总能量摄入(低能量)

限制每天的食物摄入量,以便减少摄入的热能。减少热能必须以保证人体能从事正常活动为原则,一般规定年轻男性每天摄入低限为 1600 kcal,年轻女性为 1400 kcal;成年人以每月稳步减肥 0.5~1 kg 为宜;对中年以上的肥胖者,每周减肥 0.5~1kg。

低能量减重膳食一般设计为每天女性 1000~1200 kcal,男性 1200~1600 kcal,或比原来习惯摄入的能量低 300~500 kcal。避免用极低能量膳食(即能量总摄入低于每天 800 kcal 的膳食),否则会影响正常活动,甚至会引起衰弱、脱发、抑郁、心律失常等。

防止肥胖必须从儿童抓起。幼年儿童过度肥胖常可导致成年的肥胖症,因为脂肪组织的增长是依赖于脂肪细胞数目的增加和体积的增大。肥胖儿童的脂肪细胞数目比正常同龄儿童多 2~3 倍,脂肪细胞的体积也比普通儿童大 30%,20 岁以后肥胖者的脂肪细胞数目并没有增加,只是细胞体积不断增大。肥胖的儿童到了壮年之后很容易堆积大量脂肪,形成体态臃肿的肥胖病。因此,肥胖病的预防是从幼儿开始就要注意合理营养,促进幼儿健康成长。对于年龄很小或刚刚发生的轻中度肥胖儿童,考虑到生长发育,可按不太严格的饮食调整方案进行治疗,并不绝对限制能量摄入。但对中重度的肥胖儿童,就应适当限制。

减重膳食构成的基本原则为低能量、低脂肪、适量优质蛋白质、含复杂碳水化合物(如全谷物类);增加新鲜蔬菜和水果在膳食中的比重。

2. 限制碳水化合物供给

碳水化合物宜占膳食总能量的 60% ~ 65%,应选择谷类食物和薯类食物,尤其是多选富含膳食纤维的粗粮杂粮,如玉米、荞麦、糙米等,严格限制精制糖与各种甜食、含糖饮料和零食等。

3. 摄入适量优质蛋白质

采用低能量膳食的中度以上肥胖者,蛋白质供能应控制在总能量的 15% ~ 20%,适当注意选择一些富含优质蛋白质的食物,如瘦肉、鱼、鸡、鸡蛋清和豆类等,在能量负平衡时,摄入足够蛋白质可以减少人体组织中的蛋白质被动员作为能量而被消耗。

4. 严格限制脂肪的摄入

限制和减少能量摄入应以减少脂肪为主。脂肪供能应控制在总能量的 25% 左右,尤其需限制动物脂肪、饱和脂肪酸和胆固醇的摄入,应少吃肥肉、内脏、蛋黄等富含饱和脂肪的食物。

5. 多吃新鲜蔬菜和水果

蔬菜和水果的体积大而能量密度较低,富含维生素和矿物质,以蔬菜和水果替代部分其他食物能给人以饱腹感而不致摄入过多能量。

在用低能量饮食时,为了避免因食物减少引起维生素和矿物质不足,应有针对性地补充所需的维生素与微量元素,如维生素 A、维生素 B_2、维生素 B_6、维生素 C 和锌、铁、钙等。可按照推荐的每日营养素摄入量设计添加混合营养素补充剂。

6. 纠正不良饮食习惯

进食应有规律,不暴饮暴食,不吃过多零食,尽量减少吃点心和加餐,少食油炸食品,少吃盐。

7. 体育锻炼

除饮食控制以外,应增加体育锻炼促进热量消耗。运动减肥是通过增加体内能耗而达到减重的目的。应根据肥胖程度和个体的体质,选择较适宜的运动项目和运动量。运动减肥应选择有氧运动(aerobic exercise)的耐力性项目,如长跑、长距离步行、游泳或自行车等。近年来的研究认为,增加体力活动和适当限制饮食相结合是减肥的最好处方。因为,通过增加活动来控制能量平衡,减少的是脂肪;而仅靠减少饮食量则会减少瘦体重(LBA)。此外,运动不仅增加机体能量消耗,还可增强心血管和呼吸系统功能,加强肌肉代谢能力,对促进人体健康有利。

第二节　膳食营养与心血管疾病

心血管疾病是一类严重危害人类健康的疾病,同时也是造成死亡的主要原因之一,近年来其发病率在我国有明显增高的趋势,大量的流行病学资料显示,生活方式是心血管疾病发病率和病死率的决定因素,而饮食结构又是其中的重要原因。

一、基础知识

(一)基本概念

心血管疾病包括心脏病、高血压、高脂血症、冠心病等。具有"发病率高、死亡率高、致残率高、复发率高"以及"并发症多"的特点。其病因主要是动脉硬化,动脉硬化即动脉血管内壁有脂肪、胆固醇等沉积,并伴随着纤维组织的形成与钙化等病变。这种病变发展至心脏冠状动脉时则形成冠心病(心绞痛、心肌梗死及急性死亡)。

(二)心血管疾病与饮食的关系

1. 脂肪

脂类代谢紊乱是导致冠心病的主要因素之一。饮食可直接影响血脂的浓度,膳食中饱和脂肪酸、胆固醇高,就会引起血脂升高、胆固醇沉积时间长,还会引起动脉粥样硬化。动物脂肪因含胆固醇和饱和脂肪酸过高,易引起心血管疾病。而植物油含不饱和脂肪酸多,植物油中的亚油酸能降低血中胆固醇含量,但它对甘油三酯的影响很小,而鱼类脂肪中的亚麻酸则对降低血胆固醇和甘油三酯的效果比亚油酸高出 2~5 倍,有预防血栓形成的作用。脂肪供热量比例过高有增加肥胖发病的趋势。

2. 碳水化合物

蔗糖的消费量与冠心病的发病率呈正相关,心肌梗死患者其蔗糖食用量是普通人的 2 倍,但并没有发现淀粉引起胆固醇浓度升高,其原因可能是食糖易于转化为脂肪,引起高脂血症,所以蔗糖、果糖和葡萄糖较易促进血脂增高。膳食纤维正相反,由于其良好吸附性,可以抑制消化道中的胆固醇吸收,从而促进胆固醇的排泄。

3. 蛋白质

膳食中供给种类齐全而又搭配适当的蛋白质,可增强机体抵抗力,防治动脉硬化。膳食中的蛋白质占总热量的15%,对高胆固醇血症和动脉硬化斑块的恢复有利。其中豆类蛋白质对动脉硬化有明显的抑制作用,实验证明,以每日食用25g 豆类和谷类蛋白质的食物代替动物蛋白,血中胆固醇会明显下降。

4. 矿物质

矿物质种类较多,其中钠离子可以升高血压,而高血压是冠心病的重要危险因素。钾有保护心肌细胞的作用,缺钾可引起肌肉震颤、手足抽搐、心动过速、心律不齐等,食用富含钾的食物,可以缓解钠摄入过多的后果。

5. 维生素

有许多维生素可参与脂类代谢。维生素 C 有增加血管韧性,减少脆性,使血管弹性增加,防止血管出血等作用,并有利于心肌创面愈合,对心血管疾病的防治有利。维生素 E 有预防和治疗动脉硬化的作用,如果只增加不饱和脂肪酸,没有同时增加维生素 E,就会使过氧化脂质的生成增多,对机体不利,一般认为,成人每日约需维生素 E 15mg。维生素 B_6 与亚油酸同用有降低血脂的作用,因为它能促进亚油酸变成不饱和脂肪酸,亚油酸与胆固醇氧化为胆酸。其他 B 族维生素对防治心血管疾病也有一定效果。维生素 D 具有升高血胆固醇和诱发冠心病的作用，所以冠心病者应慎用。

6. 膳食纤维

膳食纤维能显著降低人体血胆固醇，具有防治动脉硬化、高血压、心脏病等心血管疾病的作用。大量研究表明，经常食用富含膳食纤维食物的人极少患冠心病，饮食中的膳食纤维能防止胆固醇透过肠壁被血液吸收。所以，适当增加膳食纤维的摄入对预防和改善心血管疾病是有益的。

二、心血管疾病的膳食预防与控制原则

心血管疾病的防治原则是在平衡膳食的基础上，控制总热能和总脂肪，限制膳食饱和脂肪酸和胆固醇，保证充足的膳食纤维和多种维生素，保证适量的矿物质和抗氧化营养物质。

（一）限制热能的摄入总量，保持理想体重

热能摄入过多是肥胖的重要原因，而肥胖是心血管疾病的重要危险因素，故应该控制总能量的摄入，并适当增加运动，保持理想体重。

（二）限制脂肪和胆固醇的摄入量

限制膳食中的脂肪总量及饱和脂肪酸和胆固醇的摄入量是防治高胆固醇血症和动脉粥样硬化的重要措施。膳食中脂肪摄入量以占总热能的 20%～25% 为宜，饱和脂肪酸的摄入量应不超过总热能的 10%，适当增加单不饱和脂肪酸和多不饱和脂肪酸的摄入量。深海鱼类主要含 $n-3$ 多不饱和脂肪酸，对心血管有保护作用，可适当多吃；少吃高胆固醇食物，如动物内脏和鱼卵等；高脂血症患者应进一步降低饱和脂肪酸摄入量，使其低于总热能的 7%。

（三）提高植物性蛋白的摄入量，少吃甜食

蛋白质摄入应占总热能摄入量的 12%～15%，植物蛋白中的大豆蛋白有很好的降血脂作用，可适当多食。碳水化合物应占总能量的 60% 左右，且以高分子碳水化合物为主，高脂血症患者尤其应限制精制糖的摄入。

（四）保证摄入充足的膳食纤维

膳食纤维的摄入量达到 30～40 g/d 能明显降低血胆固醇，因此心脑血管病人应多食果蔬、粗粮、燕麦等富含膳食纤维的食物。

（五）供给充足的维生素和矿物质

很多维生素以及矿物质具有改善心血管功能的作用，特别是维生素 E、维生素 C 和硒具有抗氧化作用，因此应多食富含这些营养素的食物，如绿叶蔬菜、酸味水果和海产品等。

（六）饮食清淡，少盐和少酒

高血压是动脉粥样硬化的重要危险因素，控制每日食盐的摄入量不超过 6 g 是防控高血压的重要措施。少量饮酒利于心脑血管疾病的防控，但过量饮酒会加速动脉粥样硬化的形成。

（七）适当多吃富含植物化学物的食物

非传统营养素的植物化学物质具有促进心脑血管健康的作用，摄入富含这类物质的食

物有助于心血管的健康和抑制动脉粥样硬化的形成,应鼓励摄入足量的且种类丰富的植物性食物和食用菌类,如大豆、草莓、葱、蒜、香菇、绿色食品和黑色食品。

第三节　膳食营养与高血压

据估算,目前我国高血压患者人数超过 2.7 亿。2010—2013 年中国居民营养与健康状况调查监测报告显示,我国 18 岁及以上成人高血压患病率达 25.2%,60 岁以上城市老年人中有 50% 患高血压,儿童青少年的高血压患病率也达 12.4%,呈现低龄化趋势,已成为将来高血压患病的潜在人群。高血压病人早期常无感觉,往往悄然起病并造成突发事件,被公认为"无声杀手"。我国每年由于血压升高而过早死亡者达 150 万人,脑卒中(中风)、心脏病、肾功能不全等疾病是最常见的高血压并发症,致残、致死率高,危害严重。而且近年农村地区高血压发病率快速上升尤为明显,"城乡差别"显著减小,因此,防治高血压迫在眉睫。

一、基础知识

(一)基本概念

高血压(hypertension)是一种常见的以体循环动脉血压持续增高为特征的临床综合征。高血压在升高血压的同时,也威胁着心脑血管,还会影响体内重要的脏器,如导致心、肾、脑的结构和功能改变,甚至导致这些器官功能衰竭,致人死亡。大量的流行病学调查和临床研究证实,高血压是引起严重心血管病的最主要的危险因素,例如,脑卒中(中风)、冠心病、心肌梗死、心力衰竭、肾功能衰竭等,血压越高危险也越大。血压水平的定义和分类见表 6-5。

表 6-5　血压水平的定义和分类

类别	收缩压/mmHg	舒张压/mmHg
正常血压	<120	<80
正常高值	120~139	80~89
高血压	≥140	≥90
Ⅰ级高血压(轻度)	140~159	90~99
Ⅱ级高血压(中度)	160~179	100~109
Ⅲ级高血压(重度)	≥180	≥110
单纯收缩期高血压	≥140	<90

注:1mmHg=133.32Pa。

(二)高血压的分类

高血压一般分为原发性高血压和继发性高血压。

1. 原发性高血压

原发性高血压又称为自发性高血压,约占总数的 90%,据分析,原发性高血压很可能是由于多种因素引起的,包括遗传、性别、年龄、超重与肥胖、大量饮酒、神经因素及膳食因

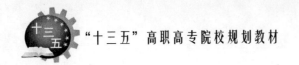

素等。

2. 继发性高血压

继发性高血压由明确的疾病引起,如原发性肾病、内分泌功能障碍、原发性醛固酮增多等,故又称症状高血压,通常仅占高血压患者的 10%,若消除引起高血压的病因,高血压症状即可自行消失。

二、高血压的发病因素

(一)饮食习惯与高血压

饮食习惯中,营养过剩、膳食中高盐、中度以上饮酒是国际公认的高血压发病危险因素。我国流行病学研究也证实这三大因素与高血压发病显著相关。另外,吸烟、社会心理因素,如长时间的精神紧张以及患者的性格特征、职业、经济条件等对高血压的发生也有重要影响。

1. 营养过剩

大量研究已证实,营养过剩引起的肥胖或超重是血压升高的重要危险因素,超重或肥胖者(特别是向心性肥胖)高血压的发病率较正常体重者更高,而 60% 以上的高血压患者是肥胖或超重人群,肥胖的高血压病人更易发生心绞痛和猝死。

肥胖导致血压升高的机制可能是肥胖引起高血脂,从而使心输出量增加、胰岛素抵抗以及交感神经兴奋。减轻体重是降低血压的重要措施,体重每减轻 9.2kg 可使收缩压降低 6.3mmHg,舒张压降低 3.1 mmHg。

2. 高盐饮食

盐是升高血压的重要危险因素,食盐摄入量高的地区,高血压发病率也高,限制食盐摄入可降低高血压发病率。我国人群流行病学研究表明,人群膳食中平均每人每天摄入食盐增加 2g,收缩压和舒张压分别升高 2 mmHg 及 1 mmHg。

3. 饮酒

虽然少量的饮酒不会对血压很快产生不良作用。但是,无论是收缩压还是舒张压,都与每天的饮酒量相关,与不饮酒的人群相比,持续饮酒的男性在 4 年内发生高血压的危险性增加 40%。

(二)膳食营养与高血压

膳食可影响血压,不合理的膳食是引起血压水平升高乃至发生高血压的重要危险因素。

1. 蛋白质与高血压

蛋白质与高血压发生的关系尚未完全阐明,但部分研究报道了某些氨基酸与血压的关系。如牛磺酸在循环系统中可抑制血小板的凝集,降低血脂,从而具有一定的降压作用;外周或中枢直接给予色氨酸和酪氨酸也可降低血压。

2. 脂类与高血压

增加不饱和脂肪酸(包括单不饱和脂肪酸和多不饱和脂肪酸),且减少饱和脂肪酸和胆固醇的摄入量有利于降低血压。n-3 系列多不饱和脂肪酸的降压作用机制可能与其改变前列腺素的代谢、改变血管内皮细胞的功能和抑制血管平滑肌细胞的增殖有关,每天摄入 4.8g 深海鱼油可降低血压 1.5~3 mmHg。

3. 碳水化合物与高血压

动物实验和流行病学调查研究结果表明,精制糖(如葡萄糖、蔗糖和果糖)可升高血压,而膳食纤维则可降低血压。

4. 矿物质与高血压

(1)钠

自从 20 世纪 70 年代以来,大多数流行病学调查都强调摄入钠盐过多是高血压的重要病因。钠是细胞外液中带正电的主要离子,是构成细胞外液渗透压的主要因素,钠离子调节细胞渗透压的平衡,维持血压正常水平。摄入过量的钠盐,会增加血管对升压物质的敏感性,引起小动脉痉挛、外周血管阻力增高,而导致高血压乃至并发症的发生和发展;钠过多还可使体内潴留水分增多,循环血量增多,心脏负荷增加,血压升高。

(2)钾

钠和钾有密切关系,尽管钠的摄入是决定血压的最重要因素,但膳食中钠与钾的比值对维持细胞内液和细胞外液间的渗透压平衡非常重要。研究证明,钠过量而钾低的情况下,可导致血压升高。钾可缓冲高钠的有害作用,促进钠排出,从而起到降压作用。此外,钾还能激活钠泵,减少交感神经的兴奋性也导致血压下降。我国多数地区普遍存在膳食钠摄入量过多,钾的摄入量偏低现象。因此,改变我国人群高钠低钾的膳食结构是预防高血压的主要措施之一。

(3)钙

美国一些研究报告表明,钙摄入与血压呈负相关。许多研究结果倾向认为高钙降压、低钙升压的观点。流行病学调查也证明软水区居民中高血压发病率高于硬水区。水的硬度主要依赖于钙、镁离子。

(4)镁

近年来,镁与心血管的关系颇受关注。有报道认为,摄入适量镁能降压,缺镁时降压药的效果降低。脑血管对低镁引起的痉挛反应最敏感,中风可能与血清、脑、脑脊液中低镁有关。镁保证钾进入细胞内并阻止钙、钠的进入。由此可见,钠、钾、钙和镁对心血管系统的作用是相互联系的。

5. 维生素与高血压

B 族维生素在碳水化合物、蛋白质及脂肪代谢中起重要作用。维生素 C 促进胆固醇在体内的代谢,降低血胆固醇含量,并增强血管弹性,有一定的降压作用。足量的维生素供应,对于维持心血管正常的生理功能、调节物质代谢、防止高血压发生发展也起重要作用。

三、高血压的膳食预防与控制原则

(一)控制膳食的能量摄入

控制体重可使高血压的发生率降低 28%~40%。减轻体重的措施,一是限制能量的摄入,二是增加体力活动。超重或肥胖的高血压患者摄入的总能量可根据患者的理想体重,每日每 1 kg 体重给予 20~25 kcal 能量,能量减少可采取循序渐进的方式。在限制的能量范围内,应做到营养平衡,合理安排蛋白质、脂肪、碳水化合物的比例,并使无机盐和维生素达到DRIs 标准。

(二)限制钠盐的摄入

高血压患者钠的摄入量应控制在 1.5~3 g/d,除了食盐外,还要考虑其他钠的来源,包括盐腌食品以及食物本身含有的钠盐。

(三)增加钾、钙、镁的摄入量

钾、钙和镁能对抗钠的不利作用,高血压患者应多食富含这些矿物质的食物,如新鲜的果蔬、豆类和根茎类等食品。

(四)保持良好的脂肪酸比例

高血压患者脂肪摄入量应控制在总热能的 30% 或更低,其中饱和脂肪酸供能占总能量小于 7% ,单不饱和脂肪酸供能占总能量的 10% 左右和多不饱和脂肪酸供能占总能量低于 10% 。

(五)增加优质蛋白和部分氨基酸的摄入量

不同来源的蛋白质对血压的影响不同,鱼类蛋白可使高血压和脑卒中的发病率降低,牛磺酸、酪氨酸和色氨酸也有降低血压的功效,大豆蛋白虽无降血压作用,但也有预防脑卒中发生的作用。

(六)摄入丰富的维生素及适量的膳食纤维

新鲜蔬菜、水果含丰富的维生素和矿物质,推荐高血压患者食用芹菜、洋葱、黄瓜、胡萝卜、荠菜、菠菜等蔬菜,还可食用山楂、西瓜、桑葚、香蕉、柿子、苹果、桃、梨等水果,以及适当摄入一些粗粮,如高粱、玉米等富含膳食纤维的植物性食物。

(七)限制饮酒

酒精是高血压和脑卒中发生的独立危险因素,高血压患者不宜饮酒,应限制饮酒量在每天 25g 以下,必要时完全戒酒。

(八)增加体育活动

增加体育活动是预防和控制高血压的有效措施。高血压患者应选择合适的运动方式,如步行、慢跑、骑自行车、健身操、太极拳等有氧健身运动,运动时应遵循循序渐进的原则,运动量由小到大,时间由短到长,动作由易到难,使机体逐步适应,运动要做到持之以恒。

第四节　膳食营养与痛风

由于饮食结构及生活环境的改变,人们摄入较多的高嘌呤、高蛋白、高脂肪食物,使痛风发病率逐年升高,特别是在我国东南沿海地区,痛风和高尿酸血症已成为一种常见的代谢性疾病。

一、基础知识

(一)基本概念

痛风(gout)是人体内嘌呤的物质代谢紊乱、尿酸的合成增加或排出减少,造成高尿酸血症,当血尿酸浓度过高时,尿酸即以钠盐的形式沉积在关节、软组织、软骨或肾脏中,引起组织的异物炎性反应,有一定的遗传性。

(二)痛风的症状

痛风的临床特点是血清尿酸升高,尿酸在组织中,特别是软骨、软组织、骨关节及肾脏中结晶沉着,四肢远端急性关节炎发作,最常涉及足的拇指及跖指关节,其次为踝、手、腕、膝、肘关节,呈红、肿、热、痛与运动障碍,反复多次发作可形成关节畸形、僵硬。

(三)痛风的分类

痛风的起因是血尿酸过多,按高尿酸血症形成的原因,可将痛风分为原发性和继发性两类。

1. 原发性痛风

原发性痛风是因先天性嘌呤代谢紊乱及(或)尿酸排泄减少而引起的,一部分遗传缺陷比较明确,一部分则病因不明,多见于40岁以上男性或绝经期妇女,部分有家族史,属于染色体多基因遗传。

2. 继发性痛风

继发性痛风占痛风病的5%~10%,见于核酸分解代谢增加或肾脏排泄尿酸盐获得性缺陷的疾病,可由某些肿瘤、肾脏病、血液病及药物等多种原因引起。

(四)引起痛风的原因

1. 饮食

营养过剩、过量饮酒、紧张过度的生活是导致痛风的主要原因。营养过剩致使尿酸过多;饮酒容易诱发痛风,因为酒精在肝组织代谢时,大量吸收水分,使血浓度加强,使得原来已经接近饱和的尿酸,加速进入软组织形成结晶,导致身体免疫系统过度反应(敏感)而造成炎症,因此有人也称痛风为"帝王将相病"或"富人病"。

2. 遗传

痛风有明显家族性,存在有遗传因素,痛风病人近亲多数血清尿酸水平偏高。

3. 药物

如噻嗪类利尿药的降压药、阿司匹林、β-内酰胺类抗生素,包括青霉素类和头孢类药物,大部分由肾脏排出,可以阻碍尿酸的排泄,导致高尿酸血症,甚至痛风。

4. 其他因素

久居寒冷之地、工作过度劳累、精神紧张或压抑、创伤或手术等外来因素都可能造成血尿酸水平升高而引发痛风发作。

二、痛风的膳食预防与控制原则

痛风防治的主要目的是终止急性发作,防止复发;纠正高尿酸血症,保持血尿酸浓度在正常范围内;防止尿酸结石的形成和肾损害等。防治措施包括药物治疗和膳食防治两方面。

饮食防治对控制痛风的复发具有非常重要的作用。尽管高尿酸血症的发生主要为内源性代谢紊乱所致,高嘌呤饮食也非痛风的致病原因,然而高嘌呤饮食可使血尿酸浓度升高,甚至达到痛风患者的水平。当食物中的嘌呤从肠道大量吸收后,可使细胞外液尿酸浓度迅速变化,常常促使痛风性关节炎急性发作。反之,停止摄入富含嘌呤的食物,则可使血尿酸浓度降低。因此,饮食防治的目的在于控制外源性尿酸的摄入,降低体内尿酸的含量,是预防和治疗高尿酸血症及痛风的手段之一。痛风的饮食原则包括以下几个方面。

(一)控制总能量的摄入

痛风患者半数超过理想体重甚至肥胖。总能量应较理想体重的标准能量摄入略低 10% ~ 15%,以适当减轻体重。在轻体力活动水平情况下,正常体重者每日给予 25 ~ 30 kcal/kg 能量,体重过低者每日给予 35 kcal/kg 能量,超重/肥胖者每日给予 20 ~ 25 kcal/kg 能量;在中体力活动水平情况下,正常体重者每日给予 30 kcal/kg ~ 35 kcal/kg 能量,体重过低者每日给予 40 kcal/kg 能量,超重/肥胖者每日给予 30 kcal/kg 能量;在重体力活动水平情况下,正常体重者每日给予 40 kcal/kg 能量,体重过低者每日给予 45 kcal/kg ~ 50 kcal/kg 能量,超重/肥胖者每日给予 35 kcal/kg 能量。碳水化合物利于尿酸的排泄,故饮食结构应以碳水化合物为主(占总热量的 55% ~ 60%),尽量减少果糖的摄入。

(二)低脂

痛风患者约有 3/4 伴有高脂血症,而高脂饮食可使尿酸排泄减少而致血尿酸增高,故应限制脂肪的摄入。脂肪提供的能量占全天总能量的 20% ~ 30%。合并肥胖或代谢综合征者应严格限制每日脂肪摄入总量占全天总能量不超过 25%。

(三)适量蛋白质

蛋白质的膳食摄入量为 1 g/kg·d,提供的能量占总能量的 10% ~ 20%。鼓励选择脱脂或低脂奶制品、蛋类。推荐每天牛奶 300 mL,鸡蛋 1 个。限制高嘌呤含量的动物性食品,如牛肉、羊肉、猪肉、鱼类等。

(四)低盐

食盐中的钠有促使尿酸沉积作用,尤其伴高血压、冠心病及肾病变时,每天摄入量应限制在 3 g 以内。多选择蔬菜水果等碱性食物,特别是高钾、低钠的碱性蔬菜,既有利尿作用,又能促进尿酸盐溶解和排泄。

(五)补充矿物质及维生素

长期忌嘌呤、低嘌呤饮食,限制了肉类、内脏和豆制品摄入,故应适当补充铁及多种微量元素、B 族维生素及维生素 C 等。

(六)增加水的摄入

痛风患者应多饮水,以利于尿酸的排出。最好保证每日饮水量在 2000 ~ 3000 mL。这是饮食治疗中较为重要的环节。

(七)戒酒

因乙醇代谢使乳酸浓度增高,抑制肾脏对尿酸的排泄;同时乙醇促进嘌呤的分解,使尿酸增高,故酗酒常为急性痛风发作的诱因,应严格限制饮酒。

(八)低嘌呤饮食

痛风患者应根据不同的病情,选择膳食中嘌呤的含量。急性期应严格限制嘌呤在

150 mg/d 之内,可选择嘌呤含量低的食物。缓解期要求正常平衡膳食,禁用含嘌呤高的食物,有限制地选用嘌呤中等量的食物,自由摄取嘌呤含量低的食物。将食物根据嘌呤含量的不同进行分类,见表6-6~表6-9。

表6-6 嘌呤含量高的食物(每100 g嘌呤含量150~1000 mg)

类别	品种
肉类及内脏	牛肝233 mg、牛肾200 mg、胰脏825 mg、脑195 mg、凤尾鱼363 mg、沙丁鱼295 mg
肉汤	各种肉、禽制的浓汤和清汤160~400 mg

表6-7 嘌呤含量较高的食物(每100 g嘌呤含量75~150 mg)

类别	品种
鱼类	鲤鱼、鳕鱼、鲈鱼、鲭鱼、大比目鱼、鱼卵、小虾、淡菜、白鱼、鳗鱼和鳝鱼
禽类	鹅、鸽、鸭、野鸡、火鸡
肉类及内脏	兔肉、鹿肉、猪肉、牛舌
豆类	扁豆

表6-8 嘌呤含量较少的食物(每100 g嘌呤含量<75 mg)

类别	品种
鱼类	青鱼、鲱鱼、鲑鱼、金枪鱼、白鱼、龙虾、蟹、牡蛎
肉类	鸡、火腿、羊肉、牛肉
谷类	麦麸、面包、麦片
蔬菜类	芦笋、菜花、四季豆、青豆、豌豆、菜豆、菠菜、蘑菇

表6-9 嘌呤含量很少的食物

类别	品种
乳类	各种鲜奶、炼乳、奶酪、酸奶、牛奶、适量奶油、冰淇淋
蛋类	鸡蛋、鸭蛋
谷类	精白米、富强粉、玉米、精白面粉、馒头、面条、通心粉、苏打饼干、蛋糕
蔬菜类	卷心菜、胡萝卜、芹菜、黄瓜、茄子、甘蓝、莴苣、刀豆、西红柿、西葫芦、南瓜、倭瓜、土豆、泡菜、咸菜
干果类	花生、杏仁、核桃、糖及糖果
各种饮料	汽水、茶、咖啡、可可等

第五节　膳食营养与肿瘤

肿瘤是人体中正在发育的或成熟的正常细胞在某些不良因素的长期作用下,细胞群出现过度增生或异常分化而生成的新生物,在局部形成肿块。但与正常的组织和细胞不同,它不按正常细胞的新陈代谢规律生长,变得不受约束和控制,不会正常死亡,导致了细胞呈现异常的形态、功能和代谢,以致可以破坏正常的组织器官的结构并影响其功能。

根据肿瘤细胞的分化程度和对人体的危害程度,肿瘤可分为良性肿瘤和恶性肿瘤两大类。良性肿瘤生长较慢,细胞形态与正常细胞相似,与周围细胞有明显界限,多有包膜,对人体危害较小。恶性肿瘤生长较快,它的形态与正常细胞不同,能浸润和破坏周围的正常组织,能从身体的某一组织或器官转移到其他部位,对人体的危害极大。恶性肿瘤是严重损害人类健康和危及生命的常见病之一。从世界范围来看,它的死亡率通常在所有疾病中居前三位。食物、营养与人类癌症的发生、发展有密切关系,一直是科学家关注的热点和研究重点。

一、基础知识

(一)基本概念

恶性肿瘤统称癌症,癌症是以细胞异常增殖及转移为特点的一类疾病。当前癌症已经成为21世纪人类的第一杀手。肺癌是我国的第一大癌症,为癌症防治的重中之重,癌症每年给我国造成的直接经济损失逾千亿元。

癌症并不可怕,既可以预防也可以治疗。世界卫生组织(WTO)提出:1/3的癌症完全可以预防、1/3的癌症可以通过早期发现得到根治,1/3的癌症可以运用现有医疗措施延长生命,减轻痛苦,改善生活质量。

(二)引起恶性肿瘤的原因

恶性肿瘤发病的原因是多因素的综合影响的结果,其中包括环境因素、遗传因素、精神因素等。最近流行病学调查表明,80%~90%的恶性肿瘤是由环境因素引起的,主要是膳食不合理(35%)、吸烟(30%)和饮酒(10%)。据统计,饮食因素包括食物本身的组分、食物的污染、烹调方法、添加剂等。食物中既存在许多保护机体的营养素和抗癌成分,又可能存在致癌物或其前体。因此,研究膳食营养与肿瘤关系在探讨肿瘤的病因、肿瘤的防治措施方面有极重要的作用。

二、食物、营养与肿瘤

食物、营养与肿瘤之间的关系主要表现在3个方面:一是食物中存在的致癌物和促癌剂;二是食物中存在的抗癌剂;三是膳食结构及某些饮食习惯与癌症的关系。

(一)食物中的致癌物

所谓食品中致癌物包括某些食品中自然存在的或是由于人们生产活动形成的污染物,如黄曲霉毒素(存在于霉变食物中)、N-亚硝基化合物(存在于某些变质的食物和蛋白质食物中,也可在体内合成)、杂环胺(存在于高温烹调的肉类中)等可能启动癌变过程;烧焦(碳化)、烟熏、盐渍、腌制的食品含有多种致癌物,能促进胃癌、食管癌的发生。如从烘烤、油煎(炸)的肉和鱼类食品中分离出19种具有致突变作用的杂环胺类物质,其中10种能诱发大鼠发生乳腺癌。在生产、加工、储存、运输和销售等各个环节中,均可由于自然因素或人为因素的作用,使食物污染了对人体有害的物质,其中有些是致癌物质。常见的污染物有多环芳烃、霉菌毒素、亚硝胺、重金属和某些农药等。如蔬菜、水果在生长过程中施用了含砷或含氯农药,这些农药进入人体就有一定的致癌作用。

1. 黄曲霉毒素

黄曲霉毒素 B_1 是一种比较肯定的认为是引起人癌症的膳食致癌物,它是黄曲霉($A.fla-vus$)、寄生曲霉($A.parasiticus$)产生的次生代谢产物。在我国南方、东南亚和非洲地区的粮油及其制品中污染较为严重。黄曲霉毒素在多种动物包括灵长类动物中诱发肿瘤。流行病学调查显示,接触黄曲霉毒素同时感染乙肝病毒是引发肝癌的危险因素,血中黄曲霉毒素-白蛋白加合物水平以及尿中黄曲霉毒素-DNA 加合物排出量与患肝癌的危险性呈正相关。

2. 亚硝基化合物

流行病学调查表明,某些地区食物中的亚硝胺含量与肿瘤发病有关。

3. 高温分解产物

(1)杂环胺

由于蛋白质过度加热出现的裂变产物,目前已分离出 10 多种。从结构上看,它们多属于氨基咪唑或氨基咪唑喹噁啉,在哺乳类动物体内,可被代谢酶转化为杂环羟胺。其中一些杂环羟胺本身可与 DNA 分子形成复合体而干扰 DNA 自身复制,还有一些杂环胺类物质经过羟胺酰化或硫酸酯化后是终末致癌物。杂环胺类的产生与烹调方式有关。烧焦、烤煳的肉、鱼等富含蛋白质的食物最容易产生杂环胺。杂环胺是强致突变物质,在实验动物中可引起多种肿瘤。

(2)多环芳烃(PHA)

多环芳烃与不适当的食物加工如熏烤以及包装等有关。多环芳烃对实验动物是有致癌性的,动物和人类摄入多环芳烃可诱导细胞色素 P450 酶和谷胱甘肽还原酶,这些酶可以使某些化合物和药物的代谢能力发生变化。病例对照研究表明,烧烤食物与胃癌的危险性有关,但多环芳烃对人的致癌作用仍需进一步研究。

4. 乙醇

酒精本身无致癌作用,但可加强其他致癌物的作用,其机制可能是改变了细胞膜的渗透性或者作为致癌物的一种溶剂,使该致癌物容易进入其敏感的器官组织;饮酒导致结肠、直肠、乳腺和肝脏发生癌的危险性增高。酒精会与其他致癌因素协同作用,如在肝癌发生中乙醇与黄曲霉毒素 B_1 或乙型肝炎病毒存在协同性,在口腔癌与食管癌的发生中乙醇和烟草的共同作用使危险性成倍增加。

5. 不良饮食习惯

不良的饮食习惯和嗜好与发生胃癌的危险性有关。不按时就餐的人、暴饮暴食者、进食快者、进餐时经常生气者、饮食习惯中喜食重盐者、喜食烫者,胃癌相对危险性较高。一般认为,有不良习惯者易使胃黏膜受损,增加对致癌物质的易感性。

6. 其他

我国云南、广西、广东部分地区居民有嚼槟榔习惯,国内有调查报告指出,嚼槟榔习惯与口腔、喉、食管和胃肿瘤发生有关。

(二)饮食中的促癌剂

1. 脂肪

与脂肪关系最密切的癌症为乳腺癌、前列腺癌和结肠癌。高脂肪使肝脏胆汁分泌增多,初级胆酸在肠道厌氧细菌(如厌氧梭状芽孢杆菌)的作用下,转变为脱氧胆酸及石胆酸,两者均为促癌物质,通过蛋白激酶的参与,刺激结肠细胞增生;同时,雌激素分泌增多,可促进乳腺细胞的增生,增加乳腺癌的危险性。因此,应减少总脂肪的摄入。

2. 蛋白质

膳食中蛋白质含量较低时,可增加机体对致癌物的敏感性,促进人和动物肿瘤的发生,若适当提高蛋白质或补充某些氨基酸,有利于抑制肿瘤的发生;而蛋白质摄入过多,如含有大量红肉(指牛、羊、猪肉及其制品)的膳食易引起结肠癌和胰腺癌,因大量摄入蛋白质时,有部分蛋白质逃脱小肠的消化吸收,在大肠中被肠道细菌分解,产生胺、酚、亚硝基化合物,这些物质具有潜在致癌作用。因此,蛋白质的摄入应适量。

3. 食盐

高盐是胃癌的促进因子。食盐对胃黏膜有刺激作用,可破坏胃黏膜的保护层,导致胃上皮细胞直接接触胃内容物中的致癌物质,引起退行性反应性炎症,细胞增殖。另外,食盐也可以增加致癌物在胃内的合成。

4. 酒精

酒精可增加口咽部癌、喉癌、食管癌、肝癌、结肠癌、直肠癌及乳腺癌的危险性。如饮酒且抽烟者,则危险性会增加。含酒精饮料已被国际癌症研究中心(IARC)评价为第 I 类致癌物(对人类致癌)。

(三)抗癌营养素

1. 维生素与肿瘤

研究较多的有类胡萝卜素、维生素 C、叶酸、维生素 B_{12}、视黄醇和维生素 E。研究结果大多表明上述维生素可降低一些部位肿瘤的危险性。

(1)维生素 A 和类胡萝卜素

维生素 A 参与上皮细胞的正常分化。实验表明,维生素 A 对多种化学致癌物诱发上呼吸道、胃、食管和皮肤等肿瘤有抑制作用。维生素 A 能促进细胞的正常分化,而癌细胞的特点之一是分化不良,所以充足的维生素 A 可对上皮细胞分化起调节作用,抑制癌细胞的增殖,防止癌细胞的形成。通过研究视黄酸(维生素甲酸)及其衍生物对致癌物的作用或人类食管癌细胞增殖的影响,发现它们有抑制肿瘤生长的作用。类胡萝卜素能直接清除自由基;关于 β-胡萝卜素可降低癌危险性的假说是近年才提出来的。

(2)维生素 E

维生素 E 是体内强有力的抗氧化剂,与微量元素硒有协同作用,能捕捉自由基,保护细胞膜免受损伤,维持其正常结构与功能。维生素 E 还能促进微粒体酶蛋白合成,加强混合功能氧化酶的活性,改变致癌物的代谢途径。有少数证据表示,维生素 E 可能影响癌的危险性。维生素 E 含量高的膳食有可能降低肺癌和宫颈癌的危险性。关于膳食维生素 E 高可降低结肠癌、盲肠癌危险性的证据不足,但提示摄入量高者的危险性较低。

(3)维生素 C

维生素 C 参与体内多种代谢过程和广泛的生理功能。近年来的研究表明,它可能是一种化学致癌抑制剂。其对肿瘤的抑制作用机理是多方面的。维生素 C 促进胶原蛋白的合成,维持细胞间质的正常结构,增强正常组织对癌细胞侵袭的防御能力。维生素 C 清除超氧阴离子自由基,不少致癌物必须在体内经过代谢活化形成自由基,去攻击脱氧核糖核酸(DHA)才产生致癌作用,而代谢活化过程中氧自由基起着重要的作用。维生素C可抑制强致癌物亚硝胺的合成。

维生素C最明显的抗癌作用是降低胃癌的危险性。含有较多天然维生素C的膳食还能预防肺癌、胰腺癌和宫颈癌。如冰岛为胃癌高发的国家,当地居民吃鱼、羊肉多,谷类靠进口,蔬菜只见到少量土豆,水果生产量很小。

2. 矿物质与肿瘤

矿物质与肿瘤有关的研究,特别是微量元素更是人们所关注的。常量元素钙有预防消化道肿瘤的作用,微量元素硒具防癌作用,而镍和六价的铬有促癌作用。土壤和水中镍的量与胃癌死亡率呈正相关,镍有促鼻咽癌发生的作用。

(1)硒

硒的防癌作用比较肯定。流行病学的资料表明,土壤和植物中的硒含量、人群中硒的摄入量、血清中硒水平与人类各种癌症(肺癌、食管癌、胃癌、肝癌、肠癌、乳腺癌等)的死亡率呈负相关。动物实验表明,硒有抑制致癌物诱发食管癌、胃癌、肝癌、乳腺癌的作用。细胞培养表明亚硒酸钠可抑制食管癌、胃癌、肝癌、口腔癌细胞的生长,在抗致突变试验中能抑制致癌物的致突变作用。硒能降低化学致癌物的诱变活性;硒又是谷胱甘肽过氧化酶的重要组成成分,它能清除氧自由基,保护细胞膜和DNA等大分子免受过氧化损害。硒能增强免疫功能,提高机体对癌症的抵抗力。

(2)锌

在肺癌、食管癌、胃癌、肝癌、膀胱癌、白血病病人血清中均可见到Cu/Zn比值升高的现象。在大鼠实验中,用甲基亚硝胺为致癌物,发现锌缺乏的动物诱发的肿瘤发病率高,认为锌缺乏可能与食管癌发生有关。但也有动物实验报告,锌是肿瘤细胞生长必需的,摄入含特别高的锌反而抑制免疫功能并抵消了其保护作用而使肿瘤生长加快,其机制尚有待于进一步深入研究。

(3)碘

碘缺乏与过多都会增加患甲状腺肿瘤的危险性。研究发现,碘缺乏与患甲状腺癌危险性呈相关性,而长时间大量摄入含碘高的食物(如海产品)可阻断甲状腺对碘的摄取,导致甲状腺肿,亦可增加患甲状腺癌的危险性。

(4)钙

钙有抑制脂质过氧化的作用,并可与脱氧胆酸结合形成不溶性钙盐(钙皂),可保护胃肠道免受次级胆酸的作用,此外,钙对细胞分化、凋亡也有重要影响。我国膳食中常易缺乏钙,因此增加钙的摄入对防癌更有实际意义。

3. 膳食纤维

含有高膳食纤维的饮食可预防胰腺癌、结肠癌、直肠癌及乳腺癌。可溶性纤维如果胶、树胶的抗癌作用比不溶性纤维强。

(四)具有防癌、抗癌作用的食物

足量的维生素C、维生素A及微量元素硒、钼等,可以起到抵消、中和、降低物质的致癌作用,达到防癌、抗癌的目的。

1. 含维生素 C 丰富的食物

多吃新鲜蔬菜和水果,如芥菜、苤菜、香菜、青蒜、荠菜、菜花、柿椒、柑橘、鲜枣、山楂、各种萝卜、圆白菜、草莓、绿豆芽、四季豆、番茄、冬笋、莴笋、猕猴桃等。

番茄具有其他蔬菜所没有的"番茄红素",是一种使西红柿变红的天然色素,它能消灭某些促使癌细胞生成的自由基,因此具有抗癌作用。绿色蔬菜颜色越是浓绿,蔬菜的抗氧化剂含量也就越高,就越能有效地防癌、抗癌。

十字花科蔬菜包括甘蓝、花椰菜、芥菜和萝卜等。此类蔬菜最好生食或半生半熟食用,因为烧得过熟会破坏其中的抗癌化合物。

柑橘类水果中含有丰富的胡萝卜素和黄烷素等多种天然抗癌物质。据调查,柑橘类水果对胰腺癌有非常好的预防效果。

2. 含维生素 A 丰富的食物

鸡肝、牛肝、鸭肝、猪肝、蛋、胡萝卜、红薯、豌豆苗、油菜薹、柿椒、莴笋叶等。

3. 含大蒜素丰富的食物

有资料表明,含大蒜素的食物有明显的抗癌作用,主要有大蒜、葱。

4. 含微量元素丰富的食物

含硒、碘、锌、钼的食物能起到防癌、抗癌作用。具体如下:
(1)硒　芝麻、麦芽含量最高,海产品比肉类高,蔬菜较少,大蒜、芦笋含量较高。
(2)碘　海产品、海带、紫菜含量较高。
(3)锌　海产品及水生贝壳含量丰富。
(4)钼　豆科植物最高,蔬菜、动物肝脏含量较高。大豆含有多种抗癌物质,能延缓和抑制癌细胞生长和扩散。

5. 含膳食纤维丰富的食物

含膳食纤维丰富的食物可使癌细胞退化、萎缩,对结肠癌有特效。

6. 提高免疫力的食物

提高免疫力的食物有猕猴桃、无花果、苹果、沙丁鱼、蜂蜜、牛奶、猪肝、猴头菌、海参、牡蛎、乌贼、鲨鱼、海马、甲鱼、山药、乌龟、香菇等。

牛奶含钙、维生素 B_1、维生素 A、维生素 C、维生素 D 等,具有奇特的抗癌性。

三、肿瘤的膳食预防与控制原则

研究结果表明,大多数的肿瘤是可以预防的,降低肿瘤危险性的 3 种主要方法是:避免使用烟草、摄入适宜膳食、限制接触致癌物。世界癌症研究基金会(WCRF)和美国癌症研究所(AICR)组织专家组,在评价饮食、营养、身体活动与癌症的各项研究证据基础上,提出了10 条预防癌症的膳食建议。

(一)保持健康体重

保持体重在健康范围内,避免成年后体重增加。

(二)保持身体活跃

任何形式的锻炼都有助于降低癌症风险。运动减少以下癌症风险:结肠癌、乳腺癌(绝经后）、子宫内膜癌。

（三）吃富含谷物、蔬菜、水果和豆类的膳食

（四）饮食以植物性食物（如蔬菜、水果、全谷类和豆类）为基础，其中含有膳食纤维和其他营养成分，可以降低患癌症的风险

为了保持健康，AICR 建议每一餐都要以植物性食物为主，当准备一顿饭时，餐盘至少有2/3 是蔬菜、水果、全谷类和豆类。除了含有维生素和矿物质，植物性食物也是植物化学物质的良好来源。这些生物活性物质，有助于保护体内细胞避免癌变。植物性食物也能帮助我们保持健康的体重，从而降低患癌风险，因为它们中的大多数能量较低。

（五）限制摄入快餐和其他高脂肪、淀粉或糖的加工食品

限制这些食物有助于控制热量摄入和保持健康的体重。证据表明，食用快餐和西式饮食是导致体重增加、超重和肥胖的原因，而肥胖与 12 种癌症有关。淀粉或糖含量高的加工食品往往血糖负荷高，会增加子宫内膜癌风险，应尽量少吃。

成年后体重超重或肥胖增加以下 12 种癌症风险：口腔癌，咽癌和喉癌、食管癌（腺癌）、胃癌（贲门）、胰腺癌、胆囊癌、肝癌、结肠直肠癌、乳腺癌（绝经后）、卵巢癌、子宫内膜癌、前列腺癌、肾癌。

（六）限制食用加工肉制品

食用适量的红肉，如牛肉、猪肉和羊肉。红肉（牛肉、猪肉和羊肉）是导致结直肠癌的一个原因。不过，研究表明，每周摄入适量的肉类（340～511g）不会增加结直肠癌风险。但对加工肉类（火腿、培根、腊肠）而言，证据表明，即使是非常低的消费量，癌症风险也开始增加。

（七）限制含糖饮料的摄入量

多喝水和不加糖的饮料。证据表明，饮用含糖饮料会导致体重增加、超重和肥胖，与12 种癌症有关。含糖饮料提供能量，但可能不会像食物一样产生饱腹感，从而促进能量的过多摄入。含糖饮料的摄入将增加以下癌症风险包括口腔癌，咽癌和喉癌、食管癌（腺癌）、胃癌（贲门）、胰腺癌、胆囊癌、肝癌、结肠直肠癌、乳腺癌（绝经后）、卵巢癌、肾癌。

（八）限制饮酒

为了预防癌症，最好不要饮酒。先前的研究表明适量饮酒对冠心病有预防作用。但对于癌症预防来说，证据表明：任何形式的酒精都是一种强致癌物。它与 6 种不同的癌症有关。担心患癌的人最好不要喝酒。如果一定要喝，男性一天饮用酒精量不超过 25g，女性不超过 15g。摄入酒精饮料增加了以下癌症风险：口腔癌，咽癌和喉癌、食管鳞状细胞癌、乳腺癌、结肠直肠癌、胃癌、肝癌。但是每天最多两份酒精饮料（最多 30g）减少肾癌风险。

（九）不使用膳食补充剂来预防癌症

对大多数人来说，从健康膳食中就能获得足够的营养。专家并不反对使用多种维生素或特定补充剂来帮助那些特定人群，例如育龄妇女和老年人，但大家不要期望任何膳食补充剂能像健康饮食那样降低癌症风险。研究显示，补充高剂量的胡萝卜素与吸烟者肺癌风险

增加有关。因此,如果要服用补充剂,最好咨询营养师。

(十)坚持母乳喂养

母乳喂养对母亲和婴儿都有好处。

癌症诊断之后,如果可以的话,遵循专业人士的建议。任何确诊癌症的人都应该接受训练有素专家的专业营养建议。

第六节　膳食营养与糖尿病

糖尿病是全球性严重的公共卫生问题,儿童和青少年也不能幸免。据国际糖尿病联盟(IDF)统计,目前全球有糖尿病患者 4.25 亿人,2017 年中国有 1.144 亿糖尿病患者,人数位居全球第一。我国是全球糖尿病患病率增长最快的国家之一。

一、基础知识

(一)基本概念

糖尿病(diabetes mellitus)是一组由遗传和环境因素相互作用而导致的一种慢性、全身性的代谢性疾病,其原因是胰岛素分泌绝对或相对不足以及靶组织细胞对胰岛素敏感性降低,导致糖、蛋白质、脂肪、水和电解质等代谢紊乱,引起高血糖和糖尿。Ⅰ型糖尿病的临床表现为"三多一少"(多食、多饮、多尿及体重减少),久病可引起多个系统的损害,病情严重时或应激时可发生代谢紊乱和酮症酸中毒。

目前,全世界糖尿病的患病率都在增加,我国的糖尿病患病率正逐年上升,糖尿病人群中发生心脑血管疾病、失明、肢端坏疽等严重并发症均明显高于非糖尿病人群。

(二)糖尿病诊断标准

我国采用世界卫生组织(WHO)(1999 年)糖尿病诊断标准,见表6-10 及表6-11。糖尿病诊断应尽可能依据静脉血浆血糖,而不是毛细血管血的血糖检验结果。血糖的正常值和糖代谢异常的诊断主要依据血糖值与糖尿病并发症的关系来确定。

表 6-10　糖代谢的分类和标准

代谢分类	世界卫生组织(WHO)(1999 年)标准/(mmol/L)	
	空腹血糖(FBG)	餐后 2h 血糖(2h PBG)
正常血糖(NGR)	<6.1	<7.8
空腹血糖受损(IFG)	6.1~<7.0	<7.8
糖耐量减低(IGT)	<7.0	7.8~<11.1
糖尿病(DM)	≥7.0	≥11.1

注:IFG 或 IGT 统称为糖调节受损(IRG,即糖尿病前期)。

表 6-11　糖尿病的诊断标准

糖尿病	静脉血浆葡萄糖水平/（mmol/L）
1. 糖尿病症状（典型症状包括多饮、多尿和不明原因的体重下降）	
（1）随机血糖（指不考虑上次用餐时间，一天中任意时间的血糖）	≥11.1
（2）空腹血糖（空腹状态指至少 8h 没有进食能量）	≥7.0
（3）葡萄糖负荷后 2h 血糖	≥11.1
2. 无糖尿病症状者，需另日重复测定血糖明确诊断	—

注：儿童及青少年糖尿病的诊断标准与成年人糖尿病诊断标准相同。

（三）糖尿病分类

1985 年，世界卫生组织（WHO）将糖尿病分为 Ⅰ 型和 Ⅱ 型。1997 年，美国糖尿病协会（ADA）提出了新的诊断标准和分型建议，目前已被普遍采用，糖尿病可分为以下几种。

1. 胰岛素依赖型糖尿病（Ⅰ型糖尿病）

Ⅰ 型糖尿病血浆胰岛素水平低于正常，体内胰岛素绝对不足，必须依赖外源性胰岛素治疗，约占我国糖尿病患者的 5%，多见于儿童和青少年，常有家族史，发病急，"三多一少"症状明显。

2. 非胰岛素依赖型糖尿病（Ⅱ型糖尿病）

Ⅱ 型糖尿病约占我国糖尿病患者的 90% ~95%，是最常见的糖尿病类型，多见于中老年人，起病缓慢，临床症状较轻，不一定依赖胰岛素治疗。

3. 妊娠糖尿病

妊娠糖尿病是指妊娠时才出现或发病的糖尿病，占妊娠妇女的 2% ~3%。妊娠期糖尿病病人分娩后可恢复正常，但大部分病人在分娩后仍有糖耐量异常，成为今后发生糖尿病的高危人群。

4. 其他类型糖尿病

常由其他疾病引起，包括伴有其他情况或综合征的糖尿病，如胰腺疾病、内分泌疾病、药物或化学物、胰岛素受体异常、某些遗传性综合征等所致的糖尿病。

目前，糖尿病的治疗措施主要包括宣传教育、营养治疗（饮食治疗）、运动治疗、药物治疗以及病情的自我监测，其中营养治疗是最基本的措施，无论采用哪种治疗方法都必须控制饮食，有些症状较轻的糖尿病及高血糖病人只通过营养治疗就能见效，从目前的医疗水平来看，控制饮食应是长期甚至终身需要坚持的。

二、糖尿病对健康的危害

糖尿病患者糖代谢异常引起蛋白质和脂肪代谢异常，继发损害多个系统和脏器，对健康的危害是多方面的，主要是危害心、脑、肾、血管、神经、皮肤等，其已成为世界上继肿瘤、心脑血管病之后第三位严重危害人类健康的慢性疾病。据报告，我国糖尿病患者的并发症在世界上发生得最早、最多且最严重，如糖尿病病程有 10 年以上的病人，78% 以上都有不同程度的并发症。

（一）对心脑血管的危害

心脑血管并发症是糖尿病致命性的并发症,由于血糖升高,导致血管内皮细胞缺血、缺氧及损伤,从而引起血管收缩与扩张不协调,血小板黏聚,脂质在血管壁沉积,形成高血糖、高血脂、高血压,致使糖尿病心脑血管病发病率和死亡率呈指数上升,为非糖尿病人的3.5倍,是Ⅱ型糖尿病最主要的死亡原因之一。

（二）对肾脏的危害

由于高血糖、高血压及高血脂,肾小球微循环滤过压异常升高,促进糖尿病、肾病的发生和发展。早期表现为蛋白尿、浮肿,晚期发生肾功能衰竭。糖尿病导致肾功能衰竭的发生率比肾病多17倍。

（三）对周围血管的危害

糖尿病患者由于血糖升高,可引起周围血管病变,导致局部组织对损伤因素的敏感性降低和血流灌注不足。在外界因素损伤局部组织或局部感染时,较一般人更容易发生局部组织溃疡,这种危险最常见的部位就是足部,故称为糖尿病足。临床表现为下肢疼痛、溃烂,严重供血不足可导致肢端坏死,在这种情况下,截肢将是不可避免的,致使残废。据统计,糖尿病病人的截肢率为非糖尿病人的5倍,而40%Ⅱ型糖尿病患者和20%Ⅰ型糖尿病患者可发生糖尿病足。

（四）对神经的危害

糖尿病神经病变是糖尿病最常见的慢性并发症之一,是糖尿病致死和致残的主要原因,表现为四肢末梢麻木、灼热感或冰冷刺痛,重者辗转反侧、彻夜不眠;植物神经病变表现为排汗异常(无汗、少汗或多汗),腹胀、便秘或腹泻,站立位低血压,心动过速或过缓,尿不尽或尿失禁。

（五）对眼球的危害

除动脉硬化、高血压视网膜病变及老年性白内障外,糖尿病视网膜病与糖尿病性白内障为糖尿病危害眼球的主要表现。轻者视力下降,重者可引起失明,糖尿病引起失明者比一般人多10~25倍。目前,糖尿病性视网膜病变已成为四大主要致盲疾病之一。在美国,糖尿病是20岁以上病人失明的最主要原因。另外,糖尿病还能引起青光眼及其他眼病。

（六）对物质代谢的危害

主要是由于糖尿病患者胰岛素相对或绝对缺乏,引起糖代谢严重紊乱,脂肪及蛋白质分解加速,酮体大量产生,组织未及时氧化,肺及肾也未及时调节排出酮体,血酮浓度明显增高,出现酮症酸中毒和高渗性非酮症昏迷,病死率极高,需紧急救治。

（七）感染

常见有皮肤感染反复发生,有时可酿成败血症;霉菌性阴道炎引起的外阴瘙痒、甲癣、足癣、泌尿道感染(肾炎和膀胱炎);另外,还容易染上肺结核,一旦得病,蔓延广泛,易成空洞,发病率比正常人高5倍。

三、糖尿病的膳食预防与控制原则

糖尿病营养治疗的总原则是因人而异、合理的饮食结构、合理的餐次分配以及持之以恒。糖尿病营养防治的目的是使患者恢复并能维持正常的血糖、尿糖和血脂等水平,保护胰腺功能,并维持理想体重,从而达到控制病情及防治各种并发症。糖尿病及高血糖人群每日摄入的总能量要合理控制,维持三大产能营养素之间有合适的比例,并注意微量营养素的补充,合理利用食物交换、食谱设计等方法以满足食物多样化的要求。

(一)合理控制总能量

合理控制总能量摄入是糖尿病营养治疗的首要原则。总能量应根据患者的标准体重、生理条件、劳动强度、工作性质而定;肥胖者应减少能量摄入,使体重逐渐下降至理想体重±5%的范围内以配合治疗;儿童、孕妇、乳母、营养不良及消瘦者、伴消耗性疾病而体重低于标准体重者,能量摄入量可适当增加 10% ~ 20%,以适应患者的生理需要和适当增加体重。根据患者的体型和理想体重,可估计每日的能量适宜供给量见表 6-12。

表 6-12 不同劳动强度糖尿病患者的每日能量供给量

kcal/kg(适用于成年人)

体型	卧床	体力劳动	中等体力劳动	重体力劳动
消瘦	25 ~ 30	35	40	45 ~ 50
正常	20 ~ 25	30	35	40
肥胖	15 ~ 20	20 ~ 25	30	35

(二)摄入适量的多糖类碳水化合物

过去在糖尿病的饮食治疗中,非常强调严格地限制碳水化合物的摄入,但研究发现,适当提高碳水化合物的摄入量并不增加胰岛素的抵抗,反而还可提高胰岛素的敏感性,避免发生酮症酸中毒,对控制病情有利。

碳水化合物摄入量应占总热量的 50% ~ 60%,但应以多糖类食物为主,尽量避免食用单糖和双糖等碳水化合物,以预防血糖过高。糖尿病和高血糖人群应严格限制含葡萄糖、蔗糖、乳糖、麦芽糖的食品及蜂蜜等,如果一定要食用甜食,可选择功能性低聚糖、糖醇和阿斯巴甜等甜味剂。

谷类食物是膳食碳水化合物的主要来源,其他食物如马铃薯、甘薯、芋头、粉条、粉皮等,一般成年患者每日碳水化合物摄入量应控制在 200 ~ 350g,折合成主食约为 250 ~ 400g;肥胖者酌情可控制在 150 ~ 200g,约折合主食 200 ~ 250g;糖尿病患者碳水化合物的实际摄入量应根据其血糖、尿糖和用药情况及时调整。

在计算碳水化合物的摄入量和在食物中的供能比例时,还应考虑食物的血糖生成指数,(glycemic index,GI)。GI 是衡量食物摄入后引起血糖反应的一项生理指标,是指摄入含 50g 碳水化合物的某种食物与摄入等量的葡萄糖相比,在一定时间内体内血糖应答水平的百分比。高 GI 食物进入胃肠后消化快、吸收完全,葡萄糖迅速进入血液;低 GI 食物在胃肠停留时间长,葡萄糖缓慢进入血液。糖尿病病人应选择低 GI 食物,可有效控制餐后胰岛素和血糖异常,有利于血糖浓度保持稳定,表 6-13 是常见食物的血糖生成指数表。

表 6-13 常见食物的血糖生成指数表

食物	GI	食物	GI	食物	GI
葡萄糖	100	面条	81.6	南瓜	75
绵白糖	83.8	馒头	88.1	山药	51
蔗糖	65	玉米面	68	芋头	47.7
果糖	23	荞麦	54	苹果	36
乳糖	46	燕麦麸	55	葡萄	43
蜂蜜	80	马铃薯	62	柑	43
巧克力	49	红薯	54	香蕉	52
大米饭	83.2	藕粉	32.6	西瓜	72
大米粥	69.4	黄豆	18	牛乳	27
糯米饭	87	豆腐	31.9	白面包	87.9

（三）供给充足的膳食纤维

膳食纤维,尤其是水溶性膳食纤维,有降低空腹血糖和餐后血糖及改善葡萄糖耐量的作用,是降低Ⅱ型糖尿病高危险因素的重要方法,应给糖尿病人的膳食提供丰富的膳食纤维,其来源应首选天然食物,如杂粮、杂豆、蔬菜、水果等。

（四）控制总脂肪、饱和脂肪酸和胆固醇的摄入量

脂肪摄入量一般按总热能的 20%～25% 供给,不宜高于 30%。高血糖并发高血脂的病人,除控制脂肪的总摄入量外,还应注意饱和脂肪酸和不饱和脂肪酸的比例,严格限制胆固醇的摄入量不超过 200mg/d,以防止动脉粥样硬化的形成。一般建议饱和脂肪酸、单不饱和脂肪酸、多不饱和脂肪酸之间的供能比例为 1：1：1,其中单不饱和脂肪酸是较理想的脂肪来源,在橄榄油中含量丰富,应优先选用。

（五）合理摄入蛋白质

成年患者蛋白质摄入量按每 1kg 理想体重 1～1.2g,占总热能的 12%～15%,其中至少有 1/3 来自高生物价的蛋白质,如肉、鱼、蛋、奶及大豆制品;过于消瘦以及怀孕及哺乳期的患者应增加蛋白质的摄入量,可按每 1kg 体重 1.5g 供给。增加蛋白质摄入量时,应注意肾功能的变化,糖尿病合并肾病变者,应减少蛋白质的摄入量,并提高生物价蛋白质所占的比例,以减轻对肾脏造成的负担。

（六）摄入足够矿物质和维生素

糖尿病患者尿量较多,糖异生旺盛,致使 B 族维生素丢失,消耗增加,应注意补充。维生素 C 可预防微血管病变,新鲜的蔬菜水果是糖尿病人良好的维生素 C 来源。铬、锰、锌有利于脂类代谢,对改善糖尿病人脂质代谢紊乱有益,三价铬是葡萄糖耐量因子的组成成分,有助于改善糖尿病患者的糖耐量,增强胰岛素的敏感性。糖尿病患者易患骨质疏松,因此在治疗时应注意补充维生素 D 和钙、磷。

（七）不宜饮酒

酒精能够产生热能,而酒精代谢并不需要胰岛素,因此可少量饮酒。但一般建议不要饮酒,因为酒精除供给热能外,不含其他营养素,长期饮用对肝脏不利,易引起高脂血症和脂肪肝。另外,有的病人服用降糖药后饮酒易出现心慌、气短,甚至出现低血糖。

（八）其他

糖尿病患者应合理安排餐次,每日至少三餐,早、中、晚餐能量按25%、40%、35%的比例分配,不用胰岛素治疗的患者可酌情采用少食多餐、分散进食的方法。饮食要定时、定量。应避免油炸食品,多采用蒸、煮、烧、凉拌的方法。应用食品交换法选择和搭配食物,达到平衡营养。

食品交换份法是糖尿病饮食治疗中食谱设计的重要方法。详见第七章。

复习思考题

1. 预防肥胖的饮食原则有哪些?

2. 心脑血管疾病的饮食控制原则有哪些?

3. 原发性高血压的营养防治原则有哪些?

4. 说说引起痛风的原因,痛风病人的饮食原则是什么?

5. 糖尿病对健康有什么危害?为什么糖尿病人宜选用低GI食物?

6. 你认为哪些营养素有一定抗癌作用?说说你了解的具有防癌、抗癌的食物。

第六章 膳食营养与健康

实训九　人体营养状况评价

一、实训目的

掌握肥胖(消瘦)、缺铁性贫血、维生素 C 缺乏、维生素 B₂缺乏、维生素 A 缺乏的症状和体征,能够根据症状和体征进行判断与评价。掌握消瘦的评价方法和标准,掌握 BMI 计算和应用,熟悉体格测量评价指标。

二、实训内容

(一)工作准备

(1)在进行判断前,需要掌握体格测量方法与肥胖或消瘦判断标准,掌握缺铁性贫血、维生素 C 缺乏、维生素 B₂缺乏、维生素 A 缺乏的主要症状和体征的参考标准及诊断标准。

(2)应保持良好的室内环境:安静,照明良好,远离噪声,通风良好,使被检测者免受外界的干扰。

(3)体格测量相关设备或身高、体重数据。

(4)准备相关表格。

(二)工作程序

1. 基本信息询问

询问基本信息时要对被检测者热情,取得他们的信任和协作。询问时要抓住重点,相关问题有:

(1)年龄、性别、籍贯。

(2)膳食史:最近饮食是否规律,食欲如何,最近经常摄取的食物种类和名称,有无患病等,以帮助判断。

(3)个人健康状况基本资料:有无患病如胃肠道慢性疾病及手术史和肝病史等,儿童时是否患有佝偻病,光照是否足够,有无嗜酒等;妇女询问生育史。

2. 进行相关体格检查

测量体重和身高。

(1)计算标准体重、肥胖度和体质指数。

(2)仔细观察被检查者的体型、五官、关节、骨骼、皮肤、头发、牙齿、牙龈、面色、表情等,检查精神状态,询问病史,了解身体是否出现不适应症状等。

(三)总体评价和建议

结合成人肥胖、消瘦评价标准和缺铁、缺维生素 A、缺维生素 C、缺维生素 B₂的症状作出科学和正确的判断与评价(表实训 9-1 ~表实训 9-4),并对检测者给出适合的建议。

表实训 9-1　缺铁性贫血的判断要点

营养评价	判断要点(必须包括一个或更多)
个人史	吸收不良
	其他代谢疾病
	服用影响食欲或抑制铁吸收的药物

表实训 9-1(续)

营养评价	判断要点(必须包括一个或更多)	
体检结果	心慌、气促、头昏	
	畏寒、抵抗力下降	
	口唇、甲床、黏膜苍白	
	易疲劳	
	儿童发育迟缓、注意力不集中、认知能力障碍等	
食物/营养史	报告或观察:	
	长期食物,特别是动物性食物摄入不足	
	喂养不当	
	节食和/或限制食物类别	
	食物选择不当和/或不良的膳食行为	
生化数据,临床检验	血红蛋白浓度、血清铁、血清白蛋白、血清运铁蛋白、血清甲状腺素结合前白蛋白等指标下降	
	Hb:男性<130g/L;女性<120g/L	

表实训 9-2　维生素 B_2 缺乏的判断要点

营养评价	判断要点(必须包括一个或更多)	
个人史	摄入不足,吸收障碍	
	其他代谢疾病或消化疾病	
	服用影响维生素 B_2 吸收的药物或食物	
体检结果	眼球结膜充血	
	喉咙疼痛,咽、口腔黏膜水肿充血,口角炎,舌炎,唇炎	
	脂溢性皮炎	
	贫血	
食物/营养史	报告或观察:	
	长期富含维生素 B_2 的食物摄入不足	
	喂养不当	
	节食和/或限制食物类别、偏食	
	食物选择不当和/或不良的膳食行为	
生化数据,临床检验	红细胞核黄素测定:<270μmol/L(100μg)	
	尿核黄素测定:24h 排出量<320μmol/L(120μg)	

表实训9-3　维生素C缺乏的判断要点

营养评价	判断要点(必须包括一个或更多)
个人史	吸收不良
	其他代谢疾病或消化疾病
	服用影响维生素C吸收的药物或食物
体检结果	疲劳、困倦
	牙龈肿胀出血、皮下出血、瘀斑
	关节液渗出、关节疼痛
食物/营养史	报告或观察:
	长期富含维生素C的食物摄入不足
	喂养不当
	节食和/或限制食物类别、偏食
	食物选择不当和/或不良的膳食行为
生化数据,临床检验	维生素C:血浆浓度<0.2mg/dL(11.4μmol/L)

表实训9-4　维生素A缺乏的诊断要点

营养评价	判断要点(必须包括一个或更多)
个人史	吸收不良
	其他代谢疾病或消化疾病
	服用影响维生素A吸收的药物或食物
体检结果	夜盲症,毕托斑,角膜软化,暗适应力低
	干眼症
	上皮干燥、增生、毛囊角化过度
	发育不良,毛发干燥、易脱落
	报告或观察:
	长期富含维生素A的食物摄入不足
食物/营养史	喂养不当
	脂肪摄入不足
	节食和/或限制食物类别、偏食
	食物选择不当和/或不良的膳食行为
生化数据,临床检验	维生素A:血清视黄醇(<0.70μmol/L为不足,<0.35μmol/L为缺乏)

实训十　成人超重和肥胖的判断

一、实训目的

通过实训,使学生进一步掌握成人超重和肥胖的判断内容,学会测量的方法。

二、实训内容

(一)身高测量

1. 意义

身高是反映人体骨骼生长发育和纵向高度的主要指标。通过分析身高与体重、其他肢体长度、围度和宽度等指标的比例关系,可以反映人体匀称度和体型特点。此外,在计算体质指数、评价体格特征和相对运动能力等方面也有重要的应用价值。

2. 测量仪器

量尺(最小刻度为1mm),直角尺。

3. 测量方法

准备:先将量尺固定或贴在墙上,量尺应与地面垂直。受试者赤脚,背向墙壁站立在量尺前面,躯干自然挺直,头部正直,两眼平视前方。耳廓上缘与眼眶下缘最低点呈水平位。上肢自然下垂,两腿伸直,两足跟并拢靠近量尺,足尖分开约60°。足跟、骶骨部及两肩胛间与墙壁相接触,成"三点一线"站立姿势,如图实训10-1。

测量:测试人员用直角尺放在受试者的头顶,使直角的两个边一边贴近量尺,一边接近被测量者的头皮,然后读取量尺上的读数,精确至1mm。

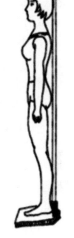

4. 注意事项

(1)应选择平坦的地面和规整的墙壁,量尺固定在墙壁上,要与地面垂直。

(2)每次测量身高均应赤脚,并在同一时间(早晨更准确),身体姿势前后应一致,严格执行"三点靠立柱""两点呈水平"的测量要求。

图实训10-1

(3)直角尺与头部接触时,松紧要适度,头发蓬松者要压实;妨碍测量的发辫、发结要放开,饰物要取下。

(4)每次测量身高最好连续测2次,间隔30s。2次测量的结果应大致相同。

(二)体重测量

1. 意义

体重是反映人体骨骼、肌肉、皮下脂肪及内脏器官的发育状况和人体充实度,并可以间接地反映人体的营养状况。如体重过重,可出现不同程度的肥胖,而过度肥胖,又是引发心血管疾病的重要因素;如体重过轻,则可作为营养不良或患有某些疾病的重要特征之一,因此,适宜的体重,对于受试者的健康和体质有重要的意义。

2. 测量仪器

电子体重计。

3. 测量方法

准备:受试者穿短衣裤、赤脚,自然站立在体重计量盘的中央,保持身体平稳、静止状态如图实训 10-2。

测量:测试人员站在受试者一侧,等显示屏上显示的数值稳定后,记录显示的数值。记录以千克(kg)为单位,精确到小数点后 1 位。

4. 注意事项

(1)称重时不可接触物体或摇动,且站立于站板中央。

(2)体重(特别是成年人)在一年中常有季节性波动,一般春冬季体重增长,夏季体重下降;在一天中体重也不等,随着饮食、排泄、出汗的变化而变化,一般早晨空腹排便后体重最稳定,因此这是体重最佳的检测时间,如不能在此时进行,也应有一个固定的时间(如每天的统一时间),测量前 1h 禁食,排空尿液和粪便。

(3)测量时,体重计应放置在平坦地面上。

(4)上、下体重计时,动作要轻缓。

(三)腰围测量

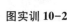

图实训 10-2

1. 意义

腰围的大小反映腹部肥胖程度,是临床上估计患者腹部脂肪是否过多的最简单和实用的指标,不仅可用于对肥胖的最初评价,在治疗过程中也是良好参考指标。

2. 测量仪器

尼龙带尺(最小刻度为 1mm)。

3. 测量方法

准备:受试者要裸露腰部,自然站立,两肩放松,双臂交叉抱于胸前。

测量:测量者面对受试者,将一根尼龙带尺放在肚脐上缘 1cm 处,沿水平方向围绕腹部一周,紧贴而不压迫皮肤,在正常呼气末测量腰围的长度如图实训 10-3,记录以 cm 为单位,精确至 1mm。

4. 注意事项

(1)测试人员应严格控制带尺的松紧度。

(2)测量时,受试者被测部位要充分裸露。

(3)测量时,受试者不能有意识地挺腹或收腹。

(四)臀围测量

1. 意义

利用腰臀围比值可以判定体型状况,并了解体脂分布情况。

2. 测量仪器

尼龙带尺(最小刻度为 1 mm)。

3. 测量方法

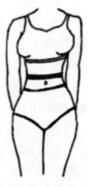

图实训 10-3

准备:受试者自然站立,两肩放松,双臂交叉抱于胸前。

测量:测试人员立于受试者侧前方,将带尺沿臀大肌最突起处水平围绕一周如图实训 10-4。带尺围绕臀部的松紧度应适宜(使皮肤不产生明显凹陷)。带尺上与"0"点相交的数值即为测量值。记录以 cm 为单位,精确到小数点后 1 位。

4. 注意事项

(1)测试人员应严格控制带尺的松紧度。

（2）测量时，男性受试者只能穿短裤，女性受试者穿短裤、背心或短袖衫。

（3）测量时，受试者不能有意识地挺腹或收腹。

（五）皮褶厚度

1. 意义

皮褶厚度是衡量个体营养状况和肥胖程度较好的指标。

2. 测量仪器

皮褶厚度计。

3. 测量方法

准备：受试者自然站立，充分裸露被测部位。

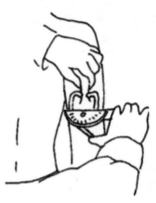

图实训 10-4

测量：测试人员用左手拇指、食指和中指将被测部位皮肤和皮下组织捏提起来，测量皮褶捏提点下方 1cm 处的厚度如图实训 10-5。共测量 3 次，取中间值或两次相同的值。记录以 mm 为单位，精确到小数点后 1 位。

（1）三头肌皮褶厚度（TSF）的测定方法：被测者自然站立，充分裸露被测部位，取左（或右）上臂背侧肩胛骨肩峰至尺骨鹰嘴连线中点，于该点上方 2cm 处，测定者以左手拇指与食指将皮肤连同皮下脂肪捏起呈皱褶，捏起处两边的皮肤须对称。然后用压力为 $10g/mm^2$ 的皮褶厚度计测定。应在夹住后 3s 内读数，测定时间延长可使被测点皮下脂肪被压缩，引起人为误差。连续测定 3 次后取其平均值。为减少误差，应固定测定者和皮褶计。

（2）肩胛部测量点：右肩胛骨下角下方 1cm 处。与脊柱成 45°方向捏提皮褶，如图实训 10-6。

（3）腹部测量点：脐旁 1cm 处，沿躯干长轴方向纵向捏提皮褶如图 6-7。

图实训 10-5

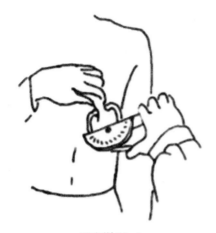

图实训 10-6

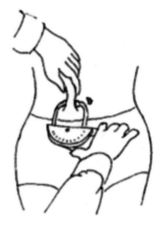

图实训 10-7

4. 注意事项

（1）受试者自然站立，肌肉放松，体重均匀落在两腿上。

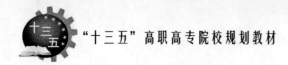

（2）测试时,要把皮肤与皮下组织一起捏提起来,但不能把肌肉捏提起来。

（3）测试时,皮褶厚度计的钳口连线应与皮褶走向垂直。

成人超重和肥胖的判断见表实训 10-1。

表实训 10-1　成人超重和肥胖的判断

结果	评价
1. 身高 =	
2. 体重 =	
3. 体重指数 =	
4. 臀腰比 =	
5. 皮褶厚度 =	
三头肌皮褶厚度 =	
肩胛下皮褶厚度 =	
腹部皮褶厚度 =	

第七章　配餐设计膳食平衡与营养

第一节　居民营养状况调查

居民营养状况调查简称营养调查,是运用科学手段来了解某一人群或个体的膳食和营养水平,以此判断其膳食结构和营养状况是否良好的重要手段。营养调查是社区营养工作的基础,目的是了解居民膳食摄取情况与营养供给量之间的对比情况;了解与营养状况有密切关系的居民体质与健康状况,发现营养不平衡的人群,为进一步营养监测和研究营养政策提供基础情况;作某些综合性或专题性的科学研究,如营养相关疾病与营养的关系,复合营养素推荐供给量等。

一、居民营养状况调查

现在各国的营养调查方案大多是20世纪50年代初由美国国防营养国际委员会提出的。自20世纪50年代开始,我国每10年开展一次全国有代表性的居民营养调查,分别于1959年、1982年、1992年、2002年和2010~2013年进行了调查。

(一)营养调查的内容和组织

营养调查工作的内容包括:①膳食调查;②人体营养水平的生化检验;③营养不足或缺乏的临床检查;④人体测量资料分析。在此基础上对被调查者个体进行营养状况的综合判定和对人群营养条件、问题、改进措施进行研究分析。营养调查既用于人群社会实践,也用于营养学的科学研究。

营养调查用于人群营养调查的组织,除另有调查目的外,调查的对象应该包括调查范围内全体居民,按居民地址、职业、性别、年龄、经济生活水平、就餐方式等按比例分层抽样调查应在调查年份的每个季节各调查一次,至少在夏秋和冬春进行2次调查以反映季节特点,每次营养调查应为3~5d,其中不应包含节假日。调查工作的质量取决于工作计划的科学性、严密性和可行性及取得相关部门与调查对象的合作支持程度,还取决于执行调查计划的工作人员的认真负责态度和专业理论技能水平。

(二)膳食调查

膳食调查的目的是了解在一定时间内调查对象通过膳食所摄取的能量和各种营养素的数量和质量,借此来评定正常营养需要得到满足的程度。膳食调查既是营养调查工作中一个基本组成部分,又是相对独立的内容。单独膳食调查的结果可作为对所调查的单位或人群进行营养咨询、营养改善和膳食指导的主要工作依据。膳食调查通常采用下列几种方法。

1. 称重法(或称量法)

称重法是对某一饮食单位(集体食堂或家庭)或个人所消耗食物全部分别称重的方法,将调查对象的各种食物实际摄取量,应用食物成分表计算出每人每日热能和各种营养素的平均摄入量。参照中国居民膳食营养素相关供给量标准,对膳食质量进行分析评价。调查时间为 3~7d。其步骤包括:

①记录每餐各种食物及调味品的名称;

②称取每餐各种食物生重、熟重以及剩余熟重;

③计算生熟比例,生熟比值＝烹调前食物的重量,烹调后食物的重量,然后计算出所摄入的各种生食物重量;

④记录每餐就餐人数;

⑤将调查期间所消耗的食物按品种分类、综合,统计每人每日的食物消耗量;

⑥根据食物成分表计算每人每日的营养素摄入量。

此法能准确反映被调查对象的食物摄取情况,适用于团体、个人和家庭的膳食调查。缺点是费力费时,不适合大规模的营养调查。

2. 记账法

此法对建有伙食账目的集体伙食单位,可查阅过去一定期间食堂的食物消费总量,并根据同一时期的进餐人数,粗略估计每人每日各种食物的摄入量,再应用食物成分表计算出这些食物所供给的能量和营养素数量。

此法简便、快速,可适用于大样本调查,但该法与称重法相比不够准确。

3. 询问法

通过问答方式回顾性地了解调查对象的膳食营养状况,是目前较常用的膳食调查方法,可适合于个体调查及人群调查。询问法通常包括膳食回顾法和膳食史法。

(1)膳食回顾法

此法是根据调查对象提供的膳食组成情况对膳食营养状况进行估计评价的一种方法。由调查对象尽可能准确地回顾调查前一段时间的食物消费量。一般认为 24h 膳食的回顾调查最易取得可靠的资料,简称 24h 膳食回顾法。该法是目前最常用的一种膳食调查方法,一般采用 3d 连续调查方法。食物量通常用家用量具、食物模型或食物图谱进行估计。询问的方式可以是面对面询问、使用开放式表格或事先编码好的调查表通过电话、录音机或计算机程序等进行。

24h 膳食回顾法可用于家庭中个体的食物消耗状况调查,亦可用于评价人群的膳食摄入量。该法不适合年龄在 7 岁以下的儿童和超过 75 岁以上的老年人。

(2)膳食史法

该法用于评估调查对象每日的食物摄入量与不同时期的膳食模式。通常可以是过去1 个月、6 个月或一年的时段。该法常被用于营养流行病学的调查研究。

该法与 24h 回顾法相比,是一种抽象的方法,其对调查者和被调查者要求较高,非营养学专家进行这样的调查往往十分困难。该法不适用于每天的饮食变化比较大的调查对象。

询问法的结果不够准确,一般在无法用称重法和记账法的情况下才使用。

4. 化学分析法

是收集所调查对象一日膳食中要摄入的所有主副食品,通过实验室的化学分析方法来测定其能量和营养素的数量和质量。

化学分析法收集样品的方法有两种:一为双份饭菜法,是最准确的样品收集方法,即制作两份完全相同的饭菜,其中一份供食用,另一份作为分析样品;第二种方法是收集整个研究期间消耗的各种未加工的食物或从市场上购买相同食物作为样品。后者的优点在于收集样品较容易,其缺点是收集的样品与食用的不完全一致,所得的结果为未烹饪食物的营养素含量。

此法能准确地了解食物中各种营养素的实际摄入量,但是分析过程复杂、成本高。

5. 食物频率法

估计被调查者在指定的一段时期内摄入某些食物的频率的一种方法,以问卷的形式进行。调查个体经常性的食物摄入种类,根据每天、每周、每月甚至每年所食各种食物的次数或食物种类来评价膳食营养状况。

食物频率法的问卷内容应包括食物名单和在一定时期内所食某种食物的次数,即食物的频率。食物名单的确定要根据调查目的、选择被调查者经常食用的食物、含有所要研究营养成分的食物或被调查者之间摄入状况差异较大的食物。

在实际应用中,可分为定性和定量的食物频率法。

(1)定性食物频率法

调查在特定时期内,被调查者每种食物所吃的次数,而不收集食物的量、份额大小的资料。被调查者可回答从1周到1年内各种食物摄入次数。食物频率法调查表可由调查员填写,或由一定文化水平的被调查者填写。

(2)定量食物频率法

调查在特定时期内,被调查者每种食物所吃的次数、食物的摄入量。通常借助于测量辅助物。采用半定量方法时,调查者常常提供标准(或准确)的食物份额大小的参考样品,供被调查者在应答时作为估计食物量的参考。

食物频率法可以迅速地得到平时食物摄入种类和数量,反映长期膳食模式,可作为研究慢性疾病与膳食模式关系的依据,以及在居民中进行膳食指导宣传教育的参考。但是,由于其对食物量化不准确、被调查者在回答有关食物频率问题的认知过程可能十分复杂、较长的食物问卷和较长的回顾时间经常导致摄入量偏高、当前的饮食模式亦可能影响被调查者对过去的膳食的回顾,从而产生偏倚,准确性较差。

(三)人体营养水平的生化检验

人体营养水平鉴定指的是借助生化、生理实验手段,发现人体临床营养不足、营养储备水平低下或营养过剩,以便较早掌握营养失调征兆和变化动态,及时采取必要的预防措施。我国常用的人体营养水平诊断参考指标及数值见表7-1。由于这些数值常受民族、体质、环境因素等多方面影响,因此是相对的。

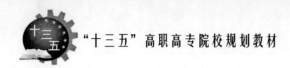

表 7-1　人体营养生化的检测指标及正常参考值

营养素	检测指标	正常参考值
蛋白质	血清总蛋白	>60g/L
	血清白蛋白(A)	>3.6g/L
	血清球蛋白(G)	>1.3g/L
	白/球(A/G)	1.5~2.5:1
	空腹氨基酸总量/必需氨基酸	2
	血液比重	1.015
	尿羟脯氨基酸系数	2.0~2.5mmol/L 尿肌酐系数
	游离氨基酸	4~6mg/L(血浆);6.5~9.0mg/L
	每日必然损失氮	男 54 mg/kg,女 55 mg/kg
血脂	总脂	4.5~7.0 g/L
	甘油三酯	0.2~1.1g/L
	α-脂蛋白	30%~40%
	β-脂蛋白	60%~70%
	胆固醇(其中胆固醇酯)	1.1~2.0 g/L(70%~75%)
	游离脂肪酸	0.2~0.6mmol/L,
	血酮	<20mg/L
钙、磷	血清钙(其中游离钙)	90~110mg/L(45~5520mg/L)
维生素 D	血清无机磷	儿童 40~60 mg/L, 成人 30~50 mg/L
	血清钙磷乘积	>30~40
	血清碱性磷酸酶	儿童 5~15 普氏单位, 成人 1.5~4.0 普氏单位
	血浆 25-OH-D_3	10~30mg/L
	1,25-$(OH)_2$-D_3	30~60mg/L
锌	发锌	125~250μg/g
	血浆锌	800~1100μg/L
	红细胞锌	12~14mg/L
	血清碱性磷酸酶活性	儿童 5~15 普氏单位/mL 成人 1.5~4.0 普氏单位/mL

表 7-1（续）

营养素	检测指标	正常参考值
铁	全血血红蛋白浓度(g/L)	成人男>130,成人>120,儿童>120,6岁以下小儿及孕妇>110
	血清运铁蛋白饱和度	成人>16%,儿童>7%~10%
	血清铁蛋白	>10~12mg/L
	血液红细胞压积(HCT或PCV)	男40%~50%,女37%~48%
	红细胞游离原卟啉	<70 mg/L RBC
	血铁青	500~1840μg/L
	平均红细胞体积(MCV)	80~90μm³
	平均红细胞血红蛋白量(MCH)	26~32μg
	平均红细胞血红蛋白浓度(MCHC)	310~370g/L
维生素 A	血清视黄醇	成人>400μg/L,儿童>300μg/L
	血清胡萝卜素	>800μg/L

营养素	24h尿　4h负荷尿	任意一次尿血(/g肌酐)
维生素 B₁	>100μg　>200UG(5mg负荷)	>66μg　RBC转羟基乙醛酶活力TPP效应<16%
维生素 B₂	>120μg　>800ug(5mg负荷)	>80μg　红细胞内谷胱甘肽还原酶活力系数≤1.2
烟酸	>1.5mg >3.5~3.9mg(5mg负荷)	>1.6mg
维生素 C	>10mg　5~13mg(500mg负荷)	男>9 mg,3mg/L血浆 女>15 mg
叶酸		3~16μg/L血浆 130~625μg/L RBC
其他	尿糖(一);尿蛋白(一);尿肌酐0.7~1.5g/24h尿;尿肌酐系数;男3mg/(kg.bw),女17mg/(kg.bw);全血丙酮酸4~12.3mg/L	

（四）营养不足或缺乏的临床检查

本项检查的目的是根据症状和体征检查营养不足和缺乏症。检查项目及症状、体征与营养素的关系见表7-2。

表 7-2　营养缺乏的体征

部位	体征	缺乏的营养素
全身	消瘦或浮肿,发育不良	热能,蛋白质,锌
	贫血	蛋白质,铁,叶酸,维生素 B₁₂,维生素 B₆,维生素 B₂,维生素 C

197

表 7-2(续)

部位	体征	缺乏的营养素
皮肤	干燥、毛囊角化	维生素 A
	毛囊四周出血点	维生素 C
	癞皮病	烟酸
	阴囊炎、脂溢性皮炎	维生素 B_2
口腔	齿龈炎,齿龈出血,齿龈松肿	维生素 C
	舌炎,舌猩红,舌肉红	维生素 B_2,烟酸
	地图舌	维生素 B_2,烟酸,锌
指甲	舟状甲	铁
骨骼	颅骨软化,方颅,鸡胸,O 形腿,X 形腿	维生素 D
	串珠肋	维生素 D,维生素 C
	骨膜下出血	维生素 C

(五)人体测量资料分析

人体体格测量资料可以作为营养状况的综合观察指标,不同年龄组选用的指标不同。

1. 体重和身高

体重可以反映一定时间内营养状况的变化;而身高可反映较长时期的营养状况。

(1)理想体重(或称标准体重),应用于成年人,一般以此来衡量实际测量的体重是否在适宜范围,常用计算公式如下:

Broca 改良公式:理想体重(kg)= 身高(cm)-105

(2)体质指数

2000 年亚太地区会议提出了亚洲标准为 BMI 8.5~22.9 为正常水平,大于 23 为超重,大于 30 为肥胖。中国肥胖问题专家组根据流行病学心血管并发症与体重关系的研究建议,提出 BMI≥24 为超重,BMI≥28 为肥胖。

2. 上臂围与皮褶厚度

测量上臂围时一般量取左上臂肩峰至鹰嘴连线中点的臂围长。我国 1~5 岁儿童上臂围 13.5cm 以上为营养良好,12.5~13.5cm 为营养中等,12.5cm 以下为营养不良。

皮褶厚度主要表示皮下脂肪厚度,世界卫生组织(WHO)推荐选用肩胛下、三头肌和脐旁三个测量点。瘦、中等和肥胖的判断值,男性分别为<10mm、0~40mm 和>40mm;女性分别为<20mm、20~50mm 和>50mm。

3. 其他测量指标

还可选用胸围、头围、骨盆径、小腿围、背高、坐高、肩峰距和腕骨 X 线等。均需选定标准值,作比较进行评价。

4.人体测量资料的各种评价指数

这类指数较多,都是利用体重、身高、胸围、坐高等基础数值,按一定公式计算的,其评价标准因地区、民族、性别、年龄等有所不同。

（1）Kaup 指数

Kaup 指数＝体重（kg）/[身高（cm）]^2×10^4。用于衡量婴幼儿的体格营养状况。判断标准为指数 15～18 为正常，>18 为肥胖，<15 为消瘦。

（2）Rohrer 指数

Rohrer 指数＝体重（kg）/[身高（cm）]^3×10^7。评价学龄期儿童和青少年的体格发育状况。判断标准：Rohrer 指数>156 为过度肥胖，156～140 为肥胖，139～110 为中等，109～92 为瘦弱，<92 为过度瘦弱。

（3）Vervaeck 指数

Vervaeck 指数＝[体重（kg）+胸围（cm）]/身长（cm））×100。用于衡量青年的体格发育情况，判断标准见表 7-3。

表 7-3　Gomez 分类法的评价参考值

营养状况	（男性）	17 岁	18 岁	19 岁	20 岁	21 岁以上
	（女性）		17 岁	18 岁	19 岁	20 岁以下
优		>85.5	>87.5	>89.0	>89.5	>90.0
良		>80.5	>82.5	>84.0	>84.5	>85.0
中		>75.5	>77.5	>79.0	>77.0	>80.0
不良		>70.5	>72.5	>74.0	>74.0	>75.0
极不良		<70.5	<72.5	<74.0	<74.0	<75.0

（六）营养调查结果的分析评价

营养调查结果可分析评价的问题如下。

（1）居民膳食营养素摄取量。食物组成结构与来源、食物资源生产加工、供应分配、居民就餐方式习惯；人均动物性食品增长率或销售额可用于反映动物性蛋白质消费的增长速度；谷类食品能量与动物性食品能量与膳食能量之比值，可反映居民膳食结构的变化；居民蛋白质、能量的摄取状况可以反映居民膳食的质和量在不同时期的变化情况。

（2）居民营养状况与发育状况。

（3）营养方面一些值得重视的问题。如动物性食品过多所致的营养过剩、肥胖症、心血管系统疾病，过多摄入精米面所导致的维生素摄入不足，方便食品和快餐食品及强化食品食用不当或其他不良食品的影响等。

（4）第二代发育趋势及原因分析。

（5）各种人群中有倾向性的营养问题失调趋势。

（6）全国或地区特有的营养问题解决程度。

第二节　膳食营养素参考摄入量的基本概念

人群营养状况取决于食物营养摄入量，膳食营养素摄入量是否合理需要有科学的判定标准。营养学家在大量的科学研究和观测数据基础上制定出膳食营养素参考摄入量，并在

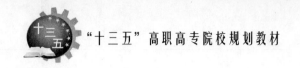

此基础上进行人群营养状况的评定和人群膳食营养的指导。

一、膳食营养素参考摄入量的概念

膳食营养素参考摄入量(dietary reference intakes,DRIs),是营养学家们根据有关营养素需要量的科学知识提出的衡量各类人群膳食营养素摄入数量的适宜尺度,是我们评价膳食营养素供给数量的依据,也是帮助个体和人群制定膳食计划的工具。

人体每天都要从膳食中得到生存、生活和健康所需要的各种营养素,膳食中的营养素应该符合人体营养素种类和数量的需求。由于性别、生理阶段和生存环境的不同对营养素种类和数量需求并不完全相同,因此要制定适应不同人群的膳食营养素参考摄入量。

膳食营养指导源于19世纪,主要是向人群推荐健康人群的膳食模式,推荐适宜的能量和蛋白质摄入量。1918年,英国推荐儿童膳食必须包括一定量的牛乳。早期的营养指导性文件包括膳食指南和膳食营养素。

从20世纪30年代起,膳食营养素推荐量(recommended daily allwances,RDAs)与膳食指南逐步分开,成为各自相对独立的膳食指导性文件。美国、英国、欧共体、北欧、菲律宾、日本、泰国等许多国家和地区都先后制定了自己国家和地区的RDAs。

中国最早的RDAs是1938年提出的。原中国中央卫生研究院营养学系于1952年编著出版的《食物成分表》,其附录的"营养素需要量(每天膳食中营养素的供给标准),是我国早期包括有5种营养素的推荐膳食营养素供给量(RDAs)。后经多次修订,形成中国营养学会1988颁布的"推荐的每日膳食中营养素供给量"。

中国RDAs中所包含的营养素有能量、蛋白质、脂肪、钙、铁、锌、硒、碘、视黄醇、维生素D、维生素E、硫胺素、核黄素、烟酸和抗坏血酸。

RDAs考虑了人体健康对营养素的需要,特别是营养素摄入不足对健康的危害,没有摄入量的上限。20世纪90年代,基于营养科学的发展和对营养素对健康作用的新认识,美国和加拿大联合发展形成了DRIs。

我国2000年制定的中国居民膳食营养素参考摄入量(DRIs),分别于2013年、2017年进行了修订。国家卫健委于2017年9月14日颁布了宏量营养素和微量元素,包括膳食能量、蛋白质、脂类及碳水化合物、铁、碘、锌、硒、铜、钼、铬营养素参考摄入量,于2018年4月1日实施;于2018年5月17日颁布常量元素、脂溶性维生素和水溶性维生素营养素参考摄入量,自2018年11月1日起施行。中国居民膳食营养素参考摄入量(DRIs)是评价膳食营养素供给量能否满足人体需要、是否存在过量摄入风险以及有利于预防某些慢性非传染性疾病的一组参考值,包括:平均需要量(estimated average requirement,EAR)、推荐摄入量(recommended nutrient intake,RNI)、适宜摄入量(adequate intake,AI)、可耐受最高摄入量(tolerable upper intake level,UL)以及建议摄入量、宏量营养素可接受范围。

1. 平均需要量(estimated average requirement,EAR)

根据个体需要量的研究资料计算得到的群体中各个体需要量的平均值。平均需要量只能够满足群体中50%个体的需要,而另外的50%个体则不能满足。平均需要量是制定推荐摄入量的基础。

2.推荐摄入量 (recommended nutrient intake,RNI)

相当于传统使用的RDAs,是以平均需要量为基础用统计学的方法制订出来的。推荐摄入量可以满足某一特定性别、年龄及生理状况群体中绝大多数个体需要的营养素摄入水平。其主要用途是作为个体每日该营养素的目标值,推荐给健康个体膳食营养素摄入的目标,而不是评价标准。RNI 能在高水平上满足营养需要量,既满足健康需要又有健康储备。

3.适宜摄入量(adequate intake,AI)

是营养素的一个安全摄入水平。是通过观察或实验获得的健康人群某种营养素的摄入量。有些营养素的个体需要量资料缺乏,无法计算出平均需要量,因此也就无法制订出推荐摄入量。这些营养素的摄入量数值是通过健康人群摄入量的观察或实验获得的。AI 的准确性低于 RNI,可作为个体营养素摄入目标和限制过多摄入的标准。

4.可耐受最高摄入量 (tolerable upper intake level,UL)

平均每日可以摄入某营养素的最高量,是日常摄入量的高限。由于营养素和各种化学成分一样,摄入过量时有可能产生不良作用。UL 水平上的营养素对一般人群中的几乎所有个体都不至于造成损害。

平均每日摄入营养素的最高限量是基于危害确认和计量反应评估制订的安全上限。当摄入量超过可耐受最高摄入量进一步增加时,发生毒副作用的危险性增加,对健康的损害危险性也在增加。

5.宏量营养素可接受范围(acceptable macronutrient distribution range;AMDR)

为预防产能营养素缺乏,同时又降低慢性病风险而提出的每日摄入量的下限和上限。

二、营养素需要量

个体对某种营养素的需要量是机体为了维持适宜的营养状况,即处于良好的健康状态并且能够维持这种状态,在一段时间内平均每天必须摄入的该种营养素的最低数量。每个个体都有自己的营养素需要量,年龄、性别、生理状况、运动量,甚至身高、体重多种因素都对营养素需要量有影响。

人体对营养素的需要是有限度的,因此人体每天需要从膳食中获得的各种营养素需要有适宜的数量,不能过低或过高。当膳食中的某种营养素长期不足时,有营养缺乏症发生;而当膳食中某种营养素长期过量时,则有慢性疾病和产生毒副作用的危险。因此,营养素的摄入不足和摄入过多对健康都有危险性。同时,这种危险性会随着营养素不足或过高的数值增加而增加。由于机体具有一定的储备能力,当膳食中某种营养素不足时,可以在一定程度上进行自我调节,动用体内组织中的营养储备,维持正常的生理功能。但是,当长期营养素不足时,体内的营养储备耗竭,就无法维持正常的生理功能,进而出现营养素缺乏症的表现。

因此,营养素的需要量有 3 个不同水平:基础需要量、储备需要量和预防出现临床缺乏症的需要量。在讨论营养素需要量时,应注意明确是何种水平的需要量。

1. 基础需要量

基础需要量是能够满足机体的生理功能、生长发育和繁育需要的营养素数量,是仅仅"够用"而已,没有办法储备。长期处于这样的营养素摄入水平,一旦出现膳食供给不足,即使是短期的也会造成缺乏。

2. 储备需要量

储备需要量是不仅满足机体的生理功能需要,还能维持机体在组织内储存一定水平营养素的需要量。这种储备可以在短时期内营养素摄入不足时被调出使用,使正常的生理功能不受影响。虽然这种储备需要量的适宜数量尚且未定。

3. 预防出现临床缺乏症的需要量

预防出现临床缺乏症的需要量是为了确定临床上出现的某营养素缺乏,主要考虑机体对该营养素适量贮存需要,比基础需要量水平要低的需要量。

人群营养素需要量不同于个体营养素需要量,需要用分布状态概率曲线表达。通常使用的营养素需要量是由测定个体需要量而求得的。但是由于存在生物学上的差异,即使个体的年龄、性别、身高和膳食构成都相似,其营养素需要量也不同。没有适用于人群中所有个体的需要量,因此,人群的需要量则根据个体需要量分布状态的概率曲线来表达。

营养素需要量可能是膳食营养素摄入量,也可能是机体需要吸收的量,尤其是对于吸收率很低的营养素,如铁,膳食中的铁吸收率一般为 3%~15%,甚至更低。能量不同于蛋白质和其他营养素,没有一个安全摄入量和范围。一般某人群的能量推荐摄入量即该人群的能量平均需要量。

三、确定营养素需要量和膳食营养素参考摄入量的方法

确定营养素需要量和膳食营养素参考摄入量的资料来源和评价包括了动物试验研究、人体代谢试验、人群观测研究、随机性临床研究等方面。这些方面有各自的优势、缺陷或限制,因此要综合考虑各种证据并审核。确定营养素需要量有 3 种主要途径。

(1)具有一系列有说服力的证据,包括随机临床试验资料,表明该营养素能够降低某种重要疾病的风险。

(2)具有一系列有说服力的证据,包括随机临床试验资料,表明该营养素对选定的功能标志起到有益作用。

(3)证明临床上出现缺乏病或重要营养病征与该营养素不足有特定的关系。

婴儿的适宜摄入量一般是采用营养良好的健康母亲足月产、全母乳喂养的婴儿的平均摄入量,即母乳提供的营养素量。较大婴儿和儿童、青少年的 DRIs 可采用类推法制定,即通过成人 DRIs 按照体重以及营养需求特点进行类推。

四、膳食营养素参考摄入量的应用

膳食营养素参考摄入量(DRIs)的应用包括两个方面即评价膳食营养质量和设计合理膳食。在评价膳食质量工作中,用它作为一个尺度,可以衡量人们实际摄入的营养素是否适宜;在计划膳食工作中,用它作为设计营养状况适宜的目标。

(一)对个体营养素摄入量的评价

1. 用平均需要量评价个体摄入量

对需要评价的每个个体做营养素需要量研究是不可能的,因此,需要用平均需要量检查个体摄入不足的可能性,而不是用直接比较个体膳食营养素摄入量与平均需要量来评价。平均摄入量能够使 50% 的特定人群得到满足,当个体的摄入量达到平均需要量时,其营养素

不足的可能性也就是50% 。如果某个体的摄入量低于平均摄入量减2个标准差,统计学上达不到需要量的几率有95%~98% ,则几乎可以肯定该个体达不到个体需要量。在实际应用中,观测到的摄入量低于平均摄入量时,可以认为必须提高,因为低于平均需要量意味着营养素摄入不足的可能性超过了50%;持续达到或超过推荐摄入量则可以认为营养素的摄入是充足的;摄入量在平均摄入量与推荐摄入量之间时,为安全起见,还是应当进行改善。

2. 用可耐受最高摄入量评价个体摄入量

可耐受最高摄入量是一个健康人群中几乎所有个体都不会产生毒副作用的最高摄入水平,用来检查个体摄入量有无过高的可能,避免发生中毒。应该注意的是,个体的营养素摄入量除膳食摄入的外,还应该包括强化食品和营养素补充剂等来源的营养素。将观测到的营养素摄入量与可耐受最高摄入量进行比较,推断该个体的日常摄入量是否过高,有无可能危及健康。有些营养素过量摄入的后果比较严重,所以必须认真对待可耐受最高摄入量。由于在任何情况下,一个人的真正需要量和摄入量都只能是估算值,因此对个体的评价都是不够精确的,应当结合个体其他方面的材料多方面考虑后谨慎评价和解释结果。

(二)对群体营养素摄入量的评价

要正确评价人群的营养素摄入量,需要获得准确的膳食资料,选择适当的参考值,调整个体摄入量变异的分布及其影响因素,并对结果进行合理的解释。由于不可能知道群体中每个个体的营养素需要量和摄入量,无法直接统计出摄入量低于需要量的比例,对群体只能用适当的方法估测摄入不足的几率。

用平均需要量估测群体营养素摄入量,常用概率法和平均需要量切点法。

(三)设计合理膳食

合理膳食是既能满足健康需要,营养充足而又不过量的膳食。设计膳食的目的就是使膳食中的营养素达到或接近其推荐摄入量或者适宜摄入量。设计合理膳食需要在确定营养素摄入目标后,制定食物消费计划。

(1)不论是对个体还是对群体设计合理膳食,都首先要选择和设定营养素摄入量的目标,使营养素的摄入都在安全范围之内,即都能达到推荐摄入量或适宜摄入量,不超过可耐受最高摄入量。

(2)以膳食指南做依据,平衡膳食宝塔做参考,食物成分表做工具,科学搭配食物的种类和数量,制定出合理膳食。

第三节　膳食结构与中国居民膳食指南

居民的膳食营养状况是国家经济发展和社会进步的重要标志。人们不仅从膳食中获取营养素来维持生命、保持健康,同时也从获取膳食的过程中得到人生的乐趣。因此,膳食的摄取也是一种精神和文化体现,不但反映出当地的自然环境、经济发展、生产力,还反映出人们的意识状态、知识水平。

居民膳食营养是通过食物获得的,而膳食结构是膳食营养的决定性因素。膳食指南是达到正确引导食物消费,促进膳食结构向合理营养方向改变,从而全面改善居民营养状况的指导方针。

一、膳食结构简介

膳食结构是指膳食中各类食物的数量及其在膳食中所占有的比例。一般可以根据各类食物所提供的能量及各种营养素的数量和比例来衡量膳食结构的组成是否合理。膳食结构的形成与多种因素有关,不仅有自然资源因素、社会经济因素、生产力发展水平,还有饮食习惯、文化和科学知识的普及水平等。

膳食结构随着社会发展而缓慢演变,在人类漫长的历史发展进程中可以划分为3个阶段:原始社会阶段、原始农业至传统农业阶段和农业现代化阶段。膳食结构的形成因素变化的速度决定了膳食结构的变化速度较为缓慢。

膳食结构类型的划分有多种方法,最重要的依据是动物性和植物性食物在膳食构成中的比例。以膳食中动物性食物、植物性食物所占的比例,以及能量、蛋白质、脂肪和碳水化合物的供给量作为划分膳食结构的标准,可以将世界不同地区的膳食结构分为4种类型:动植物食物平衡的膳食结构、以植物性食物为主的膳食结构、以动物性食物为主的膳食结构、地中海膳食结构。

(一)动植物食物平衡的膳食结构

这种膳食结构以日本为代表。膳食中动物性食物与植物性食物比例比较适当:谷类的年人均消费量约94kg;动物性食品的年人均消费量约63kg,其中海产品的比例达到一半。每天能量摄入保持在8400kJ(2000kcal)左右,宏量营养素供能比例为:碳水化合物57.7%,脂肪26.3%,蛋白质16.0%;动物蛋白质占总蛋白质的42.8%。

这种膳食结构的膳食能量能够满足人体需要又不至于过剩,宏量营养素的供能比例合理。来源于植物性食物的膳食纤维和来源于动物性食物的营养素(如铁、钙等)均比较充足,同时动物脂肪又不高。这样的膳食有利于避免营养素缺乏病和营养过剩性疾病。这种类型的膳食结构已经成为世界各国调整膳食结构的参考。

(二)以植物性食物为主的膳食结构

这一类型的膳食结构大多数是出现在亚洲和非洲的一些发展中国家。膳食以植物性食物为主,谷类的消费量为年人均200kg;动物性食物为辅,动物性食品年人均消费量仅为10~20kg。能量90%来源于植物性食物,动物性蛋白质仅占总蛋白质的10%~20%。

这类膳食结构的能量基本可以满足人体需要,但蛋白质、脂肪摄入较低。植物性食品中的膳食纤维充足,动物性食品中的营养素(如铁、钙和维生素A)摄入不足。这样的膳食结构的主要营养问题是营养缺乏病,造成人的体质下降,劳动生产率较低。

(三)以动物性食物为主的膳食结构

是多数欧美发达国家的典型膳食结构。其膳食构成以动物性食物为主,谷类的消费量年人均仅为60~75kg,而动物性食物消费量则年人均200kg以上(肉类100kg左右,奶和奶制品100~150kg,蛋类15kg)。同时,还摄入较多的食糖(年人均40~60kg)。每天摄入能量高达13800~14600kJ(3300~3500kcal);蛋白质100g以上;脂肪130~150g;植物性食物中的膳食纤维缺乏。

营养过剩和膳食纤维缺乏是此类膳食结构人群的主要健康威胁,心脏病、脑血管疾病和恶性肿瘤已经成为欧美发达国家的三大死亡原因。

（四）地中海膳食结构

这是居住在地中海地区居民所特有的膳食结构,意大利、希腊作为该种膳食结构的代表。其主要的特点是:

（1）膳食富含多种多样的植物性食物,如水果、蔬菜、马铃薯、谷类、豆类、果仁等。

（2）食物新鲜,加工程度低。该地区居民以食用当地、当季生产的食物为主。

（3）主要食用油是橄榄油。脂肪提供的能量比例和脂肪酸的比例均较为适宜,脂肪提供的能量占膳食总能量的 25% ~ 35%,饱和脂肪酸所占比例为 7% ~ 8%。

（4）每天食用少量/适量奶酪和酸奶;每周食用少量/适量的鱼、禽,少量蛋;每月食用几次红肉(猪、牛、羊肉及其产品)。

（5）以新鲜的水果作为典型的每日餐后食品,每周只食用几次甜食。

（6）大部分成年人有饮用葡萄酒的习惯。

这种膳食结构饱和脂肪酸摄入量低,富含大量碳水化合物,有较多的水果和蔬菜。这种膳食结构的居民心脑血管疾病发生率很低,是许多西方国家参照改进膳食结构的模式之一。

（五）中国居民的膳食结构特点和变化趋势

中国居民的传统膳食是以植物性食物为主,谷类、薯类和蔬菜的摄入量较高,肉类摄入量较低,豆制品总量不高且随地区而不同,奶类消费在大多地区不多。中国的各个地区膳食各种类食物摄入量不尽相同。高碳水化合物、高膳食纤维和低动物脂肪是传统中国膳食的营养学特点。最近 2010 ~ 2013 年的"中国居民营养与健康状况调查"资料与 2002 年全国营养调查的资料相比,反映了中国居民膳食结构的现状和变化趋势。见表 7-4、表 7-5。

表 7-4　2002 年、2012 年全国城乡居民的食物摄入量　　g/(标准人·日)

食物	城乡合计		城市小计		农村小计	
	2002 年	2012 年	2002 年	2012 年	2002 年	2012 年
粮谷类	365.3	337.3	278.7	281.4	403.6	390.7
薯类	49.1	35.8	31.8	28.4	55.7	42.8
新鲜蔬菜	276.2	269.4	251.9	283.3	285.6	256.1
水果	45.0	40.7	69.4	48.8	35.6	32.9
大豆及制品	14.6	10.9	15.3	12.4	14.2	9.4
坚果	3.8	3.8	5.4	4.7	3.2	2.8
畜禽肉类	78.6	89.7	10.4	98.5	68.7	81.2
鱼虾类	29.6	23.7	44.9	32.4	23.7	15.4
奶及其制品	26.5	24.7	65.8	37.8	11.4	12.1
蛋及其制品	23.7	24.3	33.3	29.5	20.0	19.4
糕点类	9.2	7.4	17.2	8.3	6.2	6.6
糖、淀粉	4.4	6.4	5.2	7.0	4.1	5.9

表 7-4(续)　　　　　　　　　　　　　　g/(标准人·日)

食物	城乡合计		城市小计		农村小计	
	2002 年	2012 年	2002 年	2012 年	2002 年	2012 年
油	41.6	42.1	44.0	43.1	40.7	41.0
食盐	12.0	10.5	10.9	10.3	12.4	10.7
酱油	8.9	7.9	10.6	9.1	8.2	6.8

表 7-5　2002 年、2012 年全国城乡居民能量和主要营养素的平均摄入量

每标准人·日

食物	2012 年			2002 年		
	城乡合计	城市	农村	城乡合计	城市	农村
能量/kcal	2172	2250.5	2286	2251	2135	2296.0
能量/kJ	9079	8580	9557	9421	8934	9609.0
蛋白质/g	64.5	65.4	63.6	65.9	69.0	64.6
脂肪/g	79.9	83.8	76.2	76.3	85.6	72.7
碳水化合物/g	300.8	261.1	338.8	321.2	268.3	341.6
膳食纤维/g	10.8	10.8	10.9	12.0	11.1	12.4
视黄醇当量/ug	443.5	514.5	375.4	469.2	550	439.1
硫胺素/mg	0.9	0.9	1.0	1.0	1.0	1.0
核黄素/mg	0.8	0.8	1.0	0.8	0.9	0.7
烟酸/mg	14.3	15.0	13.7	14.7	15.9	14.2
抗坏血酸/mg	80.4.	85.3	75.7	88.4	82.3	90.8
维生素 E/mg	35.9	37.5	34.3	35.6	37.3	35.0
钾/mg	1616.9	1660.7	1574.3	1700.1	1723.2	1691.5
钠/mg	5702.7	5858.8	5554	6268.2	6040.9	6368.8
钙/mg	366.1	412.4	321.4	388.8	438.6	369.6
镁/mg	284.9	281.8	288.5	308.8	291.8	315.3
铁/mg	21.5	21.9	21.2	23.2	23.8	23.1
锰/mg	5.9	5.4	6.4	6.8	6.0	7.1
锌/mg	10.7	10.6	10.8	11.3	11.5	11.2
铜/mg	1.9	1.8	2.0	2.2	2.3	2.2
磷/mg	954.6	968.3	937.1	978.8	973.2	981.0
硒/mg	44.6	47.0	42.2	39.9	46.6	37.4

　　2012 年中国居民营养与健康状况调查监测报告显示我国居民人均粮谷类食物摄入量为 337.3g(按每标准人日计,以下同),城市居民的摄入量 281.4g 低于农村 390.7g。蔬菜人均摄入量为 269.4g,城市居民的摄入量 283.3g 高于农村 256.1g。水果人均摄入量为 40.7g,城市

居民的摄入量 48.8g 高于农村 32.9g。畜禽肉类的人均摄入量为 89.7g,城市居民的摄入量 98.5g 高于农村 81.2g。鱼虾类人均摄入量为 23.7g,城市居民的摄入量 32.4g 也高于农村 15.4g;奶类的城乡摄入量差别很大,全国人均摄入量为 24.7g(城市 37.8g,农村 12.1g)。食用油的人均摄入总量为 42.1g,城市居民的摄入量 43.1g,农村 41.0g,城乡差别不大,但是农村的动物油摄入量高于城市。

表 7-6　2002 年、2012 年全国城乡居民的膳食构成 （%）

食物	城乡合计		城市小计		农村小计	
	2002 年	2012 年	2002 年	2012 年	2002 年	2012 年
能量的食物来源						
谷类	57.9	49	48.5	39.6	61.5	51.7
豆类	2.6	3.4	2.7	3.3	2.6	3.5
薯类	2.0	0.9	1.4	1.1	2.2	3.9
动物性食物	12.6	15.9	17.6	20	10.7	14.2
纯热能食物	17.3	23.1	19.3	24.3	16.5	21.2
其他	7.6	7.8	10.5	11.6	6.5	6.6
能量的营养素来源						
蛋白质	11.8	11.8	13.1	13.5	11.3	11.3
脂肪	29.6	37.2	35.0	41.6	27.5	36.6
蛋白质的食物来源						
谷类	52.0	42.4	40.7	32.6	56.5	48.3
豆类	7.5	9.9	7.3	8.8	7.6	11.8
动物性食物	25.1	31.4	40.1	35.8	21.0	29.4
其他	15.3	16.2	18	16.3	15.0	16.6
脂肪的食物来源						
动物性食物	39.2	41.2	38.1	36.2	40.4	44.3
植物性食物	60.8	58.8	65.3	63.8	59.6	55.5

2010~2013 年中国居民营养与健康状况调查结果显示,我国居民的能量和蛋白质摄入已得到满足,人均蛋白质摄入量为 65.5g(按每标准人日计,以下同),能量摄入量 2037kcal,我国居民来自谷类的能量占总能量人均为 53.1%。与 2002 年相比,城市居民的谷类摄入量下降水平明显高于农村,而农村居民薯类摄入量下降幅度高于城市,居民全谷类摄入偏低,仅占到粮谷类总量的 3%~7%。油脂类摄入逐年增高,但是水果、豆类和奶类的摄入量长期低下。

二、膳食指南简介

膳食指南是一个国家或地区针对其居民普遍存在的营养问题而提出的一个简明扼要的合理膳食基本要求,又称为膳食指导方针。膳食指南是营养工作者根据营养学原理和本国家或本地区居民膳食营养的实际情况制定的,其目的就是指导人们合理选择与搭配食物,采取平衡膳食以获得合理营养、促进身体健康。膳食指南随着居民膳食营养的变化需要和营养科学研究成果不断地修订,一般每隔几年就要修订一次。

最早的膳食指南是19世纪欧洲依据健康人群的膳食模式推荐适宜的能量和蛋白质摄入量;随后是1918年英国推荐膳食必须包括一定量的牛奶;20世纪30年代,推荐膳食应包括牛奶、叶菜、鱼、肉、蛋等。早期的膳食指南大多是针对营养缺乏而推荐应该选择多种食物和营养充足的膳食,尤其是蛋白质和能量。

世界粮农组织(FAO)/世界卫生组织(WHO)于1992年在罗马召开的国际营养大会上把推广以食物为基础的膳食指南列为重点工作之一。会议强调推行合理膳食及健康生活方式是消除或明显减少慢性营养不良、微量营养素缺乏及膳食有关疾病的一项适宜的策略。1996年,WHO/FAO联合专家会议发表了"编制与应用以食物为基础的膳食指南",作为各国制定及应用膳食指南的依据和参考。为实现我国政府在世界营养大会上的承诺,卫生部会同国家计委、国家教委、农业部等14个有关部委制定了《中国营养改善行动计划(1996—2000年)》。其总目标指出:通过保障食物供给,落实适宜的干预措施,减少饥饿和食物不足,降低蛋白质-能量营养不良的发生,预防、控制和消除微量营养素缺乏症;通过正确引导食物消费,优化膳食模式,促进健康的生活方式,全面改善居民的健康状况,预防与营养有关的慢性病。膳食指南的制定和贯彻是落实营养改善行动计划的具体措施。

由此可见,膳食指南的作用一方面在于引导居民合理消费食物,保护自己的健康。另一方面,这些原则可以成为政府发展食物生产及规划食物市场的根据,并可采取相应的政策满足人们合理的食物消费结构的需求。中国居民膳食指南是贯彻营养改善行动计划的主要宣传教育大纲。其核心是倡导平衡膳食和合理营养以达到促进健康的目的。

20世纪50年代,工业化国家人民的健康大为改善,寿命延长,慢性非传染性疾病成为人民健康的主要威胁;同时,科学研究表明,"慢性病"与膳食关系密切,这时的膳食指南又有了防止"慢性病"的内容:减少脂肪的摄入、养成运动的习惯、避免体重过高等。1968年,瑞典出版了世界上第一部有5条内容的《膳食指南》。1980年,美国以政府文件的形式发表了《膳食指南》,并以每几年修订一次的方式延续至今。中国营养学会于1989年、1997年、2007年、2016年分别制修订了《中国居民膳食指南》。

目前,世界上有多个国家提出了自己国家的膳食指南,每个国家的膳食指南都有自己的特点:发达国家在强调食物多样的同时,强调植物性食物的重要性和控制能量、脂肪、糖的摄入,强调运动锻炼和控制体重等以告诫民众预防"慢性病";发展中国家则由于营养不良和营养过剩同时存在,所以既强调食物多样,也强调强化食品,既强调充足的能量,也强调脂肪不宜过高、体重不宜过重等。

膳食指南是依据营养科学研究的最新成果制订出来的指导性文件,具有一定的权威性,因此,是促进健康和制定卫生政策的工具。膳食指南的科学观点简明易懂,选择食物的方法可操作性强。膳食指南是食品企业调整产品结构,使之更加适应消费者增进健康需要的依据。

三、中国居民膳食指南的发展状况

膳食指南是以良好科学证据为基础,为促进人类健康,所提供的食物选择和身体活动的指导;是从科学研究到生活实践的科学共识。各国的膳食指南都是营养专家根据营养学原则,结合国情,教育居民采用平衡膳食,以达到合理营养促进健康目的的指导性意见和公共政策基础。膳食指南的作用一方面在于引导居民合理消费食物,保护健康。另一方面,这些原则可以成为政府发展食物生产及规划、满足居民合理的食物消费的根据。

在世界范围内,膳食指南作为公共卫生政策的组成部分已有百年以上历史。它是由早期食物指南,历经膳食供给量和膳食目标等阶段演变而来。其背景是在工业化后群众体力活动减少、脂肪摄入增多及其他营养素摄入量的改变导致心血管等慢性疾病增加而对膳食模式提出建议。膳食指南中通常有比较形象的图形来进行食物和营养指导,美国的膳食指南中采用金字塔图形表示食物需要量等内容,称为膳食金字塔。而我国膳食指南采用宝塔的图形,称为膳食宝塔。"中国居民平衡膳食宝塔"是根据《中国居民膳食指南》,结合中国居民的膳食结构特点设计的食物定量指导方案,它把平衡膳食的原则转化为各类食物的重量,并以"宝塔"形式表现出来,直观地告诉居民食物分类的概念、每人每日各类食物的合理摄入范围,便于群众理解和在日常生活中实行。"中国居民平衡膳食宝塔"提出了在现阶段中国居民的一个比较理想的营养膳食模式。它所建议的食物量,特别是奶类和豆类食物的量,可能与当前大多数人的实际膳食情况还有一定的距离;对某些贫困地区来讲可能距离还很远。但是,为了改善中国居民的膳食营养状况,这是不可缺少的。应该把它看作是一个奋斗目标。

四、中国居民膳食指南的沿革

中国营养学会于 1989 年制定并发布了我国第一个膳食指南,共有以下八条内容:即食物要多样,饥饱要适当,油脂要适量,粗细要搭配,食盐要限量,甜食要少吃,饮酒要节制,三餐要合理。该指南的发布,在指导教育人民群众采用平衡膳食增强健康素质方面发挥了积极的作用。

但随着我国改革开放和经济的发展,我国居民的膳食结构出现了新的问题。1997 年由中国营养学会与中国预防医学科学院营养与食品卫生研究所对第一版的膳食指南进行了修改,制定了《中国居民膳食指南》,该指南于 1997 年 4 月由中国营养学会常务理事会通过并发布,该指南共有八条内容:①食物多样、谷类为主;②多吃蔬菜、水果和薯类;③常吃乳类、豆类或其制品;④经常吃适量鱼、禽、蛋、瘦肉,少吃肥肉和荤油;⑤食量与体力活动要平衡,保持适宜体重;⑥吃清淡少盐的膳食;⑦如饮酒要限量;⑧吃清洁卫生、不变质的食物。

我国 2002 年全国居民营养与健康状况调查结果显示,我国城乡居民的膳食状况明显改善;但另一方面,部分人群膳食结构不合理及身体活动减少,引起肥胖、高血压、糖尿病、高血脂等慢性疾病的患病率增加;在一些贫困农村地区还存在营养缺乏的问题。

受卫生部委托,2006 年中国营养学会组织了《中国居民膳食指南》修订专家委员会,依据中国居民膳食消费和营养摄入的实际情况,以及存在的突出问题,结合营养素需要量和食物成分的新知识,对 1997 年发布的中国居民膳食指南进行全面修订,经过多次论证、修改,最终形成了《中国居民膳食指南》,于 2007 年 9 月由中国营养学会理事会扩大会议通过。并由卫生部于 2008 年 1 月发布。

《中国居民膳食指南》(2007)一般人群膳食指南适合 6 岁以上的正常儿童,共有 10 条内容:①食物多样,谷类为主,粗细搭配;②多吃蔬菜、水果和薯类;③每天吃奶类、大豆或其制品;④常吃适量的鱼、禽、蛋和瘦肉;⑤减少烹调油用量,吃清淡少盐膳食;⑥食不过量,天天运动,保持健康体重;⑦三餐分配要合理,零食要适当;⑧每日足量饮水,合理选择饮料;⑨饮酒应限量;⑩吃新鲜卫生的食物。

近10年来我国居民的膳食营养结构及疾病谱都发生了新的较大变化。2014年中国营养学会组织了《中国居民膳食指南》修订委员会,依据近期我国居民膳食营养问题和膳食模式分析以及食物与健康科学证据报告,参考国际组织和其他国家膳食指南修订的经验,对我国第三版《中国居民膳食指南(2007)》进行修订。经过膳食指南(dietary guidelines,DG)修订专家和技术工作组百余位专家共同的工作,并广泛征求意见,最终形成了《中国居民膳食指南(2016)》。

《中国居民膳食指南(2016)》由一般人群膳食指南、特定人群膳食指南和中国居民平衡膳食实践三个部分组成。其中,一般人群膳食指南针对2岁以上的健康人群提出6条建议。《中国居民膳食指南(2016)》的具体内容如下。

1. 食物多样,谷类为主

平衡膳食模式是最大程度上保障人体营养需要和健康的基础,食物多样是平衡膳食模式的基本原则。每天的膳食应包括谷薯类、蔬菜水果类、畜禽鱼蛋奶类、大豆坚果类等食物。建议平均每天摄入12种以上食物,每周25种以上。谷类为主是平衡膳食模式的重要特征,每天摄入谷薯类食物250~400g,其中全谷物和杂豆类50~150g,薯类50~100g;膳食中碳水化合物提供的能量应占总能量的50%以上。

2. 吃动平衡,健康体重

体重是评价人体营养和健康状况的重要指标,吃和动是保持健康体重的关键。各个年龄段人群都应该坚持天天运动、维持能量平衡、保持健康体重。体重过低和过高均易增加疾病的发生风险。推荐每周应至少进行5d中等强度身体活动,累计150min以上;坚持日常身体活动,平均每天主动身体活动6000步;尽量减少久坐时间,每小时起来动一动,动则有益。

3. 多吃蔬果、奶类、大豆

蔬菜、水果、奶类和大豆及制品是平衡膳食的重要组成部分,坚果是膳食的有益补充。蔬菜和水果是维生素、矿物质、膳食纤维和植物化学物的重要来源,奶类和大豆类富含钙、优质蛋白质和B族维生素,对降低慢性病的发病风险具有重要作用。提倡餐餐有蔬菜,推荐每天摄入300~500g,深色蔬菜应占1/2。天天吃水果,推荐每天摄入200~350g的新鲜水果,果汁不能代替鲜果。吃各种奶制品,摄入量相当于每天液态奶300g。经常吃豆制品,每天相当于大豆25g以上,适量吃坚果。

4. 适量吃鱼、禽、蛋、瘦肉

鱼、禽、蛋和瘦肉可提供人体所需要的优质蛋白质、维生素A、B族维生素等,有些也含有较高的脂肪和胆固醇。动物性食物优选鱼和禽类,鱼和禽类脂肪含量相对较低,鱼类含有较多的不饱和脂肪酸;蛋类各种营养成分齐全;吃畜肉应选择瘦肉,瘦肉脂肪含量较低。过多食用烟熏和腌制肉类可增加肿瘤的发生风险,应当少吃。推荐每周吃鱼280~525g,畜禽肉280~525g,蛋类280~350g,平均每天摄入鱼、禽、蛋和瘦肉总量120~200g。

5. 少盐少油,控糖限酒

我国多数居民目前食盐、烹调油和脂肪摄入过多,这是高血压、肥胖和心脑血管疾病等慢性病发病率居高不下的重要因素,因此应当培养清淡饮食习惯,成人每天食盐不超过 6g,每天烹调油 25~30g。过多摄入添加糖可增加龋齿和超重发生的风险,推荐每天摄入糖不超过 50g,最好控制在 25g 以下。水在生命活动中发挥重要作用,应当足量饮水。建议成年人每天 7~8 杯(1500~1700mL),提倡饮用白开水和茶水,不喝或少喝含糖饮料。儿童、少年、孕妇、乳母不应饮酒,成人如饮酒,一天饮酒的酒精量男性不超过 25g,女性不超过 15g。

6. 杜绝浪费,兴新食尚

勤俭节约,珍惜食物,杜绝浪费是中华民族的美德。按需选购食物、按需备餐,提倡分餐不浪费。选择新鲜卫生的食物和适宜的烹调方式,保障饮食卫生。学会阅读食品标签,合理选择食品。创造和支持文明饮食新风的社会环境和条件,应该从每个人做起,回家吃饭,享受食物和亲情,传承优良饮食文化,树健康饮食新风。

中国居民平衡膳食宝塔(2016)如图 7-1 所示。

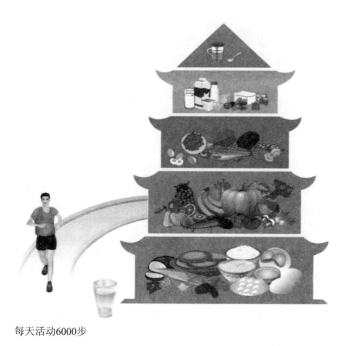

盐	<6g
油	25～30g
奶及奶制品	300g
大豆及坚果类	25～35g
畜禽肉	40～75g
水产品	40～75g
蛋 类	40～50g
蔬菜类	300～500g
水果类	200～350g
谷薯类	250～400g
全谷物和杂豆	50～150g
薯类	50～100g
水	1500～1700mL

每天活动6000步

图 7-1 中国居民平衡膳食宝塔(2016)

第四节 营养食谱设计

一、食谱编制的基本原则

通常情况下,编制食谱的内容包括主食、副食、加餐或零食。所谓主食,主要是指粮食,包括米面、杂粮、豆类,薯类等。主食是人类获取能量的主要来源,根据我国居民的饮食特点,成人的碳水化合物供给能量应占总能量的 55%~65%,粮谷类食物约在 250~400 g。副食是相对于主食一词而来,"副食"则主要是指青菜、豆腐、鱼肉等食物。过去中国人的膳食以谷类为主,大约占整个膳食能量的 70% 以上,而蔬菜和肉类仅占 20% 左右,所以是辅助状态。目前城市居民主副食比例已经有了较大变化。零食是指不在正餐吃的任何食物，如包子、饺子、酸奶、蛋糕等。另一说法是即食食品，如瓜子、糖果、水果、各种零食等。对于加餐食物而言，前一种说法更合适。

编制食谱的基本原则是必须根据就餐者的生理条件和主要营养素的需要编制。食谱的编制，应遵循营养平衡、食物多样、饭菜适口和经济合理的原则。

（一）保证营养充足和平衡

食谱编制要保证营养充足和平衡，提供符合营养要求的平衡膳食。首先要满足人体能量需求，碳水化合物、蛋白质、脂肪是膳食中提供能量的营养物质，在供能方面可以在一定程度上相互代替，但在营养功能方面却不能相互取代。因此，膳食中所含的产能物质应符合其比例要求，以满足人体的生理需要。其他主要营养素的需要，可参考中国居民膳食营养素参考摄入量的数值。

（二）满足食物多样和比例适当

食物多样化是营养配餐的重要原则，也是实现合理营养的前提和基础。我国食物资源丰富，种类繁多，各种食物营养特点或所含的营养成分不尽相同，没有任何一种食物可提供人类所需的全部营养物质，因此需要选用多种食物并科学合理搭配。

1. 食物多样

食物多样即指合理的、平衡的膳食必须由多种食物组成，才能满足人体能量和各种营养素要求，达到营养充足、促进健康的目的。"多"并非指同种食物的大量，而是指品种。

主食如米、面、杂粮等是每日食物提供能量最多的部分，谷类食物中碳水化合物一般占重量的70%~80%，蛋白质含量是6%~10%，脂肪含量1%左右，还含有矿物质，B族维生素和膳食纤维。在世界上大多数国家，谷类食物是膳食的主体，大约在50%以上。事实上谷类食物也是最便宜的能源。

食物多样含有两层意思：一是多种多样，适当多吃一些传统上的"粗粮"，即玉米、荞麦、燕麦、薏米、小米、高粱、红小豆、绿豆等；食物多样其营养益处除了提供多样营养素外，不同种类的粮食及其加工品的合理搭配，还可以提高其营养利用价值，特别是增强蛋白质互补作用。谷类的蛋白质中赖氨酸含量低，是其限制性氨基酸；豆类蛋白质中富含赖氨酸，蛋氨酸含量较低，是其限制性氨基酸；若将谷类和豆类食物合用，各自的限制性氨基酸正好互补，从而大大提高了其蛋白质的生理功效。二是比例适宜，除了食物种类多样，合适比例和量也是重要环节。一般成年人每日膳食食物品种应平均达到膳食宝塔推荐的10大类食物种类齐全，每天平均摄入量为3种以上的谷类、薯类食物250~400g；6种以上的蔬菜300~500g，包括根、茎、叶、花、果菜和菌藻类，最好深色蔬菜约占一半；2种以上的水果200~350g，还有坚果类；3种以上的动物性食物（包括肉、禽、蛋、鱼）120~200 g，300 mL左右的乳类制品；植物油25 g、盐不超过6 g等。

注意食物来源和品种的多样性不但是营养素充足的保障，也是饭菜适口的基础。多品种、多花样才能多口味，以求得饭菜营养平衡。

2. 粗细搭配

对谷类加工要尽量保持天然，低精度、粗制一些为宜。相对于大米白面来说，粗加工使得谷类中膳食纤维、B族维生素和矿物质的含量损失大大减少。如精白面的膳食纤维只有标准粉的 1/3,而维生素 B 只有标准粉的 1/9。另外,粗加工使得谷物粒度保留原始状态,并且其中的膳食纤维含量提高,使得总膳食引起血糖变化缩小,谷类"食物血糖生成指数"降低,对人群有着短期和长期健康效应。

3. 适量选用动物性食物

动物性食物包括畜、禽、蛋、鱼、虾、贝和蟹等,是人类优质蛋白、脂类、脂溶性维生素、B 族维生素和矿物质的良好来源。这些食物中蛋白质不仅含量高,而且氨基酸组成更适合人体需要,尤其富含赖氨酸和蛋氨酸,与谷类或豆类食物搭配食用,可明显发挥蛋白质互补作用。但是动物性食品中一般都含有一定量的饱和脂肪和胆固醇,摄入过多可能增加代谢性疾病的危险性。蛋类富含优质蛋白质,各种营养成分比较齐全,是很经济的优质蛋白质来源。畜肉类脂肪含量一般较高,能量密度大。鱼类脂肪含有较多的不饱和脂肪酸,且富含二十碳五烯酸(EPA)和二十二碳六烯酸(DHA)。禽类脂肪含量低,且不饱和脂肪酸含量较高,其脂肪酸组成优于畜类脂肪。动物性食物属高能量和高脂肪食物,摄入量应适量。鱼禽类即我们所称的"白肉",与畜肉比较,脂肪含量相对较低,不饱和脂肪酸含量较高。汉族居民膳食应当用鱼肉、禽肉代替部分猪肉,适当减少猪肉摄入的比例,可以减少脂肪和胆固醇的摄入水平。常见动物性食物胆固醇含量见表 7-7。

表 7-7　常见动物性食物胆固醇含量　　　　　　　　　mg/100g

食物名称	含量	食物名称	含量	食物名称	含量
猪肉(肥瘦)	80	牛脑	2447	鸭蛋	565
猪肉(肥)	109	猪肾	354	咸鸭蛋	647
猪肉(瘦)	81	鸡(均值)	106	鲤鱼	84
牛肉(肥瘦)	84	鸭(均值)	94	青鱼	108
牛肉(瘦)	58	鹅	74	海鳗	71
羊肉(肥瘦)	92	鸡肝	356	带鱼	76
羊肉(瘦)	60	鸭肝	341	对虾	193
猪肝	288	鹅肝	285	海蟹	125
牛肝	297	鸡蛋	585	赤贝	144
猪脑	2571	鸡蛋黄	1510	乌贼	268

4. 充足的蔬菜水果

新鲜的蔬菜水分多,能量低,是维生素、矿物质、膳食纤维和植物化学物质的重要来源。蔬菜品种繁多,如根茎类、叶菜、瓜果类,所含营养素含量特别是植物化学物含量丰富,品种都各有特点,水果与蔬菜有相似性。食用多种蔬菜、水果对保持身体健康有利已经是全世界的共识。薯类含有丰富的淀粉、膳食纤维以及多种维生素和矿物质,对保持肠道正常功能有益处。食谱配制应首先鼓励选择新鲜和应季蔬菜,以免储存时间过长,造成一些营养物质的流失。另外,在条件允许的情况下,尽可能选择多种蔬菜食用,鉴于深色蔬菜富含胡萝卜素,尤其 β-胡萝卜素是维生素 A 的主要来源,也是其他多种色素物质如叶绿素、叶黄素、番茄红素、花青素等的来源,所以应特别注意摄入深色蔬菜,使其占到蔬菜总摄入量的一半左右;同时还要注意增加十字花科蔬菜、菌藻类食物的摄入。

5. 油脂类

油脂类种类繁多,有花生油、豆油、芝麻油、菜籽油、核桃油、葵花籽油。市场上可见的新型食用油有红花籽油、茶油、葡萄籽油、玉米油、芥菜籽油、亚麻籽油、橄榄油等。油脂种类不同,脂肪酸组成亦不同,因此选择食用多种油脂有利于脂肪酸的平衡(表7-8)。

表7-8　常用食用油脂中主要脂肪酸的组成(食物中脂肪总量的百分数)　　　%

食用油脂	饱和脂肪酸	不饱和脂肪酸			其他脂肪酸
		油酸(C 18：1)	亚油酸(C 18：2)	亚麻酸(C 18：3)	
橄榄油	10	83	7	—	—
菜籽油	13	20	16	9	42*
花生油	19	41	38	0.4	1
茶油	10	79	10	1	1
葵花籽油	14	19	63	5	—
豆油	16	22	52	7	3
棉籽油	24	25	44	0.4	3
大麻油	15	39	45	0.5	1
芝麻油	15	38	46	0.3	1
玉米油	15	27	56	0.6	1
棕榈油	42	44	12	—	—
米糠油	20	43	33	3	—
猪油	43	44	9	3	—
牛油	162	29	2	1	7
羊油	57	33	3	2	3
黄油	56	32	4	1.3	4

(三)照顾饮食习惯和适口性

"好吃"或饭菜的适口性与膳食习惯和爱好有关,"好吃"是"吃好"的基础,也是营养配餐和编制食谱的重要原则,其重要性并不低于营养供给。因为就餐者对食物的直接感受首先是适口性,然后才会引起食欲,"吃"喜爱富有营养的饭菜,吃进足够的量并吸收,最终才有可能达到预期的营养效果。在可能的情况下,注重烹调方法,做到主食粗细巧安排,菜肴品种常变,色香味形俱佳。

(四)考虑食物价格和定量

对于集体用餐来说,考虑每餐价格并准确地计算采购食物量和烹饪量,是同样重要的。既要满足就餐人员的营养需要,又要注意节约、防止浪费,使就餐人员吃得够、吃得完,饮食消费必须与生活水平相适应。在满足就餐人员膳食营养推荐摄入量标准,特别是能量和蛋白质的供给量满足的前提下,节约成本,用价格低、营养相近的食物相互替代,如遇风味问题应在烹饪方法上给予弥补。

给个人配餐时要考虑就餐者的实际状况和经济承受能力。饥饱适度,各类食物摄入量得当。充足是保障营养的基础,过量则容易造成肥胖或浪费甚至带来胃肠的不适。最贵的不是最好的,合理搭配,营养平衡,用新鲜的食物是最主要的。

(五)合理分配三餐,保持能量均衡

合理安排一日三餐的食量和能量摄入,是合理膳食的重要组成部分。考虑日常生活习惯和消化系统生理特点,一日三餐的时间应相对规律。一日三餐食物的合理分配,通常以能量作为进食量的标准。根据膳食指南的推荐和实际经验,早餐提供的能量应占全天总能量的 25%～30%,午餐应占 30%～40%、晚餐应占 30%～40%。

(六)注意安全卫生

购买新鲜食物为原料,保证储藏安全,防止引起食源性疾病的根本措施。选择购买正规厂家的产品。

二、食谱编制的依据

营养配餐是一项时间性很强的工作,与人们的日常饮食直接相关,要做到营养配餐科学合理,需要以一系列营养理论为指导。

(一)中国居民膳食营养素参考摄入量(DRIs)

制定 DRIs 的目的在于更好地指导人们膳食实践,评价人群的营养状况并为国家食物发展供应计划提供依据。

中国居民膳食营养素参考摄入量(DRIs)中的推荐摄入量(RNI)或适宜摄入量(AI)是个体适宜营养素摄入水平的参考值,是健康个体膳食摄入营养素的目标。编制食谱时,首先需要以各营养素的推荐摄入量(RNI)或适宜摄入量(AI)为依据确定需要量,一般以能量需要量为基础。制定食谱后,还需要以中国居民膳食营养素参考摄入量(DRIs)的 RNI 或 AI 为参考,评价制定的食谱是否合理,不合理则需要加以调整。

(二)中国居民膳食指南和平衡膳食宝塔

膳食指南其目的就是合理营养,平衡膳食,促进健康。膳食指南的原则就是食谱设计的原则,营养食谱的制定需要根据膳食指南考虑食物种类及数量的合理搭配。平衡膳食宝塔则是膳食指南视觉化和形象化的表达,是人们在日常生活中贯彻膳食指南的工具。平衡膳食宝塔建议的各类食物的数量既以人群的膳食实践为基础,又兼顾食物生产和供给的发展,具有实际指导意义。

(三)食物成分表

食物成分表是营养配餐工作必不可少的工具。通过食物成分表,在编制食谱时才能将营养素的需要量转化为食物的需要量,从而确定食物的品种和数量。

(四)营养平衡理论

1. 膳食中三种营养素需要保持合适的比例

膳食中蛋白质、脂肪和碳水化合物除了各具特殊的生理功能外,各自提供的能量按占总能量的百分比计,则蛋白质 10%～15%,脂肪 20%～30%,碳水化合物 50%～65%。

2. 膳食中优质蛋白质与一般蛋白质保持一定的比例

在膳食构成中要注意将动物性蛋白质、一般植物性蛋白质和大豆蛋白质进行适当搭配，并保证优质蛋白质占蛋白质总供给量的 1/3 以上，动物性蛋白质占优质蛋白质供给量的 1/2 以上。

3. 饱和脂肪酸、单不饱和脂肪酸和多不饱和脂肪酸之间的平衡

不同食物来源的脂肪、脂肪酸组成不同，有饱和脂肪酸、单不饱和脂肪酸和多不饱和脂肪酸。饱和脂肪酸可使血胆固醇升高，不饱和脂肪酸特别是必需脂肪酸以及鱼贝类中的二十碳五烯酸(EPA)和二十二碳六烯酸(DHA)则具有多种有益的生理功能。因此，必须保证食物中多不饱和脂肪酸的比例。动物脂肪相对含饱和脂肪酸和单不饱和脂肪酸多，多不饱和脂肪酸含量较少。植物油主要含不饱和脂肪酸。两种必需脂肪酸亚油酸和亚麻酸主要存在于植物油中，鱼贝类食物含二十碳五烯酸(EPA)和二十二碳六烯酸(DHA)相对较多。为了保证每日膳食能摄入足够的不饱和脂肪酸，必须保证油脂中植物油的摄入。

三、食谱编制的方法

食谱编制的方法常用的有 3 种，即计算法、食物交换份法、计算机软件配餐法。以下对计算法和食物交换份法进行阐述。

（一）计算法

1. 计算法编制食谱的程序

(1)确定用餐对象全日能量的供给量。

(2)计算宏量营养素全日应提供的能量。

(3)计算 3 种能量营养素的每日需要量。

(4)计算 3 种能量营养素的每餐需要量。

(5)主副食品种和数量的确定。

①主食品种、数量的确定。由于粮谷类是碳水化合物的主要来源，因此主食的品种、数量主要根据各类主食原料中碳水化合物的含量确定。

②副食品种、数量的确定。副食品种和数量的确定应在已确定主食用量的基础上，依据副食应提供的蛋白质质量确定。

(6)计算各营养素和食物的量。

①计算主食中含有的蛋白质质量。

②用应摄入的蛋白质质量减去主食中蛋白质质量即为副食应提供的蛋白质质量。

③设定副食中蛋白质的 2/3 由动物性食物供给，1/3 由豆制品供给，据此可求出各自的蛋白质供给量。

④查表并计算各类动物性食物及豆制品的供给量。

⑤设计蔬菜的品种和数量。

⑥确定纯能量食物的量。

2. 食谱的编制步骤

以 5 岁男童食谱编制为实例，介绍计算法编制食谱的步骤。

(1)查出该对象每日热能和营养素的供给量

根据用餐者的性别、年龄和劳动强度,查表找出 5 岁男童每日能量的供给量为 5.358MJ(1400kcal),蛋白质为 50g。

（2）计算每日糖类、脂肪和蛋白质的供给量

蛋白质 50g,供热比为 14%;脂肪供热比为 30%;糖类为 56%。

脂肪:1400×30%÷9＝47(g);糖类:1400×56%÷4＝196(g)。

（3）计算主食、副食用量

查表计算以上常用食物中蛋白质、脂肪和糖类量,得出谷薯类含糖类量,再除以谷类糖类含量(75%)得谷类用量,取整数。同样方法计算瘦肉类、油脂用量(见表 7-9)。

表 7-9　常用食物量的确定

食物名称	用量/g	蛋白质/g	脂肪/g	碳水化合物/g
牛奶	250	250×3%＝8	250×3.2%＝8	250×5%＝12
鸡蛋	60	60×12%＝7	60×9%＝5	
蔬菜	150			150×3.5%＝5
水果	200			200×10%＝20
谷类	200	200×8%＝16		200×79.5%＝159
瘦肉	95	95×20%＝19	95×21%＝20	
食用油	14		14	
合计	969	50	47	196

（4）粗配食谱

以计算出来的主、副食用量为基础,按 5 岁男童生理特点确定餐次和各餐次热能(如按 3 餐 2 点安排,热能分配为早餐 20%,早点 10%,午餐 35%,午点 10%,晚餐 25%)粗配食谱(表 7-10)。

表 7-10　5 岁男童粗配食谱

餐别	饭菜名称	食物名称	食物质量/g
早餐(08:00)	油饼	标准粉	50
		植物油	1
	牛奶	牛奶	125
早点(10:00)	蛋糕	面粉	10
		鸡蛋	7
		猪油	2
午餐(11:00)	米饭	大米	50
	肉末蒸蛋	瘦猪肉	25
		鸡蛋	40
		花生油	2
	鱼肉圆子	鱼肉	5
		标准粉	10
		花生油	2
	丝瓜汤	丝瓜	100
		花生油	4

表 7-10(续)

餐别	饭菜名称	食物名称	食物质量/g
午点(14:30)	苹果	苹果	100
	牛奶	牛奶	125
	饼干	饼干	10
晚餐(17:30)	馄饨	瘦牛肉	30
		韭菜	50
		鸡蛋	13
		标准粉	65
		花生油	3
	香蕉	香蕉	100

（5）评价和调整

食谱制定后计算出所提供能量及营养素的数量,与中国居民膳食营养素参考摄入量比较并进行适当的调整。一般能量、蛋白质、碳水化合物供给达到推荐摄入量的90%左右为正常,一周内平均日摄入量以不超出每日推荐摄入量的5%左右为宜,其他营养素应该每日达到推荐摄入量的90%以上。评价方法如下:

①计算食谱所供热能和营养素,与中国居民膳食营养素参考摄入量进行比较(见表7-11)。

表 7-11　各餐食物数量及营养素的量

餐别	食物名称	质量/g	蛋白质/g	脂肪/g	糖类/g	热能/kcal	钙/mg	铁/mg
早餐	标准粉	50	5.6	0.8	53.6	172	15.5	1.75
	花生油	3	0	3	0	27	0.36	0.09
	牛奶	125	3.75	4	4.25	67.5	130	0.38
早点	面粉	10	1.12	0.2	7.15	34.4	3.1	0.35
	鸡蛋	7	0.93	0.6	0.2	10.1	3.92	0.14
	猪油	3	0	3	0	26.9	0	0
午餐	大米	50	3.7	038.6	38.6	173	6.5	1.15
	鸡蛋	40	5.32	3.5	1.12	10.1	22.4	0.75
	瘦猪肉	25	5.08	1.6	0.38	35.8	1.5	0.8
	丝瓜	100	1	0.2	3.6	20	14	0.4
	花生油	4	0	4	0	36	0.48	0.12
	苹果	100	0.2	0.2	12.3	52	4	0.6

②计算每日食物蛋白质来源比(表7-12)。

表 7-12　食物蛋白质来源占比

食物来源	每类食物蛋白质质量/g	占比/%
谷类和薯类	18.62	38.12
动物性食物	30.22	61.88
豆类及其制品	0	0
其他	0	0
合计	48.84	100

③计算每日糖类、脂肪、蛋白质的热能来源比(表 7-13)。

表 7-13　每日糖类、脂肪、蛋白质的热能来源比

营养素	摄入量/g	热能/kcal	占比%
蛋白质	48.8/4	195.36	14.89
脂肪	34.55	310.95	23.70
糖类	201.1	805.6	61.41
合计		1311.91	100

④计算每日三餐热能分配(表 7-14)。

表 7-14　三餐热能分配

餐别	各餐热能/kJ	分配比例/%
早餐	337.86	25.75
午餐	562.46	42.87
晚餐	411.59	31.37
合计		100

(6)食谱评价与调整

参照食物成分表初步核算该食谱提供的能量和各种营养素的含量,与 DRIs 进行比较,相差在 10%上下,可认为合乎要求,否则要增减或更换食品的种类或数量。制定食谱时,不必严格要求每份营养食谱的能量和各类营养素均与 DRIs 保持一致。一般情况下,每天的能量、蛋白质、脂肪和碳水化合物的量的出入不应该很大,其他营养素以一周为单位进行计算、评价即可。

①根据食谱的制定原则,食谱的评价应该包括以下几个方面:食谱中所含 5 大类食物是否齐全,是否做到了食物种类多样化;各类食物的量是否充足;全天能量和营养素摄入是否适宜;三餐能量摄入分配是否合理,早餐是否保证了能量和蛋白质的供应;优质蛋白质占总蛋白质的比例是否恰当;3 种产能营养素(蛋白质、脂肪、碳水化合物)的供能比例是否适宜。

②评价食谱的过程:首先按类别将食物归类排序,并列出每种食物的数量;从食物成分表中查出每 100g 食物所含营养素的量,计算出每种食物所含营养素的量:

食物中某种营养素含量= 食物量(g)×可食部分比例×食物中营养素含量(g)/100

将食物中的各种营养素分别累计相加,计算出一日食谱中 3 种能量营养素及其他营养素的量;将计算结果与 DRIs 中同年龄同性别人群比较,进行评价;根据蛋白质、脂肪、碳水化合物的能量折算系数,分别计算出这 3 种营养素提供的能量及占总能量的比例;计算出动物性蛋白质及豆类蛋白质占总蛋白质的比例;计算三餐提供能量的比例;营养餐的制作;食谱的总结、归档管理。

(二)食物交换份法

食物交换份法是将常用食物按所含营养素量的近似值归类,计算出每类食物每份所含的营养素值和食物质量,然后将每类食物的内容,每单位数量列表供交换使用,最后,根据不同热能需要,按蛋白质、脂肪和碳水化合物的合理分配比例,计算出各类食物的交换份数和实际质量并按每份食物等值交换表选择食物。

1. 食物分类

根据膳食指南,按常用食物所含营养素的特点划分为 5 大类食物。

第一类:谷类及薯类。谷类包括米、面、杂粮;薯类包括马铃薯、甘薯、木薯等。主要提供碳水化合物、蛋白质、膳食纤维、B 族维生素等。

第二类:动物性食物。包括肉、禽、鱼、蛋、奶等,主要提供蛋白质、脂肪、矿物质、维生素 A 和 B 族维生素。

第三类:豆类及其制品。包括大豆及其他干豆类。主要提供蛋白质、脂肪、膳食纤维、矿物质和 B 族维生素。

第四类:蔬菜水果类。包括鲜豆、根茎、叶菜、茄果等。主要提供膳食纤维、矿物质、维生素 C 和胡萝卜素。

第五类:纯能量食物。包括动植物油、淀粉、食用糖和酒类。主要提供能量。植物油还可提供维生素 E 和必需脂肪酸。

2. 食物交换换算表(表 7-15)

表 7-15 食物交换换算表

组别	类别	每份质量/g	热能/kcal	蛋白质/g	脂肪/g	碳水化合物/g	主要营养素
谷薯类	谷薯类	25	376.2	2.0	—	20.0	碳水化合物、膳食纤维
蔬菜组	蔬菜类	500	376.2	5.0	—	17.0	无机盐、维生素、膳食纤维
	水果类	200	376.2	1.0	—	21.0	
肉蛋组	大豆类	25	376.2	9.0	4.0	4.0	蛋白质
	奶类	160	376.2	5.0	5.0	6.0	
	肉蛋类	50	376.2	9.0	6.0	—	
供热组	坚果类	15	376.2	4.0	7.0	2.0	脂肪
	油脂类	10	376.2	—	10.0	—	
	纯糖类	20	376.2	—	—	20.0	碳水化合物

各类食物的每单位食物交换代量(见表 7-16)。

(1)谷类薯类

每份约可提供能量 756kJ(180kacl)、蛋白质 4g、碳水化合物 38g。

表 7-16　各类食物的每单位食物交换代量

分类	质量/g	食品
糕点	20	饼干、蛋糕、江米条、麻花、桃酥等
米	25	大米、小米、糯米、薏米、米粉
面	25	面粉、干挂面、龙须面、通心粉、油条、油饼
杂粮	25	高粱、玉米、燕麦、荞麦、莜麦
杂豆	25	绿豆、红豆、干红豆、干豌豆、干蚕豆、芸豆
面食	35	馒头、面包、花卷、窝头、烧饼、烙饼、切面
鲜品	100	马铃薯、红薯、白薯、鲜玉米
	200	鲜玉米
其他熟食	75	燕麦饭、煮熟的面条

(2)蔬菜、水果类

每份约可提供能量 336kJ(80kacl)、蛋白质 5g、碳水化合物 15g(见表 7-17)。

表 7-17　蔬菜、水果类每单位食物交换代量

食物(可食部分)	质量/g	食物(可食部分)	质量/g
大白菜、油菜、圆白菜、韭菜、菠菜等	500~750	鲜豌豆	100
芹菜、莴笋、空心菜	500~750	南瓜	350
西葫芦、番茄、茄子、苦瓜、冬瓜、南瓜等	500~750	胡萝卜	200
菜花、绿豆芽、茭白、蘑菇等	500~750	白萝卜	350
李子、葡萄、香蕉、苹果、桃、橙子、橘子等	200~250	水浸海带	350
柿子椒	350	蒜苗	200
鲜豆角	250		

(3)动物性食物

每份约可提供 378kJ(90kcal)、蛋白质 10g、脂肪 5g,碳水化合物 2g(表 7-18)。

表 7-18　动物性食物每单位食物交换代量

食物	质量/g	食物	质量/g
瘦猪肉	50	鸡蛋	1 个
瘦羊肉	50	禽	50
瘦牛肉	50	肥瘦猪肉	50
肥瘦羊肉	50	肥瘦牛肉	50
鱼虾	50	酸奶	200
鲜牛奶	250	奶粉	30

（4）豆类

每份约可提供能量 188kJ（45 kcal）、蛋白质 5g、脂肪 1.5g，碳水化合物 3g（表 7-19）。

表 7-19　豆类食物每单位食物交换代量

食物	质量/g	食物	质量/g
豆浆	125	油豆腐	20
南豆腐	70	北豆腐	42
豆腐干	25	熏干	25
腐竹	5	千张	14
豆腐皮	10	豆腐丝	25

（5）纯能量食物

每份约可提供能量 188kJ（45 kcal）、脂肪 5g（表 7-20）。

表 7-20　纯能量食物每单位食物交换代量

食物	质量/g
菜籽油	5
豆油、花生油、棉籽油、芝麻油	5
牛油、羊油、猪油	5

（6）每日膳食安排

按照中国居民平衡膳食宝塔上食物的数量安排每日膳食（表 7-21、表 7-22）。

表 7-21　中国居民平衡膳食宝塔上食物的数量安排每日膳食

食物	低能量（1800kcal）	中等能量（2400kcal）	高能量（2800kcal）
谷类	250	350	450
蔬菜	300	450	500
水果	200	400	500
肉、禽	50	75	75
蛋类	25	50	50
鱼虾	50	75	100
豆类及制品	30	40	50
奶类及制品	300	300	300
油脂	25	30	30
盐	6	6	6

表7-22 中国居民平衡膳食宝塔上标出食物交换代量

热量/kcal	交换份	谷薯组	蔬果组	肉蛋组	供热组
1200	13.5	8	2	1.5	2
1400	16	10	2	2	2
1600	18	12	2	2	2
1800	20.5	14	2	2.5	2
2000	22.5	15	2	2.5	3
2200	25	15	2	3.	3
2400	27	19	2	3	3
2600	29.5	20	2	4	3.5
2800	32	22	2	4.5	3.5
3000	34	24	2	4.5	3.5

(7)确定不同能量供给量的食物交换份数

根据不同能量的各种食物需要量,参考食物交换份表,确定不同能量供给量的食物交换份数。

例如:办公室工作的男性职员,根据表7-21中等能量膳食各类食物的参考摄入量,相当于19份谷薯类食物,2份果蔬类食物,3份肉蛋奶等食物,2份豆类食物,3份油脂类食物。这些食物分配到一日三餐可以这样安排:

早餐:牛奶250g、白糖20g、面包150g、大米粥25g;

午餐:饺子200g(瘦肉末50g、白菜300g)、小米粥25g、炒芹菜200g;

加餐:苹果200g;

晚餐:米饭150g、鸡蛋2个、炒莴笋150g(全日用油25g)。

也可以根据交换表,改变其中的食物种类,全日这样安排:

早餐:糖三角150g、高粱粥25g、煎鸡蛋2个、咸花生米15g;

午餐:米饭200g、瘦肉丝50g、炒菠菜250g;

加餐:梨200g;

晚餐:烙饼100g、大米粥25g、炖大白菜250g、北豆腐100g(全日用油20g)。

(8)举例

某男,18岁,身高172cm,体重65kg,轻体力劳动。

其每天所需热能为1.004MJ(2400kcal)。查表可知,2400kcal共需27个交换份,其中谷类19份,蔬果类2份,肉蛋3份,供热食品3份。具体到每类食品中则应吃谷类食品475g,蔬果类可安排蔬菜500g,水果200g,肉蛋类可选择鸡蛋1个,瘦肉50g,牛奶250g,供热食品可用植物油20g,糖类20g。将这些食品安排到一日三餐中,即可制成食谱。

其一日食谱如下:

早餐:馒头、粥、茶叶蛋(粳米40g、小麦粉80g、鸡蛋35g);

午餐:米饭、肉丝炒芹菜、青菜豆腐汤(粳米140g、肥瘦猪肉50g、芹菜150g、小青菜100g、豆腐200g、菜籽油10g、盐3g);

223

晚餐:面条、猪肉丝炒扁豆(挂面 40g、瘦猪肉 90g、四季豆 120g、菜籽油 10g、盐 2g)。

复习思考题

1. 简述中国居民膳食营养素参考摄入量的主要内容。

2. 简述中国居民膳食指南内容及应用。

3. 营养配餐的基本原则是什么? 怎样用计算法进行食谱编制?

4. 请按下列情况,设计出不同的食谱:

(1)请为一女大学生设计午餐食谱。

(2)一名女教师,孕妇,28 岁,体重 55kg,回族,上海人,经济收入中等。

(3)一女大学生,身高 158cm,体重 52kg,请为其配制一日食谱。

(4)一男性高血压病人,55 岁,身高 175cm,体重 75kg,从事办公室工作,请按照食物交换份法为其配制一日食谱。

实训十一　营养配餐

一、实训目的

对营养配餐的重要性有全面了解并能够将中国居民膳食营养素摄入量具体落实到用膳者的每日膳食中,同时又防止营养素或能量的过高摄入。

二、实训步骤

(一)编制食谱的目的

(1)使每日膳食中的热量、营养素的分配能保证满足食用者的需要。

(2)帮助食堂管理人员、炊事员和家庭主妇有计划地供给用膳者的膳食。

食谱,就是把每日各餐主副食品种类、数量、烹调方法设计成表,根据期限不同,有日食谱,一周食谱之分。食谱的编制是根据各种生理情况与劳动强度情况下,居民每日膳食中供给的各种营养素的数量按膳食调配的原则为基础,以达到合理膳食的一种措施。

(二)制定食谱的原则

(1)要使膳食中含有满足用膳者生理需要的热能和各种营养素。

(2)充分考虑到影响膳食选择的各种因素,根据当时当地生产供应情况,按食物的比例和食物营养的互补原理,尽可能包括多种食物。

(3)考虑食堂和厨房的设施条件以及炊事人员的技术水平。

(4)膳食的感官性状及每餐数量应满足用餐者的食欲、饱腹感及饮食习惯。

(5)根据用餐者劳动或生活的特点,安排合理的进餐制度。

(三)制定食谱的步骤

(1)了解用餐者的劳动类别及年龄、性别等生理状况,并计算出平均热能及营养素需要量。

(2)根据热能需要量,按三大营养素供能比例关系,求出三大营养素的需要量。

(3)根据三大营养素的需要量,推算出主食、豆类食品和鱼、肉、禽、蛋等食品的需要量。

(4)根据维生素 C、维生素 A(胡萝素)、纤维素的需要量,估计蔬菜和水果的需要量。

(5)根据用餐者的经济状况,当地食物种类,食物的色、香、味、多样化等特点,结合上述计算结果以及一日三餐的分配比例,制成一日食谱。

(6)一日食谱初步确定后,计算该食谱的营养成分,并与用餐者的营养供给量标准进行比较,如果大致相符,则不予变动,否则就需要增减或更换食物种类。

(四)制定食谱的方法

下面以计算法为例详细介绍制定食谱的方法:

(1)确定用餐对象全日能量供给量

用膳者一日三餐的能量供给量可参照中国居民膳食营养素参考摄入量 (DRIs)中能量的推荐摄入量 (RNI),根据用餐对象的劳动强度、年龄、性别等确定。例如,办公室男性职员按轻体力劳动计,其能量供给量为 10.03MJ(2400kcal)。集体就餐对象的能量供给量标准可以就餐人群的基本情况或平均数值为依据,包括人员的平均年龄、平均体重以及 80% 以上就餐人员的活动强度。如就餐人员的 80% 以上为中等体力活动的男性,则每日所需能量供给量标准为 11.29MJ(2700kcal)。

在编制食谱前应清楚就餐者的人数、性别、年龄、机体条件、劳动强度、工作性质以及饮食习惯等。

（2）计算宏量营养素全日应提供的能量

一般蛋白质占总能量的 10%～15%，脂肪占 20%～30%，碳水化合物占 55%～65%，据此可求得 3 种能量营养素的一日能量供给量。

如已知某人每日能量需要量为 11.29MJ(2700kacl)，若 3 种产能营养素占总能量的比例分别为蛋白质占 15%、脂肪占 25%、碳水化合物占 60%，则 3 种能量营养素各应提供的能量如下：

蛋白质 11.29MJ(2700kcal)×15% = l.6935MJ(405kcal)

脂肪 11.29MJ(2700kcal)×25% = 2.8225MJ(675kcal)

碳水化合物 11.29MJ(2700kcal)×60% = 6.774MJ(1620kcal)

（3）计算 3 种能量营养素每日需要量

需将 3 种产能营养素折算为需要量，即具体的质量。根据三大产能营养的能量供给量以及能量折算系数，可求出全日蛋白质、脂肪、碳水化合物的需要量。如根据上一步的计算结果，可算出 3 种能量营养素需要量如下：

蛋白质 1.6935MJ÷16.7kJ/g≈l01g(405kcal÷4kcal/g≈101g)

脂肪 2.8225MJ÷37.6kJ/g≈75g(675kcal÷9kcal = 75g)

碳水化合物 6.774MJ÷16.7kJ/g≈406g(1620kcal÷4kcal/g = 405g)

（4）计算 3 种能量营养素每餐需要量

一般三餐能量的适宜分配比例为：早餐占 30%，午餐占 40%，晚餐占 30%。

如根据上一步的计算结果，按照三餐供能比例，其早、中、晚三餐各需要摄入的 3 种能量营养素数量如下：

早餐：蛋白质 101g×30%≈30g

脂肪 75g×30%≈23g

碳水化合物 406g×30%≈122g

中餐：蛋白质 101g×40%≈40g

脂肪 75g×40%≈30g

碳水化合物 406g×40%≈162g

晚餐：蛋白质 101g×30%≈30g

脂肪 75g×30%≈23g

碳水化合物 406g×30%≈122g

（5）主副食品和数量的确定

已知 3 种能量营养素的需要量，根据食物成分表，可以确定主副食的品种和数量。

① 主食品种、数量的确定：由于粮谷类是碳水化合物的主要来源，因此主食的数量主要根据主食原料中碳水化合物的含量确定。

北方习惯以面食为主，南方则以大米居多。根据上一步的计算，早餐中应含有碳水化合物 122g，若以小米粥和馒头为主食，则分别提供 20% 和 80% 的碳水化合物。查食物成分表得知，每 100g 小米粥含碳水化合物 8.4g，每 100g 馒头含碳水化合物 44.2g，则：

所需小米粥质量 = 122g×20%÷(8.4/100) ≈ 290g

所需馒头质量 = 122g×80%÷(44.2/100) ≈ 220g

②副食品种、数量的确定，其计算步骤如下：

A. 计算主食中含有的蛋白质质量

用应摄入的蛋白质质量减去主食中蛋白质质量，即为副食应提供的蛋白质质量。设定副食中蛋白质的2/3由动物性食物供给，1/3由豆制品供给，据此可求出各自的蛋白质供给量。查食物成分表并计算各类动物性食物及豆制品的供给量。

B. 设计蔬菜的品种和数量

仍以上一步计算结果为例，已知该用餐者午餐应含蛋白质40g、碳水化合物162g。假设以馒头（富强粉）、米饭（大米）为主食，并分别提供50g的碳水化合物，由食物成分表得知，每100g馒头和米饭含碳水化合物分别为44.2g和25.9g，按上一步的方法，可算得馒头和米饭所需质量分别为184g和313g。

由食物成分得知，100g馒头（富强粉）含蛋白质6.2g，100g米饭含蛋白质2.6g，则：

主食中蛋白质含量 = 184g×(6.2/100)+313g×(2.6/100) ≈ 20g

副食中蛋白质含量 = 40g−20g = 20g

设定副食中蛋白质的2/3应由动物性食物供给，1/3应由豆制品供给，因此：

动物性食物应含蛋白质质量 = 20g×66.7% ≈ 13g

豆制品应含蛋白质质量 = 20g×33.3% ≈ 7g

若选择的动物性食物和豆制品分别为猪肉（脊背）和豆腐干（熏），由食物成分表可知，每100g猪肉（脊背）中蛋白质含量为20.2g，每100g豆腐干（熏）的蛋白质含量为15.8g，则：

猪肉（脊背）质量 = 13g÷(20.2/100) = 64g

豆腐干（熏）质量 = 7g÷(15.8/100) = 44g

C. 选择蔬菜的品种和数量

蔬菜的品种和数量可根据不同季节市场的蔬菜供应情况，以及考虑与动物性食物和豆制品配菜的需要来确定。

D. 确定纯能量食物的量

油脂的摄入应以植物油为主，有一定量动物脂肪摄入。因此，以植物油作为纯能量食物的来源。由食物成分表可知，每日摄入食物提供的脂肪含量，将需要的脂肪总含量减去食物提供的脂肪量即为每日植物油供应量。

（6）食谱的评价与调整

根据以上步骤设计出营养食谱后，还应该对食谱进行评价。应参照食物成分表初步核算该食谱提供的能量和各种营养素的含量，与DRIs的RNI或AI进行比较，相差10%左右，可认为合乎要求，否则要更换食品的种类或数量。以下是评价食谱是否科学、合理的过程。

① 按类别将食物归类排序，并列出每种食物的数量。从食物成分表中查出每100g食物所含营养素的量，计算出每种食物所含营养素的量。

②将所用食物中的各种营养素分别累计相加，计算出一日食谱中3种能量营养素及其他营养素的量。将计算结果与中国居民膳食营养素参考摄入量（DRIs）中同年龄同性别人群

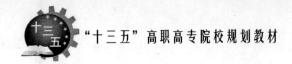

的水平比较,进行评价。根据蛋白质、脂肪、碳水化合物的能量折算系数,分别计算出蛋白质、脂肪、碳水化合物3种营养素提供的能量及占总能量的比例。计算出动物性蛋白质及豆类蛋白质占总蛋白质的比例。

　　③计算三餐提供能量的比例。

实训十二　食谱评价

一、实训目的

掌握人类营养、食物营养及卫生的基础知识,同时训练学生学习膳食计算的一般步骤和方法,通过食谱计算,了解人们膳食中平均每日摄取的营养素是否符合中国居民膳食营养素参考摄入量标准,以了解人们的营养状况。

二、实训步骤

一名女大学生身高162cm,体重53kg,早餐牛奶(200g)身体健康,其一日食谱如下:

午餐　馒头(面粉125g)或大米饭(生大米175g)

鸡蛋炒芹菜(一个鸡蛋80g,芹菜100g)

肉丝炒豆芽(瘦肉丝75g,豆芽105g)

晚餐　肉丝青菜面条(肉丝25g,青菜50g,挂面125g)

　　　炒豆腐(豆腐100g)

全天烹调用油控制在20g。

请对该食谱进行评价。评价如下:

1. 设计表格

自己设计表格,计算每天三餐各营养素、热量,并将结果填入表中。

(1)查食物成分表,计算膳食中各食品的营养素量和热量;

(2)计算出每天三餐及一天各营养素量和热量。

2. 分析

(1)求供给量标准:查《中国居民膳食营养素参考摄入量》;

(2)计算摄入量占供给量标准百分比,将计算结果记入表实训12-1。

表实训12-1　摄入量占供给量标准百分比

项目	热量/kcal	蛋白质/g	脂肪/g	碳水化合物/g	钙/mg	铁/mg	维生素A(视黄醇活性当量)/μg	硫胺素/mg	核黄素/mg	磷/mg	维生素C/mg
平均供给标准摄取量											
摄取量占供给量标准百分比/%											

(3)三餐热量:根据先前算出的热量,求出各餐热量占全天总热量,记入表实训12-2。

表实训 12-2　三餐热量分配

项目	早	中	晚
每餐摄入热量/kcal			
占全日热量/%			
建议摄入量/%	30	40	30

（4）热量来源见表实训 12-3。

表实训 12-3　热量来源分配

项目	蛋白质	脂肪	碳水化合物	共计
摄入量 /g				
供热量/kcal				
占全日热量/%				
建议摄入量/%	11~15	20~30	55~65	

（5）蛋白质来源（表实训 12-4）。

建议比例，成人（1.1~1.7）∶1；小孩（1.3~2.0）∶1。从各项分析的结果与标准对比进行营养供应上的评价，提出改进意见。

表实训 12-4　蛋白质来源

项目	动物性蛋白质	豆类蛋白质	谷类蛋白质	其他	共计
质量/g					
占总蛋白比例/%					
建议摄入量/%	2/3				

（6）钙磷比例。计算出钙/磷，并填写于表实训 12-5。

表实训 12-5　钙磷比例

项目	钙	磷	比例
质量/mg			

1 视黄醇活性当量（μg RAE）＝1μg 膳食视黄醇＝2μg 溶于油剂的纯品 β-胡萝卜素＝12μg 膳食 β-胡萝卜素＝24μg 其他膳食类胡萝卜素来计算食物的视黄醇活性当量（RAE）

第八章　食品污染与预防

第一节　概述

食品污染是指食品受到有害物质(污染物)的侵袭而引起的食品安全性、营养性和感官性状发生改变的过程。食物从生长到收获,以及在生产、加工、贮存、运输及销售的过程中都可能受到环境中有害物质的污染。污染后有可能引起具有急性短期效应的食源性疾病和慢性长期效应的食源性危害。

食品污染按性质可分为生物性污染、化学性污染和物理性污染3类。

(一)生物性污染

食品的生物性污染包括微生物、寄生虫和昆虫的污染,其中以微生物污染为主,危害较大,主要为细菌与细菌毒素、霉菌与霉菌毒素。

(二)化学性污染

来源复杂,种类繁多。主要有:

1. 来自生产、生活和环境中的污染物,如农药、兽药、有害金属、多环芳烃化合物、N-亚硝基化合物、二噁英等。

2. 从食品容器、包装材料及涂料等溶入食品中的原料材质、单体及助剂等物质。如某些塑料中的单体,陶瓷中的铅。

3. 在食品加工、储存中产生的物质,如酒中甲醇、烧烤制品中杂环胺等。

4. 滥用食品添加剂等。

(三)物理性污染

包括固体杂质、放射性污染等。食品的放射性污染主要来自放射性物质的开采、冶炼、生产、应用、排放及意外事故。特别是半衰期较长的放射性核素污染,在食品卫生上更应引起重视。

第二节　食品的化学性污染

一、工业污染对食品的污染

工业污染物主要指工业、交通运输业所产生的废水、废气和废渣,简称工业"三废"。工业"三废"对人体健康的危害主要取决于有毒、有害化学物质的性质和污染量。目前公认的能对人体产生较大危害的工业污染物有汞、镉、铅、砷、铬及多氯联苯等。

（一）汞

1. 来源

进入人体的汞主要来自被污染的食品,被污染的鱼虾和贝类更是人体食物中汞的主要来源。环境中的微生物特别是污泥中的某些微生物群可以使毒性低的无机物转变成毒性高的甲基汞。鱼体表面黏液中微生物也有较强的甲基化能力。用含汞的废水灌溉农田,农作物可以从中吸收汞并蓄积,畜禽食用含汞的饲料,又造成在肉、蛋、乳中含有甲基汞。如果食用这些食品,就会对人体造成危害。环境中汞的污染来源渠道较多,主要有仪表、化工、制药、造纸、涂料等工业"三废"。

2. 对人体健康的危害

微量汞在正常人体内一般不致引起危害,进入体内的汞可以从尿、粪便、汗液中排出体外,而且基本保持平衡。无机汞的吸收率低故毒性较小,而有机汞则毒性较大,尤其是甲基汞对人体的危害程度更甚。甲基汞可分布于全身组织中,但主要是肝脏和肾。它可以通过血液屏障进入脑组织,通过胎盘进入胎儿体内,并能引起胎儿先天性畸形。

甲基汞中毒的主要症状初为肢体末端和口唇周围麻木、有刺痛感,出现手部动作、知觉、视力等障碍,伴有语言、步态失调,甚至发生全身瘫痪、精神紊乱。严重者 6 个月死亡,即使存活下来也会留下后遗症。

3. 预防

为使食品中汞含量控制在卫生标准下,必须禁止使用含汞农药;对含汞的工业"三废"进行无害化处理;加强食品中汞的监测,特别是水产品的监测。根据 GB 2762—2017《食品安全国家标准 食品中污染物限量》规定,我国食品综合汞容许量不得超过以下标准（mg/kg）:水产动物及其制品 0.5（肉食性鱼类及其制品 1.0）;谷物及其制品 0.02;蔬菜、乳及其乳制品 0.01;蛋制品 0.05;婴幼儿罐装辅助食品 0.02。

（二）镉

1. 来源

镉进入人体的途径主要是从食品中摄入。食品中镉主要来源于冶炼、化学工业、冶金工业、电器电镀工业、陶瓷、印刷工业等排出的"三废"。生活在含镉工业废水中的鱼、贝类及其他水生生物的含镉量可增加 450 倍。用含镉污水灌溉亦可使农作物镉含量明显增加。镉往往是合金、釉、颜料和镀层构成的成分之一,以此物质制作食品容器也有可能释放出镉。

2. 对人体健康的危害

镉主要储存在肝肾处,可造成肾脏、骨骼和呼吸系统、消化器官病变,如肺气肿、肾功能损害等病症;支气管炎以及高血压、贫血等病症;严重的可患"疼痛病",患者以疼痛为主,初期腰背疼痛,以后逐渐扩展至全身,患者骨质疏松,极易骨折,往往轻微活动即可引起骨折。

3. 预防

为了防止镉对食品的污染,要严格执行含镉工业"三废"的排放标准。被镉污染的粮食,经碾磨、水洗可除去粮食表皮的镉。根据 GB 2762—2017《食品安全国家标准 食品中污染物限量》的规定,我国食品镉容许量不得超过以下标准（以镉计,mg/kg）:稻谷 0.2,其他谷物 0.1;新鲜蔬菜水果 0.05(叶菜、芹菜 0.2);食用菌 0.2(香菇 0.5);豆类 0.2,花生 0.5;肉类及肉制品 0.1;内脏 1.0;水产制品 1.0(海蜇 2.0),鲜冻水产品 0.1,水产制品 0.2;蛋类 0.05。

（三）铅

1. 来源

铅在环境中分布很广,可以通过冶炼、印刷、塑料、橡胶等工业"三废"污染农作物,也可以通过含铅的劣质陶瓷、生产设备、容器管道等来污染食品。汽油中的防爆剂四乙基铅随汽车尾气扩散到公路周围的农田亦是铅污染的一个重要途径。此外,加工皮蛋添加黄丹粉可带来铅污染,爆米花机器装置上的铅也可污染爆米花。

2. 对人体健康的危害

铅在人体内的半衰期约 1460d,在体内具有蓄积作用,90% 沉积在骨骼中,当重新进入血液时可引起铅中毒。铅对人体的毒性主要表现为神经系统、造血器官和肾脏等发生病变。症状为食欲不振、口有金属味、失眠、头昏、头痛、腹痛、腹泻或便秘、贫血等。过量的铅可造成儿童智力发育迟缓、癫痫、脑瘫痪和视神经萎缩等永久性后遗症。

3. 预防

为预防和减少食品的铅污染,要严格管理和处理工业"三废"。限制用于食品加工的工具、设备、包装容器和食品添加剂中的含量。不得使用含铅的食具容器存放食品。根据 GB 2762—2017《食品安全国家标准　食品中污染物限量》规定,我国食品铅容许量不得超过以下标准(以铅计,mg/kg):蔬菜水果制品及食用菌 1.0;新鲜蔬菜 0.3;新鲜水果 0.2;麦片、面筋、八宝粥、带馅料面米制品 0.5;其他谷物及其制品0.2;豆类制品 0.5;肉制品 0.5;水产制品 1.0;(海蜇 2.0);鲜冻水产品(除内脏)1.0;巴氏杀菌乳、生乳、发酵乳 0.05;蛋制品 0.2(皮蛋、皮蛋肠 0.5);油脂 0.1;浓缩果蔬汁 0.5;包装饮用水 0.01;酒类 0.2(蒸馏酒、黄酒 0.5);婴幼儿配方食品 0.15(液态产品 0.02);婴幼儿谷类辅助食品 0.2;婴幼儿罐装辅助食品 0.25;果冻、膨化食品 0.5;茶叶、干菊花 5.0。

（四）砷

1. 来源

砷也是对人体健康危害较大的化学污染物。砷和含砷金属的开采、冶炼,用砷或砷化合物作原料的玻璃、颜料、农药、纸张的生产以及煤的燃烧等过程,都可产生含砷废水、废气和废渣,对环境造成污染。大气含砷污染除岩石风化、火山爆发等自然原因外,主要来自工业生产及含砷农药的使用、煤的燃烧。含砷废水、农药及烟尘都会污染土壤。砷在土壤中累积并由此进入农作物组织中。砷和砷化物一般可通过水、大气和食物等途径进入人体,造成危害。

2. 对人体健康的危害

严重的砷污染可能会造成食物中毒甚至引起死亡。砷及其化合物进入人体,蓄积于肝、肾、肺、骨骼等部位,特别是在毛发、指甲中储存。砷在体内的毒作用主要是与细胞中的酶系统结合,使很多酶的生物作用受到抑制失去活性,造成代谢障碍。长期摄入低剂量的砷,经过十几年甚至几十年的体内蓄积才发病。砷慢性中毒主要表现为末梢神经炎和神经衰弱症候群的症状,皮肤色素高度沉着和皮肤高度角化、发生龟裂性溃疡是砷中毒的另一个特点。急性砷中毒主要表现为剧烈腹痛、腹泻、恶心、呕吐。抢救不及时可造成死亡。

3. 预防

为防止和减少砷污染,要加强卫生监督与环境卫生标准的检查,对砷作业、砷接触者加强个人防护,定期检查;对工作环境中的砷(水、空气等)定期进行监测,对含砷污水采用混凝、沉淀、过滤等工艺进行处理。根据 GB 2762—2017《食品安全国家标准 食品中污染物限量》的规定,我国食品砷容许量不得超过以下标准(以砷计,mg/kg):谷物及其制品总砷 0.5(糙米、大米无机砷 0.2);水产动物及其制品无机砷 0.5(鱼类及其制品 0.1);新鲜蔬菜、食用菌及其制品、肉及肉制品总砷 0.5。

(五)铬

1. 来源

铬与汞、铅、镉、砷不同,它是人体必需微量元素之一,只有环境中遭到严重的铬污染时才会造成对人体的损害。含铬的废水和废渣是食品的主要污染源,尤其以皮革厂、电镀厂的"三废"中铬含量高。

2. 对人体健康的危害

一般认为,金属铬和二价铬无毒,三价铬毒性很小,危害最大的是六价铬的化合物,它具有强烈的刺激作用和腐蚀性。慢性铬中毒症能导致鼻黏膜损害,皮炎,头痛,消瘦,贫血,消化道发炎或溃疡。铬化合物的致癌作用也已引起广泛的重视,铬的致癌性不仅取决于化合价,还取决于浓度。难溶于水的铬酸盐和氧化铬被认为是最主要的致癌物质。

3. 预防

为了防止铬对食品的污染,要严格执行含铬工业"三废"的排放标准,重要的即是从源头抓起,首先要操控铬污染物的排放,对污染源头进行监控,铬渣的发生、寄存、包装、运送、处理、解毒、填埋等各个环节都要加以留意,避免发生二次污染;加强对食品的检验工作,严格执行国家标准,对于不符合限量标准的食品不允许流入市场。根据 GB 2762—2017《食品安全国家标准 食品中污染物限量》的规定,我国食品中铬的容许量不得超过以下标准(以铬计,mg/kg):谷物及其制品 1.0;蔬菜及其制品 0.5;豆类及其制品 1.0;肉及肉制品 1.0;水产动物及其制品 2.0;乳及乳制品 0.3(乳粉 2.0)。

(六)多氯联苯(PCBs)

1. 来源

多氯联苯是氯化的芳香族有机化合物,性质稳定,具有极好的绝缘性和胶黏性,挥发性低,耐热不燃,导热性好,工业用途广泛,为全球性环境污染源之一。多氯联苯的销毁要极其慎重,如果不在适当的温度下燃烧,它会释放出噁英。1881 年,德国人发明了多氯联苯,1929 年才开始大量地制造使用。直到 20 世纪 70 年代发现多氯联苯对环境能构成污染,因此,美国在 1976 年开始全面禁止使用。

环境中的多氯联苯主要是工业泄漏事故和工业"三废"造成的,在动物中残留量高的是水生动物和鸟类,一般陆生植物中残留量低,家畜禽类也低。在某些食品包装材料中含有的多氯联苯也可直接污染食品。

2. 对人体健康的危害

多氯联苯的中毒症状是痤疮样皮疹、皮肤色素沉着、眼皮发肿、食欲不振、全身乏力,中毒严重者会出现恶心、呕吐、腹胀痛、肝功能紊乱等。

3. 预防

防止多氯联苯污染的主要措施是:防止工业泄漏事故和控制"三废"排放;停止使用含多氯联苯的食品包装材料;通过加工和烹调可以减少食品中的多氯联苯含量。研究表明,加压蒸煮、冷冻干燥、酿酒等都可使食品中的多氯联苯含量减少。我国规定海产食品中多氯联苯限量卫生标准为 0.5mg/kg。

二、化学农药对食品的污染

(一)污染途径

农药在防治农作物病虫害、去除杂草、提高农畜产品的质量、确保人体健康等方面起着重要的作用。但是由于大剂量长时期的不合理使用,造成动植物中或多或少地残存有农药及其衍生物,导致环境污染,同时也造成对食品的严重污染。

食品被农药污染的途径有很多,如喷洒在农作物叶片上的农药有 10% 经叶片进入植物体内;沉积在土壤中的农药经植物根部吸收也可进入植物体内;污染空气、土壤的农药,随雨水又回到土壤、水域中,经水生生物的食物链富集作用,造成农药在水产品中大量蓄积,畜禽食用被农药污染的饲料,造成农药在畜禽体内的蓄积,还可以转到乳及蛋中去。除此之外,在食品的生产、运输、储存和销售过程中,也会由于工作失误造成农药对食品的污染,严重地危害人类健康。

(二)主要的农药类型

人工合成的化学农药按化学组成可以分为有机氯、有机磷、有机汞、有机砷、氨基甲酸酯类等制剂;按农药在环境中存在的物理状态可分为粉状、可溶性液体、挥发性液体等;按其作用方式可有胃毒、触杀、熏蒸等。病、虫、杂草等有害生物不论在形态、行为、生理代谢等方面均有很大差异。因此,一种农药往往仅能防治某一种病虫害,专用性很强。

1. 有机氯类农药

该类农药大部分是含有一个或几个苯环的氯素衍生物。最主要的品种是 DDT 与六六六,其次是艾氏剂、狄氏剂与异狄氏剂等。有机氯类农药的特点是:化学性质稳定,在环境中残留时间长,短期内不易分解,易溶于脂肪中,并在脂肪中蓄积,长期使用是造成环境污染的最主要农药类型。目前许多国家都已禁止使用,我国已于 1985 年全部禁止生产与使用。

2. 有机磷类农药

有机磷类农药是含磷的有机化合物。有的还含硫、氮元素。其大部分是磷酸酯类或酰胺类化合物。一般有剧烈毒性,但比较易于分解,在环境中残留时间短,在动植物体内,因受酶的作用,磷酸酯进行分解不易蓄积,因此常被认为是较安全的一种农药。有机磷农药对昆虫、哺乳类动物均可呈现毒性,破坏神经细胞分泌乙酰胆碱,阻碍刺激的传送机能等生理作用,使之致死。所以,在短期内有机磷类农药的环境污染毒性仍是不可忽视的。近来许多研究报告指出,有机磷农药具有烷基化作用,可能会引起动物的致癌、致突变作用。

3. 氨基甲酸酯类农药

该类农药均具有苯基-N-烷基甲酸酯的结构,它与有机磷农药一样,具有抗胆碱酯酶作用,中毒症状也相同,但中毒机理有差别。在动物体内也能迅速代谢,而代谢产物的毒性多数低于本身毒性,因此属于低残留的农药。

4. 除草剂、除莠剂

除草剂具有选择性,只能杀伤杂草,而不伤害作物。最常用的除草剂有 2,4-二氯苯基醋酸与 2,4,5-三氯苯氧基醋酸及其酯类。它们能除灭许多阔叶草,但对许多狭叶草则无害,是一种调解物质。有的是非选择性的,对药剂接触到的植物都可杀死,如五氯酸钠。有的品种只对药剂接触到的部分发生作用,药剂在植物体内不转移不传导。大多数除草剂在环境中会被逐渐分解,对哺乳动物的生化过程无干扰,对人、畜毒性不大,也未发现在人畜体内累积。另外,土壤中残留农药对植物的生长发育也有显著的影响。有研究发现,三氯乙醛污染的土壤对小麦种子萌发有明显的抑制作用,当浓度为 2mg/L 时,发芽抑制率达到 30%。也有试验指出,农药进入植物体后,可能引起植物生理学变化,导致植物对寄主或捕食者的攻击更加敏感,如使用除草剂已经增加了玉米的病虫害。此外,也有报道农药可以抑制或者促进农作物或其他植物的生长提早或推迟成熟期。

(三)农药残留的危害

农药具有生物和化学活性,能与环境中的某些其他物质或物体发生相互作用,或在特定的环境中散布,对生物造成危害。对人体健康的主要危害如下。

1. 急性中毒

主要是不正确使用有机磷农药,误食剧毒农药等一次性大量摄入,可引起一系列神经中毒症状,如肌肉震颤、瞳孔缩小、心率减慢、痉挛、血压升高和语言失常等,重者死亡。

2. 慢性中毒

长期使用农药残留超标的农副产品,会危害人体的神经系统、肝肾等,器官功能异常。

(四)预防措施

为了防止和减少农药对食品的污染,主要应在农作物保护工作中贯彻"以防为主""防治结合"的方针,尽量减少使用合成化学农药,以减轻对环境的破坏。在使用农药时要采取如下措施。

1. 农药种类选用要适当

使用农药时应尽量选用对虫害毒性强,对人畜毒性弱的品种,严禁将剧毒农药使用于蔬菜、瓜果等农作物。

2. 严格控制用量以及注意用药间隔周期

农药的使用应根据虫害的危害程度及作物品种决定用药量。由于不同农药降解期不同,在作物上的残留时间也不一样,因此,施药后间隔一定时期方可收获。

3. 健全农药管理及使用操作制度

健全制度、加强管理,防止由于工作过失而导致农药污染食品对人体造成危害。

4. 注意运用合理烹调方法来减少农药的残留

如将蔬菜和粮食等彻底清洗后烹调,水果削皮后食用,可以在一定程度上减少农药对食品的污染。

三、兽药对食品的污染

兽药残留是已知动物产品的任何可食部分所含兽药的母体化合物及其代谢物,以及与兽药有关的杂质的残留。所以兽药残留既包括原药,也包括药物在动物体内的代谢产物。药物或其代谢产物与内源大分子共价结合的产物叫作结合残留。动物组织中存在结合残留则表明药物对靶动物具有潜在毒性作用。主要的兽药残留有抗生素类(如青霉素、四环素、链霉素等)、磺胺药类、呋喃药类、抗球虫药、激素药类和驱虫药类。

(一)兽药进入动物体的主要途径

1. 预防和治疗禽畜疾病用药

在预防和治疗禽畜疾病的过程中,通过口服、注射、局部用药等方法可使药物残留于动物体内而污染食品。

2. 饲料添加剂中兽药的使用

为了治疗动物的某些疾病,在饲料中常添加一些药物,还可促进禽畜的生长。这些药物以小剂量拌在饲料中,长时间地喂养动物,药物便残留在动物体内,从而引起肉、乳、蛋等动物性食品的污染。

3. 食品保鲜中引入药物

为保鲜食品加入某些抗生素等药物以抑制微生物的生长、繁殖,但这样会不同程度地造成对食品的药物污染。

由于上述原因,动物性食品中不可避免地有各种药物残留。

(二)兽药污染食品对人体的危害

1. 毒性作用

人体长期摄入被兽药污染的动物性食品,兽药残留便在人体内不断蓄积,当蓄积到一定量后,就会对人体产生毒害作用。如磺胺类药物可引起肾脏损害。

2. 过敏反应和变态反应

呋喃类引起人体的不良反应主要是胃肠反应和过敏反应,表现在以周围神经炎、嗜酸性粒细胞增多等为特征的过敏反应。青霉素类引起的变态反应,轻者表现为接触性皮炎和皮肤反应,严重者表现为过敏性休克甚至死亡。

3. 耐药性

经常食用被兽药污染的动物性食品,动物体内的耐药菌株就可进入人体,使人体产生耐药性。当人体发生疾病时,就给临床上感染性疾病的治疗带来一定的困难。耐药菌株感染往往会延误正常的治疗过程。

4. 菌群失调

在正常情况下,人体肠道内的菌群能够与人体相互适应,如某些菌群能抑制其他菌群的过度繁殖,某些菌群能合成 B 族维生素和维生素 K 以供机体利用。人体摄入被兽药污染的动物性食品,兽药的积蓄会使菌群的平衡失调,而导致人体发生一些疾病。

5. 致畸、致突变作用

苯并咪唑类药物是兽医临床上常用的广谱抗蠕虫病药物,可持久地残留于肝内并具有潜在的致畸性和致突变性。

6. 激素作用

动物性食品若含较低剂量的动物内源性激素,被摄入人体后,由于其口服活性低,对于食用者不会造成有效的干扰激素机能,但对于不同的人群,激素的作用也不可忽视。

(三)动物性食品兽药污染防治措施

1. 加强药物的合理使用

兽用专用药应尽可能少用或不用,特殊情况下一般最多不超过 3 种抗菌药物;所用化学药品应做到高效低毒,新药品应通过安全性毒理学评价。

2. 严格规定休药期

制定动物性食品药物的最大残留限量。不同的动物应有不同的休药期。同一动物身体的不同部位应有明确的药物最大残留限量。

3. 加大监督检测部门的工作力度

兽药残留对人体的潜在危害是非常严重的。市场经济条件下,难免有人受利益驱动,无视动物性食品兽药污染对人体健康的危害而制售这样的食品。因此,建议工商、检疫以及技术监督部门应该加强动物饲料和动物性食品中药物残留的检测,建立并完善监管机制,以确保消费者的利益。

4. 改进加工保藏方式

改进加工保藏方式可降低动物性食品兽药的污染。如热加工、冷藏等都可降低兽药的残留量。

四、亚硝基化合物对食品的污染

亚硝基化合物根据化学结构可分为两大类,即亚硝胺和亚硝酰胺。亚硝胺化学性质比亚硝酰胺稳定,不易水解,在中性及碱性环境中较稳定,在酸性条件及紫外线照射下可缓慢分解;亚硝酰胺化学性质活泼,在酸性条件和碱性条件下均不稳定。亚硝基化合物还有一定的挥发性。

(一)来源

食物中天然亚硝基化合物含量极微,但可通过各种污染途径进入食品,也可由食物中广泛存在的亚硝基化合物前体物质在适宜条件下生成。

1. 亚硝基化剂

亚硝基化剂是一种可促进亚硝基化的物质,广泛存在于土壤、水及植物当中,当大量施用含氮化肥以及土壤干旱、缺少钼时,均可使农作物积累大量的亚硝基化剂,在还原性细菌作用下生成亚硝基化合物。如蔬菜在生长中要合成必要的植物蛋白,就要吸收硝酸盐营养成分。有机肥料和无机肥料中的氮,由于土壤中硝酸盐还原菌的作用,而转化为亚硝酸盐。蔬菜植物体内吸收的硝酸盐,由于植物酶的作用,在植物体内还原成氨,并与光合作用合成的有机酸生成氨基酸、核酸而构成植物体。当光合作用不充分时,植物体内将积蓄多余的硝酸盐,根菜类>薯芋类>绿叶菜类>白菜类>葱蒜类>豆类>瓜类>茄果类>食用菌。而且,蔬菜在运输和储存过程中或腌制蔬菜、咸菜和酸菜时,还会有大量的亚硝基化合物产生。含有较多亚硝基化合物的蔬菜有菠菜、甜菜、茴香、萝卜、雪里蕻、小白菜、红辣椒等。

2. 亚硝基化合物也常作为食品添加剂添加于某些食品中

用硝酸盐腌制鱼和肉是许多国家和地区的一种古老和传统的方法,其作用机制是通过细菌将硝酸盐还原为亚硝酸盐,亚硝酸盐与肌肉中的乳酸作用生成游离的亚硝酸,亚硝酸能抑制许多腐败菌的生长,可达到防腐的目的。此外,亚硝酸分解产生的一氧化氮可与肌红蛋白结合,形成亚硝基肌红蛋白,可使腌肉、腌鱼等保持稳定的红色,从而改善此类食品的感官性状。

3. 亚硝基化合物的前体物

环境中含氮的有机胺类化合物,是亚硝基化合物的前体物,它们广泛地存在于人类环境中,特别是食品中。一般来说,食物中胺类的含量,随其新鲜度、储藏和加工条件而变化。如腐烂的肉、鱼等含有较多脯氨酸、羟脯氨酸、精氨酸,极易生成胺类物质;酿造过程中蛋白质分解也会产生胺类;茶叶中的生物碱类物质也都易参与亚硝基化合物的反应。鱼在加工成制品时,不论是晒干、烟熏或装罐都可使胺类物质增加。发酵食品中豆瓣酱、酱油、啤酒中也含有亚硝基化合物。海产品中咸鱼、虾皮的亚硝基化合物含量最高,咸肉、腊肉、香肠、火腿次之。加工熟制品的亚硝基化合物含量高于发酵制品。此外,霉变食品中也含有亚硝基化合物。

4. 人体合成

人体也可以合成亚硝胺,胃是合成亚硝胺的主要场所。

（二）对人体健康的危害

1. 致癌作用

亚硝基化合物具有强烈的致癌性,已知可使多种动物、多种器官组织产生肿瘤;少量多次、长期摄入或一次多剂量摄入均可致癌。至今尚未发现有一种动物对亚硝基化合物的致癌性有抵抗能力。尽管目前对亚硝基化合物是否对人类有致癌性尚无定论,但根据对某些地区与国家的流行病学资料的分析,表明人类某些癌症可能与之有关。智利胃癌高发可能与大量使用硝酸盐肥料有关,从而造成土壤中硝酸盐与亚硝酸盐含量过高有关。日本人爱吃咸鱼和咸菜其胃癌高发,前者胺类特别是仲胺与叔胺含量较高,后者亚硝酸盐与硝酸盐含量也较多,有利于亚硝胺的合成。我国河南省林县食管癌高发,也被认为与当地食品中亚硝胺检出率高达 23.3%,而低发区仅 1.2% 有关。

值得注意的是,N-亚硝基化合物可通过胎盘致癌。动物在胚胎期对亚硝酰胺的致癌作用敏感性明显高于出生后或成年。动物在妊娠期间接触 N-亚硝基化合物,不仅累及母代和第二代,甚至影响第三代和第四代,这种远期效果的作用机制尚不清楚,但也提示人类的某些肿瘤可能是胚胎期或生命早期接触致癌物的结果。

2. 致畸作用

有人用亚硝酰胺做试验,结果使仔鼠产生脑、眼、肋骨和脊柱的畸形,并存在剂量-效应关系。而亚硝胺致畸作用很弱。

3. 致突变作用

1960 年发现亚硝基胍致突变性以后,对 N -亚硝基化合物致突变性进行了广泛的研究。亚硝酰胺是一类直接致突变物,能引起细菌、真菌、果蝇和哺乳类动物细胞发生突变,Lijinsky 等采用 Ames 法测定了 34 种亚硝酰胺,发现多数具有直接致突变性。

（三）预防措施

为防止亚硝基化合物对人体的危害,应从食品生产加工、储存和抑制体内合成等方面采取措施。

1. 防止食物霉变以及其他微生物污染

这是降低食物中亚硝基化合物最主要的方法。某些细菌可以还原硝酸盐为亚硝酸盐,某些微生物可分解蛋白质生成胺类物质,并且还有酶促亚硝基化作用。所以,在食品加工时,应保证食品新鲜,防止微生物污染。

2. 应用亚硝基化抑制剂

亚硝基化作用过程可被许多化合物与环境条件所抑制,如维生素 C、维生素 E、鞣酸和酚类化合物等,可以抑制减少亚硝基化合物的形成;蔗糖在一定条件下(pH 为 3)也有阻断亚硝基化合物形成的作用。

3. 控制食品加工中硝酸盐、亚硝酸盐的添加量

在加工工艺可行的条件下,尽量使用亚硝酸盐、硝酸盐代用品,可以减少亚硝基化前体物的量。

4. 许多食物成分可阻断亚硝胺的形成

我国学者发现大蒜和大蒜素可抑制胃内硝酸盐还原菌,使胃内亚硝酸盐含量明显下降。茶叶、猕猴桃、沙棘果汁、苹果汁、梨汁等对亚硝胺的形成也有阻断作用。

5. 吃新鲜食物

堆放时间较长,储存温度较高的蔬菜,特别是已经发黄的菜叶,亚硝酸盐的含量较高,不宜食用。不吃腌制时间在 7d 左右的咸菜,少吃腌制时间在 15d 以内的咸菜,在咸菜腌制的初期,亚硝酸盐含量相对较高。

6. 曝晒污染的粮食和饮水

亚硝胺在紫外线及可见光照射下,可以发生光解反应。

7. 食品中亚硝基化合物限量标准

根据 GB 2762—2017《食品安全国家标准 食品中污染物限量》规定,几种食品中 N -二甲基亚硝胺允许限量标准(μg/kg)为:肉制品(肉类罐头除外)N -二甲基亚硝胺为 3;水产制品(水产品罐头除外)中 N -二甲基亚硝胺为 4。

五、多环芳烃(PAH)化合物对食品的污染

多环芳香族化合物是食品污染物质中一类具有致癌作用的化合物。从 1930 年英国分离出苯并芘,迄今发现的 PAH 多达数百个,由于五个环的苯并(α)芘研究最早,资料最多,

所以常常把苯并(α)芘作为环境中存在 PAH 指标。

苯并芘是多环香烃类化合物,具有强致癌性。

(一)来源

1. 工业"三废"

在工业生产和其他人类活动中,由于有机物不完全燃烧,产生大量 PAH 并排放到环境中,污染空气、水源及土壤,使农作物吸收而存积于植物体内,PAH 也能以直接接触等途径污染食品。PAH 的生成量同燃烧设备和燃烧温度等因素有关,如大型锅炉生成量低,家庭用的煤炉生成量高。蔬菜水果中的 PAH 来源于环境污染。

2. 加工过程中形成

食品成分在热加工时,受高温的影响发生裂解与热聚反应,形成多环芳烃化合物,如油炸食品,油脂在高温下发生裂解与热聚可产生苯并(α)芘。肉、鱼类在烤、烧、熏、炸过程中可形成 PAH,直接用火烘烤比间接烘烤产生的 PAH 多,如烤羊肉串,PAH 污染程度顺序为木柴>木炭明火炙烤>电炉烤>电热板烤。脂肪含量高的食品比脂肪含量低的食品产生的 PAH 多,如用木柴、木炭明火炙烤,PAH 含量为烤羊肉串>烤牛肉>烤鸭皮>烤鹅。在烤制过程中动物食品所滴下的油滴中苯并(α)芘含量是动物食品本身的 10～70 倍。当食品在烟熏和炙烤过程发生焦糊或炭化时,苯并(α)芘生成量将显著增加,特别是烟熏温度在 400～1000℃时,苯并(α)芘生成量可随着温度的上升而急剧增加。当淀粉加热至 390℃时可产生 0.7μg/kg 苯并(α)芘,加热至 650℃时可产生 17μg/kg 苯并(α)芘。葡萄糖、脂肪酸加热至 650℃时可产生 7μg/kg 和 88μg/kg 苯并(α)芘。烟熏是肉肠加工过程中产生 PAH 的主要环节。另外,沥青中的苯并(α)芘含量为 2.5%～3.5%,食品加工机械用的润滑油苯并(α)芘含量高达 2600μg/kg。

3. 加工过程受污染

食品机械所用的润滑油含有 PAH,食品加工过程中若受到润滑油的污染,可造成食品的 PAH 污染。石油产品如沥青含有 PAH,若在柏油马路上晾晒粮食,可造成粮食的 PAH 污染。

4. 水产品的污染

水体受到 PAH 污染后,水生生物可通过生物富集作用蓄积 PAH。

5. 植物及微生物合成

某些植物及微生物可合成微量的 PAH。

(二)对人体健康的危害

1. 致癌作用

对 PAH 致癌性研究最多的是苯并(α)芘,它可以通过皮肤、呼吸道及被污染的食品等途径进入人体,在肠道内被很快吸收,进入血液循环后很快分布于全身,能使多种动物种属、多种器官致癌,所接触途径均可致癌,其致癌发生率不仅存在剂量效应关系,而且存在加速效应。所谓加速效应是指随着接触水平的下降,诱发癌症的总剂量也下降,如分别用 0.05mg/kg、0.025mg/kg、0.0125mg/kg、0.0065 mg/kg 苯并(α)芘涂抹大鼠皮肤,出现癌症的时间为 143d、231d、376d、610d,诱发癌症的总剂量分别为 7.15mg/kg、5.775mg/kg、4.7mg/

kg、3.8125mg/kg。加速效应说明即使在低剂量接触某化合物后,仍存在致癌的危险性。根据对 PAH 致癌性和结构关系的研究表明,PAH 中3~7个环的化合物才具有致癌性,2 个环和 7 个环以上的化合物一般不具备致癌性。PAH 属于前致癌物,需经体内代谢后才具有致癌活性。

2. 致突变

PAH 大多为间接致突变物,其中苯并(α)芘是强致突变物,常用来作为致突变试验的阳性对照,在 S-9[用 PAH 诱导大鼠肝匀浆 9000r/min 上清液(S9)加上烟酰胺腺嘌呤二核苷酸磷酸及 6-磷酸葡萄糖等辅助因子,作为活化系统]存在的情况下,苯并(α)芘的 Ames 试验、细菌 DNA 修复、噬菌体诱发果蝇突变、DNA 修复、姊妹染色体单体交换、染色体畸变、哺乳类细胞培养点突变及哺乳类动物精子畸变等试验均呈阳性反应。

3. 遗传毒性

一些稠环芳烃化合物具有致畸作用。对小鼠和家兔,苯并(a)芘能透过胎盘屏障,造成子代肺腺癌和皮肤乳头状瘤,苯并(α)芘、二苯并(α,h)蒽及萘对小鼠和大鼠有胚胎毒性,可造成胚胎畸形、死胎及流产等。

另外,多环芳烃化合物容易吸收可见光(400~800nm)和紫外光(280~400nm),尤其对紫外辐射引起的光化学反应敏感。试验表明,同时暴露于多环芳烃和紫外光照射下会加速细胞的自由基生成,破坏细胞膜,损伤细胞 DNA,引起人体细胞遗传物质的突变,危害人体健康。

(三)预防措施

1. 保护环境

加强环境治理,避免食品受环境的污染。

2. 改进食品加工烹调方法

熏制、烘干食品时应改进其加工过程,尽量避免使食品直接接触炭火熏制、烧烤,可选用微波炉和电炉代替炭炉,防止食物油脂滴落在炭火上形成多环芳烃并附着在食品表面,烤制食品时温度不宜过高,时间不宜过长;烟熏食品尽量使用冷熏液代替直接烟熏,并改进食品烟熏制剂,减少苯并(α)芘等多环芳烃化合物的生成。

3. 减少油炸食品的食用量

油炸食品可因高温造成油脂裂解与热聚,产生多环芳烃类化合物,尤其要避免油脂反复加热使用。

4. 粮食、油料种子不在沥青路面上晾晒

这样可以防止沥青所含有大量的多环芳烃,特别是苯并(α)芘污染粮食和油料种子。

5. 机械化生产食品可改用食用油做润滑剂

为防止润滑油污染食品,可将食品的机械化生产设备的润滑剂改成食用油。

6. 对于已污染的食品可以去毒处理

如果是油脂,可采用活性炭予以除去;粮谷类用碾磨加工除去;其蔬菜水果的清洗、阳光与紫外线照射也能使食品中的 PAH 含量降低。

7. 食品中苯并(α)芘限量标准

根据 GB 2762—2012《食品安全国家标准 食品中污染物限量》规定,几种食品中苯并

芘的允许限量标准(μg/kg)为:粮食、熏烤动物性食品为5;植物油为10。

六、杂环胺

杂环胺是食品中的蛋白质成分在高热条件下形成的一类具有致突变、致癌的杂环芳烃类化合物。食物蛋白质或某些氨基酸成分在温度非常高的情况下,可以合成杂环胺。氨基酸(碳水化合物有时也可以)与肌酸、肌酐在高温下反应生成杂环胺。

(一)来源

杂环胺的生成主要是含蛋白质较多的食物,如鱼、肉类在烘烤、煎炸时产生的,烹调方式、时间、温度及食物的组成对杂环胺的生成有很大影响。食物与明火接触或与灼热的金属表面接触,有助于杂环胺的生成,加工温度越高产生的杂环胺越多。研究发现,食物在160℃以下烹调时,杂环胺不能检出或检出量极少,但随着温度的升高,杂环胺含量逐渐增多。

(二)对人体健康的危害

1. 致突变性

杂环胺需经过代谢活化后才具有致突变性。杂环胺的活性代谢物是 N -羟基化合物。杂环胺可在细胞色素 P450IA2 的作用下进行 N -氧化,其后再经 O -乙酰转移酶和硫转移酶的作用,将 N -羟基代谢物转变成终致突变物。

2. 致癌作用

长期实验表明,杂环胺能引发啮齿动物以及灵长类动物肝脏、乳腺、结肠等多种靶器官产生肿瘤。美国的一项研究报告调查了 900 名妇女,其中有 1/3 患有乳腺癌。在被调查妇女中,喜欢吃烧烤和油炸肉类者患乳腺癌的概率是少吃甚至不吃烧烤和油炸肉类者的 2 倍;一项对 176 名胃癌病人和 503 名非胃癌人群的膳食习惯调查研究结果显示,吃熟透的、中等程度以上熟牛排的人患胃癌的危险是吃生的、中等程度以上生牛排的人的 3 倍以上。每周吃 4 次以上牛排的人患胃癌的危险是很少吃牛排人的 2 倍以上。

(三)预防措施

1. 改进烹调加工方法

杂环胺化合物的生成与不良烹调加工有关,特别是过高温度烹调食物,因此,注意烹调温度以免烧焦食物,尽量减少煎炸的烹调方法。

2. 增加蔬菜水果的摄入量

膳食纤维有吸附杂环胺化合物并降低其生物活性的作用。水果中的某些成分有抑制杂环胺化合物致突变的作用。因此,增加蔬菜水果的摄入量对于防止杂环胺的危害有积极作用。

3. 加强监测工作

开展食物中杂环胺含量监测,研究杂环胺生成条件与已知条件,深入开展杂环胺在体内代谢状况、毒害作用的界限剂量等方面的研究,尽早制定食品限量。

七、二噁英对食品的污染

二噁英是许多含氯化合物在生产和使用过程中产生的副产物,是迄今为止所知的毒性最强的环境污染物之一,其急性毒性是氰化钾的 1000 倍。

二噁英具有高亲脂性,容易通过食物链在生物体内蓄积,一旦进入人体后很难被分解或排出,其在人体内的半衰期为 7~11 年。资料显示,人体中的二噁英有 90% 来自于膳食,因此,减少食品的二噁英污染对于降低二噁英对人体健康的危害至关重要。

(一)食品中二噁英的来源

1. 环境污染

许多含氯化合物在生产和使用过程中都可能产生二噁英。在氯酚类、氯代苯氧乙酸、多氯联苯、氯代苯醚类农药、六氯苯等生产过程中均伴随着二噁英的产生。氯酚常作为杀虫剂、杀菌剂、防霉剂、防腐剂及消毒剂等,是由酚类化合物直接氯化或氯苯水解而来,产品中二噁英含量可达 130mg/kg。氯代苯氧乙酸是早期使用的除草剂,在用 1,2,4,5-四氯苯生产时产生的二噁英有的高达 100mg/kg。通入氯气漂白纸浆也可产生二噁英,这些化工产品的生产厂和使用这些化工产品的木材加工厂、纸浆厂、制革厂等的排水、污泥废渣中也可能含有二噁英,并随排污而转移到水体或土壤中,最终造成对食品的污染,危害人体健康。另外,含有聚氯乙烯塑料的垃圾在焚烧过程中可能产生酚类化合物和强反应性的氯和氧化氢等,这些物质是合成二噁英的前体物,大型焚烧炉产生的烟气颗粒物中含有的二噁英可达 45~200μg/kg。另外,煤、石油、沥青、含除草剂的枯草残叶等燃烧过程及森林火灾也会有二噁英产生,汽车尾气中也含有二噁英,这些环境中的二噁英可进一步污染水源和食品。

2. 通过生物富集作用污染食品

二噁英的理化性质非常稳定,极难溶于水,易溶于大部分有机溶剂,较难被机体代谢排出,容易蓄积于动植物的脂肪组织中,可通过食物链富集而污染食品,最终危害人体健康。水体中的二噁英大多可通过水生植物、浮游动物→食草鱼→食鱼鱼类及鹅鸭等家禽这一食物链,在鱼、家禽及其产品中富集。空气中飘浮的二噁英可沉降到土壤、水体及植物上,污染水、蔬菜、粮食与饲料,动物食用饲料后也可造成二噁英的蓄积。在污染严重的地区,发现胡萝卜、马铃薯等根茎中二噁英含量很少,而叶菜和水果皮容易被污染,从污染的水果皮中检出的二噁英含量可达 100mg/kg,但在果肉中却往往检测不出。

3. 食品在加工过程中的污染

食品的一些加工方式会造成食品的二噁英污染,如在烧烤过程中,二噁英可能通过烟尘或直接接触污染食品;在一些冷烟熏制过程中也会产生二噁英。

4. 食品在包装过程中的污染

食品的一些包装材料也含有二噁英,可迁移进入食品,造成污染。

(二)对人体健康的危害

1. 急性毒性

二噁英具有很强的急性毒性,同时研究发现,低于致死剂量的二噁英可引起试验动物进食量减少、体重减轻、肌肉和脂肪组织总量减少的"消瘦综合征"。一次较大剂量摄入二噁英可引起人体急性中毒,其主要表现为头痛、头晕、呕吐、肝功能受损等症状,严重时可致残或引起死亡。

2. 皮肤毒性

二噁英引起的皮肤性疾病主要为氯痤疮,它是二噁英中毒的一个典型症状,主要症状表现为病人的皮肤出现黑头和淡黄色囊肿,重者同时还伴有全身疼痛,症状可持续数年。资料显示,人在职业接触或因意外事故接触二噁英后,多数会出现氯痤疮的症状。

3. 肝脏毒性

二噁英对动物有不同程度的肝脏毒性,其主要表现为肝脏肿大、实质细胞增生等。资料显示,二噁英对不同动物的肝脏毒性作用差异较大,如二噁英对大鼠和小鼠的肝脏毒性作用较强,而对豚鼠和仓鼠的肝脏毒性作用较弱。

4. 免疫毒性

二噁英对细胞免疫与体液免疫均具有较强的抑制作用,二噁英在非致死剂量时可导致试验动物胸腺的严重萎缩,并可抑制其抗体的生成。

5. 生殖毒性

二噁英是一种环境内分泌干扰物。资料显示,二噁英能引起雌性动物卵巢功能障碍,抑制雌激素的作用,使雌性动物出现不孕、胎仔减少、流产等。近年来的研究表明,二噁英具有明显的抗雄激素作用,可致雄性动物睾丸形态改变,精子数量减少,血清睾酮水平降低。流行病学研究显示,在二噁英生产环境中的男性工人的血清睾酮水平降低,促卵泡激素和黄体激素水平增加,且其血清睾酮水平与二噁英水平呈负相关。

6. 致畸性

资料显示,单次剂量的二噁英就可以导致试验动物的胚胎发育异常。低剂量的二噁英能导致试验胎鼠产生腭裂和肾盂积水。

7. 致癌性

国际癌症研究机构(IARC)将二噁英列为对人可致癌的 I 类致癌物。研究显示,二噁英对多种动物有极强的致癌性,流行病学研究显示,接触二噁英会增加癌症的患病风险。

(三)预防措施

1. 控制二噁英对环境的污染

减少氯酚类、氯代苯醚类含氯的农药和其他类似化合物的使用;实行垃圾分类,严格控制垃圾不完全燃烧。同时,开发适宜的废弃物焚烧技术、土壤污染净化技术和二噁英无害化分解技术等。

2. 加强二噁英的监测和监管工作

国家应该尽快建立有效的二噁英检测网络和允许限量标准,对空气、土壤、水体、食品中的二噁英含量进行定期检测,并加强监管工作,防止含二噁英的废水、废渣和废气的非法排放。

第三节 食品的生物性污染

生物性污染是指病原微生物排入水体或土壤后,直接或间接地使人感染或传染各种疾病。生物性污染与其他污染不同,它的污染物是活的生物,能够逐步适应新的环境,不断增殖并占据优势,从而危害其他生物的生存和人类的生活。

一、微生物污染

(一)食品的细菌污染

自然界中,细菌几乎无处不在,因而食品很容易受到污染。污染食品的细菌有致病菌、条件致病菌(又称相对致病菌)和非致病菌三类。污染食品后可使人致病的为致病菌,如伤寒杆菌、痢疾杆菌等;条件致病菌在通常条件下并不致病,当条件改变时,尤其是当人的机体抵抗力下降时,就有可能致病,如变形杆菌、大肠杆菌等;非致病菌一般不引起疾病,但它们却与食品腐败变质密不可分,因此常常是评价食品卫生质量的重要指标,如芽孢杆菌属、假单胞菌属等。

1. 食品细菌污染的来源

(1)食品加工的原料污染。一般天然食品内部没有或很少有细菌,但食品原料在采集、加工前已被环境中的细菌等微生物污染,原料破损之处尤其居多。

(2)直接接触食品的生产经营人员不严格执行操作规程及卫生要求所造成的。

(3)食品在加工、储藏、运输、销售过程中的污染。在以上过程中由于环境不良、管理不善而导致食品被空气或与之接触的设备、容器、工具中的一些细菌所污染。食品加工用水如不符合水质卫生标准也会造成细菌对食品的污染。

(4)食品在加工过程中未能使生熟分开,也会给食品中已存在细菌的大量繁殖造成机会。

2. 食品细菌污染的指标

反映食品卫生质量的细菌污染主要指标,一是细菌总数,是食品的一般卫生指标;二是大肠杆菌,是食品被粪便污染的指标。此外,根据食品安全国家标准的要求,某些致病菌也是食品细菌污染的指标菌。

(1)细菌总数

细菌总数是指单位($g、mL$ 或 cm^2)检样中细菌的个数,并不考虑其种类。它是用来检测食品被污染的程度的标志,为食品卫生监督和管理提供判定依据。

(2)大肠菌群

大肠菌群来自人或温血动物的粪便。若食品中检出大肠菌群,则表示食品曾受到人或动物粪便的污染。我国采用每 $100g$、$100mL$ 和 $100\ cm^2$ 面积检样中大肠菌群的数量来表示。大肠菌群数的高低,表明粪便污染的程度,也反映对人体健康危害的大小。

(3)致病菌

致病菌是严重危害人体健康的一种指标菌。在实际工作中,常常根据具体情况,有针对性地检验某种致病菌。如对于罐头,常检验肉毒梭菌;对于肉禽蛋类,常检验沙门氏菌。由于致病菌严重危害人体健康,从食品卫生角度讲,食品中不允许有任何致病菌,一旦检出,则该食品卫生质量不合格。目前,食品中经常检验的致病菌有沙门氏菌、副溶血性弧菌、致病性大肠杆菌、金黄色葡萄球菌及志贺氏菌等。

对于某些食品,还要求测定霉菌及酵母菌的数量。如粮食及其加工食品。因为它们经常受到霉菌及酵母菌的污染,所以该项检验在食品卫生学方面具有重要意义。

(二)霉菌及霉菌毒素对食品的污染

1. 概况

霉菌广泛分布于自然界,大多数对人体无害,但某些霉菌的产毒菌株污染食品后,会产生有毒的代谢产物——霉菌毒素,当人体进食被霉菌毒素污染的食品后,健康便受到损害。目前已知的霉菌毒素约有 100 种以上。

霉菌毒素对食品的污染并无传染性,目前已被确认使试验动物致癌或病变的霉菌毒素主要有黄曲霉毒素、杂色曲霉素、岛青霉素、展青霉素、橘青霉素等,其中以黄曲霉毒素危害最大。

2. 黄曲霉污染食品的情况

黄曲霉毒素是黄曲霉菌产生的一种代谢产物。黄曲霉菌广泛存在于自然环境中,其中大约有 30% ~ 60% 的菌株能产生黄曲霉毒素(以黄曲霉毒素 B_1 为代表)。黄曲霉毒素主要污染粮油及其制品,各种植物性、动物性食品也容易被广泛污染。如花生、花生油、玉米、大米、棉籽被污染严重,胡桃、杏仁、榛子、高粱、小麦、黄豆及豆类、马铃薯、蛋、乳及乳制品,干的咸鱼以及辣椒等均有被黄曲霉毒素污染的报道。检验表明,黄曲霉毒素的检出率明显地取决于食品的种类,如食品的产区。我国南方高温、高湿地区的粮油及其制品中,黄曲霉毒素检出率较高,东北、西北、华北地区除个别样品外,不易检出黄曲霉毒素。从世界各国的报道来看,食品受黄曲霉毒素污染的国家相当多。

3. 黄曲霉毒素的危害

(1)黄曲霉毒素的毒性

黄曲霉毒素是一种剧毒物质,其毒性比氰化钾还高。人摄入大量黄曲霉毒素可发生急性中毒,使肝脏受损;持续少量摄入黄曲霉毒素可导致纤维组织增生。有许多实例证实人类因食用污染严重的黄曲霉毒素食品而引起急性中毒。

(2)黄曲霉毒素的致癌性

我国与部分亚非国家的肝癌流行病学调查表明,凡肝脏发病率高的地区,人类食物中的黄曲霉毒素污染严重,实际摄入量高。在东南亚、泰国不同地区熟食及市售食品黄曲霉毒素含量的调查中,发现摄入量的高低与肝癌发病率也呈正相关关系。

除在多种实验动物、鱼类、家禽及家畜等诱发肿瘤外,黄曲霉毒素还能诱发灵长类肝癌。

4. 预防措施

(1)防霉

避免食品被霉菌毒素污染,最根本的是防止食品霉变,而防霉措施主要应从霉菌生长所需的条件,即温度、湿度、空气着手。具体如下。

①食品原料尤其是五谷杂粮在收购、储运过程中应保持其颗粒的完整性,以便有效地防止霉菌侵染。

②粮食收获后要及时在阳光下晾晒、风干或烘干,迅速干燥使稻谷含水量减至 13% 以下,大豆 11% 以下,玉米 12.5% 以下,花生 8% 以下。

③粮库要保持通风,相对湿度不超过 70%,储存温度降至 10℃ 以下。

④化学熏蒸剂及 γ 射线照射,防霉效果好且安全,但必须按规定剂量及方法使用。

(2)去毒

黄曲霉毒素耐热,在一般烹调加工温度下不能将其去除。有效的去毒方法有以下几种。

①剔除霉粒。因为黄曲霉毒素主要集中于一些发霉、破损、虫蛀的粮粒中,可以挑选除去。

②碾压加工。因为在稻谷、玉米等的胚及粒皮部集中,碾轧去掉米糠、谷皮,可减少毒素含量。如在加工时提取胚,可除去大部分毒素。

③搓洗也可以去掉一部分毒素。

④活性白陶土、活性炭等吸附剂加入有黄曲霉毒素的植物油中搅拌、静置后,毒素可被吸附。

⑤植物油加碱去毒,油脂精炼过程中加入 1% 的 NaOH,可使大部分黄曲霉毒素被破坏。

⑥微生物解毒。根据近年来研究表明,无根根霉、橙黄色杆菌等均有去毒作用,但食品中的营养物质也被菌体消耗掉一部分。

⑦利用紫外线照射,高温、高压处理,盐炒法、微波处理,中药山苍子均可取得良好的去毒效果。

(三)食品的病毒污染

1. 污染来源

(1)携带病毒的人

病人和病原携带者对大多数病毒来说,病人是重要的传播来源,尤其在临床症状表现明显的时期,其病毒传播能力最强。此外,有些病毒携带者,多数处于传染病的潜伏期,在一定条件下可向外排毒,由于没有明显的临床症状,因而具有更大的隐蔽性。

(2)受病毒感染的动物

在畜牧业快速发展的今天,一些人畜共患性病毒不仅给养殖业造成了巨大损失,而且可通过各种途径传播给人,其中大多数是通过污染的动物性食品感染给人的。如偶蹄动物的口蹄疫病毒、禽流感病毒等。

(3)环境与水产品中的病毒

有些病毒粒子可在土壤、水、空气中存活相当时期,可连带谷物、蔬菜等食品污染,如引起小儿麻痹症的脊髓灰质炎病毒,可在污泥和污水中存留 10d 以上,污泥中生长的蔬菜就可能带有该病毒。

2. 污染途径

来源于污染源的病毒可通过各种途径污染食品。传播的主要途径有以下几点。

(1)携带病毒的人和物通过粪便、尸体直接污染食品原料和水源。

(2)带有病毒的食品从业人员通过手、生产工具、生活用品等在食品加工、运输、销售等过程中对食品造成污染。

(3)携带病毒的动物与健康动物相互接触后,使健康动物染毒,导致动物性食品的病毒污染。如牛、羊肉中污染的口蹄疫病毒,禽肉和禽蛋中污染的禽流感病毒。

(4)蚊蝇鼠类、跳蚤等某些病毒的传播媒介,造成食品污染。如乙肝病毒。

(5)污染食品的病毒被人和动物吸收,并在体内繁殖后,又可通过生活用品、粪便、唾液、动物尸体等对食品造成再污染,导致恶性循环。

3. 食品中常见的污染病毒及其危害

(1)肝炎病毒:引起病毒性肝炎的病毒目前认为有 7 种,即甲、乙、丙、丁、戊、己、庚型肝炎病毒。肝炎病毒可引起肝脏病变,严重的肝硬化甚至肝癌。

(2)瓦诺克样病毒、轮状病毒:引起急性肠胃炎。

(3)猪水泡病毒:引起人畜共患水泡病,严重者可发生非化脓性脑炎。

(4)口蹄疫病毒:引起具有消化道、呼吸道、皮肤黏膜症状的疾病。

(5)一些肠道病毒(如柯萨奇病毒等):引起手足口病,表现为手足口腔部位的疱疹,可导致心肌炎、肺水肿、无菌性脑膜炎等并发症。

(6)禽流感病毒:引起以呼吸系统症状为主的疾病,可出现多种并发症。

4. 预防措施

病毒不仅在自然环境,如土壤、水体、空气中存在,而且在一些物品和金属仪器上也存在,其存在时间的长短与病毒种类和污染程度有关。病毒性疾病既可以通过食物、粪便传染,也可以通过衣物、接触、空气等感染,这说明病毒的存在和传染具有普遍性。研究表明,无论在哪种食品上残存的病毒,一旦遇到相应的寄主,病毒到达寄主体内即可产生暴发性的繁殖,引起相应的病毒病。为避免疾病的发生,需要妥善管理食品原料产地、生产加工的环境条件。消费者在食用过程中也要认真对待,确保安全。

(1)加强管理,控制传播。

对食品生产、加工人员要定期进行体检,做到早发现、早诊断和早隔离。对病人的排泄物、血液、食具、物品、床单、衣物等需进行严格消毒。

(2)切断传播途径。

加强饮用水的管理,保护水源,严防饮用水被粪便污染,有条件时可对饮用水进行消毒处理。对餐具、饮具来说,工作人员要保持手的清洁卫生,养成良好的卫生习惯;加工生肉的刀、砧板、容器等要与熟食分开避免交叉感染;对使用的餐具、饮具要洗净并严格的消毒;对输血人员要进行严格体检;对医院所使用的各种器械进行严格消毒。

(3)做好防疫、检疫工作

每年定期对易感动物进行预防接种,加强对养殖场、屠宰场、加工厂的卫生检验,禁止污染食品流入市场。

(4)注意个人卫生,普及疫病常识,加强防范意识。

二、寄生虫及虫卵污染

通过污染食品而危害于人的寄生虫有蛔虫、绦虫、囊虫、中华枝睾吸虫等。寄生虫及虫卵一般是通过病人、病畜的粪便污染水源或土壤后,再污染食品或直接污染食品。各种食品都有可能受到寄生虫及其虫卵的污染,从而使人致病,特别是肉类及水产食品。如畜肉中的寄生虫猪囊尾蚴,对人体的危害非常大。农产品中的蛔虫卵进入人体后,成虫可钻入气管引起窒息。为预防此类疾病的发生,除注意环境卫生、个人卫生,防止病原体传播外,不生吃食品尤其是生肉、生海产品等至关重要。

三、有害动物和昆虫污染

食品企业中的老鼠、苍蝇、蟑螂等动物和昆虫是造成食品污染,传播疾病,引起食物中毒的主要媒介,对食品卫生构成严重的威胁,应该采取一系列措施进行防范。

第四节　食品的放射性污染

一、食品的放射性污染源

食品放射性物质的污染来源,主要有以下几个方面:核试验产生的放射性物质;和平利用原子能过程中产生的核废料;处理和排放不当、意外核事故造成的严重核燃料泄漏。随着人类核开发的增加,特别是半衰期长的放射性核素,可能会给人类带来更大的危害,因此放射性污染问题应引起人们的高度重视。2011年4月初,卫生部门从京津豫地区露天种植的菠菜中抽检发现微量的放射性^{131}I,由于含量低并不危害人体健康。此外,日本近海鱼类也被检测出放射物超标。

环境中放射性核元素可通过生物链的各个环节向食品转移。其转移途径有向水生生物体的转移;向植物体内转移;向动物和人体内转移。放射性核元素进入水体后,可随着生物体表逐渐向内渗透,或直接进入水生动、植物体内。放射性核元素进入植物的途径是通过沉降物、雨水和污水将放射性核元素带到植物表面,并渗入植物组织直接污染,植物根系也可以从土壤中吸收放射性核元素。环境中放射性核元素通过牧草、饲料、饮水等途径进入禽畜体内,储存于组织器官中。除了直接受到核辐射的危害,主要是通过食物链的层层蓄积,积累到相当高的浓度以后,对人体健康产生危害。放射性核元素进入人体的量取决于在食品中的含量,也和烹调方法有关。据调查,乳制品放射性核元素最多,其次是蔬菜、水果、谷类和面食制品。

二、放射性污染对人体的危害

食品放射性污染对人体的危害主要是由于摄入污染食品后放射性物质对人体内各种组织、器官和细胞产生的低剂量长期内照射效应。主要表现为对免疫系统、生殖系统的损伤和致癌、致畸、致突变作用。

在一般情况下,食品存在放射性污染的可能性是比较小的。食品在严密包装的情况下,只是外部受到放射性物质的污染,而且主要途径是通过干燥灰尘,可用擦洗和吸尘等方式去除。若放射性物质已进入食品内部或已渗入食品组成成分中,则无法去除。

目前,食品放射性污染的实际情况是主要以半衰期较长的^{137}Cs和^{90}Sr最为严重。特别是半衰期较长的^{90}Sr多蓄积于骨骼内,而且不易排出,对造血器官产生一定的影响,对人体健康有严重的危害。某些海底动物如软体动物蓄积特别危险的^{90}Sr。牡蛎能蓄积大量的^{65}Zn,某些鱼类能蓄积^{55}Fe。

三、放射性污染的预防

预防食品放射性污染及其对人体危害的主要措施是加强对污染源的卫生防护和经常性的卫生监督。在使用放射性物质时,应严格遵守操作规程,禁止任何能够引起食品产生放射性的照射;定期进行食品卫生监测,严格执行卫生标准,使食品中放射性物质的含量控制在允许的范围之内。

第五节　食品添加剂对食品安全的影响

一、食品添加剂的定义与分类

（一）食品添加剂的定义

食品添加剂是指为改善食品品质和色、香、味，以及为防腐和加工工艺的需要而加入食品中的化学合成或天然物质。

（二）食品添加剂的分类

食品添加剂的种类很多，如为增强食品营养价值而加入的营养强化剂；为改善食品性状而加入的色素、香精香料、漂白剂、增味剂、甜味剂、疏松剂等；为保持食品新鲜防止变质的防腐剂、抗氧化剂；作为生产辅助材料如碱、盐类、载体溶剂等。

食品添加剂按其原料和生产方法可分为化学合成添加剂和天然食品添加剂。天然食品添加剂主要来自动、植物组织和微生物的代谢产物。人工合成食品添加剂是通过化学手段使元素和化合物产生一系列化学反应而制成。现阶段天然食品添加剂的品种较少，价格较高；人工合成食品添加剂的品种比较齐全，价格低，使用量较小，但毒性大于天然食品添加剂，特别是合成食品添加剂质量不纯，混有有害杂质以及用量过大时容易造成对机体的危害。

二、食品添加剂的管理和使用原则

我国对食品添加剂的卫生管理主要表现在 3 个方面。

（1）制定和执行 GB 2760—2014《食品安全国家标准　食品添加剂使用标准》。

（2）颁布和执行新食品添加剂审批程序。对新品种的审核，除工艺、质量标准审查外，重点对产品进行安全毒理学评价。

（3）颁布和执行生产食品添加剂审批程序。为加强对食品添加剂的安全管理，我国实行许可证管理制度，生产食品添加剂的工厂必须按规定办理生产许可证。

合理使用各种添加剂一般是无害的。但由于食品添加剂多为化学物质，有些还具有一定的毒性，所以在实际食品生产制作中尽量少用或不用食品添加剂。在必须使用时，应严格控制食品添加剂的使用范围和添加量。此外，使用食品添加剂还应坚持以下原则：

（1）不影响食品感官性状和原味，对食品的原有营养成分不得有降低、破坏作用；

（2）不得用于掩盖缺点（如腐败变质）或作为伪造的手段；

（3）使用食品添加剂的目的在于减少消耗，改善储存条件，简化加工工艺，不得降低良好的加工措施和卫生要求；

（4）未经国家卫健委允许，婴儿及儿童食品不得加入食品添加剂，如糖精、色素等；

（5）食品添加剂的使用剂量为能达到使用目的最低剂量。

三、不合理使用食品添加剂对人体的危害

在食品加工过程中，如果不严格按照食品添加剂使用标准和卫生管理办法使用食品添

加剂,就可能使添加剂对食品造成污染,损害消费者的身体健康。不合理地滥用食品添加剂或使用不符合卫生标准的食品添加剂和非食品用的化工产品将会对人体健康产生以下影响。

(一)过敏反应

一些食品添加剂可能引起某些人的过敏反应。例如,苯甲酸及苯甲酸钠可引起肠炎,亚硫酸盐可引起支气管哮喘,糖精可引起皮肤瘙痒和日光性过敏皮炎等。

(二)蓄积作用

二丁基羟基甲苯在油脂中添加过量,就会在人体内造成蓄积,蓄积到一定程度会引起中毒症。维生素 A 在人体内也具有蓄积作用,摄入量过高时也会产生中毒症。

(三)急、慢性中毒

食品中滥用有害添加剂可能造成急性或慢性中毒。在我国有腌腊制品添加过量硝酸盐、亚硝酸盐引起食物中毒的报道;日本的"森永奶粉事件",是由于添加过量的含砷磷酸氢二钠造成的,导致 130 人死亡。

四、我国食品添加剂使用存在的问题

目前,我国食品添加剂在使用当中存在的显著问题是,为了取得食品感官效果超标准、超剂量地使用添加剂;违法违规使用非食用物质和滥用食品添加剂。易被滥用的食品添加剂主要有以下一些品种。

在渍菜(泡菜等)中超量使用着色剂胭脂红、柠檬黄等,或超范围使用诱惑红、日落黄等;水果冻、蛋白冻类食品中超量或超范围使用着色剂、防腐剂,超量使用酸度调节剂(己二酸等);腌菜中超量或超范围使用着色剂、防腐剂、甜味剂(糖精钠、甜蜜素等);面点、月饼馅中超量使用乳化剂(蔗糖脂肪酸酯等),或超范围使用乳化剂(乙酰化单甘脂肪酸酯等);面条、饺子皮的面粉超量使用面粉处理剂;糕点中使用膨松剂过量(硫酸铝钾、硫酸铝铵等),造成铝的残留量超标准,或超量使用水分保持剂磷酸盐类(磷酸钙、焦磷酸二氢二钠等)、增稠剂(黄原胶、黄蜀葵胶等)及甜味剂(糖精钠、甜蜜素等);馒头违法使用漂白剂、硫磺熏蒸;油条过量使用膨松剂(硫酸铝钾、硫酸铝铵),造成铝的残留量超标准;肉制品和卤制熟食超量使用护色剂(硝酸盐、亚硝酸盐);小麦粉违规使用二氧化钛、超量使用过氧化苯甲酰、硫酸铝钾等。

五、食品行业经常使用的食品添加剂

(一)着色剂

红曲米,属于微生物色素,在食品行业中按照生产需要主要用于配制酒、糖果、熟肉制品、腐乳、雪糕、饼干、果冻等食品。

番茄红素,是一种类胡萝卜素,可提供鲜艳的红色并且有较强的抗氧化作用。在食品生产中应用广泛,可以按照烹调加工需要适量使用。

(二)护色剂

护色剂又称为发色剂。硝酸盐或亚硝酸盐是典型的日常使用的发色剂。主要是将其加入肉内,与肌肉中的血红蛋白或肌红蛋白结合,生成亚硝基血红蛋白与肌红蛋白,使肉品具有粉红色。使用亚硝酸盐时应该按照国家标准最低量添加。

(三)增味剂

增味剂能够增加食物的天然鲜味。按照化学性质不同,增味剂可分为氨基酸系列和核苷酸系列。其中,谷氨酸钠是典型的氨基酸系列增味剂。核苷酸增味剂广泛应用于各种食物中,如鱼、畜肉、禽肉等食品中含有大量的肌苷酸对其本身风味具有决定性影响。香菇类含有大量的鸟苷酸,所以才具有独特的鲜味。核苷酸类增味剂主要添加于肉酱、鱼酱、肉饼等制品中以提高其风味。

(四)甜味剂

蔗糖是世界上使用最多的甜味剂。糖醇类如木糖醇、山梨糖醇、麦芽糖醇等是天然的甜味剂。阿斯巴甜和安塞蜜是使用较多的甜味剂。其中,阿斯巴甜的甜度高,食用后在体内分解成相应的氨基酸,对血糖没有影响,也不会造成龋齿。安塞蜜是目前世界上广泛使用的甜味剂,稳定性好且不在人体内代谢,不产生热量,可代替蔗糖在食品和饮料中使用,我国规定安塞蜜可以广泛使用于饮料、糖果、果酱、布丁、烘烤食品以及餐桌甜品,每千克食品最大允许添加量为 0.3g。

(五)酸度调节剂

酸度调节剂主要有柠檬酸、柠檬酸钠、乳酸、苹果酸、富马酸、酒石酸等。其中,前四种可以按照生产需要适量使用,使用于任何食品添加。富马酸允许使用于生湿面制品及碳酸果汁饮料,每千克食品中最大允许添加量 0.3g。DL-酒石酸可以使用于各种食品添加,并且按照生产需要适量使用。

(六)抗氧化剂

L-抗坏血酸是一种抗氧化营养素,主要用于啤酒、无酒精饮料,还能够阻止亚硝胺的生成。还有一些天然抗氧化物,如天然香料和低聚原花青素。天然香料中丁香和桂皮的抗氧化活性最强,迷迭香、花椒等也具有较强的抗氧化性。低聚原花青素作为一种天然的抗氧化剂在国际上得到广泛应用,松树皮、葡萄籽、花生等含有较多的低聚原花青素,其中葡萄籽中含量最多。

第六节　食品容器、包装材料对食品的污染

一、塑料容器和塑料包装材料

塑料是以合成树脂为主要原料,并加入某些添加剂(如增塑剂、稳定剂、润滑剂、色素等),在一定的温度和压力下塑制成一定形状的食具、用具及包装材料。它是一种由许多单体聚合而成的高分子聚合物,如聚乙烯是由许多乙烯单体聚合反应而成。

目前,市面上的塑料品种很多,但根据塑料受热后表现出的共性,可分为两大类,即热塑性塑料(如聚乙烯、聚丙烯、聚氯乙烯、聚苯乙烯等)和热固性塑料(如酚醛塑料、脲醛塑料等)。由于塑料制品特别是薄膜,用来包装食品,易于密封、防尘、防湿,对食品减少受外界的

影响和污染起到一定作用,因而广泛应用于食品生产供应的各个环节。但有些塑料及辅料存在着一定毒性,使用时也应引起注意。

(一)聚乙烯

聚乙烯是乙烯的聚合物,为半透明和不透明固体,由于聚合时加压不同,分高压聚乙烯(低密度)、低压聚乙烯(高密度)两种。高压聚乙烯质地柔软,可制成薄膜或食具;低压聚乙烯质地较硬可制成乳瓶、水桶等,制品可耐煮沸。

虽然聚乙烯毒性极小或无毒,但高压低密度聚乙烯中所含的低分子质量聚乙烯,较易溶于油脂中,如长期盛装食用油或含油脂高的食品,可将其低分子聚乙烯溶出,而使食品产生蜡味,影响食品的感官性状。另外,汽水、果汁等冷饮也不宜用聚乙烯做软包装,因其不耐热,故不易被消毒。凡是再生聚乙烯制品,不得用来做食具和食品包装材料。

(二)聚丙烯

聚丙烯是以丙烯为主体的聚合物,为透明固体,可燃烧,其火焰端略带黄色,底部呈蓝色,有类似石蜡燃烧时的臭味。聚丙烯的性质和聚乙烯基本相同,其特点是防潮性,是包装薄膜中最优良的一种;透气性为聚乙烯的1/2;耐热性、耐油性比聚乙烯好;具有良好的透明性和印刷适应性。其缺点是易老化,加工性与热封性较差。聚丙烯可用于包装面包、糖果、海产品、乳制品、饼干等;可作各种食品瓶的螺纹盖和啤酒桶。聚丙烯塑料是目前广泛使用的最理想的包装材料和食具。

(三)聚苯乙烯

聚苯乙烯与聚乙烯、聚丙烯不同,它质地较脆,容易破裂,在常温下对油脂不稳定,不耐热,75~80℃时变形。聚苯乙烯本身无毒,但其制品中可能含有未完全聚合的苯乙烯单体以及乙苯、异丙苯等挥发性物质,具有一定毒性。这些成分都有影响人体肝、肾功能和造成生育障碍等作用,为此我国食品卫生标准规定聚苯乙烯树脂中苯乙烯单体不得超过 0.5%、乙苯不得超过 0.3%、挥发物不得超过 1%。

用聚苯乙烯制成的容器装牛乳、肉汁、糖汁及酱油等,在常温下放置24h 就会产生异味,所以聚苯乙烯塑料不适宜用作食具,一般只能做糖果盒子一类的容器。

(四)聚氯乙烯

聚氯乙烯是氯乙烯单体的聚合产物,聚氯乙烯分硬、软两种,它耐酸碱,不易变形,加工性能好。但它易分解及老化,分解产物有毒。加工时添加的稳定剂及增塑剂等辅料也具有一定毒性。当接触含油食品或遇较高温度时,单体会溶出而造成污染。资料表明,氯乙烯单体具有致癌和致畸作用。聚氯乙烯适合于包装碳酸饮料、矿泉水和烹调用油,亦可用于快餐盒、糕点盒,其薄膜可用于包装鲜肉和果蔬。国家质检总局已经于 2005 年 10 月 26 日发布公告,禁止使用聚氯乙烯保鲜膜直接包装肉食、熟食及油脂食品。

(五)三聚氰胺

三聚氰胺又名密胺塑料,属于热固塑料。质硬、耐磨、耐热、色泽美观,可制成各种食具、容器,如市售的像骨筷子和类似陶瓷的塑料食具。三聚氰胺在卫生学上的问题是游离甲醛的毒性。

二、橡胶制品

用橡胶制成的包装材料、食具在食品工业上的应用很广泛,如乳嘴、高压圈、橡皮垫片及食品生产、加工、运输用的橡胶管、输送带等。

橡胶可分为天然橡胶和合成橡胶两种。橡胶加工时,使用很多添加剂,如活性剂、硫化剂、防老剂、填充剂、着色剂等。目前,橡胶制品的主要卫生问题是添加剂毒性问题。如橡胶中使用的防老化剂 N-苯基 β-萘胺,能使橡胶耐热、耐酸、耐曲折,但它能引起膀胱癌;橡胶制品还常用炭黑,它含有致癌物质苯并芘。故对橡胶制品,要求采用无毒或低毒的原料。当要接触食品时,要事先了解其使用范围,防止造成食品污染,危害人体健康。

三、金属制品

使用金属材料制成的食品用具、工具与设备很多,其主要卫生问题是向食品内溶入有害金属。

(一)不锈钢

不锈钢被日益广泛地用来制作食品机械、容器和厨房设备。不锈钢具有高强度性和刚性,具有抗腐蚀特性,表面容易抛光,易于清洗,耐腐蚀等优点。

用不锈钢食具烹煮食物只发现有轻微的镉和镍等痕量元素,一般认为检出的镉和镍的含量水平不会造成对人们健康的危害。但由于不锈钢型号、用途多,据调查发现某些型号的不锈钢在一定条件下,会迁移出大量的有害金属镉来污染食品,因此,对不锈钢制品必须按国家卫生标准规定选择允许用于食品的型号。

(二)镀锡薄铁罐

镀锡薄铁罐又称马口铁罐,是最常见的罐头包装容器,用作乳品、饮料等包装容器。其主要的卫生问题是金属锡、铅的溶出。罐内壁的镀锡层在硝酸盐和亚硝酸盐作用下可缓缓溶解,称"溶出锡"。它会引起中毒,少量的"溶出锡"可使某些食品中的天然色素变色。盛高酸性食品时,液汁产生混浊、沉淀,并会发生金属罐臭。镀锡和焊锡铅过高可造成食品的铅污染。某些罐头的高硫内容物与罐壁接触可产生金属硫化物。

(三)铝制品容器

铝制食具容器质轻、耐用、不易生锈、易传热,使用过程中表面形成一层致密的氧化铝膜,抗腐蚀性强,较稳定,广泛用作炊具、食具。一般认为食品用纯铝制品是安全、无毒、无害的。回收铝铸制的炊具,由于原材料来源复杂,制品质量不稳定,含有多种有害金属。

近年来,流行病学调查和动物实验发现,铝是老年痴呆症的一个不容忽视的致病因素。长期使用铝制品盛放盐、碱、酸类食物容易使容器表面的氧化铝保护膜遭到腐蚀和破坏,从而使部分铝进入食物、水中,就有可能使人增加铝的摄入量,对人体造成危害。医学家提醒,不宜广泛使用铝制炊具和菜盘,特别是用于盛装酸性食物。通过食物和水慢性接触高浓度的铝可导致老年性痴呆症和帕金森病在内的神经和脑障碍。要定期地检测老年病人血中铝的含量。肾脏病人因肾的排毒功能受损,特别容易引起铝中毒。

铝制食具容器必须是纯铝制品,凡回收铝不得用作炊具、食品容器。铝制食具容器表面应光洁均匀,无碱渍、油斑、无气泡砂眼。

四、陶瓷和搪瓷制品

（一）陶瓷

陶瓷是由黏土、长石、石英等矿物质的混合物烧结成素烧胎,然后再涂上釉彩烧结而成。釉是覆盖在瓷胚体上的带亮光的玻璃质,它使制品不黏污其他物质,不受侵蚀,不透水,化学性质稳定,并且还起到一定的装饰作用。釉的化学组成中大多为金属氧化物,其中的有害金属盐(如氧化铅)溶出污染食品是主要的卫生问题。陶瓷容器长时间接触醋、果汁等酸性食品和酒时,易造成铅等重金属的大量溶出。

（二）搪瓷

搪瓷食具是以铁皮为原料制坯,内外层涂搪釉、喷花,在高温中烧制而成。搪瓷食具和容器存在的主要卫生问题是,制作搪瓷的原料、着色剂等所使用的金属氧化物或盐类含有有害物质,或者制作搪瓷的工艺配方不合理,制品在使用过程中,尤其是盛酸性食品时,会溶出铅、镉、砷等有害物质污染食品。

五、纸容器和纸包装制品

用纸包装可使食品避免外来污染,增强食品的感官效果,便于携带。食品包装用纸大致可分为内包装和外包装两种。食品外包装主要为纸板和印刷纸,内包装直接接触食品,有食品包装纸、蜡纸(包装糖果、面包、饼干用)、玻璃纸(包装糖果用)、铝箔纸(包装巧克力)等。

如果使用不洁或含有有毒物质的纸包装食品,就会造成对食品的污染。如用废旧报纸纸张等直接包装食品,将会造成严重的微生物污染,还能检验出多种有害物质(铅、砷、六六六等)。此外,为增加纸张的洁白度而使用对人体有害的荧光增白剂等物质还对人体有致癌性。

为防止纸包装用品对食品的污染,应采取如下措施:生产加工包装用纸的各种原料,必须是无毒无害的,不得使用回收的废旧报纸、书本、垃圾纸等作为原料;不得使用荧光增白剂;制造蜡纸所用的石蜡应是食用级石蜡,不得使用工业级石蜡,以防止多环芳烃致癌物污染;用于印刷各种食品包装材料的油墨、颜料均应符合卫生要求,包装食品时油墨、颜料的印刷面不得直接与食品接触,在用印花玻璃纸包装糖果时必须内衬糯米纸;生产食品包装用纸,应做到专厂或专机生产。

食品包装用纸应符合国家卫生标准:铅含量小于 5mg/kg,砷含量小于 1mg/kg,不得含有荧光物质和致病菌,大肠菌群不得超过准 30 个/100g。

六、复合包装材料

复合包装材料是一种新兴的包装材料,它由纸、塑料薄膜和铝箔经黏合剂复合而成,广泛用于各种软包装食品。常见的软罐头包装袋是由三层薄膜复合而成,外层为聚酯薄膜,中间为铝箔,内层为聚丙烯。在外层与中层之间用聚醚型聚氨酯黏合剂黏结,在内层与中层之间用改性聚丙烯共聚物黏结剂。复合包装材料是安全的,但其中的聚氨酯黏结剂含有 2,4-甲苯二异氰酸酯(TDI),迁移到食品中可水解生成甲苯二胺(TDA),是一种致癌物,对此应引起注意。

七、涂料

为防止食品容器受到食品腐蚀,往往在容器内壁涂抹能形成保护膜的高分子树脂。其中常见的是涂于罐头内壁的环氧树脂,它具有耐酸、耐油、耐热、耐浸泡、抗腐蚀的作用。为保证涂料的稳定性,常加入胺类固化剂等增塑剂。涂料的脱落有时会造成食品的污染。

第七节 假冒伪劣食品的危害

随着市场经济的日益繁荣,食品的种类、品种越来越多,质量越来越好,但是也存在鱼目混珠,弄虚作假,以次充优,制造和出售假冒伪劣食品的现象,损害了消费者利益。

一、常见的假冒伪劣食品

粮食及其制品,面粉、挂面掺吊白块、滑石粉、大白粉、荧光增白剂和石膏,小米掺色素,粉条掺塑料,面包掺液体石蜡,大米掺矿物油等;食用油脂,植物油掺矿物油、酸败油、非食用抗氧化剂等;乳及乳制品,牛乳掺水、食盐、中和剂、尿素、白广告色、洗衣粉、米汤、豆浆、人尿、石灰水等;肉类注水、滥用硝酸盐和亚硝酸盐等;冷饮制品滥用工业色素等;甲醛酒,伪造啤酒,白酒加糖、兑水等;蜂蜜掺糖、米汤、糊精、增稠剂等;水产品注水、注盐、加色素,加稀释后的福尔马林浸泡;糖及糖制品掺非食用色素、甜味剂、非食用防腐剂等;假鸡蛋、假燕窝、地沟油等。

二、假冒伪劣食品对人体健康的危害

假冒伪劣食品一般会含有影响人体健康的有毒物质,严重影响了食品的安全性,有些对人体会产生毒害作用,甚至造成严重的后果,对人民群众的健康构成了很大的威胁。

第八节 食品用洗涤剂和消毒剂的污染

随着食品工业规模不断扩大,设备多样,安全卫生操作也成为食品生产全面质量控制的重要内容之一。对加工场所、加工原料、仪器设备等有效的清洗消毒以及保证工作人员的个人安全卫生是确保食品卫生质量的重要环节。但在这一环节中,常常用到种类繁多的洗涤剂与消毒剂,那么,正确选择恰当的洗涤剂、消毒剂并采取适当的管理措施是非常重要的,否则也会给食品带来一定的污染。

一、常用洗涤剂的污染

（一）洗涤剂的种类及作用

1. 洗涤剂的种类

洗涤剂是指用于生产区域、加工场所、加工机具与设备的卫生清洗,以及果蔬原料进行洗涤时所使用的化学药品或试剂的统称。

在食品工业中使用的洗涤剂多属于混合物,即将多种成分混合后得到的具有一定特性和多种清洗功能的产品。食品生产中常用洗涤剂的种类如下。

（1）碱性洗涤剂

碱性洗涤剂具有较强的脱脂洗涤能力,经济实用,又因毒性较弱,对人体健康无大危害,所以广泛应用于加工机器、设备等多方面的卫生洗涤。根据特性可将其分成以下几种。

①强碱性洗涤剂:如 NaOH 和硅酸盐等,具有很强的溶解能力、腐蚀性及浓烈的挥发性气味。硅酸盐的作用是为了减少 NaOH 的腐蚀性,并可提高渗透和漂洗效果。这类洗涤剂在肉品加工厂中常用于洗涤操作台的油污及除去烟熏室中的重型污物。

②重垢型碱性洗涤剂:具有一定的溶解能力和较强的除垢能力,一般有轻微的腐蚀性或者无腐蚀性。其组成成分为硅酸钠、六甲基磷酸钠、偏磷酸钠、碳酸钠和磷酸钠。

③中等碱性洗涤剂:用于手工清洗轻度的污染区,主要有重碳酸盐、倍半碳酸盐、焦磷酸四盐、磷酸调节剂和烷基芳香基磺酸盐。

（2）酸性洗涤剂

这类洗涤剂对于去除因使用了某些洗涤剂而形成的矿物质沉积时非常有效,常用来除去污垢。

①强酸性洗涤剂:如盐酸、氢氟酸、氨基磺酸、硫酸、磷酸,腐蚀性强,切勿用手直接清洗。

②中等酸性洗涤剂:如乙酰丙酸、羟基乙酸、乙酸和葡萄酸,可加入润滑剂和腐蚀抑制剂。可用作水的软化剂。

（3）溶剂性洗涤剂

通常用于机械设备的维修过程中,以去除石油类污物和工业润滑油,一般情况下应严格控制其使用。

①活性氯洗涤剂如次氯酸钠、次氯酸钾等,能有效地除去碳水化合物和蛋白质污物。

②表面活性洗涤剂。阴离子表面活性剂(如大多数肥皂、十二烷基苯磺酸钠等),具有洗涤力强、起泡性大、易吸附残留物的特性,具有良好的润湿性,但没有杀菌能力。阳离子表面活性剂有较强的杀菌作用,洗涤能力较弱,因其润湿效果差,一般将其视为消毒剂。

2. 洗涤剂的作用

（1）减少食品上的微生物、农药及化学性污染物残留。

（2）清洁食品的生产区域、加工用具、设备和管道,切断微生物赖以生存的营养源。

（3）增强杀菌效果。洗涤对于增强杀菌效果的最大益处在于减少了微生物的最初原始菌的数量,可以获得小剂量、高效率、短时间的杀菌效果。

（二）洗涤剂的卫生要求

1. 洗涤剂的卫生问题

在保证食品加工中的安全卫生方面,洗涤剂起到了非常重要的作用。但在实际应用中,由于使用不当也会带来一系列卫生问题和潜在的危害。

（1）因洗涤剂的残留而导致食品的化学性污染,严重影响了食品的风味。

（2）由于洗涤剂的质量不高,配制不当,以及清洗不彻底等原因,未能取得理想的清洗效果,致使污染物残留、加工机具和设备不洁净,成为食品二次污染的潜在危害因素。

（3）使用时的安全意识不够,造成对人体的伤害。由于一些洗涤剂具有腐蚀性并有挥发性和刺激性的气味,在使用时如果不注重安全保护措施,如佩戴口罩、防腐性手套以及必备的通风设施等,都会造成对人体的伤害,如腐蚀灼伤皮肤,刺激鼻、眼等。

2. 食品用洗涤剂应具备的条件

洗涤剂不仅要考虑到对食品原料、加工设备、管道、容器用具以及加工场所的洗涤效果，而且也必须考虑到生产人员的健康安全。理想的洗涤剂应具备以下条件。

（1）无毒、无腐蚀性。一方面不会对人体的健康构成威胁，另一方面要求对设备的腐蚀性降到最小。

（2）洗涤剂最好不吸附、不浸透、不残附到食品中，不会降低食品的营养，不影响食品特有的色、香、味，不会使食品变质。

（3）不结块、易于完全溶解，洗涤效率高。

（4）使用方便、经济，贮藏稳定性好。

（5）符合国家食品用洗涤剂的卫生标准。

3. 食品用洗涤剂的卫生标准

洗涤剂必须完全符合 GB 14930.1—2012《食品安全国家标准　洗涤剂》的规定。除了常规的感官指标以外，还需达到理化及微生物指标的要求。

二、食品用消毒剂的污染

常规的洗涤方法并不能杀灭残留于加工设备、管道内部和生产环境中的微生物，只有在彻底清洗的基础上，再结合有效的杀菌（消毒）处理，才能保证食品生产的卫生性和安全性。食品加工中常用的杀菌方法有加热杀菌、辐射杀菌及化学消毒剂杀菌等。化学消毒剂在食品生产和经营中的应用极为广泛。

（一）化学消毒剂的种类

1. 氯化物类消毒剂

主要有液态氯、次氯酸盐、无机氯胺、有机氯胺、二氧化氯等。

次氯酸盐是活力最大、使用最广泛的氯化物消毒剂。其中次氯酸钠和次氯酸钙应用最为广泛，以之为主要成分的氯化物消毒剂产品也很多，如漂白粉，主要成分是次氯酸钙。三合二主要有效成分是三次氯酸钙合二氢氧化钙。但其有效氯的含量各不相同。

氯化物消毒剂广泛应用于饮用水、餐具、食品容器、加工设备、生产管道以及蔬菜水果等的消毒处理，也是清洗管道、设备、大体积贮罐以及整个加工操作中绝大多数设备的标准清洗方法（CIP）清洗中最常用的消毒剂。

2. 酸型消毒剂

酸型消毒剂可以通过离子吸附，穿透细菌的细胞壁、细胞膜，继而酸化细胞内容物，破坏细胞功能，最后达到杀灭微生物的目的。

有机酸如乙酸、过氧乙酸、乳酸、丙酸及甲酸使用非常广泛，特别是过氧乙酸在乳品、饮料生产、啤酒以及 CIP 清洗中应用最为广泛。

3. 碘化物消毒剂

常用的碘化物消毒剂有碘伏、碘酒以及水溶性的碘溶液。碘化物消毒剂不会刺激皮肤，常用于手部的浸泡消毒，碘伏也可作为设备表面的清洗剂、消毒剂。

4. 季铵化合物

季铵化合物是无毒、无色、无臭的天然湿润剂，具有很好的表面活性与穿透力，可作用于多孔表面。季铵化合物常用于地板、墙壁、排水管和加工设备的消毒处理,也可与除垢剂配合为清洁-抑菌剂,应用于洗手间、更衣室和其他非食品接触表面的清洗消毒。

（二）化学消毒剂的卫生问题

1. 化学消毒剂的主要卫生问题

消毒剂的主要卫生问题与洗涤剂类似。应当特别注意的是凡经消毒剂处理过的食用器具、加工设备,必须彻底清除残留的药物,以避免对食品造成不必要的污染。另外,工作人员在使用消毒剂时要注意人身安全。

2. 化学消毒剂使用时的卫生标准

化学消毒剂必须完全符合 GB 14930.2—2012《食品安全国家标准　消毒剂》的规定。除了常规的感官指标以外,还需达到理化及微生物指标的要求。

复习思考题

1. 简述食品污染的概念。
2. 简述食品污染的种类。
3. 食品污染对人体健康的危害有哪些?
4. 什么是食品添加剂?
5. 不正当使用食品添加剂对人体的危害有哪些?
6. 食品行业常用的食品添加剂有哪些?
7. 常用的食品包装容器有哪些?
8. 食品用洗涤剂应当具备的条件是什么?

实训十三　食品塑料包装安全性的鉴别

一、实训目的

学会鉴别食品塑料包装的安全性。

二、实训要求

(1)练习鉴别安全塑料包装材料。

(2)通过实训教师的指点,让学生掌握鉴别安全塑料包装材料的基本方法。

三、实训内容

(一)感官鉴定问题塑料奶瓶(使用回收光盘和有毒塑料生产)

(1)看瓶壁不透明。

(2)用手一捏就变形

(3)通过嗅觉打开瓶盖,有异味。

(二)感官鉴定太空杯

(1)看塑料中是否有杂质,颜色是否均匀。

(2)闻劣质的太空杯有异味,合格太空杯则没有。

(三)鉴别塑料袋是否安全

1. 水测法

把塑料袋放在水里,并用手将其按到水底,稍等片刻,浮出水面的即为无毒塑料袋;沉在水底的即为有毒塑料袋。

2. 手摸法

用手抚摸塑料袋表面,若很光滑,则是无毒的塑料袋;如果颜色混朦,触之发黏、发涩,就是有毒的塑料袋。

3. 抖动法

用手使劲抖动塑料袋,声音很清脆的是无毒塑料袋;而声音发闷或没有什么声音的,便是有毒的塑料袋。

4. 燃烧法

将塑料袋剪下一角,放在火上烧,无毒的烧之即燃,离开火后仍继续燃烧,并出现黄色火焰,而且熔塑像蜡烛一样一滴一滴往下掉,散发出石蜡气味;有毒的塑料袋不易燃烧,燃烧后火苗呈绿色,并有呛鼻的异味。

5. 闻气味

有刺激性和使人恶心等不正常气味的,多为有毒的塑料袋,也可能是增塑剂或其他添加剂过量,质量较差。

(四)鉴别保鲜膜的安全性

1. 熟悉塑料包装底部带箭头的三角符号,读懂三角符号内的数字的含义。

(1)聚酯 1PET;

(2)高密度聚乙烯 2HDPE;

(3)聚氯乙烯 3PVC;

（4）低密度聚乙烯 4LDPE；

（5）聚丙烯 5PP；

（6）聚苯乙烯 6PS；

（7）其他塑料代码 7Others。

2. 区分使用

用 PE 材料制成的保鲜膜可以安全使用，而用 PVC 材料制成的保鲜膜不应该接触油脂，也不可以加热，需谨慎使用。

3. 用手撕

不容易撕开的是劣质保鲜膜，一般层层之间较难剥离。

4. 燃烧法

通过燃烧的方法鉴别保鲜膜的优劣。在燃烧的过程中，滴油、烟雾比较小的是 PE 保鲜膜；烟雾比较大、不滴油的是 PVC 保鲜膜。

（五）鉴别塑料餐盒的安全性

（1）视觉合格的产品，其光洁度、亮度比较好。

（2）触觉合格的产品，其强度比较好，手撕不烂。

（3）嗅觉合格的产品，无异味。

（4）沉水实验

将餐盒剪碎，放入水中，搅一下，沉下去的是不合格的，漂上来的是合格的。

实训十四　滥用添加剂食品的鉴别

一、实训目的

学会运用感官鉴别法鉴定食品是否滥用添加剂。

二、实训要求

(1)熟悉感官鉴别法,并且能熟练应用感官识别法鉴定食品的安全性。

(2)识别水发食品是否受到甲醛污染。

(3)识别化肥豆芽。

三、实训内容

(一)辨别加入甲醛的食品

"甲醛"的学名是福尔马林,在医学上是用来保存尸体的防腐剂。人体如果食用少量甲醛,会出现头晕、呕吐、腹泻等症状;过量食用还会导致昏迷、休克,甚至致癌。福尔马林是强致癌物。

1. 感官鉴定法

(1)看:使用甲醛泡发过的海产品外观虽然鲜亮悦目,但色泽偏红。

(2)闻:使用甲醛泡过的食品有刺激性的异味,掩盖了食品固有的气味。

(3)摸:使用甲醛浸泡过的海产品,特别是海参,触摸时手感较硬,而且质地较脆、手握易碎。

(4)尝:含有甲醛的食品吃在嘴里会感到生涩,缺少鲜味。但是,仅凭这些方法并不能完全鉴别出水产品是否使用了甲醛。因为若甲醛用量较少,或者已将海产品加热成熟食,加入了调味品,就很难辨别了。

2. 化学鉴定法

将品红硫酸溶液滴入水发食品的溶液中,如果溶液呈现蓝紫色,即可确认浸泡液中含有甲醛。

(二)识别化肥豆芽

1. 看

自然培育的豆芽菜芽秆挺直稍细,芽脚脆嫩,色白,而用化肥浸泡过的豆芽菜芽秆粗壮发水,色泽灰白;自然培育的豆芽菜根须发育良好,无烂根、烂尖现象,而用化肥浸泡过的豆芽菜根短、少根或无根;自然培育的豆芽菜豆粒正常,而用化肥浸泡过的豆芽菜豆粒发蓝。

2. 闻

如果豆芽菜大量使用了增白剂、保鲜粉等硫制剂,二氧化硫一定超标。拿一小把豆芽用开水烫一下,用鼻子闻一闻,如果有臭鸡蛋味,则表示含有大量的硫制剂,不可食用。

3. 掰

折断豆芽秆,断面无水分冒出的是自然培育的豆芽,有水分冒出的是用化肥浸泡过的豆芽。

实训十五　伪劣食品的鉴别

一、实训目的
学会运用感官鉴别法鉴定食品的安全性。

二、实训要求
(1)熟练掌握并运用感官鉴别方法鉴定食品感官性状,并判断其质量优劣及安全性。
(2)熟悉并掌握牛乳掺水的感官鉴别方法。
(3)熟悉并掌握地沟油的感官鉴别方法。

三、实训内容
(一)牛乳掺水的感官鉴别

正常的牛乳在20℃时,相对密度为1.029~1.033,掺水后的牛乳,其密度将低于此值,可用密度计来进行测定。

操作方法:将混匀的待测样品小心地倒入200mL或250mL量筒中,勿使产生气泡,然后小心地放入密度计,注意不可使密度计的重锤与筒壁相碰撞。静置2~3min,读取密度值即可。脱脂牛乳的密度会升高,可采用乳清密度测定法来鉴别。

(二)地沟油的感官鉴别

地沟油,泛指在生活中存在的各类劣质油,长期食用可能会引发癌症、对人体的危害极大。由于其存在不小的经济诱惑,仍有人铤而走险销售地沟油。研究表明:长期摄入地沟油会对人体造成明显伤害,如发育障碍、易患肠炎,并有肝、心和肾肿大以及脂肪肝等病变。而地沟油中的主要危害物之一黄曲霉毒素是一种强烈的致癌物质,其毒性是砒霜的100倍。

截至目前,科学家们还没有找到一种理想的检测和鉴别地沟油的手段。目前地沟油要由专业技术机构来检测,对感官指标、水分含量、酸价、过氧化值、羰基价、碘值、金属污染电导率和钠离子含量等进行测定。而对于消费者来说,可采用以下几种简易的感官方法来进行鉴别。

一看。看透明度,纯净的植物油呈透明状,在生产过程中由于混入了碱脂、蜡质、杂质等物,透明度会下降;看色泽,纯净的油为无色,在生产过程中由于油料中的色素溶于油中,油才会带色;看沉淀物,其主要成分是杂质。

降温观察。由于泔水中有大量动物油,因此地沟油中也含有动物油,动物油易固化结晶,经测试,用地沟油制成的食用油低于17℃就会固化结晶。

二闻。每种油都有各自独特的气味。可以在手掌上滴一两滴油,双手合拢摩擦,发热时仔细闻其气味。有异味的油说明质量有问题,有臭味的很可能就是地沟油。

三尝。用筷子取一滴油,仔细品尝其味道。焦苦味的油已发生酸败,有异味的油可能是地沟油。

四听。取油层底部的油一两滴,涂在易燃的纸片上,点燃并听其响声。燃烧正常无响声的是合格产品;燃烧不正常且发出"吱吱"声音的,水分超标,是不合格产品;燃烧时发出"噼啪"爆炸声,表明油的含水量严重超标,而且有可能是掺假产品。

要检测是否是地沟油,还可采用以下简单的检测方法来进行鉴别。

方法①:因地沟油含有大量的黄曲霉素,在炒菜时放一颗剥了皮的大蒜,大蒜对于黄曲霉素最敏感,如果大蒜变红色,就说明用的是地沟油。如果食用油品质良好,大蒜是白色的。

方法②:把油放到冰箱里 2h,如果出现白的泡沫状,那就是地沟油。

第八章　食品污染与预防

第九章 各类食品的安全

第一节 农产品的安全

一、谷类的卫生

谷类食品主要包括小麦、大米、小米、大麦、玉米、高粱、荞麦等。谷类食物及其制品是烹饪中经常使用的食物原料,在中国居民膳食中占有极其重要的地位。主要为人类提供糖类、蛋白质、维生素、纤维素和矿物质等营养物质。同时,谷类也是人体热能的主要来源,据统计,我国居民每日所需能量的 50%~70% 都来自于谷类食品。

谷类在农田生长期,及收获、贮存、运输过程中的各个环节,均有可能受到外界环境中有毒有害物质的污染,产生食品卫生问题,最常见的污染主要包括霉菌及其毒素污染、昆虫污染、化学性污染、有害植物种子污染和人为污染等。

(一)霉菌及其毒素污染

谷类很容易受到微生物的污染,尤其在潮湿高温条件下,很容易受到霉菌的污染,从而改变谷类的感官性状,降低或失去其营养价值。常见的霉菌有青霉、曲霉、毛霉、根霉、芽枝霉和镰刀菌等。一些霉菌还会产生毒素,使霉变的谷类含有大量毒素,对消费者健康带来严重威胁。如被黄曲霉污染的花生、玉米等可能会含有大量的黄曲霉毒素,食用后不仅可导致急性毒性、慢性毒性的出现,也可导致癌症尤其是肝癌的出现;被镰刀菌污染的麦类和玉米,可能会含有大量的 T-2 毒素,T-2 毒素为食物中毒性白细胞缺乏症的病原物质,主要破坏分裂迅速、增殖活跃的组织器官,导致多系统、多器官损伤,尤其是骨髓、胸腺组织受损严重。为了有效地控制霉菌及其毒素对谷类的污染,主要措施有以下 2 个方面:

(1)谷类在收获和贮存过程中要将其含水量控制在安全贮存所要求的水分含量(12%~14%)以下,空气的相对湿度应降至 7% 以下,仓储温度控制在 10℃以下。

(2)谷类籽粒饱满、成熟度高、外壳完整,其贮藏性更好,因此应加强入库前的检查,保证谷类质量。

(二)昆虫污染

谷类在贮存过程中如保管不善,很容易遭到各种有害昆虫的侵害。常见的害虫有谷象、米象、玉米象、谷蠹、螨类及蛾类等。经昆虫污染后的谷类,感官性状变坏,食用价值降低,经济上造成很大损失。为防止谷类的昆虫污染,应采取以下措施。

(1)推广生物防治等无毒、无害办法。生物防治是利用有益生物或其他生物来抑制或消灭有害生物的一种防治方法,主要包括利用天敌防治,利用作物对病虫害的抗性防治,利用耕作方法防治和利用不育昆虫和遗传方法防治等。

（2）改善谷类贮存的卫生条件。

（3）采用化学熏蒸剂和杀虫剂，如甲基溴、磷化氢、磷化铝等可有效杀灭害虫和虫卵，但使用时应注意使用剂量，其在谷类中的残留量应不超过国家标准限量。

（三）化学性污染

工业"三废"、农药残留等都会直接或间接地污染谷类。如用未经任何处理的工业废水对农田进行灌溉时，其中可能含有的汞、镉、砷、铅、铬和氰化物等毒物，容易对农作物造成污染；农作物在种植过程中，不可避免地受到各种杂草、虫害的危害，及时喷洒农药可以有效预防病虫害，提高农作物的产量，但同时也会造成农作物农药的污染。谷类在储存中使用的熏蒸剂也会有一定的农药残留，如有机磷、甲胺磷等。农药残留可使人产生急、慢性中毒，有的还有致畸、致癌和致突变的作用。

（四）有害植物种子污染

谷类在田间收割时常混进一些有害植物种子，最常见的有毒麦、麦仙翁子、苍耳子、槐子、毛果杨茉莉子和曼陀罗子等，摄入容易引起食物中毒。如麦仙翁的种子中含有皂苷，具有显著的溶血作用。为防止有毒种子的污染，应主要采取以下措施。

（1）加强选种、农田管理及收获后的清理工作，尽量减少或完全清除有毒种子。

（2）制定各类食物中各种有毒种子的限量标准并进行监督。

（五）人为污染

谷类人为污染情况也是非常多。如在面粉中非法添加过氧化苯甲酰。过氧化苯甲酰水解后会产生苯甲酸，其进入人体后会引发疾病，短期过量食用会使人产生恶心、头晕、神经衰弱等中毒现象。GB 2760—2014《食品安全国家标准　食品添加剂使用标准》已不允许过氧化苯甲酰用作漂白剂来使用；为增加面粉滑润感，违法在其中添加滑石粉；还有一些生产经营者为增加面粉、米粉及其制品韧性和白度，在其中添加明令禁止使用于食品的"吊白块"，严重地危害了消费者的健康；已发生霉变的大米等陈粮，用白油（液体石蜡）"抛光"后流入粮食市场，表面光鲜，实则有毒，坑害消费者等。

只有对谷类市场严加管理，加大执法力度，才能有效防止谷类的人为污染。

二、豆类食品的卫生

我国传统饮食讲究"五谷宜为养，失豆则不良"，意思是，五谷是有营养的，没有豆子就会失去平衡。豆类营养价值非常高，现代营养学证明，每天坚持食用豆类食品，只要两周时间，人体就可以减少脂肪含量，增加免疫力，降低患病的几率。

豆类食品在生产加工过程中，可受到外界环境中有毒有害物质的污染，产生食品卫生问题。最常见的污染主要包括微生物污染和人为污染等。

（一）微生物污染

非发酵性豆制品，如豆腐、卤制、熏制及干燥的各种豆制品，可因加工、销售环节不符合卫生要求而受到细菌污染；发酵性豆制品，如豆腐乳、豆豉、豆瓣酱和纳豆等，在发酵过程中容易受到霉菌污染，并产生霉菌毒素如黄曲霉毒素、肉毒毒素等，食用后引起中毒。对于家庭自制或小型生产单位更应注意污染的问题。

为防止豆类食品的微生物污染,应加强生产工具、容器、管道等的卫生管理。此外,对豆类食品污染的预防基本与谷类相似。

(二)人为污染

在腐竹、豆腐皮等豆制品生产过程中,为增加白度,添加"吊白块"等有毒物质的现象较为严重。对于豆类制品的人为污染,只有严加管理,加大执法力度,才能有效防止豆类制品的人为污染。

三、蔬菜、水果的卫生

蔬菜、水果的种类繁多,含有人体所需多种营养成分,尤其是无机盐(如钙、磷、钠、镁等)和一些重要的维生素(如维生素 C、胡萝卜素)含量都很丰富,还富含有机酸、果胶和纤维素等。

蔬菜、水果在种植、贮藏、运输及加工过程中很容易受到各种有毒有害物质的污染,主要包括肠道致病菌和寄生虫虫卵污染和化学性污染。

(一)肠道致病菌和寄生虫虫卵污染

在我国蔬菜、水果种植过程中,多采用人畜粪便作肥料,使用生活污水作灌溉水,导致蔬菜被肠道致病菌和寄生虫虫卵污染的情况较严重。据流行病学调查结果表明,蔬菜、水果在痢疾的传播途径中占重要地位。水果采摘后,在运输、贮存或销售过程中,也往往会受到肠道致病菌的污染,而且污染程度与表皮破损情况有关。

为防止蔬菜、水果肠道致病菌和寄生虫虫卵污染,可采取以下措施:

(1)人畜粪便应经无害化处理再用作肥料,如采用沼气池处理的方法,不仅可杀灭致病菌和寄生虫卵,还可增获能源、提高肥效;

(2)用生活污水灌溉时,应先沉淀去除寄生虫卵,未经处理的污水禁止使用;

(3)水果和生食的蔬菜,在食用前应清净、削皮,有条件的最好采取相应的消毒措施。

(二)化学性污染

1. 工业废水污染

工业废水中含有多种有毒物质,如酚、镉、铬等,未经处理直接用来灌溉,可通过蔬菜、水果进入人体,影响人类健康,给食用者带来危害。

因此,利用工业废水灌溉时,应经无害化处理,符合国家灌溉水质标准方可使用,应尽量利用地下水灌溉。

2. 农药残留

蔬菜、水果在种植过程中,会受到病虫害的威胁,因此农药的使用相当普遍。蔬菜、水果施用农药以后,蔬菜、水果表面会残留大量农药,被人体摄入后,对人类健康带来严重危害。

为防止农药残留对人体造成的危害,施用农药时应注意几点:①对蔬菜、水果应采用低毒、低残留的农药;②限制农药的使用剂量,根据农药的毒性和残效期,确定对作物使用的次数、剂量和安全间隔期(即最后一次施药距收获的天数);③蔬菜食用前应彻底清洗,瓜果生食应尽量去皮。

3. 亚硝酸盐污染

一般情况下,蔬菜、水果中的硝酸盐和亚硝酸盐含量很少,但随着腐败变质的进行或经过腌制后,硝酸盐和亚硝酸盐的含量会明显增加,食用后会对人体健康产生不利影响。

为减少蔬菜、水果亚硝酸盐污染,可采取以下措施:①采取合适的保存方法,防止腐败变质。蔬菜、水果保存一般采用冷藏(0℃左右)的方法,此温度既能抑制微生物生长繁殖,又能防止蔬果间隙结冰。大量蔬果上市可采用冷藏或速冻的方法贮藏;也可采用辐照,如采用^{60}Co-γ射线辐照洋葱、土豆、苹果、草莓等,不但可延长其保藏期,而且可改善其商品质量;②为防止亚硝酸盐对身体造成的危害,消费者应尽量降低腌菜的摄入量。

第二节　转基因食品的安全

转基因食品即基因修饰食品,是利用现代分子生物技术将某些生物的基因转移到其他物种中去,改造生物的遗传物质,使其在形状、营养品质、消费品质等方面向人们所需要的目标转变。以转基因生物为直接食品或为原料加工生产的食品被称之为转基因食品。

1983年,世界上第一例转基因植物(一种含有抗生素药类抗体的烟草)在美国成功培植。1993年,世界上第一种转基因食品(转基因晚熟西红柿)正式投放美国市场。2002年,全球转基因农作物种植面积已经扩大到5870万hm^2。迄今,全世界已有近50个国家和地区开展转基因作物种植实验,有16个国家的近600户农民以转基因作物种植为主。随着转基因技术的发展和农产品自由贸易,转基因食品正走向人们的餐桌,但目前在世界范围内对转基因食品有很多争议。

一、转基因食品的优势

1. 提高农作物产量,解决粮食短缺问题

转基因技术可培育高产、优质的新品种,大幅度地提高单位面积的产量,缓解世界粮食短缺的矛盾。例如,马铃薯植入天蚕素的基因后,抗青枯病、软腐病的能力大大提高,过去这两种病毒会带来近3成的减产。

2. 降低生产成本,减少农药使用

目前,转基因技术最成熟、应用最多的就是在农作物中加入抗虫害的基因,使传统作物具备了抵御病虫害的能力,大大降低农药的使用。既降低了成本,又减少了农药残留,保护了消费者的健康。

3. 增加食物种类,提升食物品质

通过转基因技术,可以使一些农作物具有抗草、抗虫、抗逆境的不同特性,也可以缩短一些农作物的生长期;可增加一些果蔬的耐储性,使其保鲜性能增强等,在一定程度上,转基因技术是创造了新的物种,自然也就增加了食物的种类。

4. 增加食物营养,提高附加价值

转基因技术可改变食品的口味,提高食品的营养价值,满足不同人群的膳食需求。例如,可以将动物的基因转移到植物中去,使植物性食品带有动物性营养成分及口味。目前,转基因鱼、鸡、猪等的研究取得了很大的进展。

5. 提高生产效率,带动相关产业

转基因食品在一定程度上提高了生产效率,带动了相关产业的发展。

6. 在某一方面对健康有保障

首先,转基因技术使农药使用量降低,大大降低了农药残留,保护了消费者的健康;其次,抗虫转基因农作物不会被虫咬,减少害虫侵害几率,对消费者的健康是一个保障;第三,一些转基因食品在某一方面也促进了消费者的健康。如日本科学家利用转基因技术成功培育出可以减少血清胆固醇含量、防止动脉硬化的水稻新品种;欧洲科学家培育出了富含维生素 A 和铁的转基因水稻,有利于降低缺铁性贫血和维生素 A 缺乏的发病率。

二、转基因食品的安全性问题

转基因食品是利用新技术创造的产品,是一种新生事物,人们自然会对食用转基因食品的安全性产生疑问。转基因食品的安全性问题主要包括以下 5 个方面。

1. 可能破坏生物多样性,并造成生态灾难

转基因生物具有普通物种不具备的优势特征,若释放到环境中,会改变物种间的竞争关系,破坏原有的生态平衡,导致生物多样性丧失。如在玉米的起源地墨西哥,每年都有转基因玉米进口,2011 年,美国加州大学伯克莱分校两位研究人员在《Nature》上发表文章称,在墨西哥南部采集的 6 个玉米地方品种样本中,检测到转基因玉米中的外来基因——Bt,证实转基因玉米与当地玉米之间发生了基因漂移。这对玉米原产地的野生玉米资源是一个极大的威胁,如果没有非常可靠的安全措施,野生玉米资源将会逐渐消失。

英国的《自然》杂志 1999 年 5 月刊登了美国康奈尔大学副教授约翰·罗西的一篇论文。该文说,抗虫害转基因"BT 玉米"的花粉含有毒素,蝴蝶幼虫啃食撒有这种花粉的菜叶后会发育不良,死亡率特别高。科学家认为,植入 BT 基因使玉米能够产生杀伤害虫的物质,从而具有抗虫害能力,但也因此而有了毒性,可能对生态环境造成不利影响。

2. 杂草化

转基因植物可通过传粉进行基因转移,可能将一些抗虫、抗病、抗除草剂或对环境具有耐性的基因转移给野生近缘种或杂草,如杂草获得抗逆性状,将会变成超级杂草,从而严重威胁到其他作物的正常生长和生存。如 1995 年,加拿大首次商业化种植了通过基因工程改造的转基因油菜。但在种植后的几年里,其农田便出现了对多种除草剂具有耐抗性的野草化的油菜植株,即超级杂草。如今,这种杂草化油菜在加拿大的草原农田里已非常普遍。

3. 可能对有益生物造成影响

有些抗虫或抗真菌的基因可能对其他非目标生物也起作用,从而可能会杀死环境中有益生物。有科学家在实验室里做了这样一组对照实验,用抗虫转基因的玉米分别饲喂玉米钻心虫和草蛉,实验结果表明,在钻心虫的死亡率高达 60%的同时,草蛉的成熟期也比正常时间晚了 3d。草蛉是一种益虫,被农民大量繁殖以防治棉铃虫和蚜虫等农业虫害。若大规模地种植抗虫作物可能意味着减少有益昆虫的种群。

4. 可能造成营养物质的破坏

因为植入基因的效应无法完全预测,外源基因对食品的营养价值的改变也难以完全预

料,如转基因食品中蛋白质组成发生了改变,能否被人体有效吸收利用、能否保证人体的营养平衡等一系列问题无法预知。如美国伦理和毒性中心实验报告指出,与一般大豆相比,耐除草剂的转基因大豆,防癌成分异黄酮减少了。

5. 可能含有有毒物质和过敏原

科学家研究发现,有些转基因食品可能含有有毒物质和过敏源,对人体健康带来不利影响。遗传修饰在打开一种目的基因的同时,也可能提高食品中天然毒素,如马铃薯的茄碱、木薯的氰化物、豆科的蛋白酶抑制剂等。1998 年,苏格兰 Roweet 研究所的 Apradpus 用转雪花莲凝集素基因的马铃薯饲养大鼠,引起大鼠生长异常,体重减轻,免疫系统遭到破坏。但是英国皇家学会组织专家经过评审,认为这项试验有 6 条缺陷。其次是过敏反应问题,对一种食物过敏的人还会对一种以前不过敏的食物产生过敏,其原因在于这种食物含有了导致过敏的过敏源。如美国先锋种子公司研究人员发现,对巴西坚果过敏的人对转入巴西坚果基因后的大豆也产生了过敏。

三、转基因食品的卫生管理

我国"杂交水稻之父"袁隆平指出:利用生物技术开展农作物育种是今后的发展方向和必然趋势。对于转基因食品,既不能全盘否定,也不能全盘肯定,它们中有的不存在安全问题,但有的还要对其安全性作进一步的深入研究。所以,对于转基因食品,只有按照严格的不对人与环境有害的立法规定去做,转基因技术才能造福于我国社会。转基因食品的卫生管理包括以下几个方面。

1. 完善转基因食品安全性的政策、法规建设

目前,各国政府对生物安全的管理主要分为两大类:一类是以产品为基础的管理模式,以美国、加拿大等国为代表,其管理原则是:以基因工程为代表的现代生物技术与传统生物技术没有本质差别,管理应针对生物技术产品,而不是其生物技术本身;另一类是欧盟等以技术为基础的管理模式,认为重组 DNA 技术本身具有潜在的危险性,因此,只要与重组 DNA相关的活动,都应进行安全性评价并接受管理。虽然中国政府非常关注生物技术食品的安全,2001 年,国务院公布了《农业转基因生物安全管理条例》,明确规定农业转基因生物实行安全评价制度、标识管理制度、生产许可制度、经营许可制度和进口安全审批制度,之后农业部和国家质检总局又制定了 5 个配套规章制度,即《农业转基因生物安全评价管理办法》《农业转基因生物进口安全管理办法》《农业转基因生物标识管理办法》《农业转基因生物加工审批办法》和《进出境转基因产品检验检疫管理办法》。但是,就生物安全性的整个立法要求而言,还不能满足生物安全管理的需要。为此,建议加强对转基因食品安全性的政策、法规建设,制定具有操作性的国际间生物技术食品安全管理准则。

2. 保证转基因食品的安全性

国际食品法典委员会(CAC)已提出转基因食品的食用安全性评价原则和指南。我国是转基因农产品研究开发的大国之一,目前转基因植物的种植占全球第 4 位,努力发挥转基因食品的优势,并按照转基因食品食用安全评价原则和指南保证转基因食品的安全性,是我国食品安全战略的重要组成部分。

3. 控制或限制转基因动物或植物的种养殖区域

由于现代社会时空的变小,要注意有预见性地保护好天然动物或植物,在没有充分的证

据表明其将来的绝对无害和安全以前,控制或限制转基因动物或植物的种养植区域,防止天然动物或植物基因受到入侵。

4. 对转基因食品作出明确标示,提高消费者的知情权和选择权

为了加强对转基因食品的监督管理,保障消费者的健康权和知情权,这就要求每一种转基因食品(无论有无潜在危险性)都必须贴上标签(包括该食品的构成、标记基因、特点及可能的危险性等方面的内容)以与天然食品加以区别,使消费者可以自主加以选择。

根据《农业转基因生物标识管理办法》规定,农业转基因生物标识应当醒目,使用规范的中文汉字进行标注,并和产品的包装、标签同时设计和印制。标识的标注方法包括以下几个方面。

(1)转基因动植物(含种子、种畜禽、水产苗种)和微生物,转基因动植物、微生物产品,含有转基因动植物、微生物或者其产品成分的种子、种畜禽、水产苗种、农药、兽药、肥料和添加剂等产品,直接标注"转基因××"。

(2)转基因农产品的直接加工品,标注为"转基因××加工品(制成品)"或者"加工原料为转基因××"。

(3)用农业转基因生物或用含有农业转基因生物成分的产品加工制成的产品,但最终销售产品中已不再含有或检测不出转基因成分的产品,标注为"本产品为转基因××加工制成,但本产品中已不再含有转基因成分"或者标注为"本产品加工原料中有转基因××,但本产品中已不再含有转基因成分"。

难以在原有包装、标签上标注农业转基因生物标识的,可采用在原有包装、标签的基础上附加转基因生物标识的办法进行标注,但附加标识应当牢固、持久。

第三节　辐照食品的安全

食品辐照技术是20世纪发展起来的一种灭菌保鲜技术。它是利用电离辐射在食品中产生的辐射化学与辐射微生物学效应而达到抑制发芽、延迟或促进成熟、杀虫、杀菌、灭菌和防腐等目的的辐照过程。食品辐照以其食品营养损失少,提高食品质量,控制食源性疾病等独特技术优势,越来越受到世界各国的广泛重视。食品辐照加工技术已经成为21世纪保证食品安全的有效措施之一。

据2011年统计,全球已有70多个国家和地区批准了548种食品和调味品可用辐照处理。我国在1984年~1994年共批准了18种辐照食品,1996年正式颁布了《辐照食品卫生管理办法》,1997年公布了"辐照食品类别卫生标准",2001年国家质检总局发布GB/T 18524—2001《食品辐照通用技术要求》,2017年1月,国家卫健委发布了GB 18524—2016《食品安全国家标准　食品辐照加工卫生规范》,代替《食品辐照通用技术要求》,于2017年12月23日开始执行。截至2017年,我国已批准了7大类56个品种的食品允许进行辐照,7大类产品包括豆类、谷类及其制品,干果果脯类,熟畜禽肉类,冷冻包装畜禽肉类,香辛料类,新鲜水果蔬菜类及猪肉类。

一、辐照食品的特点

1. 辐照处理保鲜杀菌效果好

辐照处理具有广谱杀菌作用,辐照食品在常温和一般条件下能保存较长时间。

2. 节约能源

根据 1976 年国际原子能机构计算,食品采用冷藏需要消耗能量 90kW·h/t,巴氏加热消毒为 230kW·h/t,热消毒为 300kW·h/t,脱水脉冲处理为 700kW·h/t,而辐照消毒需要 6.3kW·h/t,辐照巴氏消毒仅需 0.766.3kW·h/t,节约能耗为 70%~90% 以上,节约了大量能源。

3. 保持了食品原有特性

辐照处理是一种冷加工过程,受照食品的温度、外观、形状和内在特性实际上没有变化,因此保持了食品原有特性。

4. 提高了食品的安全性

辐照食品不添加任何化学物质,食品不会被污染、不存在残留,极大地提高了食品的安全性。

5. 避免了二次污染

食品辐照技术穿透力强,能快速、均匀、较深的透过整个物体,对微生物的杀灭效果远远大于传统方法。食品在包装以后,可以在不再拆包的情况下进行辐照处理,特别适宜对已包装好的产品进行消毒杀菌,避免了二次污染的可能。

二、辐照对食品的安全性

评价辐照食品是否卫生安全,一般考虑 4 个因素:是否在食品中产生放射性、对食品感官性状的影响、对食品营养成分的影响和可能产生的有害物质。

(一)食品是否产生放射性

首先,食品在进行辐照时,不会直接接触放射源,食品只是获得射线释放的能量;其次,辐照食品所用的能量要低于食品中各组成元素可能诱生放射性的阈能,因此不会在食品中诱生放射性。

(二)营养成分变化

辐照食品营养成分检测表明,在规定辐照剂量范围内,辐照处理不会导致食品营养品质的明显损失。

1. 辐照对蛋白质的影响

杨宗渠(2001)等研究表明,常温和低温条件下,烧烤肉及肉灌肠经 8kGy 辐照后,其蛋白质的量没有明显变化。肖蓉(2004)等研究表明,经过 78kGy 辐照后,腊牛肉中蛋白质营养成分基本也没有改变。由此可见,辐照剂量小于 10kGy 时,辐照对食品中蛋白质影响不大。

2. 辐照对氨基酸的影响

食品中蛋白质由不同氨基酸组成,氨基酸液体经辐照后可能发生脱氨作用生成长碳链脂肪酸,使氨基酸结构发生变化以及产生小分子 H_2S 等。王守经(2004)等采用静态辐照工艺,用氨基酸分析仪测定了辐照前后生姜的各种氨基酸含量,结果表明,各种辐照剂量处理与对照组相比,除蛋氨酸和精氨酸含量下降明显外,其他氨基酸含量变化不明显。刘春泉(2004)等研究表明,河虾经 1~9kGy 辐照后,虾肉中 18 种氨基酸含量均有所增加,氨基酸总量增加幅度在 0.33%~24.6%。

3. 辐照对脂肪的影响

辐照诱导的自氧化过程与无辐照时的自氧化非常相似,只是辐照加速了此反应的进行。辐照对脂肪的影响取决于脂肪的类型、不饱和度、照射剂量和氧的存在与否等。饱和脂肪一般是稳定的,不饱和脂肪则易被氧化,氧化程度与照射剂量呈正比。对植物油和鱼油进行辐照的结果表明,只有较大剂量(100kGy 以上)辐照时,其物理性质才会发生显著变化。付立新(2003)等对干豆腐、五香豆腐干和豆腐丝进行 50kGy 的 γ 射线辐照后,脂肪的质量指标仅发生极细微的变化,但在 100~200kGy 的剂量辐照后,其酸值及过氧化物有明显提高。一般情况下,在辐照杀菌剂量范围内,食品的脂类成分变化不大。

4. 辐照对糖的影响

碳水化合物分子经辐照后相对稳定,研究证实,20~50kGy 的剂量不会使糖类食品的质量发生变化,只有在大剂量辐照后才引起氧化和分解。因此,一般在规定照射剂量范围内,对糖的营养价值几乎没有影响。

5. 辐照对维生素的影响

维生素分子对辐照较为敏感,特别是维生素 E 和维生素 K,水溶性维生素亦较敏感,烟酸对辐照不敏感,维生素 D 对辐照也相当稳定,维生素 B_1 对辐照稳定性差,在常规条件下照射猪肉,维生素 B_1 损失较大,因为水在射线作用下生成的自由基均能与维生素 B_1 产生反应,而在冰冻状态下辐照可使这些自由基与维生素 B_1 反应几率降低。

总的来说,在低剂量(1kGy 以下)辐照时,食品中维生素损失不多,在中等剂量(1~10kGy)辐照时,若与空气接触,某些维生素会损失,但若采取一些保护措施,如真空包装、低温下照射或贮存等,可有效减少损失。

世界卫生组织(WHO)联合国粮农组织(FAO)和国际原子能机构(IAEA)在 20 世纪80 年代发布过联合报告,辐照技术和其他的食品加工技术一样,是安全的,它对食品营养成分的破坏,不超过传统加工方法的破坏,按照规定剂量辐照的食品不存在安全问题。

(三)感官性状变化

辐照杀菌是一种特殊的"冷杀菌"技术,几乎不产生热效应,不会引起食品内部温度升高,能够最大限度地保持食品原有的感官指标和特性。邓明(2005)等研究表明,真空包装冷却猪肉经 2kGy 辐照处理,在贮藏过程中,鲜红色泽保持相对稳定。但辐照食品可能会产生一些异味成分。如发现鲜橙汁辐照后产生苦味,可能会降低产品的可接受程度。

(四)是否产生有害物质

食品辐照技术不会诱发产生放射性,更无放射性残留,其安全性已得到国际专家的肯定,根据各国 30 多年的研究结果,1980 年 FAO/IAEA/WHO 辐照食品安全性评价专家小组得出结论:辐照加工食品是一种物理性加工方法,在食品中无残留,在辐照剂量小于 10kGy

的前提下,辐照不会引起食品的任何毒理学危害,无需做毒理学检验。

三、我国辐照食品存在的问题

(一)未获批准允许的辐照食品上市

根据 GB 18524—2016《食品安全国家标准　食品辐照加工卫生规范》规定,辐照食品种类应在 GB14891 规定的范围内,即 7 大类产品范围内,不允许对其他食品进行辐照处理。但目前存在一些未获批准允许的辐照食品上市的情况。

(二)未按规定辐照剂量辐照食品

根据 GB 14891 规定,熟畜禽肉类食品经^{60}Co 或^{137}Csγ 射线或电子加速器产生的能量低于 10MeV 的电子束辐照,其总体平均吸收剂量不得大于 8kGy;香辛料经^{60}Co 或^{137}Csγ 射线或电子加速器产生的能量低于 10MeV 的电子束辐照,其总体平均吸收剂量不得大于 10kGy;冷冻包装畜禽肉类的平均吸收剂量不大于 2.5kGy;豆类辐照平均吸收剂量不大于 2kGy,谷类辐照平均吸收剂量为 0.4~0.6kGy;辐照处理的新鲜水果、蔬菜总体平均吸收剂量不大于 1.5kGy;干果果脯经^{60}Co 或^{137}Csγ 射线或电子加速器产生的能量低于 10MeV 的电子束辐照,根据不同品种,其吸收剂量范围为 0.4 ~ 1.0kGy;旋毛虫猪肉经^{60}Co 或^{137}Csγ 射线或电子加速器产生的能量低于 10MeV 的电子束辐照,其总体平均吸收剂量为 0.65kGy。一些企业为盲目追求灭菌或保鲜效果,随意加大辐照剂量,给消费者健康带来危害。

(三)重复辐射食品

因为辐照具有很好的灭菌效果,很多企业放松了对食品生产中间过程的卫生控制,微生物严重超标的产品进行辐照一下就可"达标"。有些食品的原料已经辐照过,制成成品后再次进行辐照,食品的辐照总剂量存在超过安全范围的风险。

根据 GB 18524—2016《食品安全国家标准　食品辐照加工卫生规范》的规定,除为控制虫害再次侵袭,低含水量食品(如谷物、豆类、脱水食品及类似产品)可以进行重复辐照外,其他情况不得进行重复辐照。

(四)缺乏辐照标示和标签

根据 GB 7718—2011《食品安全国家标准　预包装食品标签通则》的规定,经电离辐射线或电离能量处理过的食品,应在食品名称附近标示"辐照食品";经电离辐射线或电离能量处理的任何配料,应在配料表中标明。但目前除了在方便面上可见"辐照食品"标示外,很少在其他辐照食品的外包装上看见辐照标示。有的辐照食品虽然有标示,但字体过小,如不仔细查找,消费者很难注意到。

四、辐照食品的卫生管理

(1)加强企业监管。通过对企业进行培训和监管,加强企业责任意识,质量意识,严格按照 GB 14881—2013《食品安全国家标准　食品生产通用卫生规范》和 GB 18524—2016《食品安全国家标准　食品辐照加工卫生规范》进行处理、加工和运输。按照相应规定对辐照食品进行标示,如实记录辐照时间和剂量,并对违法违规企业依法严处。

(2)食品辐照不能代替食品生产加工过程中的卫生控制或良好生产规范,仅可在合理的工艺需求或对消费者健康有利的情况下才能使用。不得用辐照加工手段处理劣质不合格的食品。

（3）辐照剂量应准确可靠，尽量采用该工艺所需的最低剂量，剂量不均匀度不应超过2.0。

（4）辐照处理不应对食品结构完整性、功能性质、感官属性等产生不利影响。辐照后的食品应符合相应的食品安全国家标准产品标准中相应条款的规定。

（5）辐照食品种类应在GB14891规定的范围内，不允许对其他食品进行辐照处理。

（6）GB 18524—2016《食品安全国家标准 食品辐照加工卫生规范》中规定可重复辐照的特例外，其他情况下不得进行重复辐照。

（7）辐照食品的监管需要有一线监管人员，需要有科学的监测技术和手段，二者结合才能保证我国辐照食品监管体系的正常运行。

（8）完善辐照食品的法规框架体系，使辐照食品的管理、监管、监测、仲裁和告知等有法律依据，采取强化统一管理，加强质量安全监管，保护消费者权益。

复习思考题

1. 为了防止谷类昆虫污染，可采取哪些措施？
2. 为防止蔬菜、水果肠道致病菌和寄生虫虫卵污染，可采取哪些措施？
3. 什么是转基因食品？
4. 转基因食品有哪些优势？
5. 转基因食品的安全性问题有哪些？
6. 什么是辐照技术？
7. 我国辐照食品存在的问题有哪些？
8. 辐照食品的特点有哪些？
9. 我国辐照食品存在的问题有哪些？

实训十六　各类食品安全调查

一、目的

使学生掌握各类食品安全调查的方法。

二、方式

现场实地调查。

三、方法步骤

(1)选择老人、儿童、教师、自由职业者、公务员、售货员、学生等至少 5 类人群。

(2)填写调查问卷。

四、各类食品安全调查问卷

1. 在日常生活中,您关注食品安全吗?(　　)

A. 关注　　　　　　B. 不关注　　　　　　C. 无所谓

2. 您有没有买过不安全或者是过期的食品?(　　)

A. 经常有　　　　　B. 很少有　　　　　　C. 从没有

3. 您经常就餐的地点在哪儿?(　　)

A. 食堂　　　　　　B. 小餐馆　　　　　　C. 饭店　　　　　　D. 家

4. 您觉得小餐馆卫生吗?(　　)

A. 卫生　　　　　　B. 不卫生　　　　　　C. 一般

5. 在选购食品时,您关注以下哪些方面?(多选)(　　)

A. 商品包装　　　　B. 食品安全标志　　　C. 生产日期,保质期　　　D. 保存方法

E. 价格　　　　　　F. 食品品牌　　　　　G. 食品配料表

6. 如果购买到不安全的食品,您一般都怎么处理?(　　)

A. 扔掉不吃

B. 觉得问题不大而继续使用

C. 向有关部门投诉

D. 为了不浪费而吃掉

7. 您认为最容易出现不安全食品的地方是哪里?(　　)

A. 超市　　　　　　B. 小摊贩　　　　　　C. 批发市场　　　　　D. 零售店

8. 您是如何获取有关食品安全方面知识的?(多选)(　　)

A. 电视,广播　　　B. 杂志,报纸　　　　C. 网络　　　　　　　D. 有关的讲座

E. 向有关部门咨询　F. 其他方式

9. 您对本地的食品安全有什么看法?(　　)

A. 问题不大,没关系　　　B. 问题存在,能解决　　　C. 问题很大,难以解决

10. 您知道"三无"产品指什么吗?(　　)

A. 知道　　　　　　B. 不知道

11. 您知道转基因食品吗?(　　)

A. 知道　　　　　　B. 不知道

12. 如果曾经有问题的食品厂家进行了整改，那么您还会再买他们的产品吗？（   ）

A. 会   B. 不会   C. 看情况而定

13. 您认为造成目前众多食品安全事件的最主要原因是什么？（   ）

A. 不法生产厂家利欲熏心

B. 执法部门的过失

C. 司法监督不全面

D. 各主管部门职责不明

E. 消费者鉴别能力太弱

14. 您对下面哪一类食品最不放心？（   ）

A. 蔬菜   B. 水果   C. 米,面   D. 饮料

E. 奶制品   F. 酒   G. 水产品   H. 豆制品

I. 肉及肉制品

15. 您觉得最应该加强哪方面来确保食品的安全？（   ）

A. 立法,执法   B. 监督舆论

C. 提高国民食品安全意识   D. 其他

16. 您知道辐照食品吗？（   ）

A. 知道   B. 不知道

17. 在食品安全方面,您最担心的问题是(   )

A. 食品添加剂(如色素、香精、防腐剂)超量使用问题

B. 有毒有害物质(如农药、抗生素、重金属)高残留问题

C. 使用转基因原料,标签中不予以说明的问题

D. 散装食品卫生问题

18. 保障"食品安全",您认为最重要的措施是什么？（   ）

A. 严格监督检验   B. 加大处罚力度

C. 开展消费者教育   D. 倡导生产经营者诚信、自律

19. 您能接受转基因食品或辐照食品吗？（   ）

A. 能接受转基因食品   B. 能接受辐照食品

C. 都不能接受   D. 都能接受

第十章 食物中毒及预防

第一节 食物中毒及其特点

一、食物中毒的概念

《中华人民共和国食品安全法》关于食物中毒含义的解释:指食用了被有毒有害物质污染的食品或者食用了含有毒有害物质的食品后出现的急性、亚急性疾病。GB 14938《食物中毒诊断标准及技术处理总则》关于食物中毒的定义:指摄入了含有生物性、化学性有毒有害物质的食品或者把有毒有害物质当作食品摄入后出现的非传染性(不属于传染病)的急性、亚急性疾病。

美国疾病预防与控制中心关于食物中毒的定义:两人或两人以上摄取相同之食物而发生相似之症状,并且自可疑的剩余检体及患者粪便、呕吐物、血液等人体检体,或者其他有关环境检体(如空气、水、土壤)中分离出相同类型之致病原因如病原性微生物、毒素或有毒化学物质,则称为一起食物中毒,但不包括因暴饮暴食而引起的急性肠胃炎、食源性肠道传染病(如伤寒)和寄生虫病(如囊虫病),也不包括因一次大量或者长期少量摄入某些有毒有害物质而引起的以慢性毒性为主要特征(如致畸、致癌、致突变)的疾病。

二、食物中毒的分类

根据引起食物中毒致病物质的不同,一般可把食物中毒分为下列4类。

1. 细菌性食物中毒

细菌性食物中毒是指人们摄入含有细菌或细菌毒素的食品而引起的食物中毒。其中最主要、最常见的原因就是食物被细菌污染。它多发生在气候炎热的季节。临床表现为头晕、发热、恶心、腹泻等。我国近5年食物中毒统计资料表明,细菌性食物中毒占食物中毒总数的50%左右,而动物性食品是引起细菌性食物中毒的主要食品。

2. 化学性食物中毒

食入化学性中毒食品引起的食物中毒即为化学性食物中毒。化学性食物中毒的发病特点是:发病与进食时间、食用量有关。一般进食后不久即发病,常有群体性,病人有相同的临床表现。亚硝酸盐中毒的特征是高铁血红蛋白血症引起的紫绀,有头痛,心悸,口唇、指甲及全身皮肤、黏膜紫绀等体征。

3. 动植物性食物中毒

食入动物性中毒食品引起的食物中毒即为动物性食物中毒。近年来,我国发生的动物性食物中毒主要是河豚中毒,其次是鱼胆中毒。

因误食有毒植物或有毒的植物种子，或烹调加工方法不当，没有把植物中的有毒物质去掉而引起的中毒为植物性食物中毒。最常见的植物性食物中毒为毒蘑菇中毒、木薯中毒；可引起死亡的有毒蘑菇、马铃薯、银杏、苦杏仁、桐油等。植物性食物中毒主要有3种：①将天然含有有毒成分的植物或其加工制品当作食品，如桐油、大麻油等引起的食物中毒。②在食品的加工过程中，将未能破坏或除去有毒成分的植物当作食品食用，如木薯、苦杏仁等。③在一定条件下，不当食用大量有毒成分的植物性食品，如食用鲜黄花菜、发芽马铃薯、未腌制好的咸菜或未烧熟的扁豆等造成的中毒。

此类食物中毒的特征主要有：①季节性和地区性较明显，这与有毒动物和植物的分布、生长成熟程度、采摘捕捉、饮食习惯等有关；②散发性发生，偶然性大；③潜伏期较短，发病率和病死率较高，但因有毒动物和植物种类的不同而有所差异。

4. 真菌毒素和霉菌毒素食物中毒

真菌在谷物或其他食品中生长繁殖产生有毒的代谢产物，人和动物食入这种毒性物质发生的中毒，称为真菌毒素食物中毒。中毒发生主要通过被真菌污染的食品，用一般的烹调方法加热处理不能破坏食品中的真菌毒素。

霉菌毒素食物中毒具有以下特点：中毒的发生主要通过被霉菌污染的食物；被霉菌污染的食品和粮食用一般烹调方法加热处理不能将其破坏去除；没有污染性免疫，霉菌毒素一般都是小分子化合物，机体对霉菌毒素不产生抗体；霉菌生长繁殖和产生毒素需要一定的温度和湿度，因此中毒往往有明显的季节性和地区性。

三、食物中毒的特点

食物中毒的特点因中毒种类不同而有所不同，但无论是细菌性食物中毒还是其他食物中毒，一般具有以下共同特点。

1. 食用共同的致病食物，发病范围具有局限性

所有的病人都在相近的时间内食用了某种共同的致病食物，中毒也都局限在食用了同一致病食物的人群中。

2. 多呈暴发性

发病潜伏期短，来势急剧，短时间内可能有数人发病。食用有毒食物后，很多人在短时间内同时或先后相继发病，症状十分明显，并很快使发病人数达到高峰，继而逐渐消失。

3. 患者中毒症状基本相似

摄入同一食物而中毒的病人，其症状极其相似，多数中毒病人呈现急性胃肠炎症状，即腹痛、腹泻、恶心和呕吐等。

4. 无人与人之间的直接传染

停止食用有毒食物或污染源被消除后，不再出现新患者，发病曲线常突然急剧上升又很快下降，形成一个高峰，无传染病所具有的尾端余波。

上述这些特点在爆发集体性食物中毒时比较明显，但在个体散发性病例中表现不太明显，故容易被忽视。在实际工作中应引起注意。

第二节　细菌性食物中毒

一、细菌性食物中毒概述

细菌性食物中毒是指由于进食被细菌或其细菌毒素所污染的食物而引起的急性中毒性疾病。细菌性食物中毒在公共卫生学上占有较重要的地位,在食物中毒事件中最为常见,占中毒事件的 30%～90%,人数占 60%～90%,因为较高的温度给细菌生长创造了有利条件,另一方面这一时期气温炎热,人体防御能力降低,造成了在此季节食物中毒事件多发的原因。据统计,近年来细菌性食物中毒占食物中毒总数的 58.6%,其中以沙门菌、金黄色葡萄球菌食物中毒为主。

1. 细菌性食物中毒的特点

(1)有明显的季节性

细菌性食物中毒虽然全年皆可发生,但由于细菌的生长繁殖或产生毒素受温度条件的影响,因此细菌性食物中毒具有明显季节性,一般容易发生于每年的 5～10 月。

(2)发病急,病死率低

细菌性食物中毒的潜伏期短,一般食入被致病菌或其毒素污染的食物后 24h 内即发病。呈急剧暴发型。细菌性食物中毒的病死率较低,如能及时抢救,一般病程短,恢复快,预后良好。

(3)发病与进食有关

同一起细菌性食物中毒的所有中毒病人,发病前在较短的时间内进食过同一种或几种被污染的食物,食用者发病人数较多,未食用者不发病。

(4)无传染性

细菌性食物中毒的流行病学特征属爆发性,没有拖尾现象,无传染性。

2. 细菌性食物中毒的原因

(1)生熟交叉污染

如熟食品被生的食品原料污染,或被与生的食品原料接触过的表面(如容器、手、操作台等)污染,或接触熟食品的容器、手、操作台等被生的食品原料污染。

(2)食品贮存不当

长时间存放食品容易引起变质。另外,易腐原料、半成品食品在不适合的温度下长时间贮存也可能导致食物中毒。

(3)食品未烧熟煮透

如食品烧制时间不足、烹调前未彻底解冻等,使食品加工时中心部位的温度未达到 70℃。

(4)从业人员带菌污染食品

患有传染病或是带菌者,操作时通过手接触等方式污染食品。

此外,经长时间贮存的食品食用前未彻底再加热,中心部位温度不到 70℃以上及进食未经加热处理的生食品也是细菌性食物中毒的常见原因。

3. 细菌性食物中毒发生的类型

（1）感染型

由于人体食入含有大量病菌的污染食物而引起中毒。致病菌在肠道内继续生长繁殖，产生胃肠道症状。某些致病菌死亡裂解后释放内毒素，刺激体温调节中枢引起体温升高等症状。

（2）毒素型

由于致病菌污染食物后繁殖并产生大量肠毒素，人体食入含有大量细菌肠毒素的污染食物而发生中毒。常见的毒素型食物中毒有葡萄球菌毒素中毒和肉毒梭菌食物中毒。

（3）混合型

某些污染食物的病原菌被人体食入后，既能侵入肠黏膜，引起肠黏膜的炎性反应，又能产生肠毒素，引起急性胃肠道症状。常见的混合型食物中毒病原菌有副溶血性弧菌等。

二、沙门氏菌食物中毒

沙门氏菌为革兰氏阴性杆菌，需氧或兼性厌氧。沙门氏菌种类繁多，目前国际上已发现2300多个血清型，我国有200多个血清型，其中对人类致病的沙门氏菌仅占少数。沙门氏菌的宿主特异性极弱，既可感染动物亦可感染人类，极易引起人类的食物中毒。致病性最强的是猪霍乱沙门氏菌，其次是鼠伤寒沙门氏菌和肠炎沙门氏菌。

沙门氏菌属在外界的活力较强，生长温度为 10~42℃，最适温度为 20~30℃，在普通水中虽不宜繁殖，但可生存 2~3 周。沙门氏菌属不耐热，100℃下立即死亡，70℃经过 5min、60℃经过 15~30min、55℃经过 1h 即被杀死。另外，沙门氏菌属污染食物后无感官性状变化，易引起食物中毒。

（一）中毒食品

引起沙门氏菌食物中毒的食品主要为动物性食品，特别是畜肉类及其制品，其次为禽肉、蛋类、乳类及其制品，豆制品和糕点也时有发生。

沙门氏菌不分解蛋白质，被沙门氏菌污染的食品通常无感官变化，故尤应引起注意，以免造成食物中毒。

（二）临床症状

（1）潜伏期一般为 12~36h，短者 6h，长者 48~72h，大多数集中在 48h 内，超过 72h 的不多。潜伏期短者，病情较重。

（2）中毒初期表现为头痛、恶心、食欲不振，以后出现腹泻、腹痛、发热，重者可引起痉挛、脱水、休克等，如不及时抢救，可致死亡。腹泻一日数次至十余次，或数十次不等，主要为水样便，少数带有黏液或血。体温一般在 38℃以上。

（3）一般 1~3d 逐渐好转，约经 1 周才能恢复，预后一般良好。但老人、体质差的重病人若抢救不及时也可引起死亡。

（三）预防措施

1. 防止食品被沙门氏菌污染

加强家禽家畜的饲养管理，预防传染病。做好家畜、家禽宰前兽医卫生检查，发现病畜和病禽,严格按照有关卫生条例和规定处理;经兽医确定为条件可食肉,则应按照无害化要求,在厂内进行彻底处理后方可发售市场。严禁病死家畜家禽进入市场出售。食品从业人员要定期进行带菌检查,一经发现带菌,立即调离岗位。彻底消灭食堂、厨房、食品储藏室等处的鼠、蝇和蟑螂,防止畜禽肉类等动物性食品受到污染。

2. 高温杀灭沙门氏菌

对可能带菌的食品,在食用前采用加热灭菌法是预防食物中毒的关键措施。加热灭菌的效果与加热温度、持续时间、加热方式、食品体积、沙门氏菌的类型以及污染程度等许多因素有关。猪霍乱沙门氏菌75℃、2~3min杀灭,鼠伤寒沙门氏菌80℃、10min杀灭。为彻底杀灭肉类中可能存在的各种沙门氏菌,应保证肉块中心部温度至少达到80℃、12min。鸡蛋煮沸时间为8min、鸭蛋为10min即可杀灭沙门氏菌。剩菜食用前应充分加热。

3. 控制沙门氏菌的繁殖

沙门氏菌繁殖的最适温度为37℃,但在20℃以上即能大量繁殖,因此低温贮藏食品是一项重要预防措施。低温冷藏食品控制在5℃以下,并做到避光、断氧,则效果更佳。

三、变形杆菌食物中毒

变形杆菌属为肠杆菌科,革兰氏阴性杆菌有鞭毛,能运动,无芽孢及荚膜。包括普通变形杆菌、奇异变形杆菌等。变形杆菌为腐物寄生菌,一般不致病,在4~7℃即可繁殖,属于低温菌。因此,可在低温储存的食物上繁殖,这是应该给予足够重视的食品卫生问题。变形杆菌抵抗力较弱,煮沸数分钟即死亡,55℃经1h,或在1%的石炭酸中30 min均可被杀灭。变形杆菌在自然界分布较广泛,在粪便、污水、器具、食品等均可检出该菌。该菌主要寄生在人和动物肠道中,据调查,人和动物的带菌率可高达10%左右,肠道病患者的带菌率较健康人更高,为13.3%~52.0%。

(一)中毒食品

引起中毒的食品主要是动物性食品,特别是熟肉、内脏熟制品。此外,凉拌菜、剩饭、水产品等也可引起变形杆菌食物中毒。变形杆菌污染的食品一般在感官上没有腐败迹象,极易被忽视而引起食物中毒。中毒多发生在5~10月份,以7~9月份最多见。

食物中变形杆菌的污染主要来自人群带菌者对熟制品的污染和生熟食品交叉污染。

(二)临床症状

(1)潜伏期一般为12~16h,短者1~3h,长者60h。

(2)主要表现为腹痛、腹泻、恶心、呕吐、发热、头晕、头痛、全身无力。重者有脱水、酸中毒、血压下降、惊厥、昏迷、腰痛剧烈,多呈脐周围部的剧烈绞痛或刀割样疼痛,腹泻多为水样便,一日数次至10余次。体温一般在38~39℃。发病率的高低随着食品污染程度和进食者健康状况而有所不同,一般为50%~80%。

(3)病程比较短,一般1~3d,多数24h内恢复,死亡者少见。

(三)预防措施

变形杆菌属食物中毒的预防原则为防止污染、控制细菌繁殖和食前彻底加热杀灭病原菌。

（1）要高度重视厨房、餐厅卫生工作，避免各种因素对食品的污染，防止带菌者污染和生熟交叉污染。

（2）切实做好食品的冷藏保存，抑制食品中变形杆菌的繁殖。

（3）食品在烹调时应充分加热，到烧熟煮熟，彻底灭菌。熟食食品存放时间稍长，食前应再次彻底加热灭菌。

四、副溶血性弧菌食物中毒

副溶血性弧菌为分布极广的一种近海嗜盐性弧菌，常呈弧状、杆状、丝状等多种形状。菌体一端有鞭毛，能运动灵活。无芽孢，兼性厌氧。副溶血性弧菌又称嗜盐菌，在含盐 3% ~ 3.5% 的培养基中，温度 37℃，pH 为 7.5~8.5 时生长最好，在无盐培养基不生长。

副溶血性弧菌不耐热，75℃ 加热 5min 或 90℃ 加热 1min 即可杀灭。对酸敏感，在稀释一倍的食醋中经 1min 即可死亡，在淡水中生存不超过 2d，海水中能生存 47d 以上，将海产品冷冻可以减少副溶血性弧菌感染的机会。

（一）中毒原因

副溶血性弧菌存在于温热带地区近海岸海水、海底沉积物和鱼贝类等海产品中。本菌引起食物中毒的季节性很强，大多发生于夏秋季节 7~9 月份。我国沿海喜食海产品的地区发病率较高。

1. 引起食物中毒的食品

海生动植物常会受到该菌污染而带菌。引起中毒的食品除鱼、虾、蟹、贝等海产品外，家庭腌制食品，如咸菜、咸肉、咸蛋也可因受到污染而引起中毒。带有少量该菌的食物，在适宜的温度下，经 3~4h 细菌可以急剧增加至中毒数量。

2. 食物中副溶血性弧菌的污染来源

（1）近海海水及海底沉积物中副溶血性弧菌对海产品的污染。

（2）人群带菌者对各种食品的污染。沿海地区渔民、饮食从业人员、健康人群带菌率<11.7%，肠道病史者带菌率高达 31.6%~34.8%。带菌人群可污染各类食物。

（3）生熟交叉污染。

（二）临床症状

（1）潜伏期一般较短，多为 10h 左右，最短 2~3h，长者可达 24~48h。

（2）主要症状为上腹部阵发性绞痛、腹泻，大便多呈黄水样或黄糊便，有时也呈洗肉水样血水便，部分有脓血样或黏液样便，有时有呕吐，由于吐泻，常有脱水现象，重度脱水可伴有声音嘶哑和痉挛，少数病人可出现意识不清、面色苍白或发绀以及发生休克。体温一般为 37.5~39.5℃。

（3）病程为 2~4d，一般愈后良好。少数严重者由于休克、昏迷而死亡。

（三）预防措施

（1）防止污染。防止生熟食品及其容器器具的交叉污染，防止带菌者及手的污染。

（2）控制细菌繁殖。海产食品及其熟食品应低温储藏，最好不超过 2d。因为副溶血性弧菌在 10℃ 以下即不能繁殖，2~5℃ 即停止生长。

（3）杀灭病原体。厨房烹调鱼、虾、蟹、贝类等海产品应烧熟煮透,防止外熟里生,蒸煮时需加热100℃、30min。加工生食海蜇皮等凉拌菜时应先洗净后再在开水中烫几分钟,加入食醋浸渍10min,然后再加其他调料拌食。剩菜食用前应回锅煮透。

五、葡萄球菌肠毒素食物中毒

葡萄球菌属微球菌科,为革兰氏阳性,兼性厌氧菌,不形成芽孢,一般不形成荚膜,繁殖时排成葡萄串状,50%以上的金黄色葡萄球菌可产生肠毒素,并且一个菌株能产生两种以上的肠毒素,葡萄球菌的肠毒素是一种蛋白质,它不会改变食物的色、香、味。

葡萄球菌对外界抵抗能力较强,在干燥环境中可生存数日,是引起食物中毒的常见菌种之一。在有氧环境中较无氧环境生长更好,在12~45℃条件下均能生长,但最适温度为37℃。繁殖最适pH为7.4左右,可繁殖pH范围为4.4~9.8。有耐盐性,在10%~15%氯化钠培养基中仍能生长。对热的抵抗力较强,70℃、1h方能杀死。其产生的肠毒素在100℃加热2h才能被破坏。

（一）中毒原因

葡萄球菌广泛分布于自然界,如空气、水、土壤,是最常见的化脓性球菌之一。食品受其污染的机会很多,全年皆可发生,但多见于夏秋季节。此菌分布广,但其传染源是人和动物,一般30%~50%的人鼻腔中带有此菌。

1. 引起中毒的食品

食品被金黄色葡萄球菌污染后,在适宜的条件下迅速繁殖,产生了大量肠毒素,产毒时间的长短与温度和食品种类有关。引起中毒的食物以剩饭、凉糕、奶油糕点、牛奶及其制品、鱼虾、熟肉制品为主,欧美等国家以牛奶及其奶制品为主。

2. 食物中葡萄球菌的来源

（1）人群带菌者对各种食物的污染。

（2）奶牛患化脓性乳腺炎时,其乳汁中可能带有葡萄球菌。

（3）畜禽患化脓性感染时,感染部位对肉尸形成污染。

（二）临床症状

（1）中毒潜伏期短,一般为2~3h,多在4h内,即多在下一餐以前发病,最短1h,最长不超过10h。

（2）主要表现为明显的胃肠道疾病,有恶心、呕吐、中上腹痛和腹泻,以呕吐最为显著。呕吐物可呈胆汁性或含血及黏液。剧烈吐泻可导致虚脱、肌痉挛、严重脱水、意识不清等现象,个别患者血压下降或循环衰竭。体温一般正常或有微热,不超过38℃。此外,尚有无力、头晕等症状。儿童对肠毒素特别敏感,发病率较成人高,病情亦较成人严重。

（3）病程较短,一般多于1~2d痊愈,很少死亡,但偶可因循环衰竭而死亡。发病率30%左右。

（三）预防措施

（1）人和动物是致病性葡萄球菌的主要来源。因此,加强对人员的管理,病人或颜面、手部化脓者或患上呼吸道感染者不能作为生产经营人员,应当禁止有皮疹、感冒、腹泻或有伤口者处理食物。

(2)为避免患乳腺炎的奶牛对奶的污染,奶牛患乳腺炎时,其挤下的奶不应供食用。轻度感染的奶牛可以挤奶,但应立即消毒。在挤奶过程中要严格遵守挤奶的卫生要求,避免污染。患化脓症牲畜的肉类,应按病畜肉处理,经高温加工消毒,以熟肉制品供应市场。

(3)应根据现有条件在较低温度下储存各种易腐食物,凡已加热过的食物应迅速冷却,放在阴凉通风的地方,并缩短保存时间,以防止肠毒素的产生。

(4)尽量不要剩饭,剩饭应松散开,放在通风、阴凉和干净的地方或冷藏,避免污染。剩饭应不隔餐食用为宜,保存时间尽量控制在 5~6h 以内。

六、肉毒梭菌毒素食物中毒

肉毒梭菌为革兰氏阳性厌氧菌,能产生外毒素,即肉毒毒素。在 20~25℃温度下形成椭圆形、粗于菌体的芽孢。肉毒梭菌属于中温菌,发育最适温度 25~37℃,产毒最适温度 20~35℃,最适 pH 为 6~8.2。当 pH 低于 4.5 或高于 9.0 时,或当环境温度低于 15℃或高于 55℃时,肉毒梭菌均不能繁殖,也不产生毒素。

肉毒梭菌对热的抵抗力不强,加热 80℃经 10~15min 就可死亡,但形成的芽孢抵抗力较强,需经干热 180℃、5~15min 或高压蒸汽 121℃、30min 或湿热 100℃、5h 才能致死。

肉毒梭菌食物中毒是由肉毒梭菌产生的毒素引起的。它是一种强烈的神经毒素,是目前已知的化学毒物和生物毒物中毒性最强的一种,对人的致死量为 $10^{-6}\mu g/mg$ 体重。根据它们所产毒素的血清反应特性,肉毒素分为 A、B、C_α、C_β、D、E、F、G 型,各型的肉毒梭菌分别产生相应型的毒素,其中 A、B、E、F 四型毒素对人有不同程度的致病性,C、D 型对人不致病,仅引起禽、畜中毒。

(一)中毒原因

肉毒梭菌广泛分布于土壤、江河湖海淤泥沉积物、尘土及动物粪便中。肉毒梭菌食物中毒一年四季均可发生,但大部分发生在 4~5 月份。

1. 引起中毒的食品

引起中毒的食品多为家庭自制盐浓度低、有厌氧加工过程的加工食品和发酵制品,如臭豆腐、豆酱、面酱、豆豉等。据新疆统计,由发酵豆制品引起的中毒占 80%以上;在日本,90%以上的肉毒梭菌中毒由家庭制鱼类罐头所引起;在美国,72%为家庭自制的蔬菜水果罐头、水产品及肉、奶制品引起。欧洲各国引起肉毒毒素中毒的食物多为火腿、腊肠及其他肉类制品。

2. 食物中肉毒梭菌的来源

家庭自制发酵食品、罐头等食品时,加热温度及压力均不能杀死肉毒梭菌的芽孢。此外,在较高温度、密闭环境(厌氧条件)中发酵或装罐,提供了肉毒梭菌芽孢成为繁殖体并产生毒素的条件。食品制成后,一般不经加热而食用,引起中毒的发生。

(二)临床症状

(1)中毒的潜伏期较国外报道的长,短者 5~6h,一般 12~48h,长者 8~10d 或更长。潜伏期越短,病死率越高;潜伏期长,病情进展缓慢。

(2)中毒后首先表现的(前期)症状一般为恶心、呕吐、全身无力、头痛等,继有腹胀、腹痛、便秘或腹泻等。继前期症状之后(或无前期症状),即出现神经症状,其主要表现为眼症状、延髓麻痹和分泌障碍。体温一般正常或稍低,但脉搏加快。即体温和脉搏成反比,这是肉毒梭菌食物中毒除神经症状外,又一重要的中毒症状。

(3)病人经治疗于4~10d后恢复,治愈后一般无后遗症。死亡者多发生在食后4~8d,快者6~12h即死亡,病程超过10d而未死亡者,大多能生存。但也有延续到21d才死亡的。

(三)预防措施

1. 防止污染

应重点加强食品生产过程中的卫生监督。食品加工前应对食品原料进行清洁处理,除去泥土和污物,用清水充分清洗,防止肉毒梭菌对食品的自然污染。制作发酵食品应彻底蒸煮灭菌。

2. 控制繁殖

加工后的食品应迅速冷却并在低温环境中贮存,避免贮放于高温或缺氧环境,防止肉毒梭菌芽胞变成繁殖体,控制其繁殖及产生毒素。

3. 加热破坏毒素

肉毒梭菌毒素不耐热,对可疑食品食前加热80℃、30min 或100℃、10min,彻底破坏毒素,这是防止中毒发生的可靠措施。罐头食品生产应严格灭菌,贮存过程中发生胖听或破裂时不得食用,绝对不可有侥幸心理及试尝。稍有可疑处,就要经过较长时间的煮沸才能食用。

另外,野外创伤感染应及时清创和消毒,防止发生创伤型肉毒中毒。接触婴儿口的物品和周围物品应保持卫生清洁,避免水果、蔬菜、蜂蜜等婴儿辅助食品被肉毒梭菌污染,预防发生婴儿型肉毒中毒。

七、蜡样芽孢杆菌食物中毒

蜡样芽孢杆菌为革兰氏阳性芽孢杆菌,需氧或兼性厌氧,生长繁殖的最适温度为28~35℃,10℃以下停止生长繁殖。其繁殖体不耐热,100℃经20min 可被杀死,但其芽孢耐热。蜡样芽孢杆菌产生的肠毒素分腹泻毒素和呕吐毒素,几乎所有的蜡样芽孢杆菌可产生腹泻毒素,该毒素不耐热,45℃加热30min 或56℃加热5min 均可使之失去活性。此外,该毒素易被消化酶所分解破坏,但呕吐毒素耐热,126℃加热90min 不被破坏,并且对pH、消化酶均不敏感。

(一)中毒原因

1. 易引起中毒的食品

蜡样芽孢杆菌食物中毒涉及的食品种类很多,包括乳、肉、蔬菜、甜点心、调味汁、凉拌菜、米粉、米饭等。我国是以米饭为主食的国家,隔夜米饭是中毒的主要原因,其他还有米粉、奶粉、肉、菜等。引起蜡样芽孢杆菌食物中毒的食品,大多数腐败变质现象不明显,除米饭稍发黏,入口不爽或稍带异味外,大多数食品的感官性状完全正常。

2. 食物中蜡状芽孢杆菌的污染来源

食品在较高的温度(26~37℃)及通风不良的条件下存放时间较长,使食品中污染的蜡样芽孢杆菌得以生长繁殖而产生毒素,食用前不加热或加热不彻底而引起中毒。该菌引起的中毒,季节性明显,以夏秋季节多见。

（二）临床症状

蜡样芽孢杆菌食物中毒的发生为大量活菌侵入肠道及其产生的肠毒素对肠道的共同作用,属于混合型细菌性食物中毒。主要症状有两种类型:

（1）呕吐型胃肠炎,往往是由剩米饭和炒米饭所引起,呕吐肠毒素为其致病物质。引起呕吐的机理与葡萄球菌肠毒素致呕吐的机理相同。

呕吐型食物中毒潜伏期短,一般1~5h,以恶心、呕吐、腹痛为主要症状,腹泻及体温升高者少见。此外,亦可见头昏、四肢无力、口干等症状,预后良好。

（2）腹泻型胃肠炎,主要由致病菌株在各种食品中产生不耐热的肠毒素所引起。潜伏期较长,平均为10~12h,以腹痛、腹泻为主,偶有呕吐或发烧,病程16~36h,预后良好。

（三）预防措施

（1）土壤、尘埃、空气常是蜡样芽孢杆菌的污染源,昆虫、苍蝇、鼠类、不洁的容器及烹调用具皆可传播该菌。为防止食品受其污染,饭店餐饮行业、食品企业必须严格遵守卫生管理制度,做好防蝇、防鼠、防尘等各项卫生工作。

（2）因蜡样芽孢杆菌在16~50℃均可生长繁殖并产生毒素,所以奶类、肉类及米饭等食品要求在低温条件<10℃下存放,剩饭及其他熟食品在食用前必须彻底加热,一般应在100℃加热20min。

八、致病性大肠杆菌食物中毒

大肠杆菌系革兰阴性杆菌,为肠道正常菌丛,一般不致病。但有些致病性大肠杆菌能引起食物中毒。致病性大肠杆菌分为肠产毒毒性大肠杆菌（ETEC）、肠致病性大肠杆菌（EPEC）、肠侵袭性大肠杆菌（EIEC）、肠出血性大肠杆菌（EHEC）。

肠产毒毒性大肠杆菌（ETEC）:是散发性或爆发性腹泻、婴儿和旅游者腹泻的病原菌。致病物质为不耐热肠毒素（LT）和耐热肠毒素（ST）两种:LT经加热60℃、30min破坏,ST经加热100℃、30min破坏。其毒力因子包括菌毛和毒素。

肠侵袭性大肠杆菌（EIEC）:较少见,主要侵犯儿童和成人。似细菌性痢疾,又称志贺样大肠杆菌,不产生肠毒素,无菌毛。

肠致病性大肠杆菌（EPEC）:是流行性婴儿腹泻的主要病原菌。不产生肠毒素,可产生志贺样毒素。

肠出血性大肠杆菌（EHEC）:主要感染儿童及老年人。主要血清型是O157:H7和O26:H11,可产生志贺样毒素,有极强的致病性,主要感染5岁以下儿童。临床特征是出血性结肠炎,剧烈的腹痛和便血,严重者出现溶血性尿毒症。

大肠杆菌的抗原构造很复杂,一般分为菌体抗原（O抗原）、鞭毛抗原（H抗原）和荚膜抗原（K抗原）。致病性大肠杆菌除血清分型外,在形态、生化反应等方面与一般大肠杆菌相似,难以鉴别。大肠杆菌Om:H,是出血型结肠炎的病原菌,1982年在美国发生两起出血型结肠炎,1996~1997年在日本受感染6000余人,大多为6~12岁儿童,是由于牛乳消毒不彻底造成。

（一）中毒原因

1. 引起中毒的食品

引起中毒的食品主要为动物性食物、受污染的水或未熟透的食物,特别是熟肉制品、凉拌菜,以及未经消毒的奶类、蔬菜、果汁及乳酪。此外,若个人卫生欠佳,亦可能会通过人传人的途径,或经进食受粪便污染的食物而感染该种病菌。

2. 食物中致病性大肠杆菌的污染来源

致病性大肠杆菌存在于人和动物的肠道中,健康成人带菌率为2%~8%,腹泻病人为19.5%,猪、牛、羊一般在10%以上。受粪便污染的土壤和水源也常带菌。食物受到水和带菌者污染、生熟交叉污染和熟食品二次污染均可引起食物中毒。

（二）临床症状

不同中毒机制也导致不同的临床表现,主要有以下3种。

1. 急性胃肠炎型

其主要由肠产毒性大肠杆菌引起。易感人群主要是婴幼儿和旅游者。潜伏期一般为10~15h,最短4h,最长48h。主要症状为食欲不振、恶心、呕吐、腹泻、发热。腹泻一天5~10次,呈水样便,伴黏液,但无脓血。体温38~40℃,病程3~4d。粪便检查白细胞数正常。

2. 急性菌痢型

其主要由肠侵袭性大肠杆菌引起。潜伏期2~3d,主要症状为血便、脓性黏液血便,腹痛、发热。病程1~2周。

3. 出血性肠炎

其主要由肠出血性大肠杆菌引起。潜伏期一般3~4d,表现为突发性剧烈腹痛、腹泻,先水样便后血便。病程7~10d,病死率为3%~5%,老人和儿童多见。

（三）预防措施

1. 防止污染

致病性大肠杆菌食物中毒是由于食物带有大量活菌引起,因此,防止食物带菌是预防关键:要加强水源卫生管理,防止水源污染;带菌者和腹泻病人是主要传染源,一经发现带菌者,不得让其从事直接接触食品的工作;严格执行食品卫生操作规程,防止生熟交叉污染。

2. 控制繁殖

熟肉及内脏制品、酸牛乳、点心、凉拌菜等食前应在低温下短时间存放,防止细菌繁殖。

3. 杀灭病原体

病畜病禽体内和内脏带菌率较高,食前须经高温彻底杀灭该菌。存放时间稍长的熟食品食前应回锅彻底加热灭菌。

九、志贺氏菌食物中毒

志贺氏菌又称痢疾杆菌,是人类细菌性痢疾最为常见的病原菌。革兰氏阴性杆菌。大小为$(0.5\sim0.7\mu m)\times(2\sim3\mu m)$，无芽孢，无荚膜，无鞭毛，多数有菌毛，不运动。兼性厌氧。人类对痢疾杆菌有很高的易感性。在幼儿可引起急性中毒性菌痢，死亡率甚高。

（一）中毒原因

1. 引起中毒的食品

与志贺氏菌病相关的食品主要有色拉（土豆、金枪鱼、虾、通心粉、鸡）蔬菜、奶和奶制品、禽、水果、面包制品、汉堡包和有鳍鱼类等。

2. 食物中志贺氏菌的污染来源

志贺氏菌主要通过消化道传播，通过病人粪便排出，污染食品后使人感染。志贺氏菌在人群拥挤和不卫生的条件下能迅速传播。食源性志贺氏菌病流行的主要原因是从事食品加工行业人员患菌痢或带菌者污染食品，食品接触人员个人卫生差，存放已污染的食品温度不适当等。

（二）临床症状

（1）潜伏期为$10\sim20h$，短者$6h$，长者$24h$。

（2）70%的病人会出现剧烈腹痛，约半数病人有呕吐，绝大多数病人都有频繁的腹泻并伴有水样便，便中混有血液和黏液，恶寒、发热、体温可达$40℃$以上，有的病人可出现痉挛。如果治疗彻底，可转为慢性疾病。

（三）预防和控制

应从控制传染源、切断传播途径和提高人体抵抗力3个方面着手。

（1）早期发现病人和带菌者，及时隔离和彻底治疗，是控制志贺氏菌病的重要措施。从事饮食业、保育及水厂工作的人员，更需作较长期的追查，必要时暂时调离工作岗位。

（2）切断传播途径，搞好"三管一灭"即管好水、粪和饮食以及消灭苍蝇，养成饭前便后洗手的习惯。对饮食业、儿童机构工作人员定期检查带菌状态。一旦发现带菌者，应立即予以治疗并调离工作岗位。

（3）保护易感人群。可口服依莲菌株活菌苗，该菌无致病力，但有保护效果，保护率达$85\%\sim100\%$

十、李斯特菌食物中毒

李斯特菌属有格氏李斯特菌、单核细胞增多性李斯特菌、默氏李斯特菌等7个菌种。引起人食物中毒的主要是单核细胞增生李斯特菌，它能致病和产生毒素，并可在血液琼脂上产生β-溶血素，这种溶血物质称李斯特菌溶血素O。

李斯特菌是革兰氏阳性、不产芽孢和不耐酸的杆菌。李斯特菌在$1\sim45℃$均可生长，而在$1℃$低温条件下仍能生长则是李斯特菌的特征。李斯特菌的最高生长温度为$45℃$，该菌经$58\sim59℃$、$10min$可被杀灭，在$-20℃$可存活1年。该菌耐碱不耐酸，在$pH\ 9.6$中仍能生长；在$10\%NaCl$溶液中可生长，在$4℃$的$20\%NaCl$中可存活8周。据证实，这种菌可以在潮湿的土壤中存活$295d$或更长时间。

（一）中毒原因

李斯特菌广泛分布于自然界中，在土壤、健康带菌者和动物的粪便、江河水、污水、蔬菜、青贮饲料及多种食品中可分离出该菌,并且它在土壤、污水、粪便、牛乳中存活的时间比沙门氏菌长。来源于稻田、牧场、淤泥、动物粪便、野生动物饲养场和有关地带的样品中,有8.4%~44%分离出了单核细胞增多性李斯特菌。

单核细胞增多性李斯特菌引起的食物中毒或感染的事件发生较少,但其致死率较高,平均达33.3%,是细菌中致死率较高的一种,如2006年法国因其引起食物中毒,导致67人死亡。

1. 引起中毒的食品

任何来源于动物和植物的新鲜食品都可能含有不同的单核细胞增多性李斯特菌。一般来说,这种菌可在原乳、软干酪、新鲜和冷冻的肉类、家禽和海产品以及水果和蔬菜产品中存在。由于它们在乳品和乳制品中的大量存在导致了食物中毒,从而引起了人们的注意。

引起李斯特菌食物中毒的食品主要是乳和乳制品、肉类制品、水产品、蔬菜及水果,尤以在冰箱中保存时间过长的乳制品、肉制品最为多见。

2. 食物中李斯特菌的污染来源

李斯特菌传播给人的主要途径是通过水源到食物链中任何一个环节的食物原料污染。人类、哺乳动物和鸟类的粪便均可携带李斯特菌,如人粪便带菌率0.6%~6%,人群中短期带菌者占70%。牛乳中李斯特菌的污染主要来自粪便,即使是消毒牛乳,其污染率也在21%左右。

世界卫生组织(WHO)调查结果显示,肉及其制品李斯特菌的检出率为30%,家禽的检出率为15%,乳制品为5%~15%,水产品为4%~8%。

由于该菌能在冷藏条件下生长繁殖,故用冰箱冷藏食品不能抑制它的繁殖。如饮用未彻底杀死李斯特菌的消毒牛乳以及直接食用冰箱内受到交叉污染的冷藏熟食品、乳制品等均可引起食物中毒。春季可发生,而发病率在夏、秋季呈季节性增长。

(二)临床症状

由李斯特菌引起的食物中毒的临床表现一般有两种类型:侵袭型和腹泻型。

(1)侵袭型的潜伏期为2~6周,患者开始常有胃肠炎的症状,最明显的表现是败血症、脑膜炎、脑脊膜炎、发热,有时可引起心内膜炎。孕妇、新生儿、免疫缺陷的人为易感人群。对于孕妇可导致流产、死胎等后果,对于幸存的婴儿则易患脑膜炎,导致智力缺陷或死亡;对于免疫系统有缺陷的人易出现败血症、脑膜炎。少数轻症患者仅有流感样表现。

(2)腹泻型患者的潜伏期一般为8~24h,主要症状为腹泻、腹痛、发热。

一般进行对症和支持治疗,进行抗生素治疗时一般首选药物为氨苄西林。

(三)预防措施

(1)因李斯特菌在自然界广泛存在,且对杀菌剂有较强的抵抗力,在食品生产过程中应注意减少李斯特菌对食品的污染。必须按照严格的食品生产程序生产,并用HACCP原理进行监控。

(2)由于该菌在低温环境中仍可生长,因此对冰箱冷藏的熟肉制品及直接入口的方便食品、牛乳等,在食用前务必进行充分加热。

十一、空肠弯曲菌食物中毒

空肠弯曲菌属螺旋菌科，为革兰氏阴性，在细胞的一端或两端生有单极鞭毛。弯曲菌属包括约 14 个菌种，与人类感染有关的弯曲菌菌种有：胎儿弯曲菌胎儿亚种、空肠弯曲菌、大肠弯曲菌，其中与食物中毒最密切相关的是空肠弯曲菌空肠亚种。

空肠弯曲菌是氧化酶和触酶阳性菌，在 25℃、3.5%NaCl 的培养基中不能生长。它是微好氧菌，生长需要 3%~6% 的 O_2，在含氧量达 21% 的情况下生长受抑制，它需要约 10% 的 CO_2 才能良好地生长。当空肠弯曲菌接种到真空包装的加工火鸡肉中时，在 4℃ 储存 28d 后细胞数有所减少，但仍有相当多的细胞存活。空肠弯曲菌在水中可存活 5 周，在人或动物排出的粪便中可存活 4 周。

（一）中毒原因

空肠弯曲菌是引起散发性细菌性肠炎最常见的菌种之一。该菌对人体健康危害比较大，在英国、日本、美国等国家均有本菌引起食物中毒的报道，如英国因饮用空肠弯曲菌污染的牛奶，导致 2500 人食物中毒，日本也发生一起 7751 人因饮用污染水源导致空肠弯曲菌中毒，在美国发生的第一起空肠弯曲菌中毒事件中约有 2000 人被感染。

1. 引起中毒的食品

主要有牛乳及肉制品等，宰后畜禽胴体有较高带菌率，如羊胴体 24%、猪胴体 22%、去内脏雏鸡胴体 72%~80%、去内脏火鸡胴体 94%。此外，新鲜肝脏有 30% 带菌，冷冻肝脏有15% 带菌。

2. 食物中空肠弯曲菌的污染来源

食品被空肠弯曲菌污染的重要来源是动物粪便，其次是健康带菌者。此外，受空肠弯曲菌污染肉类的工具、容器等未经彻底洗刷消毒，亦可交叉污染熟食品。空肠弯曲菌在猪、牛、羊、狗、猫、鸡、鸭、火鸡和野禽的肠道中广泛存在，其中以家禽粪便中含量最高。如鸡粪检出阳性率为 39%~83%、猪粪为 66%~87%、羊粪为 73%、猪肠道内容物 61%。健康人带菌率为1.3%，腹泻患者的检出率为 5%~10.4%。因此，当食用被空肠弯曲菌污染的食品，且食用前又未经彻底加热时易发生空肠弯曲菌食物中毒。空肠弯曲菌引起的食物中毒多发生在 5~10 月，尤以夏季为多。

（二）临床症状

（1）潜伏期 3~5d。

（2）感染后临床表现以胃肠道症状为主，主要症状为腹痛或腹绞痛、腹泻、不适感、头痛和发热。腹痛可呈绞痛，腹泻一般为水样便或黏液便，重患者有血便，腹泻数次至 10 余次，腹泻带有腐臭味。发热 38~40℃，特别是当有菌血症时出现发热，也有仅腹泻而无发热者。症状可延续 1~4d。

在更为严重的中毒情况下，可能出现类似于溃疡性大肠炎的血便、腹泻等，而腹痛可能类似于急性阑尾炎的症状。腹泻可能延续 2~7d，在症状消失之后，这种菌可能会在体内存留 2 个月以上。

集体爆发时各年龄组均可发生，而在散发病例中儿童较成人为多。

（三）预防措施

（1）空肠弯曲菌是不耐热的细菌,可以在乳品巴氏灭菌的条件下被杀灭。因此,要避免食用未煮透或灭菌不充分的食物,尤其是乳品。

（2）注意生熟食品交叉污染,加强人、畜、禽类粪便管理。

第三节　化学性食物中毒

化学性食物中毒是指食入化学性毒物污染的食品引起的食物中毒。引起的原因包括被有毒有害的化学物质污染的食品;或将有毒有害化学毒物当作食品;或在食品中添加非食品级,或伪造的,或禁止使用的食品添加剂、营养强化剂;或超量使用食品添加剂、营养素发生变化的食品,如油脂的酸败等,均可引起化学性食物中毒。

化学性食物中毒常见的毒性物质包括亚硝酸盐、化学农药、金属毒物、假酒、鼠药等。

一、亚硝酸盐食物中毒

亚硝酸盐主要指亚硝酸钠,为白色至淡黄色颗粒或粉末,味微咸,易溶于水,外表和味道颇似食盐。在工业生产中,它主要用于染织业,建筑工地多用作防冻剂,食品工业中常用于肉类食品的发色和食品防腐。亚硝酸盐的中毒剂量为0.3~0.5g,致死剂量为3g。若救治不及时,病死率可达10%左右。

1. 中毒原因

（1）亚硝酸盐易被误作食盐食用而引发中毒。

（2）硝酸盐和亚硝酸盐是目前合法使用的防腐剂和护色剂,且可使肉类具有独特风味,如过量使用,可能导致食物中毒。

（3）刚腌制不久的蔬菜(一般腌制10~20d含量最高),或者腐烂的蔬菜容易产生大量亚硝酸盐。

（4）某些农村地区日常生活采用井水,其硝酸盐含量较多(此类井通常称为"苦井")。当采用苦井水煮饭做菜时,如存放过久,硝酸盐在细菌的作用下可被还原成亚硝酸盐,导致中毒。

（5）胃酸过低、肠道功能紊乱,可使胃肠道硝酸盐还原菌大量繁殖,此时如摄入过多含有大量硝酸盐的蔬菜,可使肠道内亚硝酸盐大量形成导致中毒。

2. 临床症状

（1）亚硝酸盐食物中毒发病急,潜伏期为十几分钟或1~3h。

（2）主要中毒表现为高铁血红蛋白含量过多引起的缺氧症状,具体表现为头晕、头痛、乏力、呼吸困难,并伴有腹痛、腹泻、恶心、呕吐等症状。严重者可出现昏迷、抽搐,甚至出现呼吸困难而死亡。皮肤青紫是本病的典型特征,尤以口唇青紫最为普遍。

3. 预防措施

（1）必须妥善保管亚硝酸盐和硝酸盐,建立专人负责和标签提示制度,以免误食误用。在食品加工过程中,严格控制亚硝酸盐和硝酸盐的使用范围和用量,以免滥用和错用。

（2）加强食盐市场监督管理,坚决杜绝工业用盐和私盐流入市场。

（3）食用腌菜和叶类蔬菜要留心，腌菜在3d以内或30d以后食用。

（4）同一时期内，不宜集中大量食用叶类蔬菜，尤其是不新鲜的叶类蔬菜。

二、砷化物中毒

常见的砷化物有三氧化二砷、五氧化二砷、砷酸盐、亚砷酸盐等。三氧化二砷又名砒霜、白砒，为白色粉末。

1. 中毒原因

（1）误食误用。三氧化二砷的外观与碱面、食盐、淀粉、白糖等相似，易被误食而中毒。

（2）食品制作过程中，使用的原料中含砷量过高。如滥用含砷农药，造成蔬菜水果中砷残留量过高，或使用的添加剂中含砷量过高，如色素、有机酸等。

（3）用砷化物灭鼠、杀虫造成污染。

2. 临床症状

口服中毒潜伏期，短者十几分钟，长者4～5h，常见1～2h。中毒表现症状主要以下几种。

（1）急性胃肠炎症状。口咽部、食道及上腹部有灼烧感，恶心、呕吐、腹痛、腹泻，大便呈水样或米汤样，有时混有血。重症患者由于剧烈的呕吐和腹泻，导致脱水和电解质失衡而出现腓肠肌痉挛、四肢发冷、血压下降，甚至休克。

（2）神经系统症状。表现为轻者出现头痛、头昏、口周麻木，全身酸痛等，重者烦躁不安、幻觉、妄想、惊厥、昏迷等。急性砷中毒3～21d出现急性周围神经病症，其突出表现是肌肉酸痛、四肢麻木、无力、针刺样感觉，继之肢端痛觉过敏，以下肢为重。以后感觉减退和消失，重者垂足、垂腕。

（3）其他系统损害。表现为部分患者可出现肝、肾、心肌损害。肝脏损害以丙氨酸转氨酶（ALT）升高为主，一般发生在中毒后3～7d，少数病例可出现黄疸；皮肤损害表现为皮肤瘙痒、皮疹、脱屑、色素沉着。中毒后1～2个月，指甲上可出现白色横纹（也称米氏纹）；严重砷中毒常于1～2d内死亡，死亡原因多为呼吸、循环衰竭，肝、肾衰竭等引起。

3. 预防措施

（1）对砷化物必须严格保管，并标上"极毒"标志。

（2）食品生产加工过程使用的某些化学物质如添加剂等必须符合卫生质量要求，其砷含量应符合国家食品卫生标准的要求。

（3）农药要健全管理制度和领用手续，有专人和专库妥善保管。农药不准与粮食和其他食品混放、混运。含砷农药必须染成易识别的颜色，贴上有毒标志。已拌过农药的种子应及时处理或专人保管。凡因含砷农药中毒死亡的禽畜，必须销毁深埋，严禁食用。

（4）盛装过含砷农药的容器和包装材料，不得再装任何食品。

（5）严禁用加工粮食的磨、碾子磨碾含砷物品。

（6）饮雄黄酒（雄黄的主要成分为三氧化二砷）应慎防砷中毒。

三、铅中毒

铅及其化合物的蒸气、烟和粉尘主要通过呼吸道侵入人体（这是职业性铅中毒的主要侵入途径),也可经消化道被吸收。铅中毒以无机铅中毒为多见,主要损害神经系统、消化系统、造血系统和肾脏。铅可导致人体的慢性和急性中毒。人对铅的急性中毒最小的口服剂量为 0.5 mg/kg 体重,致死剂量为 250 mg/kg 体重。

1. 中毒原因

食用铅器皿(锡器、劣质陶器的釉质或珐琅中均含铅质)内存放的酸性食物或摄入被铅污染的水和食物等亦可发生铅中毒。将剩余的罐头食物留在马口铁罐头中储存于冰箱内也是引起铅中毒的一个原因。

2. 临床症状

一船认为软组织中的铅能直接引起毒害作用,而硬组织内的铅具有潜在的毒性作用。

(1)急性中毒

当一次或短期摄入高剂量的铅化合物时,可造成急性中毒,多为误服所引起。主要表现为:呕吐、腹泻和流涎,部分病人可有腹绞痛,严重者可有痉挛、瘫痪和昏迷。

(2)慢性中毒

长期摄入低剂量的铅可引起慢性中毒。铅的慢性中毒可引起造血器官、胃肠道及神经系统病变。铅中毒早期表现为贫血、感觉虚弱和疲倦,注意力不集中,感情易冲动,病人牙齿上可出现黑色的铅线等症状;还可引起慢性肾脏疾患、孕妇流产、死产以及早产等。另外,铅还可损害人体的免疫系统,导致机体抵抗力的明显下降。铅对儿童的危害更大,主要损害儿童脑组织,造成儿童智力发育迟缓等。

3. 预防措施

(1)加强对铅化合物的管理,严格铅化合物的生产、采购、存储、运输管理制度,防止直接或间接污染食品。

(2)加强对铅化合物生产、经营、使用单位及集体食堂的管理,防止误将铅化合物当作食品原料或调味品使用,造成中毒。

(3)加强儿童管理,教育儿童应养成勤洗手、勤剪指甲的好习惯,纠正一些儿童爱啃指甲、笔头等异物的不良习惯。

(4)经常清洗儿童玩具,因为这些玩具上常常黏附有铅尘。

(5)儿童应少食某些含铅较高的食物,如普通皮蛋(松花蛋)、爆米花、金属罐饮料等,多吃含钙、铁和锌高的食物,以减少铅的吸收;加强宣传教育,不用含铅高的容器、包装材料盛放和包装食品。

四、甲醇中毒

酒类一般分为蒸馏酒、发酵酒和配制酒等。甲醇中毒多数是由于食用蒸馏酒和配制酒所引起的。

1. 中毒原因

蒸馏酒制作所使用的主要原料为粮食、糠麸、谷壳、薯类、硬果类、甜菜、糖蜜和水果等,经糖化、发酵再蒸馏而制成白酒,酒精含量一般为 50% ~ 70%,此外还含有酯类、酸类、甲醇、杂醇油、醛类、氢氰酸等成分。配制酒是以蒸馏酒或食用酒精为原料,加水、糖、食用色素和食用香精等配制而成,其酒精含量较蒸馏酒低。如果制作蒸馏酒的原料成分中,含有较多的果酸、木质素或半纤维素等膳食纤维,并且原料出现腐烂等现象,则制成的蒸馏酒中甲醇浓度较高,易引起甲醇中毒。另外,近几年一些不法商贩,为了牟取暴利,利用工业酒精来兑制白酒,大量销售,造成甲醇中毒,甚至死亡。

2. 临床症状

(1)摄入 4~10g 甲醇即可引起严重中毒症状。

(2)甲醇有蓄积作用,其毒性很强,特别是视神经较为敏感。病初发生头痛、恶心、胃痛、衰竭、视力模糊等,继而出现呼吸困难,呼吸中枢麻痹、紫绀,有时昏迷,甚至死亡;恢复后常出现视力障碍甚至失明。甲醇在体内蓄积引起慢性中毒的症状有眩晕、昏睡、头痛、消化障碍、视力模糊和耳鸣等。

3. 预防措施

(1)严禁使用工业酒精或药用酒精来兑制白酒进行销售。

(2)设法降低蒸馏酒中的甲醇含量,如酒精蒸馏中添设甲醇分馏塔,以除去甲醇;选择糖化能力强但又不产生甲醇的霉菌种代替黑曲霉菌,因为黑曲霉菌能在发酵过程中增加酒中甲醇的含量。

(3)制作配制酒时,使用的蒸馏酒等成分必须符合国家卫生质量标准。

我国规定蒸馏酒、配制酒中甲醇的含量标准:以谷类为原料者甲醇不得超过 0.04g/100mL,以薯干和代用品为原料者不得超过 0.12 g/100mL。

五、盐酸克伦特罗食物中毒

1. 中毒原因

盐酸克伦特罗(非法用于养殖时俗称瘦肉精),原本是一种主要用于治疗支气管哮喘的药物,为我国按兴奋剂管制的蛋白同化制剂,国务院《反兴奋剂条例》第十六条将其规定为处方药。20 世纪 80 年代初,美国一家公司意外发现,一定剂量的盐酸克伦特罗添加到饲料中可以明显地促进动物生产,增加瘦肉率,随后这一发现在一些国家被用于养殖业。然而,人摄取一定量的"瘦肉精"会导致中毒。

2. 临床症状

(1)盐酸克伦特罗急性中毒。由于摄食非法添加后的肉制品或内脏制品而引起,因此发病多且无季节性。急性中毒一般在食用含瘦肉精较高的动物组织后 15 min~6 h 内出现症状,持续 90 min~2d。

(2)中毒者的临床表现以心血管系统影响较为显著,中毒患者表现出血压升高、血管扩张、心跳加快、胸闷、心悸、呼吸加剧、体温升高等症状,同时还影响神经系统,出现面颈和四肢肌肉颤动、双手抖动、双脚甚至不能站立、头痛、头晕、恶心、呕吐、乏力,血生化改变包括低钾血症、血清心肌酶水平升高等。原有交感神经亢进的患者,如有高血压、冠心病、甲状腺功能亢进者产生的危害更大,心动过速、室性期前收缩、中毒性心肌炎、心肌梗死等情况更易发生;中毒严重并有先天性心脏病者则可能伴有急性呼吸衰竭。我国香港 2001 年的研究显示,肉品中较低的盐酸克伦特罗含量即能引起食用者发生中毒反应,中毒剂量范围是,猪肉中残留达 20~460μg/kg,猪肝中达 19~3060μg/kg

3. 预防措施

（1）健全相关法律法规，出台先进快速的国家标准检测方法。

（2）监管部门要履行职责，对于执行不力的部门要严格追究法律责任。

（3）政府积极引导消费者树立理性消费观念，提高全民食品安全和自我保护意识。

第四节　有毒动植物食物中毒

一、河豚鱼中毒

河豚又名鲀，有的地方称为艇鲅鱼，是一种味道鲜美但含有剧毒的鱼类。是一种无鳞鱼，在海水、淡水中都能生活。河豚鱼中的有毒物质为河豚毒素，毒素含量因品种而异，雄鱼组织的毒素含量低于雌鱼。虽然新鲜的肌肉可视为无毒，但如鱼死后较久，内脏毒素溶入体液中能逐渐渗入肌肉内。毒素因季节和部位不同而有差异，在每年的生殖产卵期，即每年春季（2~5 月份）含毒素最多，卵巢及肝脏的毒性最强，极易发生中毒。主要存在于卵巢中，其次肝脏中也存有较多的毒素，肾脏、血液、眼睛、鳃和皮肤中也含有，个别品种在肌肉内也有弱毒。

河豚毒素主要作用于神经系统，阻断神经肌肉的传导。0.5mg 该毒素能毒死一个体重70kg 的人。该毒素为无色棱柱体，微溶于水，对热稳定，220℃以上分解，盐腌或日晒均不能使之破坏，但在 pH 7 以上和 pH 3 以下不稳定。100℃、4h 或 120℃加热 20~60min 可使毒素全部破坏。

1. 中毒原因

多为误食而中毒，有的则因喜食河豚鱼，但未将其毒素除净而引起中毒。

2. 临床症状

（1）河豚鱼中毒发病急而剧烈，潜伏期很短，一般潜伏期在 10min~3h 即发病。

（2）出现中毒症状的程度决定于接触者对河豚毒素的敏感性和摄入量。一般情况下，中毒者首先是嘴唇和舌头麻痹，接着是运动神经麻痹，再进一步发展为末梢血管扩张，血压下降、呼吸困难，发绀、低血压，出现惊厥和心律失常。在大多数情况下，患者直到临死前意识仍然清晰，随着意识的慢慢消失，最后因呼吸中枢麻痹而死亡。

（3）死亡常发生在病后 4~6h，最快可在病后 10min 死亡，最迟者 8h。由于河豚毒素在体内解毒排泄较快，病程超过 8~9h 者多可存活。死亡率为 40%~60%。

3. 预防措施

（1）水产收购、加工、供销等部门应严格把关，严禁出售鲜河豚鱼，防止鲜河豚进入市场或混进其他水产品中。

（2）新鲜河豚鱼可统一收购，集中加工，必须严格按操作规程操作，加工时应去净内脏、皮、头，反复冲洗，完全洗净血污，制成盐腌加工品或者制成罐头（经高温杀菌，毒素破坏），经鉴定合格后方可食用。不新鲜的河豚鱼不得食用，内脏、头、皮等须作专门处理，不得任意丢弃。出售干制品时，必须经过检测证明无毒后方可出售。

（3）加强卫生宣传教育，帮助消费者识别河豚鱼，防止误食。

（4）食用前正确、科学的处理。新鲜河豚鱼去掉内脏、头和皮后，肌肉经反复冲洗，加2%碳酸钠处理24h，然后用清水洗净，可使其毒性降至对人无害的程度。

二、鱼类引起的组胺中毒

鱼类引起组胺中毒的发生主要是因食用了某些含组胺较多的不新鲜鱼类，同时也与个人体质的过敏性有关，所以组胺中毒是一种过敏性食物中毒。

1. 中毒原因

青皮红肉的鱼类（如鲣鱼、鲐鱼、秋刀鱼、沙丁鱼、竹荚鱼、金枪鱼等）肌肉中含血红蛋白较多，因此组氨酸含量也较高，当受到富含组氨酸脱羧酶的细菌（如莫根变形杆菌、组胺无色杆菌、埃希大肠杆菌、链球菌、葡萄球菌等）污染后，可使其中游离组氨酸脱羧基形成组胺。

在温度15~37℃，有氧、中性或弱酸性（pH 6.0~6.2）和渗透压不高（盐分3%~5%）的条件下，易产生大量组胺。当鱼品中组胺含量达到4mg/g时，即可引起中毒。人体摄入组胺达100mg以上时，即易发生中毒，同时也与个人体质有关。其他氨基酸脱羧产物如尸胺、腐胺与组胺发生协同作用，使毒性增强。

2. 临床症状

组胺中毒是组胺使毛细血管扩张和支气管收缩引起。中毒表现特点是潜伏期短、发病急、症状轻和恢复快。

（1）潜伏期为数分钟至数小时。

（2）症状为面部、胸部及全身皮肤潮红、眼结合膜充血、瞳孔散大、视力模糊、脸浮肿、唇水肿、口、舌和四肢麻木，并伴有头痛、头晕、脉快、胸闷、心悸、呼吸窘迫和血压下降；有时还出现麻疹、咽喉烧灼感。病人体温不升高。

（3）多数在1~2d内恢复，病程短的可在30min内消失症状，一般愈后良好。

3. 预防措施

（1）注意鱼的保鲜，防止鱼类腐败变质，加强市场管理，不允许出售腐败变质的鱼类，对易产生组胺的鱼类，更应注意。

（2）对于易产生组胺的青皮红肉鱼类，加工和烹调时可采取去除组胺的措施。烹调前应彻底刷洗鱼体，去除鱼头、内脏和血块，然后将鱼切成两半后以冷水浸泡。也可用30%食盐溶液浸泡1h，水洗后再进行烹调，可使鲭鱼组胺含量降低54%。烹调时可加入少许醋或红烧，或先将鱼加盐、醋和水蒸30min后去汤再加作料烹调，可使鱼组胺含量下降65%以上。

（3）对体弱、过敏性体质和患有慢性病者（如慢性支气管炎、哮喘、心脏病、低血压和肺结核等）食用含组胺鱼类尤其应注意。

三、毒蕈中毒

蕈类通常称蘑菇，属于真菌植物。在我国目前已鉴定的蕈类中，可食用蕈300多种，有毒类约80多种，其中含剧毒能致死的有10多种。毒蕈虽然所占比例较少，但因蕈类品种繁多，形态特征复杂以致毒蕈与可食用蕈不易区别，常因误食而中毒。

有毒蕈类特征：颜色鲜艳、有疣、蕈环、蕈托，不被虫咬。

1. 中毒原因

毒蕈中毒多发生于高温多雨的夏秋季节，往往由于采集野生鲜蕈时因缺乏经验而误食中毒。也曾发生过收购时验收不细混入毒蕈而引起中毒。毒蕈含有毒素的种类与多少因品种、地区、季节、生长条件的不同而异。个体体质、烹调方法和饮食习惯以及是否饮酒等,都与能否中毒或中毒轻重有关。

2. 临床症状

有毒蕈类含有毒素成分复杂,根据人中毒后出现的临床症状分为 4 类。

(1)类树脂物质、苯酚、类甲酚、胍啶或蘑菇酸等毒性成分。这类毒素主要分布在黑伞蕈属和乳菇属的某些蕈种。它们可导致人体出现剧烈恶心、呕吐、阵发性腹痛,以上腹部疼痛为主,体温不高等胃肠型症状。经过适当处理可迅速恢复,一般病程 2~3d,很少死亡。

(2)神经精神型有毒成分。这型中毒毒素主要有 4 大类:①毒蝇碱;②蜡子树酸及其衍生物;③光盖伞素及脱磷酸光盖伞素;④幻觉原。

临床症状除有轻度的胃肠反应外,主要为精神神经症状,如精神兴奋或抑制、精神错乱,部分患者尚有迫害妄想、类似精神分裂症。另外,尚有明显的副交感神经兴奋症状。如流涎、流泪、大量出汗、瞳孔缩小、脉缓等。

发生该型中毒后,用阿托品类药物及时治疗,可迅速缓解症状。病程一般 1~2d,死亡率低。

(3)甲基联胺化合物。这类毒素主要分布于鹿花蕈,有毒成分为鹿花蕈素,属甲基联胺化合物,有强烈的溶血作用。此毒素具有挥发性,对碱不稳定,可溶于热水,烹调时弃去汤汁可去除大部分毒素。

中毒潜伏期多为 6~12h,主要表现为恶心、呕吐、腹泻、腹痛。发病 3~4d 后出现溶血性黄疸、肝脾肿大,少数患者出现血红蛋白尿。给予肾上腺皮质激素治疗可很快控制病情。病程一般 2~6d,死亡率不高。

(4)肝肾损害型毒素。中毒的毒素有毒肽类、毒伞肽类、鳞柄白毒肽类、非环状肽的肝肾毒。这些毒素主要分布于毒伞属蕈、褐鳞小伞蕈及秋生盔孢伞蕈中。此类毒素为剧毒,死亡率高达 60%~80%。如毒肽类,对人类的致死量为 0.1 mg/kg(体重),因此肝肾损害型中毒危险性大。

3. 预防措施

(1)制定食蕈和毒蕈图谱,并广为宣传以提高群众鉴别毒蕈的能力,防止误食中毒。

(2)在采集蘑菇时,应由有经验的人进行指导。凡是识别不清或未曾食用过的新蕈种,必须经有关部门鉴定,确认无毒方可采集食用。

(3)干燥后可以食用的蕈种——马鞍蕈,应明确规定其处理方法。干燥 2~3 周以上方可出售。鲜蕈必须在沸水中煮 5~7min,并弃去汤汁后方可食用。

四、含氰苷类植物中毒

许多高等植物中含有氰苷,引起食物中毒的往往是杏、桃、李和枇杷等的核仁和木薯。杏仁中含有苦杏仁苷,木薯和亚麻籽中含亚麻苦苷。木薯块根中氰苷的含量因栽培季节、品种、土壤和肥料等因素的影响而不同。

1. 中毒原因

苦杏仁中毒常发生于儿童生吃水果核仁,或不经医生处方自用苦杏仁治疗小儿咳嗽而引起中毒。木薯中毒的原因是生食或食入未煮熟透的木薯,或喝洗木薯的水、煮木薯的汤而引起中毒。另外,笋尖氰苷含量高于苦杏仁。氰苷被摄入后,经食物本身酶的作用,分解放出氢氰酸,而引起中毒。氢氰酸对人的最低致死量经口测定为 0.5~3.5mg/kg(体重)。

含氰苷类植物的毒性,虽然决定于其氰苷含量,但还与摄取的速度、植物中催化氰苷水解酶的活力以及人体对氢氰酸的解毒能力大小有关。

2. 临床症状

(1)苦杏仁中毒的潜伏期短者 30min,长者 12h,一般为 1~2h 内发病。

(2)苦杏仁中毒时,先有口中苦涩、流涎、头晕、头痛、恶心、呕吐、心悸、脉快及四肢乏力等症状,重症者胸闷、呼吸困难,严重者意识不清、昏迷、四肢冰冷,最后因呼吸麻痹或心跳停止而死亡。

3. 预防措施

(1)向群众尤其是儿童宣传不要生吃各种核仁(特别是苦杏仁、苦桃仁)。用杏仁加工食品时,应反复用水浸泡。加热煮熟或炒透,去其毒性。

(2)推广含氰苷低的木薯品种,并改良木薯种植方法,尽量在硝酸态氮较低的土地上种植。

(3)木薯在食用前去皮,水洗薯肉,可以溶解氰苷除去部分毒素。在木薯加工中采用切片水浸晒干法(鲜薯去皮、切片、浸水 3~6d、沥干、晒干),熟薯水浸法(去皮、切片、煮熟、浸水 48h、沥干、蒸熟)和干片水浸法(干薯片水浸 3d、沥干、蒸熟)等方法,去毒效果良好。

(4)禁止生食木薯。不能喝煮木薯的汤,不得空腹吃木薯,一次不宜吃得太多。

五、发芽马铃薯中毒

1. 中毒原因

发芽马铃薯致毒成分为茄碱,又称马铃薯毒素,是一种弱碱性的生物碱,又名龙葵碱,可溶于水,遇醋酸极易分解,高热、煮透亦能解毒。龙葵贰具有腐蚀性、溶血性,对胃肠道黏膜有较强的刺激作用,对运动中枢及呼吸中枢有麻痹作用,能引起脑水肿、充血,并对红细胞有溶解作用。如果马铃薯储藏不当,马铃薯易发芽或部分变绿,烹调时又未能去除或破坏掉龙葵碱,食后易发生中毒。

2. 临床症状

(1)一般在进食后 10min 至数小时出现症状。

(2)先有咽喉抓痒感及灼烧感,上腹部灼烧感或疼痛,其后出现胃肠炎症状,剧烈呕吐、腹泻,可导致脱水、电解质紊乱和血压下降。此外,还可出现头晕、头痛、轻度意识障碍、呼吸闲难。重者可因心脏衰竭、呼吸中枢麻痹死亡。

(3)发现中毒后应立即用 1:5000 高锰酸钾或 0.5% 鞣酸或浓茶洗胃。补充液体纠正失水。呼吸困难时积极给氧和应用适量呼吸兴奋剂,呼吸中枢麻痹用人工呼吸机。

3. 预防措施

(1)贮存时应放于干燥阴凉处,不宜长时间日晒风吹。

(2)未成熟青紫皮和发芽马铃薯不可食用。发芽不多者,应深挖去发芽部分,并浸泡半小时以上,弃去浸泡水,再加水煮透,倒去汤汁才可食用。在煮马铃薯时可加些米醋,因其毒汁遇醋酸可分解,变为无毒。发芽多者或皮肉变黑绿者不能食用。

(3)辐照处理可有效抑制马铃薯发芽。

六、木薯中毒

1. 中毒原因

木薯中毒系食用未经去毒或去毒不完全的薯块而引起。木薯中含有一种亚配糖体,经过其本身所含的亚配糖体酶的作用,可以析出游离的氢氰酸而致中毒。生食木薯 230~580 g 可致死。

2. 临床症状

(1)临床主要表现。组织缺氧及中枢神经系统损害症状。轻者恶心呕吐、头痛、头昏、嗜睡或烦躁等。较重者呕吐频繁、呼吸急速、脉快、紫绀、抽搐等。严重者可出现昏迷、呼吸困难、瞳孔散大、光反射消失、心律失常、呼吸衰竭等中枢神经麻痹症状,甚至死亡。

(2)目前解毒药物首选亚硝酸戊酯、亚硝酸钠及硫代硫酸钠 3 种药物联合应用,作用迅速而疗效显著。早期诊断,迅速治疗是抢救木薯中毒的关键。

3. 预防措施

(1)不要生食木薯,木薯必须经去毒处理后才能食用。

(2)即使是经去毒处理后的木薯也不能多食,尤其是不要长期食用及作为主要食品食用。

第五节 食物中毒的处理

发生食物中毒后,首先应积极组织抢救治疗病人,及时向所在地食品卫生监督机构报告,进行现场调查处理。采集样品进行实验室检验,综合分析判断。查明中毒食品和原因,提出控制蔓延和预防措施,同时配合医务部门制定抢救和治疗方案。

在急救治疗食物中毒患者时,必须注意如下原则:

(1)立即排出胃肠道内尚存毒物。采用催吐、洗胃、导泻、灌肠等急救措施。

(2)防止毒物吸收,保护胃肠黏膜。可采取中和毒物、吸附毒物、沉淀毒物等方法或采用特效解毒剂治疗。

(3)尽快排泄体内已经吸收的毒物。一般采用利尿措施以促进排泄或冲淡毒物。个别可采用换血法。

(4)对不同中毒患者,根据病情进行对症治疗。

一、明确诊断及食物中毒的一般急救处理原则

(1)食物中毒诊断标准总则。食物中毒诊断标准主要以流行病学调查资料及病人的潜伏期和中毒的特有表现为依据,实验室诊断是为了确定中毒类型而进行的。

(2)在毒物性质未查明之前,不一定要等待明确诊断,只要符合食物中毒的特点,就应立即进行一般急救处理。其原则如下。

①排出未被吸收的毒物。排出未被吸收毒物的方法有以下几种:催吐,常用手指、筷子等刺激咽部或者服用催吐剂;此外,还有洗胃以及导泻与灌肠等。

②阻滞毒物的吸收和保护胃肠黏膜。局部应用拮抗剂,直接与胃肠道中尚未被吸收的毒物发生作用,使其毒性降低或变成无毒物质,减少毒物对胃肠黏膜的作用,延缓吸收。常用口服拮抗剂有通用解毒剂、中和剂以及沉淀剂和氧化剂等。

③促进毒物排泄。一般毒物进入人体后多在肝脏解毒,经肾脏随尿排出。大量饮水或静脉输液对稀释体内毒物,保护肝、肾,促进毒物排出十分重要。可饮用糖盐水或静脉滴注生理盐水或者 5% 或 10% 葡萄糖溶液等。如尿量少,可静脉滴注 20% 甘露醇或 25% 山梨醇 100~250mg,加速尿液排出。

对症治疗:毒物易损及脏器,出现各种重症状时,如不积极治疗,必将影响病人的康复甚至危及生命。因此,及时对症处理很有必要。抢救时,排毒解毒和对症治疗同时并用,可取得更好效果。

当然,这种紧急处理并不是治疗食物中毒的最好办法,只是为治疗急性食物中毒争取时间,在紧急处理后,患者应马上进入医院治疗。同时注意要保留导致中毒的食物,以便医生确定中毒物质。

二、食物中毒的现场调查和处理

1. 食物中毒调查目的

(1)确定食物中毒的类型和中毒原因;

(2)查清引起中毒的食品和导致食物中毒的途径;

(3)为中毒病人处理、食品处理和现场处理提供科学依据;

(4)总结经验教训,加强食物中毒的预防。

2. 调查的步骤和方法

(1)现场调查中应首先向单位负责人、医务人员、炊事员、伙食管理人员以及患者等,询问有关食物中毒的经过和简要情况、可疑食品、中毒人数、发展趋势以及采取的具体措施。

(2)与在场医务人员一起询问中毒经过和检查患者中毒表现的特点以及与食物的关系,以便确定是否为食物中毒。

(3)确定潜伏期。潜伏期对确定是否是食物中毒以及何种类型的食物中毒具有重要意义。在判断潜伏期时,要注意多数病人的发病时间。

(4)确定中毒现场。调查全部中毒人员的分布,即工作、居住、就餐地点,从而找出患者与进餐地点的关系。

(5)确定中毒餐次和中毒食物。询问全部病人发病前 24~48h 各餐所吃的食物,并力争查明所有进餐人员所吃食物的情况。

(6)确定何种类型的食物中毒。应根据中毒的特点进行分析,如有发热和急性胃肠炎症状,可能是细菌性食物中毒的感染型;如无发热而有急性胃肠炎症状,可能是细菌性食物中毒的毒素型。

(7)封存剩余的一切可疑食物。可疑食物确定后,对已售出零散的同批食物应全部查清并立即追回。

(8)对现场进行卫生学调查。为控制和预防食物中毒的发生,应对现场环境卫生及加工场所的卫生条件、食物来源和生产过程逐步调查。

(9)对封存食物做相应的处理。对引起中毒的食物的处理,要本着保证食物中毒不再发生的原则,态度客观、慎重,调查中应做好详细记录,必要时应查明或索取有关资料和证件。

三、样品采集检验

对可疑食品的剩余部分、餐具及用具涂抹物、病人的吐泻物及其他可疑物品应采样送检。采样时被检样品的重量,固体为100～150g,液体为100～200mL。采样后应避免发生变质和再污染,细菌样品应在无菌条件下采样和低温下保存运送,挥发性样品应注意密封,样品中不得加入防腐剂。并根据中毒症状及可疑原因提出检验重点和目的,力求缩小检验范围。

四、食物中毒的总结与报告

在食物中毒调查结束后,应对调查的情况及所有资料进行整理和总结,写出专题报告。报告内容包括:中毒发生经过,食用人数、中毒人数、死亡人数、临床特征、中毒人员的年龄、性别、区域分布、检验结果、治疗情况、病人转归状况、中毒原因分析等。各种检验结果、结论以及涉及的所有调查处理过程等有关资料,应存档并按要求逐级上报。

复习思考题

一、名词解释

食物中毒　　细菌性食物中毒　　化学性食物中毒　　有毒动植物食物中毒

二、判断题

1. 食物中毒包括长期少量摄入某些有毒、有害物质而引起的以慢性毒害为主要特征的疾病。(　　)

2. 亚硝酸盐中毒是由吃蔬菜导致的。(　　)

3. 动物甲状腺中毒是因吃未摘除甲状腺的动物血脖肉、喉头气管,混有甲状腺的修割碎肉,或误将制药用的甲状腺当肉吃而引起的。(　　)

4. 中毒人数超过100人的,应当在6h内报告同级人民政府和上级卫生行政部门。(　　)

5. 在对中毒场所进行处理时,应将病人的排泄物用20%石灰乳或漂白粉溶液消毒。(　　)

三、选择题

1. 金黄色葡萄球菌具有较强的抵抗力,对(　　)敏感。

A. 青霉素　　B. 磺胺脒　　C. 磺胺异二噁唑　　D. 氯霉素

2. 蜡状芽孢杆菌最适宜的生长温度为(　　)。

A. 29～38℃　　B. 28～35℃　　C. 23～25℃　　D. 26～30℃

3. 四季豆中毒的有毒成分为(　　)。

A. 皂素等有毒成分　　　　B. 秋水仙碱

C. 白果酸　　　　　　　　D. 皂素及凝血毒素

4. 下列属于天然食物中毒的是(　　)。

A. 毒蕈中毒　　　　　　　B. 亚硝酸盐食物中毒

C. 砷中毒　　　　　　　　D. 肉毒梭菌食物中毒

5. 下列鱼中,食用时不会发生鱼类组胺中毒的是(　　)。

A. 金枪鱼　　　B. 秋刀鱼　　　C. 鲤鱼　　　　　D. 沙丁鱼

四、填空题

1. 食源性疾病有_____和_____两种形式。

2. _____是食源性疾病中最为常见的疾病。

3. 细菌性食物中毒按发病机理可分为3种类型：_____、_____、_____。

4. 致病性大肠埃希菌共有4种：_____、_____、_____、_____。

5. 一般将毒蕈中毒临床表现分为5种类型：_____、_____、_____、_____、_____。

五、简述题

1. 食物中毒的特点有哪些？

2. 导致食物中毒的原因有哪些？

3. 细菌性食物中毒发生的基本条件是什么？

4. 餐饮企业经营中应如何预防和处理细菌性食物中毒？

5. 动植物性食物中毒的特征主要有哪些？

6. 吃河豚鱼为何易引发食物中毒？应如何预防？

7. 如何预防毒蕈中毒？

8. 食物中毒如何进行现场调查和处理？

六、技能题

1. 2001年，某高校毕业班10位同学在某海鲜馆举行毕业聚餐，在吃完海鲜食物2h后，陆续有8位学生出现呕吐、腹痛、频繁腹泻。腹泻一般为水样、血水样黏液便。部分病人发冷、发烧。重症者脱水，少数意识不清。第3d以后中毒症状逐渐好转。请分析最可能是什么类型的食物中毒，如何防止此类事件的发生。

2. 我国有40多种河豚，其特点是口小头圆。背部黑褐色，腹部白色，体裸无鳞，呈圆筒形，前粗后细。其毒素为神经毒素。中毒特点是潜伏期短，病死率高。中毒后口唇发麻，恶心呕吐，无力，酒醉步态，甚者四肢麻木等。用高温121℃蒸汽处理2h后，仍不能去除鱼毒。1984年有报道，我国河豚中毒12例，其中死亡9例，病死率为75%。另有5条小河豚毒死6人的报道。

分析：

（1）如何预防河豚中毒？

（2）河豚中毒应如何急救？

实训十七 食物中毒调查

一、实训目的

掌握食物中毒的调查处理方法。

二、实训案例

对一食物中毒案例介绍食物中毒调查的方法。

案例:2010 年 6 月 17 日,某地卫生监督机构接到当地中心医院报告,该医院陆续接收了某单位集体就餐后出现的一批症状相同的病人,疑似食物中毒,请派人前去调查。

步骤一:确定食物中毒调查的目的。

了解食物中毒发生的情况,确定是否属于食物中毒,如果属于食物中毒则确定引起食物中毒的原因,采取有效的措施防止中毒蔓延,通过调查积累食物中毒的资料,制定相应的措施,减少或控制类似事件发生,并规范食品生产经营活动。

步骤二:工作准备。

收集相关的食物中毒和食源性疾病参考书,食品中毒相关标准,由食品卫生专业人员、检验人员携带采样器械、法律文书、取证工具等到现场进行调查。

步骤三:中毒患者症状调查。

患者都是在单位食堂食用了早餐后出现相同症状,初期时头晕、头疼、恶心和寒战,随后出现呕吐、腹痛、腹泻,腹泻为水样,伴有发烧、体温较高。

步骤四:中毒患者食物史调查。

发病者早餐均食用了食堂的稀饭、馒头、茶叶蛋、咸菜等。

步骤五:可疑中毒食物调查。

在该单位食堂调查中发现,该单位食堂卫生管理不规范,食堂无餐具消毒设施,食品加工过程中生熟食品混放,盛放生鸡蛋的工具没有经过消毒,又盛放了用于销售的茶蛋,且茶蛋存放多时没有再进行加热处理,经过分析认可能是由于生熟食品混放造成了交叉污染。

对餐厅早餐食品采集样品,对加工器具进行涂抹采样处理并送检,在茶蛋中检测出沙门氏杆菌,在容器涂抹采样中也检测出沙门氏杆菌,且茶蛋菌落总数严重超过食品卫生标准。

步骤六:患者物品采样。

对患者呕吐物、大便、血、尿等采样送检,在病人呕吐物和粪便中也分离出沙门氏杆菌。

步骤七:食物中毒类型的认定。

通过调查笔录、中毒症状调查、采样检验表明,中毒均与该天在食堂进食早餐有关,病人有同一进餐史,中毒症状极为相似,现场调查发现该食堂卫生设施落后、管理不严、生熟食混放,结合实验提供数据,确定食物中毒是进餐了含有沙门氏菌的茶蛋引起的细菌性食物中毒。

步骤八:处理。

(1)现场处理

对食堂可疑中毒食物及其原料、半成品以及被污染的加工器具进行封存。调查结束后责令对加工器具进行清洗消毒。

（2）行政处罚

按照《中华人民共和国食品安全法》销毁导致中毒的食物,停业进行整顿,没收违法所得,并按规定进行罚款。

三、实操训练

2009年8月7日,某乡镇小学和幼儿园有473人在课间饮用了某牛乳公司生产的同一批号的消毒乳,于当天发现有88人发病,年龄最小的4岁,最大的11岁,潜伏期最短的2h,最长的11.5h,平均3.5h,停止饮用该牛乳后,发病很快终止。中毒患者以恶心、呕吐为主要症状,呕吐一般为3~4次,最多达数十次,部分病人有腹痛,仅有2人有轻度腹泻,不发热或有低热,经对症治疗,病情迅速得到好转,所有病人于2d内痊愈,无死亡病例。

要求:

1. 查阅相关参考书和网上信息资料,详细写出食物中毒调查的步骤。

2. 对调查资料和数据进行汇总和整理,并进行分析和总结,结合所学知识给出处理意见。

第十一章 食品安全与卫生管理

第一节 食品安全卫生法制管理

食品卫生和质量不仅涉及国家、民族的整体素质,关系到社会稳定和经济发展,而且还关系到世界食品贸易以及全球经济秩序的健康稳定。因此,世界各国政府都建立了一套食品监督管理体系,包括机构设置、法律法规制定完善、监督方法确立、人员培训等方面,确保食品安全监督体制的有效性,维护消费者的健康利益。

为了保证食品安全与卫生,防止食品污染,预防食物中毒和其他食源性疾病,确保人民身体健康,就必须加强食品安全卫生管理。基于食品安全和营养质量与健康的密切相关,世界卫生组织(WHO)等国际组织和各国政府都将食品卫生作为重要的公共卫生问题。

一、食品卫生管理立法

1995 年《中华人民共和国食品卫生法》正式颁布施行。《中华人民共和国食品安全法》(以下简称《食品安全法》)由中华人民共和国第十一届全国人民代表大会常务委员会第七次会议于 2009 年 2 月 28 日通过。自 2009 年 6 月 1 日起施行,2015 年进行修订,于 2015 年 10 月 1 日施行,2015 年国家食品药品监督管理总局根据新《食品安全法》修订了《中华人民共和国食品安全法实施条例(修订草案)》,并于 2016 年发布。草案比 2009 年的《食品安全法实施条例》增加了 136 条内容。

《食品安全法》是新阶段食品安全保证的法律依据,又是对相关人员的行为要求。整部法律既有生产规定、产品规定、违法处罚规定,又有执法主体的规定,基本涵盖了从田间到餐桌整个食品生产、消费过程中所有环节、所有相关参与者的行为规范。《食品安全法》共分 10 章 104 条内容,包括总则、食品安全风险监测和评估、食品安全标准、食品生产经营、食品检验、食品进出口、食品安全事故处置、监督管理、法律责任、附则。首次明确了网售食品的抽检标准,要求网络食品交易平台需备案 IP 地址、IP 审查许可证明、网址等信息。此外,草案还拟建立食品生产经营者征信系统,与融资信贷等挂钩,以此制约食品经营者的失信行为。

新修订的《食品安全法》在总则中规定食品安全工作要实行预防为主、风险管理、全程控制、社会共治的基本原则,要建立科学、严格的监管制度。以法律形式固定监管体制改革成果、完善监管制度机制,解决当前食品安全领域存在的突出问题,以法治方式维护食品安全,为最严格的食品安全监管提供体制制度保障,在预防为主方面,强化食品生产经营过程和政府监管中的风险预防要求。在风险管理方面,提出食品药品监管部门根据食品安全风险监测、风险评估结果和食品安全状况等,确定监管重点、方式和频次,实施风险分级管理。在全程控制方面,提出国家要建立食品全程追溯制度。食品生产经营者要建立食品安全追溯体系,保证食品可追溯。在社会共治方面,强化行业协会、消费者协会、新闻媒体、群众投诉举报等方面的规定。

《食品安全法》明确食品生产经营者对食品安全承担主体责任,对其生产经营食品的安全负责。国家鼓励食品生产经营企业采用信息化手段采集、留存生产经营信息,建立食品安全追溯体系。对保健食品管理新增多项规定。明确保健食品企业应落实主体责任,生产必须符合良好规范并实行定期报告制度;规定保健食品广告发布必须经过省级食品药品监管部门的审查批准等。对婴幼儿配方乳粉管理增设新规定。明确要求婴幼儿配方食品生产企业实施从原料进厂到成品出厂的全过程质量控制;婴幼儿配方乳粉的产品配方应当经国务院食品药品监督管理部门注册;不得以分装方式生产婴幼儿配方乳粉。

二、食品法规体系

食品有效质量保障体系以国家食品法律体系为基础,顺利推行食品质量监管,法律法规体系是世界各国提升食品安全质量水平的根本保障,只有建立健全法律体系,才能为国家开展食品执法监督管理提供依据。食品法规体系应涵盖所有食品类别和食品生产链的各个环节。世界各国食品安全立法大致分为两类:一类是在一些综合性法律中通过对农产品及食品、农业投入品、包装和标签的调整从而直接或间接地涉及对食品安全的调整;另一类就是在单一性法律中专门就某一种类或某一环节的食品质量安全问题作出规定。各项立法互相配合而又各有侧重,形成比较严密的食品安全管理法规体系。食品安全管理法规体系包括以下几个方面。

1. 食品标准体系

食品标准是食品行业中的技术规范,从多方面规定食品技术要求和品质要求,是食品生产、检验和评定的依据,是企业进行科学管理的基础和食品质量的保证,同时也是食品监管机构进行监督管理的依据。食品标准涉及食品从农田到餐桌的各个环节,包括食品原辅料及产品的品质要求、生产操作规范以及质量管理等内容。

2. 食品质量认证体系

认证指由可以充分信任的第三方证实某一经鉴定的产品或体系符合特定标准或规范性文件的活动。质量认证也叫合格评定,是国际上通行的管理产品质量的有效方法。对食品质量进行认证,可促使食品生产企业完善质量管理体系,生产出高质量的产品。同时通过严格的检验和检查,为产品的符合要求出具权威证书,可减少重复检验和评审,降低成本,提高产品知名度,符合市场经济的法则,是促进贸易的有效手段。

3. 食品检测体系

食品检测体系是食品质量管理基础,只有通过食品检测,才能掌握食品质量信息,在各个环节对食品质量进行有效的监控和管理。食品检测体系一般由企业自检体系、民间检测机构和政府监管机构构成。

4. 食品生产质量管理体系

企业为了实施质量管理,生产出满足规定和潜在要求的产品和提供满意的服务,实现企业的质量目标,必须通过建立、健全和实施食品生产质量管理体系(简称质量体系)来实现。

5. 食品监督管理体系

食品监督管理体系是指国家行政主体依据法定职权通过法律法规对食品生产、流通进行有效监督管理的一整套管理机制。国家食品监管体系由政府的立法、执法和司法部门负责。为了保证供给食品的质量,国家颁布立法部门制定的法规,委托执法部门强行执法来贯彻实施法规,司法部门对强制执法行动、监管工作或一些政策法规产生的争端给出公正的裁决。

近几年来,我国食品安全事件频繁发生,一定程度上引发社会公众对食品安全的心里恐慌,对国家和社会的稳定以及经济良性发展造成巨大冲击。食品安全直接关系广大人民群众身体健康和生命安全,关系国家的健康发展,关系社会的和谐稳定。我国党和政府历来高度重视食品安全,制定保障食品安全的法律,出台了《食品安全法》,构筑了食品安全屏障,对规范食品生产经营活动,防范食品安全事故的发生,增强食品安全监管工作的规范性、科学性和有效性,提高我国食品安全整体水平,切实保证食品安全,保障公众身体健康和生命安全,具有重要意义。

第二节 食品卫生质量管理

一、食品卫生质量管理概述

(一)食品卫生质量管理概述

1. 食品卫生质量管理定义

食品卫生监督是指政府卫生行政部门为保护消费者的健康,根据《食品安全法》的规定,对食品生产经营活动实施强制性卫生行政管理,督促检验食品生产经营者执行食品卫生法律、法规和规章的情况,并对其违法行为追究行政法律责任的过程。它具有强制性、规范性、权威性、技术性、普遍性等特点。

食品卫生质量管理是政府的食品生产经营者管理部门和食品生产经营者根据《食品安全法》的规定,对食品卫生经营活动进行管理的过程,即贯彻执行食品卫生法律、法规和规章的全过程。

2. 食品卫生质量管理内容

食品卫生监督内容包括进行食品卫生监督、检验和技术指导;协助培训食品生产经营人员,监督食品生产经营人员的健康检查;宣传食品卫生、营养知识,进行食品卫生评价,公布食品卫生情况;对食品生产经营企业新建、改建、扩建工程的选址和设计的卫生审查,并参加工程验收;对食物中毒和食品污染事故进行调查,并采取控制措施;进行巡回监督检验;对违反《食品安全法》的行为追查责任,依法进行行政处罚;负责其他食品卫生监督事项。

食品卫生质量安全管理的内容包括加强各级政府对食品的卫生管理工作;加强食品生产经营企业内部的管理;履行法律规定的各项管理义务。食品安全监督管理部门对食品不得实施免检。市场监督管理部门应当对食品进行定期或者不定期的抽样检验。进行抽样检验,应当购买抽取的样品,不收取检验费和其他任何费用。

县级以上监督管理部门在执法工作中需要对食品进行检验的,应当委托符合本法规定的食品检验机构进行,并支付相关费用。对检验结论有异议的,可以依法进行复检。

3. 食品卫生监督管理的原则

对食品卫生监督管理的总的要求是正确、合法、及时,在监督管理的全过程中遵循 4 个原则,即预防为主、实事求是、依法行政、坚持社会效益第一的原则。

(二)食品卫生监督与管理

1. 餐饮业的监督与管理

餐饮业的监督与管理内容包括餐饮业建筑设计及设施的预防性卫生监督;从业人员的食品卫生知识培训;生产经营重点环节的卫生管理;应用 HACCP 方法进行监督管理。

2. 街头食品的监督与管理

街头食品存在的主要卫生问题包括缺乏必要的加工、经营和卫生设施,突出表现为缺乏足够的饮用水源,加工和经营过程中存在较多的不卫生行为:各类食品混放,货、款不分,餐具不清洗、不消毒,使用不清洁的原料,受环境污染严重,以微生物污染最为突出,其次是寄生虫污染、滥用食品添加剂或其他非食用化学物质,从业人员文化和卫生素质低,以城市下岗职工和外来民工为主,存在相当多的非法经营者,街头食品经营地点分散,流动性强,管理难度较大,许多为无证摊贩。主要针对存在的上述问题,采取相应的措施加强监督和管理。

3. 保健食品的监督与管理

保健食品是特殊食品,必须按照有关行政法规、技术法规和审批程序进行申报。对其监督与管理的重点包括生产监督、生产许可(经卫生部批准后生产)、生产过程(符合 GMP 要求)、市场监督(功效成分检测、功能验证、查禁违法入药行为、标签和说明书有否虚假、夸大的功效宣传)。

4. 辐照食品的监督与管理

我国制定了若干有关辐照食品的法规和标准。新研制的辐照食品品种,需逐级上报,待卫生部审核批准后发给批准文号。辐照食品的加工必须按照规定的工艺进行,并按照食品卫生标准进行检验,否则不得出厂和销售。我国批准生产的辐照食品包括猪肉、扒鸡、家禽、酒、水果、土豆、酱油等。

食品卫生贯穿于食品生产、消费的全过程。近年来,随着国内外食品安全性问题的日益突出,食品安全被放在越来越重要的位置,将食品安全作为综合性的概念,涵盖食品卫生、食品质量、食品营养等相关方面的内容和食品从农田到餐桌的各个环节。

加强食品卫生安全质量管理是关系到消费者及其子孙后代的生命健康,关系到生产力发展和社会生产、生活秩序的重要问题,是食品行业的核心问题,有利于保护人民健康,也有利于促进农业和食品工业的发展,提高国际竞争力。食品卫生质量管理需要建立一个完整食品卫生标准体系。

二、食品卫生标准

食品卫生标准是保障食品安全与营养的重要技术手段,制定与实施食品卫生标准的根本目的是要实现全民的健康保护,是食品卫生法律法规体系的重要组成部分,是进行法制化食品卫生监督管理的基本依据。

食品卫生标准包括食品原料与产品卫生标准、食品添加剂使用卫生标准、营养强化剂使用卫生标准、食品容器与包装材料卫生标准、食品中农药最大残留限量卫生标准、食品中霉菌与霉菌毒素限量卫生标准、食品中环境污染物限量卫生标准、食品中激素（植物生长素）及抗菌素的限量卫生标准、食品企业生产卫生规范、良好生产规范以及危害分析和关键控制点、食品标签标准、辐照食品卫生标准、食品卫生检验方法，包括食品卫生微生物检验方法、食品卫生理化检验方法、食品安全性毒理学评价程序与方法、食品中营养素检验方法、保健食品功能学评价程序和检验方法、食品餐饮具洗涤卫生标准、洗涤剂消毒剂卫生标准。

三、食品卫生质量鉴定

（一）食品卫生质量鉴定

食品卫生质量鉴定，又称食品安全性评价，主要是查明食品中是否存在威胁人体健康的有害因素，阐明其种类、来源、性质、作用、含量和危害等，并判定其是否符合现行食品卫生标准或可接受的危险水平，从而作出食品安全性评价结论。

（二）食品卫生质量鉴定一般步骤和方法

1. 待鉴定食品基本情况调查

先对待鉴定食品进行现场调查，主要了解该食品生产条件、保藏条件，推测食品在原料、生产、经销全过程中受污染或变质的可能性，为进一步鉴定提供资料。调查包括人员调查、现场调查、书面资料调查如车间记录、运货单、传票、卡片等。

2. 制定食品卫生质量鉴定方案和检验项目

食品卫生质量鉴定方案不同，检验项目也不尽相同。食品卫生监督检验机构主要检验食品卫生标准所规定项目。

3. 采样

采样是食品卫生质量鉴定工作基础，采样是否正确直接影响鉴定结果，采样应在现场调查基础上，卫生人员应亲自到现场采样。样品的采集就是根据一定的原则，借助于一定的仪器从被检对象中抽取供检验用样品的过程。

4. 检验步骤和检验方法的选择

（1）检验步骤

一般食品卫生质量鉴定工作的主要检验步骤为感官检查，有害因素快速检验或常规理化检验，微生物学检验和简易动物毒性试验。

（2）检验方法

检验方法以国际或国家标准规定的统一检验方法为准。如统一方法中未包括所需项目与方法时，可参照比较公认的通用方法且于检验报告中注明所用检验方法。

①感观检查

感观检查即通过对食品色、香、味、型等状态进行检查，从而对食品的质量状况作出客观的评价。

②有害因素快速检验

现场快速检测的方法主要分为生化试剂检测类、胶体金检测类、微生物纸片类和便携仪器类。此法多用于定性检验。

③常规理化检验

食品理化检验的主要内容是各种食品的营养成分及化学性污染问题。检验方法参考统一的卫生标准和检验方法。

④简易动物毒性试验

对怀疑受化学污染的食品,可进行简易动物试验。此种试验可于鉴定开始时进行,将待鉴定食品喂饲动物,可通过动物反应,对污染物的类别和性质加以粗略估计。

5. 鉴定结论和食品处理

一般经上述检验步骤,应可作出食品卫生质量鉴定的最后结论,即食品中是否存在有害因素,针对有害因素的来源、种类、性质、含量、毒性等提出明确的意见,并且根据该食品的具体情况提出处理意见。

通常对鉴定的食品进行处理有以下 3 种方式。

(1)正常食品,即符合该食品的卫生标准,可以食用。

(2)条件可食食品,在鉴定后,发现食品有一定的问题,并对人体健康存在一定危害,但经过处理可以被消除,此种处理措施即称"无害化处理",此种食品称为"条件可食食品"。

(3)禁食食品,可能对人体有明显危害的食品,应禁止食用,可销毁或供非食品工业用。

食品卫生鉴定过程中,如发现某项污染食品对人体健康已造成明显危害,除认真处理剩余食品外,食品卫生部门应追查生产和销售部门及其有关人员的责任;必要时,请求有关部门依法处理,如罚款停业,赔偿损失等。

四、无公害农产品

(一)无公害农产品及无公害食品概念

1. 无公害农产品定义

无公害农产品是指产地环境符合无公害农产品的生态环境质量,生产过程必须符合规定的农产品质量标准和规范,有毒有害物质残留量控制在安全质量允许范围内,安全质量指标符合《无公害农产品(食品)标准》的农、牧、渔产品(食用类,不包括深加工的食品),经专门机构认定,许可使用无公害农产品标识的产品。广义的无公害农产品包括有机农产品、自然食品、生态食品、绿色食品、无污染食品等。这类产品生产过程中允许限量、限品种、限时间地使用人工合成的安全的化学农药、兽药、肥料、饲料添加剂等。

2. 无公害食品定义

指产地生态环境清洁,按照特定的技术操作规程生产,将有害含量控制在规定标准内,并由授权部门审定批准,允许使用无公害标志的食品。

(二)无公害农产品技术规范

无公害农产品生产系采用无公害栽培(饲养)技术及其加工方法,按照无公害农产品生产技术规范,在清洁无污染的良好生态环境中生产、加工的,安全性符合国家无公害农产品标准的优质农产品及其加工制品。无公害农产品生产是保障大众食用农产品消费身体健康、提高农产品安全质量的生产。

（三）无公害食品标准

无公害食品标准内容包括产地环境标准、产品质量标准、生产技术规范和检验检测方法等，标准涉及120多个（类）农产品品种，大多数为蔬菜、水果、茶叶、肉、蛋、奶、鱼等关系城乡居民日常生活的"菜篮子"产品。建立和完善无公害食品标准体系，是全面推进"无公害食品行动计划"的重要内容，也是开展无公害食品开发、管理工作的前提条件。

无公害食品标准以全程质量控制为核心，主要包括产地环境质量标准、生产技术标准和产品标准3个方面。

1. 无公害食品产地环境质量标准

无公害食品的生产首先受地域环境质量的制约，即只有在生态环境良好的农业生产区域内才能生产出优质、安全的无公害食品。因此，无公害食品产地环境质量标准对产地的空气、农田灌溉水质、渔业水质、畜禽养殖用水和土壤等的各项指标以及浓度限值作出规定，一是强调无公害食品必须产自良好的生态环境地域，以保证无公害食品最终产品的无污染、安全性，二是促进对无公害食品产地环境的保护和改善。

2. 无公害食品生产技术标准

无公害食品生产技术标准是无公害食品体系的核心，它包括无公害食品生产技术操作规程。

3. 无公害食品产品标准

无公害食品产品标准是衡量无公害食品终产品质量的指标尺度。它虽然跟普通食品的国家标准一样，规定了食品的外观品质和卫生品质等内容，但其卫生指标不高于国家标准，重点突出安全指标，安全指标的制定与当前生产实际紧密结合。无公害食品产品标准反映无公害食品生产、管理和控制的水平，突出无公害食品无污染、食用安全的特性。

（四）无公害农产品标识

无公害农产品标识，见图11-1。

五、绿色食品

（一）绿色食品定义

绿色食品是遵循可持续发展原则，产自优良生态环境、按照绿色食品标准生产、实行全程质量控制，经专门机构认定，许可使用绿色食品标志的无污染的安全、优质食用农产品及相关产品。

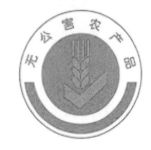

图11-1　无公害农产品标识

（二）绿色食品标准

绿色食品标准是由农业部发布的推荐性农业行业标准（NY/T），是绿色食品生产企业必须遵照执行的标准。绿色食品标准以全程质量控制为核心，包括环境质量标准、生产技术标准、产品标准、包装标签标准、贮藏运输标准和其他相关标准。

1. 绿色食品产地环境质量标准

绿色食品产地环境质量标准制定强调绿色食品必须产自良好的生态环境地域，以保证绿色食品最终产品的无污染、安全性,促进对绿色食品产地环境的保护和改善。绿色食品产地环境质量标准规定产地的空气质量标准、农田灌溉水质标准、渔业水质标准、畜禽养殖用水标准和土壤环境质量标准的各项指标以及浓度限值、监测和评价方法。提出绿色食品产地土壤肥力分级和土壤质量综合评价方法。

2. 绿色食品生产技术标准

绿色食品生产技术标准是绿色食品标准体系的核心,包括绿色食品生产资料使用准则和绿色食品生产技术操作规程两个部分。绿色食品生产资料使用准则是对生产绿色食品过程中物质投入的一个原则性规定,它包括生产绿色食品的农药、肥料、食品添加剂、饲料添加剂、兽药和水产养殖药的使用准则,对允许、限制和禁止使用的生产资料及其使用方法、使用剂量等作出了明确规定。绿色食品生产技术操作规程是以上述准则为依据,按作物种类、畜牧种类和不同农业区域的生产特性分别制定的,用于指导绿色食品生产活动,规范绿色食品生产技术的技术规定,包括农产品种植、畜禽饲养、水产养殖等技术操作规程。

3. 绿色食品产品标准

绿色食品产品标准是衡量绿色食品最终产品质量的指标尺度。其卫生品质要求高于国家现行标准,主要表现在对农药残留和重金属的检测项目种类多、指标严。而且,使用的主要原料必须是来自绿色食品产地的、按绿色食品生产技术操作规程生产出来的产品。

4. 绿色食品包装标签标准

绿色食品包装标签标准规定进行绿色食品产品包装时应遵循的原则,包装材料选用的范围、种类,包装上的标识内容等。要求产品包装从原料、产品制造、使用、回收和废弃的整个过程都应有利于食品安全和环境保护,包括包装材料的安全、牢固性,节省资源、能源,减少或避免废弃物产生,易回收循环利用,可降解等具体要求和内容。绿色食品产品标签,除要求符合国家《食品标签通用标准》外,还要求符合《中国绿色食品商标标志设计使用规范手册》规定。

绿色食品贮藏、运输标准对绿色食品贮运的条件、方法、时间作出规定。以保证绿色食品在贮运过程中不遭受污染、不改变品质,并有利于环保、节能。

5. 绿色食品其他相关标准

绿色食品其他相关标准包括"绿色食品生产资料"认定标准、"绿色食品生产基地"认定标准等。

(三)绿色食品标准分类

绿色食品标准分为 AA 级绿色食品标准和 A 级绿色食品标准两个技术等级。

1. AA 级绿色食品标准

AA 级绿色食品标准要求生产地的环境质量符合《绿色食品产地环境质量标准》,生产过程中不使用化学合成的农药、肥料、食品添加剂、饲料添加剂、兽药及有害于环境和人体健康的生产资料,而是通过使用有机肥、种植绿肥、作物轮作、生物或物理方法等技术,培肥土壤、控制病虫草害、保护或提高产品品质,从而保证产品质量符合绿色食品产品标准要求。

2. A 级绿色食品标准

A 级绿色食品标准要求生产地的环境质量符合《绿色食品产地环境质量标准》,生产过程中严格按绿色食品生产资料使用准则和生产操作规程要求,限量使用限定的化学合成生产资料,并积极采用生物学技术和物理方法,保证产品质量符合绿色食品产品标准要求。

(四)绿色食品(Green food)标识

绿色食品(Green food)标识见图11-2。

(五)绿色食品认证

绿色食品认证要求所要申报的企业,其产地环境、生产过程、产品质量和包装和运输等条件必须符合相应的绿色食品标准要求,并经过相应的机构检测,才能获得绿色食品标志使用权。这种完整的标准体系和认证过程真正体现"全程质量控制"的理念。目前,农业部颁布的绿色食品标准共计90项,其中通则类标准有10项,产品标准有80项。2012年10月1日实施新的《绿色食品标志管理办法》规定标签认证取消"终身制",

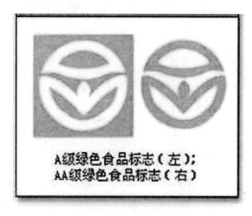

图 11-2　绿色食品标识

绿色食品标志包含认证期限信息,认证编码第三段数字的前四位代表的就是获得认证的年、月。如果从获得认证起超过了3年,就属于过期标签,需要重新申请。

六、有机食品

(一)有机食品定义

有机食品是一种国际通称,是从英文 Organic Food 直译过来的,也叫生态或生物食品等。此处说的"有机"是指采取一种有机的耕作和加工方式。有机食品是指按照这种方式生产和加工的;产品符合国际或国家有机食品要求和标准;并通过国家有机食品认证机构认证的一切农副产品及其加工品,包括粮食、蔬菜、水果、奶制品、禽畜产品、蜂蜜、水产品、调料等。

(二)有机食品的特点

有机食品是通过不施用人工合成的化学物质为手段,利用一系列可持续发展的农业技术,减少生产过程对环境和产品的污染,并在生产中建立一套人与自然和谐的生态系统,以促进生物多样性和资源的可持续利用。

有机食品与其他食品的显著差别在于,有机食品的生产和加工过程中严格禁止使用农药、化肥、激素等人工合成物质,而一般食品的生产加工则允许有限制地使用这些物质。同时,有机食品还有其基本的质量要求:原料产地无任何污染,生产过程中不使用任何化学合成的农药、肥料、除草剂和生长素等,加工过程中不使用任何化学合成的食品防腐剂、添加剂、人工色素和用有机溶剂提取等,贮藏、运输过程中不能受有害化学物质污染,必须符合《国家食品安全法》的要求和食品行业质量标准。

（三）有机产品标识

有机产品标识见图 11-3。

（四）有机食品符合的基本条件

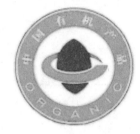

1. 原料

原料必须来自于已建立的或正在建立的有机农业生产体系或采用有机方式采集的野生天然产品。

图 11-3　有机产品标识

2. 生产过程

有机产品在整个生产过程中严格遵循有机食品的加工、包装、贮运、运输标准。

3. 体系与标准

生产者在有机食品生产和流通过程中，有完善的质量控制和跟踪审查体系，有完整的生产和销售标准。

4. 认证

必须通过独立的有机食品认证机构的认定。有机食品认证是指机构通过认证证明该食品的种植、生产、加工、储存、运输和销售点等环节均符合有机食品认证的标准。有机食品认证范围包括野生、种植、养殖和加工的全过程。有机食品认证的一般程序包括生产者向认证机构提出申请和提交符合有机生产加工的证明材料，认证机构对材料进行评审、通过现场检查后批准标志的使用。

（五）有机食品认证基本要求

有机食品认证要求生产经营环境的水质、土壤、空气达标，不用化肥农药可以进行种植，无污染，种植基地适宜。

（六）有机食品标准

中国国家环境保护总局有机食品发展中心（OFDC）制定的《有机（天然）食品生产和加工技术规范》是有机食品生产加工、储运和检测的主要参考标准，也是 OFDC 颁证的重要依据。本规范共八部分，即有机农业生产的环境；有机（天然）农产品生产技术规范；有机农业转变技术规范；有机（天然）食品加工技术规范；有机（天然）食品储藏技术规范；有机（天然）食品运输技术规范；有机（天然）食品销售技术规范；有机（天然）食品检测技术规范。

中国有机食品标准要求原料必须采用有机方式采集的野生天然产品或来自有机农业生产体系，产品在整个生产过程中必须严格遵循有机食品的加工、包装、贮藏、运输等要求；产品在生产和流通过程中有完善的跟踪审查体系和完整的生产、销售档案记录；在加工过程中不采用辐射处理、化学合成的食物添加剂，是一类真正来自于自然的、安全、富含营养、高品质的环保型生态健康食品。因此，有机食品是一种无污染、纯天然、高品质的理想食品，是食品中的最高品级。

第三节　食品质量安全

一、SC 标志概述

随着食品监督管理机构的调整和新《食品安全法》的实施,《工业产品生产许可证管理条例》已不再作为食品生产许可的依据。SC 依据《中华人民共和国食品安全法》《中华人民共和国行政许可法》等法律法规制定。国家食品药品监督管理总局令第 16 号《食品生产许可管理办法》其中第四章许可证管理第二十九条规定:食品生产许可证编号由 SC("生产"的汉语拼音字母缩写)和 14 位阿拉伯数字组成。数字从左至右依次为:3 位食品类别编码、2 位省(自治区、直辖市)代码、2 位市(地)代码、2 位县(区)代码、4 位顺序码、1 位校验码。

2015 年 10 月 1 日起新实行的《食品安全法》和其配套规章《食品安全生产许可管理办法》对 QS 标志做出了调整,SC 标志成为新版 QS 食品许可证标志。SC 申请调整食品生产许可主体,实行一企一证;调整许可证书有效期限,将食品生产许可证书由原来 3 年的有效期限延长至 5 年;调整现场核查内容;调整审批权限,除婴幼儿配方乳粉、特殊医学用途食品、保健食品等重点食品原则上由省级食品药品监督管理部门组织生产许可审查外,其余食品的生产许可审批权限可以下放到市、县级食品生产监管部门。

二、SC 标志具备要件

申请人申请食品生产许可 SC,应当配备食品安全管理人员及专业技术人员,并定期进行培训和考核。申请人及从事食品生产管理工作的食品安全管理人员应当未受到从业禁止。拥有生产场所、设备设施、设备布局和工艺流程、人员管理、管理制度,查验试制产品检验合格报告。

三、SC 审查程序

国家食药监总局发布《食品生产许可审查通则》,于 2016 年 10 月 1 日起施行。《通则》严格划分了许可审查的方式,将生产许可审查划分为申请材料审查和现场核查两种方式;完善了许可审查机制,赋予申请人核查整改机会,对于判定结果为通过现场核查但存在一些管理瑕疵的情况,准予申请人在 1 个月内进行整改,发放生产许可;提出了行政许可方便服务机制,准许申请人委托代理人申请生产许可证。前提申请人委托他人办理食品生产许可申请的,代理人应当提交授权委托书以及代理人的身份证明文件。申请人申请 SC 应当递交的材料包括食品生产许可申请书,营业执照复印件,食品生产加工场所及其周围环境平面图,需要标注比例,食品生产加工场所功能区间布局平面图,需要标注比例,工艺设备布局图,需要标注比例;食品生产工艺流程图,食品生产主要设备设施清单,食品安全管理制度目录,法律规定的其他材料。

审查的基本程序。审查部门对申请人提交的材料完整性,规范性进行审核;审查部门 3 工作日内组成核查组,并通知申请人和监管部门;核查组 10 个工作日内完成现场核查,并将《审核材料清单》所列项递交至审核部门;审核部门在规定时限内收集、汇总审查结果,以及《清单》所列的许可相关材料;许可机关应当自受理申请之日起的 20 个工作日内,依据材料、现场等情况做出是否准予生产许可的决定;对于通过现场核查的,申请人应当在 1 个月内向监管部门提交书面整改报告;最后,许可机关在作出许可决定 10 日内向申请人颁发食

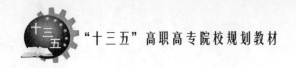

品生产许可证。

第四节　ISO 9000 质量管理体系

一、ISO 9000 简介

ISO(International Organization for Standardization)是国际标准化组织的简称。ISO 9000系列标准是国际标准化组织制定的,得到全世界100多个国家认可并普遍推行的国际质量标准。ISO 9000 系列标准是由 ISO 9000 质量管理体系(基础和术语)、ISO 9001 质量管理体系(要求)、ISO 9004 质量管理体系(业绩改进指南)、ISO 9011 质量和环境审核指南、ISO 10012测量控制系统构成,其中 ISO 9001 和 ISO 9004 是其核心。

二、实施 ISO 9001 标准认证的作用

在 2000 版 ISO 9000 系列中,ISO 9001 是质量管理体系认证的标准,企业通过认证可以证实其有能力稳定地提供满足顾客和适用的法律法规要求的产品,有效地运作体系可以使企业不断改进,获得更好的效益。

1. 提高企业管理水平

企业取得 ISO 9001 认证,有利于提高工作效率、降低成本、提供优质产品和服务,增强顾客满意。

2. 提高供方的质量信誉

企业实行质量认证制度,提高质量信誉,增强客户信心,扩大市场份额。

3. 指导需方选择供方单位

企业取得 ISO 9001 认证,可以帮助需方在纷繁的市场中,从获准注册的企业中寻找供应单位,从认证产品中择优选购商品。

4. 增强企业市场竞争能力

消除技术壁垒,促进国际贸易,增强产品品质竞争力。

三、ISO 9000 工作程序

ISO 9000 工作程序为 PDCA,即计划、实施、检查、处理。PDCA 可适用于所有过程。具体表现为:

1. P 阶段——计划

根据顾客要求和组织的方针,为提供结果建立必要的目标和过程。通过建立和实施科学、系统、严密、可行的文件化质量管理体系,促进管理的制度化、规范化和程序化。

2. D 阶段——实施

实施过程。通过对质量体系全过程各环节实施有效控制,构筑完整的企业管理质量环,促进企业管理工作有效开展。

3. C 阶段——检查

根据方针和产品要求,对过程和产品进行监视和测量,并报告结果。通过确立以预防为

主的管理思想,实行防患于未然的管理,把可能发生的风险消灭在萌芽状态。

4. A 阶段——处置

采取措施,以持续改进过程绩效。在做工作任务时,前期的工作做的很好,从计划到实施执行,但到 C 阶段就显得不完整,A 阶段不充分。通过定期审核和评价工作,及时发现和解决存在的问题,改进管理方式,持续提高管理绩效。

确定顾客和其他相关方的需求和期望,建立组织的质量方针和质量目标,确定实现目标必需的过程和职责,确定和提供实现质量目标必需的资源,规定测量每个过程的有效性和效率的方法,应用这些测量方法确定每个过程的有效性和效率,确定防止不合格并消除产生原因的措施,建立和应用持续改进质量管理体系的过程。

四、ISO 9000 的推行步骤

1. 对质量体系建立的组织策划

通过了解情况,找出差距,对企业现有质量管理体系进行诊断,保持优势。根据取证进度和任务落实职责,制定工作计划和程序。从组织上保证取证的落实,建立取证机制。从思想上保证取证落实,对骨干人员进行 ISO 9000 培训。

2. 质量体系的总体设计阶段

明确方针及目标,制定质量方针和质量目标,使质量体系能不断完善及提高;进行质量管理体系总体设计系统分析,确定体系结构;确定 ISO 9000 各过程的采用程度。

3. 质量体系建立阶段

建立组织架构,规定质量责任和权限,编制质量体系资源配置及投入方案。

4. 质量体系文件的编写

编写培训质量体系文件,编制质量体系文件(质量手册、程序文件、作业指导书、表单记录等),进行质量文件的修改、审定、批准、颁发。

5. 质量管理体系实施、运行和完善阶段

实施质量管理体系培训,质量体系的实施、运行和完善(试运行、正式运行);内部质量体系审核员培训,进行内部质量体系审核和管理评审,进行认证前的审核应对培训。

6. 质量体系认证阶段

提出认证申请;组织现场,迎接审核;通过现场审核,获取证书。

通过以上 6 个阶段,逐步推行,确保 ISO 9000 顺利实施达到最佳的质量体系,资金的投入合理;体系建设最快,使质量体系持续提升,长期有效运行。

五、ISO 9000 原则

ISO 9000 原则包括以顾客为关注焦点,领导作用,全员参与,过程方法,管理的系统方法,持续改进,基于事实的决策方法,与供方互利的关系 8 个方面。

1. 以顾客为关注焦点原则

组织依存于顾客。因此,组织应当理解顾客当前和未来的需求,满足顾客要求并争取超越顾客期望。

2. 领导作用原则

领导应确保组织的目标与方向的一致,应当创造并保持良好的内部环境,使员工能充分参与实现组织目标的活动。

3. 全员参与原则

各级人员都是组织之本,唯有他们的充分参与,才能使他们为组织的利益发挥其才干。

4. 过程方法原则

系统的识别和管理组织所应用的过程,特别是这些过程之间的相互作用,对这些过程的管理,称为过程方法。将活动和相关的资源作为过程管理,可以更有效地得到期望的结果。

5. 管理的系统方法原则

将相互关联的过程作为系统来看待、理解和管理,有助于组织提高实现目标的有效性和效率。

6. 持续改进原则

持续改进的总体绩效应当是组织的一个永恒目标。

7. 基于事实的决策方法原则

有效决策是建立在数据和信息的分析基础上。

8. 与供方互利的关系原则

组织与供方是相互依存的,互利的关系可增强双方创造价值的能力。

第五节　GMP食品生产操作规范体系

一、GMP概述

(一)食品良好操作规范(Good Manufacturing Practice,GMP)概念和由来

食品良好操作规范(GMP)是为保障食品安全、质量而制定的贯穿生产全过程的一系列控制措施、方法和技术要求。是一种重视生产过程中产品品质与质量安全的自主性管理制度;是一种具体的产品质量保证体系。食品GMP源于药品GMP,随后许多国家也将其用于食品工业并制定出相应的GMP法规。良好生产规范(GMP)和卫生标准操作程序(SSOP)等是实施HACCP的必备程序。

1963年美国FDA颁布药品GMP法令,1969年世界卫生组织(WHO)建议各国药品生产采用GMP制度,同年美国又将GMP引用到食品生产规范中。1975年,世界卫生组织(WHO)向各成员国公布了实施GMP的指导方针。1981年,CAC制定了《食品卫生通则》。1985年,CAC制定了《食品卫生通用GMP》。

我国已制定《膨化食品良好生产规范》(GB 17404—1998)和《保健食品良好生产规范》(GB 17405—1998),近期卫健委还组织制定了熟肉制品、饮料、蜜饯、乳制品及益生菌类保健食品等企业的GMP,并陆续发布实施。

(二)GMP与一般食品标准区别

虽然中国GMP以标准形式颁布,但其性质、侧重点和内容上与一般食品标准有着根本

区别。

1. GMP 与一般食品标准性质区别

GMP 对食品企业的生产条件、操作和管理行为提出规范性要求;一般食品标准是对食品企业生产出的终产品提出量化指标要求。

2. 侧重点不同

GMP 侧重点在成品出厂前整个生产过程的各个环节上,不仅仅是终产品;一般食品标准侧重于终产品的判定和评价。

3. 内容不同

GMP 内容包括硬件和软件两方面。硬件:食品企业的厂房、设备、卫生实施等方面的技术要求。软件为人员、生产工艺、生产行为、管理组织、管理制度、记录、教育培训等方面的管理要求。一般食品标准内容主要是产品必须符合的卫生和质量指标。如理化、微生物等污染物的限量指标;水分(POV)、挥发性盐基总氮(TVB-N)等食品腐败变质特征指标;纯度、营养素、功效成分等与产品品质相关的指标。

(三)实施食品 GMP 的意义

实施食品 GMP 可以确保食品卫生质量,保障消费者利益。可以促进食品企业质量管理的科学化和规范化,提高食品行业整体素质。GMP 以标准形式颁布,具有强制性和可操作性。实施 GMP 可使企业依据 GMP 规定建立和完善自身科学化质量管理系统,规范生产行为,为 ISO 9000 和 HACCP 的实施打下良好基础,推动食品工业质量管理体系向更高层次发展。有利于食品进入国际市场。食品企业实施 GMP,提高其在国际贸易中竞争力。提高卫生行政部门对食品企业进行监督检查的水平。对食品企业进行 GMP 监督检查,可使食品卫生监督工作更具科学性和针对性,提高对食品企业的监督管理水平。促进食品企业公平竞争。企业实施 GMP 后,其产品质量将会大大提高,从而带动良好的市场信誉和经济效益。通过加强 GMP 的监督检查,可淘汰一些不具备生产条件的企业,促进公平竞争。

二、食品 GMP 的内涵

GMP 是一种包括 4M 管理要素的质量保证制度,即选用符合规定要求的原料(material),以合乎标准的厂房设备(machines),由胜任的人员(man),按照既定的方法(methods)制造出品质既稳定而又安全卫生的产品的一种质量保证制度。

GMP 要求食品企业必须具备:良好的生产设备;科学合理的生产工艺(生产过程);完善先进的检测手段;高水平的人员素质;严格的管理体系和制度。

GMP 的管理要素主要包含 4 个"M":人员(man)、原料(material)、设备(machine)、方法(method)。

食品 GMP 的具体内容如下。

(一)原辅料采购、运输及贮藏过程中的要求

1. 原辅料的采购

对符合原辅料标准、质量稳定、信誉良好的生产厂,经审核后可作为主要原辅料的供应单位。

2. 原辅料的验收

企业要加强对原辅料的控制,农、畜药残留和其他环境污染控制,动物疫病的控制,要附有检疫合格证、产品检验合格证,注意产品的保质期、有效期。

3. 原辅料的贮藏和运输

定期对仓库清洁消毒,库内产品堆放整齐,批次清楚,堆垛与地面距离不少于10cm,与墙面、顶面之间留有30~50cm的距离。挂牌标识(品名/规格/数量/生产日期/批号),产品按照品种、规格、时间分垛堆放,冷冻产品要定时测定温度和湿度,运输工器具要清洁卫生,不得装运有碍食品安全卫生的货物(如化肥、农药和各种有毒化学品),应符合卫生要求,应备有防雨防尘设施,根据原料特点和卫生需要,还应具备保温、冷藏、保鲜等设施。运输作业应防止污染,操作要轻拿轻放,不使原料受损伤,不得与有毒、有害物品同时装运。建立卫生制度,定期清洗、消毒、保持洁净卫生。

(二)工厂设计与设施的要求

1. 设计

凡新建、扩建、改建的工程项目有关食品卫生部分,均应按本规范和各类食品厂的卫生规范的有关规定,进行设计和施工。各类食品厂应将本厂的总平面布置图,原材料、半成品、成品的质量和卫生标准、生产工艺规程以及其他有关资料,报当地食品卫生监督机构备查。

2. 选址

食品工厂厂址要选择地势干燥、交通方便、有充足的水源的地区。宜选在大气含尘、含菌浓度较低,自然环境和水质较好的地区。厂区应远离铁路、码头、机场、交通要道以及散发大量粉尘、烟气和有害气体的地方,当不能远离时,则应位于严重空气污染源的最大频率风向上风侧。

3. 平面布局

厂区应按生产车间、公用工程、行政办公、生活娱乐等分区布局,生产区在生活区的下风向,建筑物、设备、工艺流程三者合理衔接既便于各生产环节的相互衔接,又要便于加工过程的卫生控制,防止生产过程交叉污染的发生;从原料→半成品→成品的过程顺序进行布局,产品加工从不清洁的环节向清洁的环节过渡,防止交叉和倒流(物流、人流、水流、气流),清洁区与非清洁区之间要采取相应的隔离措施,厂区道路应通畅,便于机动车通行,有条件的应修环行路且便于消防车辆到达。

厂房之间,厂房与外缘公路或道路应保持一定距离,中间设绿化带。厂区内各车间的裸露地面应进行绿化。

给排水系统供水管采用不锈钢管道,为防止生产过程交叉污染,水流应逆加工流动(清洁区→非清洁区),冷/热水管用不同颜色标识,污水排放符合国家标准,水源应安装防鼠网罩。

4. 污物

污物(加工后的废弃物)存放应远离生产车间,且不得位于生产车间上风向,污物存放设施应密闭或带盖,要便于清洗、消毒。

5. 建筑设施

生产加工的面积与生产能力相适应,建筑材料符合生产要求,地面材料要求防滑、坚固、不渗水、易清洁、耐腐蚀;地面要平坦不积水;车间地面比厂区地面要高;有一定倾斜度;墙壁铺料要耐腐蚀、易清洗消毒、坚固、不渗水,墙壁涂料应用浅色、无毒、防水、防霉、不易脱落、可清洗。生产车间墙壁要用白瓷砖或其他防腐蚀材料,装修高度不低于 1.50m 的墙裙,墙壁表面应平整光滑,其四壁和地面交界面要呈漫弯形,防止污垢积存,并便于清洗。生产车间、仓库应有良好通风,采用自然通风时通风面积与地面积之比不应小于 1∶16;采用机械通风时换气量应不小于每小时换气 3 次。温度符合生产要求,易腐易变质食品车间应具备空调设备,保持温度要稳定。对光线的要求,要有充足的自然采光和人工照明。配备清洗消毒间和设备,冷热水供应与外界相连接的门、窗、排气孔,有防虫、防尘、防鼠设施。

6. 卫生设施

洗手消毒设施,设有淋浴室、更衣室、清洁区、非清洁区,分设更衣室、个人衣物、鞋靴、工作服、帽分开放置,衣物要与墙壁保持一定距离,保持良好的通风和采光,安装紫外灯或臭氧发生器。

厂区卫生间配有洗手消毒设施,防蝇虫、鼠设施,建材易清洗消毒、耐腐蚀、不渗水。

(三)食品用工具、设备的要求

凡接触食品物料的设备、工具、管道,必须用无毒、无味、抗腐蚀、不吸水、不变形的材料制做。设备、工具、管道表面要清洁,边角圆滑,无死角,不易积垢,不漏隙,便于拆卸、清洗和消毒。各种管道、管线尽可能集中走向。冷水管不宜在生产线和设备包装台上方通过,防止冷凝水滴入食品。其他管线和阀门也不应设置在暴露原料和成品的上方。设备安装应符合工艺卫生要求,与屋顶(天花板)、墙壁等应有足够的距离,设备一般应用脚架固定,与地面应有一定的距离。传动部分应有防水、防尘罩,以便于清洗和消毒。

(四)食品用水的要求

食品加工厂水源选择必须采用符合国家饮用水标准的水源,GB 5749—2006《生活饮用水卫生标准》。

(五)食品加工过程中的要求

在加工过程中,尽快和尽可能减少和抑制或杀灭微生物生长。严密控制物理条件(温度、时间、湿度、pH、压力、流速等)和加工过程(冷冻、冷藏、脱水、酸化等),冷藏食品中心温度应保持在 7℃ 以下、冻结点以上,冷冻食品中心温度应保持在 −18℃ 以下,热藏食品应保持在 65℃ 以上。工器具、台案的清洗、监控和检查。防止交叉污染。

(六)食品包装的要求

包装材料(容器)的卫生要求对人体无毒无害,具有一定的化学稳定性,加工性能好,资源丰富,成本低,无污染,具有优良的综合防护性能;可靠、耐压、质轻、强度高。包装材料(容器)的采购要进行索证,包装材料(容器)消毒清洗方法和清洗消毒剂做好分类管理,对清洗过程做好记录,产品包装必需在封闭的包装间内进行,标记符合 GB 7718—2011《预包装食品标签通则》的规定。

（七）食品检验的要求

食品企业应设立相应的检验室，具备相应的人员和所需的仪器、设备，检验用仪器、设备应经常处于良好状态，具备开展卫生监督和质量控制检验项目的能力，并有健全的检验制度和检验方法，按国家规定的标准进行检验记录。对影响检验的人、设施和环境、检验程序和方法、检验取样等因素严格控制。

食品卫生质量检验程序，检验操作人员对被检验样本按照国家标准、检验程序和方法、使用检验仪器与设施进行检验，做好检验记录，对检验结果比较判断，同时要进行信息反馈。检验原始记录要具有真实性，可追溯性。检验报告要求完整性、科学性、明确性。不合格品处理报告基本要求及时性、严肃性；对不合格的产品要销毁处理，重制或改作工业级产品。同时要进行卫生信息反馈记录

（八）食品生产人员个人卫生要求

食品生产人员拥有具有专业技术知识的组织管理人员，技术人员的比例不低于5%；人员负责人受过专门培训，具有生产及质量、卫生管理经验；卫生质量控制部门负责人具有大专以上学历，受过专门培训；卫生质量控制人员受过专门培训；采购人员掌握鉴别原料符合质量、卫生要求的知识和技能；生产人员受过上岗培训，具备生产操作能力；各类人员具备做好个人卫生的能力；工厂应建立各类人员的卫生、技术培训及考核档案。

食品生产人员个人卫生的要求1次/年建档健康体检；对直接接触入口食品的人员还须进行粪便培养和病毒性肝炎带毒试验。患有影响食品卫生疾病的人员要调离岗位。对人员的卫生要求不得患有有碍食品卫生的传染病；不得有外伤；不得化妆；不得戴首饰；必须穿工作服、鞋、戴工作帽，必须洗手消毒。

（九）食品工厂的组织和管理

食品工厂建立卫生管理机构，宣传贯彻食品卫生法规和制度，建立相应的各项卫生管理制度，组织卫生宣传教育工作。

除虫、灭害的管理。厂区应定期或在必要时进行除虫灭害工作，要采取有效措施防止鼠类、蚊、蝇、昆虫等的聚集和孳生。对已经发生的场所，应采取紧急措施加以控制和消灭，防止蔓延和对食品的污染。使用各类杀虫剂或其他药剂前，应做好对人身、食品、设备工具的污染和中毒的预防措施，用药后将所有设备、工具彻底清洗，消除污染。

有毒有害物管理。清洗剂、消毒剂、杀虫剂以及其他有毒有害物品，均应有固定包装，并在明显处标示"有毒品"字样，贮存于专门库房或柜橱内，加锁并由专人负责保管，建立管理制度。使用时应由经过培训的人员按照使用方法进行，防止污染和人身中毒。除卫生和工艺需要，均不得在生产车间使用和存放可能污染食品的任何种类的药剂。各种药剂的使用品种和范围，须经省（自治区、直辖市）卫生监督部门同意。

卫生设施的管理。洗手、消毒池、靴、鞋消毒池、更衣室、淋浴室、厕所等卫生设施，应有专人管理，建立管理制度，责任到人，应经常保持良好状态。

第六节 SSOP 食品卫生标准操作程序

一、概述

SSOP 是卫生标准操作程序(Sanitation Standard Operation Procedure)的简称,是食品企业为了满足食品安全的要求,在卫生环境和加工过程等方面所需实施的具体程序;是食品企业明确在食品生产中如何做到清洗、消毒、卫生保持的指导性文件。

SSOP 实际上是 GMP 中最关键的卫生条件,是在食品生产中实现 GMP 全面目标的卫生生产规范,同时也是实施危害分析与关键控制点(HACCP)体系的基础。SSOP 的正确制定和有效实施,可以减少 HACCP 计划中的关键控制点(CCP)数量,使 HACCP 体系将注意力集中在与食品或其生产过程的危害控制上,而不仅仅在生产卫生环节上。但这并不意味着生产卫生控制不重要,实际上,危害是通过 SSOP 和 CCP 共同予以控制的,没有孰重孰轻之分。

食品企业在建立和实施卫生控制程序时,应保证 4 个"必须":必须建立和实施书面的 SSOP 计划;必须监测卫生状况和操作;必须及时纠正不卫生的状况和操作;必须保持卫生控制和纠正记录。

二、卫生标准操作程序(SSOP)的主要内容

根据美国 FDA 的要求,SSOP 计划至少包括以下 8 个方面:

1. 与食品接触或与食品接触物表面接触的水的安全性或生产用冰的安全。
2. 食品接触表面(包括设备、手套、工作服等)的卫生情况和清洁度。
3. 防止不卫生物品对食品、食品包装和其他与食品接触表面的污染及未加工产品和熟制品的交叉污染。
4. 洗手间、消毒设施和卫生间设施的维护与卫生保持情况。
5. 防止食品、食品包装材料和食品接触面掺杂润滑油、燃料、杀虫剂、清洗剂、消毒剂、冷凝剂、灭鼠剂及其他化学、物理或生物污染物的污染。
6. 有毒化学物规范的标示标签、贮存和使用。
7. 员工个人卫生的控制,这些卫生条件可能对食品、食品包装材料和食品接触面产生微生物污染。
8. 工厂内鼠类与昆虫的灭除及控制。

第七节 HACCP 食品危害分析与关键点控制

一、HACCP 概述

1. HACCP 定义

危害分析与关键点控制,它是英文 Hazard Analysis and Critical Control Point 的缩写。国际标准国际食品法典委员会(CAC)《食品卫生通则》CAC/RCPI-1997 对 HACCP 定义是鉴别、评价和控制对食品安全至关重要的危害的一种体系。HACCP 是一种食品安全卫生控制

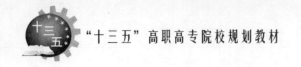

体系,是国际通行的食品安全控制体系。

国家标准 GB/T 15091—1994《食品卫生基本术语》对 HACCP 的定义是生产(加工)安全食品的一种控制手段;对原料关键生产工序及影响产品安全的人为因素进行分析,确定加工过程中的关键环节,建立、完善监控程序和监控标准,采取规范的纠正措施。

2. HACCP 管理体系

HACCP 危害分析和关键控制点,是一个确认、分析、控制生产过程中可能发生的生物、化学、物理危害的系统方法,是一种新的食品安全保证系统,是用来控制食品安全危害的一种技术,是一种重要的管理体系。HACCP 是一种主动的方法,它用一整套程序来控制食品的加工过程,采取预防措施,从而将可能影响食品安全卫生的所有潜在的生物的、物理的和化学的危害消灭在加工过程中,最大限度地保障食品安全卫生和消费者健康。

二、HACCP 构成与原理

HACCP 主要由两部分构成,即危害分析(hazard analysis,HA)和关键控制点(critical control point,CCP)。

HACCP 包含 7 个原理:进行危害分析(HA),确定关键控制点(CCP),建立所确定的关键控制点极限值(CL),对关键控制点进行监控(M),建立纠偏程序(CA),建立有效的记录及保持程序(R),建立验证程序(V)。

(一)危害分析(HA)

1. 危害定义

危害是可导致食品不安全消费的生物、化学或物理的特性。首先要找出与品种有关和与加工过程有关的可能危及产品安全的潜在危害,然后确定这些潜在危害中可能发生的显著危害,并对每种显著危害制定预防措施。

2. 危害特征分类

(1)产品是否包含微生物的敏感成分。

(2)加工中是否有有效消灭微生物的处理步骤。

(3)是否存在加工后微生物及其毒素污染的明确危害。

(4)是否有批发和消费者消费过程由于不良习惯造成危害的可能性。

(5)是否在包装后或家庭食用前不进行最后的加热处理。

基于以上 5 种特征的分类,应加以确定这些危害导致的风险的类别程度及必须如何处理才能减少来自食品生产和批发所含有的危险。

(二)确定加工中的关键控制点(CCP)

关键控制点(CCP)可能是某个地点、程序或加工工序,在这里危害能被控制。关键控制点有两种类型:CCP-1 能保证完全控制某一危害,CCP-2 能减小但不能保证完全控制某一危害。

可能作为 CCP 的有:原料接受、特定的加热、冷却过程、特别的卫生措施、调节食品 pH 或盐分含量到给定值、包装与再包装等工序。

(三)确定关键控制点极限值(CL)

确定了关键控制点,知道在该点的危害程度与性质,应明确将其控制到什么程度才能保证产品的安全。

为更切合实际,需要详细地描述所有的关键控制点。这包括确定物理的、化学的或生物的属性的判定标准和专门的限度或特性。

临界限值指标为一个或多个必须有效的规定量。临界限值最常用的指标是温度、时间、湿度、水分活度(A_w)、pH、滴定酸度、防腐剂、食盐浓度、有效氯、黏度等标准所规定的物理或化学的极限性状。在某些情况下,还有组织形态、气味、外观、感官性状等。

(四)建立 HACCP 监控程序(M)

确立了关键控制点及其临界限值指标,随之而来的就是对其实施有效的监测措施。监测是对已确定的 CCP 进行观察或测试,将结果与临界限值指标进行比较,从而判定它是否得到完全控制(或是否发生失控)。从监控的观点来看,在被控制的一个 CCP 上发生失误是一个关键缺陷(criticle defect)。监控结果必须记录与 CCP 监控有关的全部记录和文件,必须由监测者和负责人两人签字。

监测是为了收集数据,然后根据这些信息资料作出判断,为后来采取某些措施提供依据。监测也可对失控的加工过程提出预警。即使是在加工完成后监测也能帮助防止产品的损耗或使损耗减少到最低限度。

总之,监测是要求管理部门重视的行动。其目的是收集数据作出有关临界限度的决定。监测要在最接近控制目标的地方进行。

(五)纠偏程序(CA)

确定当发生关键限值偏离时,可采取的纠偏行动。纠偏行动应包括:①确定并纠正引起偏离的原因;②确定偏离期所涉及产品的处理方式,例如进行隔离和保存,并作安全评估、退回原料、重复检验产品重新加工、将产品转向安全的用途、销毁产品;③记录纠偏行动,包括产品确认(如产品的处理,留置产品的数量)、偏离的描述、对受影响产品的最终处理、采取纠偏行动人员的姓名、必要的评估结果。

(六)建立有效的记录保持程序(R)

要建立记录的保持程序。所有记录、计划和程序均应保存。保存时限应考虑到规则的要求以及产品的货架期。企业在实行 HACCP 体系的全过程中需有大量的技术文件和日常的工作监测记录。监测等方面的记录表格应是全面和严谨的。

(七)建立验证程序(V)

1. 审核程序

审核程序可包括:制定适当的审核检查日程表;复审 HACCP 计划;复审关键控制点记录;复审偏差和处理情况;检查操作现场以考评关键控制点是否处于控制状态;随机抽样分析;复核关键限制指标以证实其适合于控制危害;复核审核检查的书面记录,这些审核检查证明按 HACCP 计划进行,或是偏离计划但采取了纠正措施;核对 HACCP 计划,包括现场复核生产流程图和关键控制点;复核 HACCP 计划的修改情况。

2. 审核报告

审核报告应包括的资料为 HACCP 计划并有人负责其实施和修订;关键控制点的监视记录的情况;运行中的关键控制点的直接监视数据;监视仪器正常地校准并处于工作状态的证

明;偏离及采取的纠正措施;证实关键控制点受控的抽样分析,包括使用理化、微生物和感官检验方法;HACCP 计划的修订;培训情况和对监视关键控制点的各个岗位责任的理解程度。

三、国际标准建议实施 HACCP 应采取的步骤

国际标准建议实施 HACCP 应采取的步骤具体如下。

1. 企业领导的支持

首先是要保证最高层管理者真正支持推行 HACCP 体系。

2. 建立 HACCP 工作组

建立工作组,包括微生物专家、加工工艺方面的专家、其他的技术专家、诸如化学专家、质量保证负责人、工程设备专家以及包装技术专家、销售人员、培训和人事管理人员。

3. 工作初始

HACCP 工作组组成后,其授权调研范围应立即明确并获同意。可将工作分为一系列的调研项目,每个项目专门处理一类具体危害或是具体产品的生产所包括的全部相关的危害。无论怎样确定,应始终明白 HACCP 体系对每个加工单元都是独特而又具体的。提供资料阶段须将产品的规范和详细的介绍资料提供给 HACCP 工作组。产品规范须包括全部技术方面的内容,如工艺技术参数,设定贮存温度、包装技术以及也是最重要的预期的产品用途。已确定的加工技术、配料表、精确的加工流程图、清洗与消毒程序的说明也应当一起提供。通过参观加工现场以便审核和充分理解加工流程图,还须了解检验设施的设计以便确知与此有关的可能的附加危害(如布局、环境、人员通道的型式、相对被加工食品体积的设备的适当尺寸等)。

4. 加工过程分析

当有关产品和加工过程的全部资料都被收集到后,须对其分析确认所有的危害及关键控制点(HACCP 要素 A 和要素 B)。确定关键控制点的每步都须单独而又详尽地分析,主要的问题均应有问有答。每个加工工序上的相关水平均须进行评估,以便保证将最多的精力放于最关键的领域。相关水平的评估可以多种形式进行,但在大多数情况下专家基于有效数据做的风险判断还是很有效的。如果做不到这点,那只有通过试验或调研来完成。所有真正关键控制点要在流程图上标示出。如果在流程图上标示其他非关键的控制点须予以明显的区别。

5. 控制程序

每个关键控制点须有明确和具体的控制程序,详细说明关键控制点如何受到控制、预防措施、指标值和可接受程度的幅度以及控制措施在何时如何实施也应详细说明(HACCP 要素 C)。用于控制功能仪器设备也须处于严格控制之下,其运行和使用必须经正式批准。

6. 监视措施

监视和数据记录是 HACCP 体系最重要的内容。所有的工作、监测情况须及时予以记录。通过这些记录,管理人员和外部检查人员就能确认全部操作过程是否符合规范要求,并且所有的关键控制点都受到全面控制。

与生产过程无直接关系的数据也应记录下来。包括可能进行的免疫性检验或保质期试

验等,HACCP 初始的调研工作的详细记录也应保存。此外,所有产品配方的改变或作为 HACCP 调研结果的生产线的变化,包括对一些失控现象采取的纠正措施均须记录在案。

7. 人员培训

当 HACCP 的调研工作完成并且项目准备好予以实施时,须进行人员培训。所有与 HACCP 项目有关的人员,从生产操作人员直到管理者都必须了解 HACCP 的原理,并非常明确他们在体系中的职责。培训与介绍新情况的课程按规定进行,新员工未经 HACCP 原理和操作程序的培训不得上岗工作。

8. 关键控制点失控后的纠正措施

当某关键控制点失控时加工者应判断其对产品危害的程度,制定出监控结果偏离临界值时所必须采用的纠正措施。纠正措施可包括:暂停生产、消除故障、产品返工;危害不能消除时,产品可否转为其他用途;若危害既不能消除,产品也不可转用,确定其处理措施。所有的纠正措施应确保:失控的原因得到纠正,不会因失控而使有害于人类健康的劣质产品进入流通市场。

9. HACCP 体系运行情况的验证

应对 HACCP 体系的运行情况进行定期或不定期的验证。目的是已确定实施的 HACCP 计划是否适合本工厂,该 HACCP 是否有效执行,HACCP 执行后是否减少了与产品有关的风险。

验证活动可按规定的程序进行,重点包括已颁布实施的 HACCP 计划的适用性,当加工原料或原料来源、加工方法或科技等发生变化时要重新评价,发现问题应及时予以修改。检查关键控制点的监控记录、纠偏措施记录、监控仪器校正记录及成品、半成品的检验记录,这些记录是否完整规范、是否可靠。标准卫生操作规范的执行情况,对验证发现的问题需要采取纠偏措施时,应按步骤 8 进行。

10. 程序文件与记录及其保存

程序文件。HACCP 各程序应形成文件,内容包括危害分析、关键控制点的确定、临界限的确定等。

记录包括内容 HACCP 实施过程中应有各关键控制点监控记录、偏离或失控与纠正措施的记录,还有验证 HACCP 体系正常运转的记录、HACCP 体系修改的记录。

记录一般应包括加工者的名称、地址,记录的事件、时间、地点(工序)、操作者、负责人员的签名,分类标识及其他有关信息。

记录格式应规范,并作为质量文件存档,所有记录应按制度由专人和指定机构负责保存。文件的保存期限应以有关规定或协议而定,记录一般存放二年。

复习思考题

1. 食品法规体系包括哪些内容?
2. 食品卫生质量鉴定的方法与步骤有哪些?
3. 无公害食品、绿色食品、有机食品与普通食品区别与联系是什么?
4. GMP 认证要求有哪些?
5. ISO 9000 的工作程序是什么? 实施 ISO 9000 标准认证有什么作用?
6. HACCP 认证原理和步骤有哪些?

实训十八　食品企业卫生管理状况的调查与分析

一、实训目的

使学生了解食品企业卫生要求和规范,掌握食品企业卫生管理的主要内容,能运用营养及食品卫生的知识和食品卫生的法规,分析被调查企业食品卫生管理现状,并能针对性地提出合理改进意见。

二、实训内容

调查内容主要包括以下几个方面。

1. 食品企业地区的环境

主要包括食品企业名称、地址、员工构成结构(如性别结构、年龄结构、技术人员、管理人员和一般人员所占比例等),企业的组织结构(设置的科室、车间、检验单位、食品卫生管理机构等)、产品、产量等。

2. 食品企业环境的卫生状况

(1)食品企业地区环境。包括地势的高低、污水的流向、地下水位,与居民及附近企业单位的距离是否存在相互污染的可能,厂区周围是否有有害气体、放射性污染源、粉尘和其他扩散性的污染源,附近的河流是否受污染,周围是否有传染病医院。

(2)企业是否有防护地带,如有防护地带,其与房屋间距离是否合理,厂区内绿化面积及道路是否合理,企业内外环境是否整洁。

3. 食品企业建筑与设施的卫生状况

(1)厂区总平面布置是否合理。生产区与生活区是否相互穿插,污水处理站、锅炉房等的分布是否合理。

(2)车间布置是否有相应的消毒、更衣、采光、照明、通风、防腐、防尘、防蝇、防鼠、洗涤、污水排放、存放垃圾和废弃物的设施及设施是否符合食品企业卫生要求。厂区内人流、物流通道是否明确隔开。

(3)建筑材料与形式是否耐洗,防积尘、积水,是否容易脱落。

(4)是否具有合理有效消除苍蝇、老鼠、蟑螂和其他有害昆虫及其孳生条件的卫生设施。

4. 食品企业加工过程的卫生状况

(1)食品加工工艺流程是否合理,生产自动化、机械化程度如何,车间设备布置及条件是否符合卫生要求,有无成品与半成品交叉污染的情况。

(2)与物料相接触的容器、设备、工作台面、器具等是否易清洁及消毒。

(3)加工过程中的工艺参数是否能保证产品的卫生质量,如杀菌操作的工艺参数等。

5. 原料、半成品和成品贮存的卫生状况

仓库的建筑是否符合卫生要求,是否具有通风、控温、控湿、防虫、防害的措施,是否具有有效的食品保鲜措施。

6. 食品企业卫生管理制度

食品企业卫生管理制度是否健全,如原料、辅料采购的卫生要求,车间的卫生制度,食品加工制度,食品加工机械、容器具及其他器械的清洁卫生制度,食品原料、辅料、成品的贮存、运输、销售卫生制度,生产过程的卫生制度及所执行的卫生质量标准、卫生检查制度,食品企业的消毒制度等。

7. 食品企业员工个人卫生管理状况

新员工上岗前是否进行健康检查和卫生培训,企业对员工是否进行定期健康检查,是否有记录档案,对带菌、带虫及带病者是否进行随访和管理,员工是否遵守个人卫生要求。

三、实训步骤

1. 参观调查准备

熟悉被参观调查的同类食品企业的一般工艺卫生要求。根据有关的食品卫生法规以及食品企业的 HACCP 和 GMP 的要求,拟订出参观调查提纲和参观调查表格。

2. 参观考察

本次拟参观的食品企业,听取该企业接待人员介绍情况,参观厂区、车间、生产线等,与企业工人、技术人员或管理人员进行交谈,在条件允许的情况下可以进行问卷调查。

调查做到有条理,可从厂外到厂内,由原料的入厂到产品出厂的流程逐步进行考察,避免遗漏,调查全过程中应认真做好记录,遵守纪律,注意安全。

四、实训作业

根据参观调查的结果,综合分析该企业的营养与卫生状况,找出存在的主要卫生问题及其原因,提出整改的措施,并撰写参观调查报告。

第十一章 食品安全与卫生管理

参考文献

[1]李勇.营养与食品卫生学[M].北京:北京大学医学出版社,2005.

[2]厉曙光.营养与食品卫生学[M].上海:复旦大学出版社,2012.

[3]吴坤.营养与食品卫生学(第五版)[M].北京:人民卫生出版社,2003.

[4]陈月英.营养与食品卫生学[M].北京:中国农业出版社,2008.

[5]马冠生,赵丽云.中国居民营养与健康状况监测报告(2010—2013)[C].中国营养学研究发展报告研讨会论文集,2014.

[6]孙远明,余群力.食品营养学[M].北京:中国农业大学出版社,2002.

[7]孙长颢.营养与食品卫生学[M].北京:人民卫生出版社,2007.

[8]杨月欣.公共营养师[M].北京:中国劳动社会保障出版社,2012.

[9]王丽琼.食品营养与卫生学[M].北京:化学工业出版社,2008.

[10]罗登宏,周桃英.食品营养学[M].北京:中国农业大学出版社,2009.

[11]丛松峰.生物化学实验[M].上海:上海交通大学出版社,2005.

[12]孙长颢,凌文华.营养与食品卫生学(第7版)[M]北京:人民卫生出版社,2012.

[13]葛可佑,程义勇.公共营养师(基础知识)(第2版)[M].北京:中国劳动社会保障出版社,2012.

[14]王丽琼,吴平华.食品营养与卫生(第2版)[M].北京:化学工业出版社,2012.

[15]李凤林,夏宇.食品营养与卫生学[M]北京:中国轻工业出版社,2010.

[16]中国营养学会.中国居民膳食指南(第1版)[M].拉萨:西藏人民出版社,2013.

[17]杨月欣,王亚光.中国食物成分表(第2版)[M].北京:北京大学医学出版社,2015.

[18]彭珊珊.食品营养与保健[M]北京:中国质检出版社,2011.

[19]彭萍.食品营养与卫生(第二版)[M].武汉:武汉大学出版社,2015.

[20]刘志皋.食品营养学(第二版)[M].北京:中国轻工业出版社,2014.

[21]任顺成.食品营养与卫生[M].北京:中国轻工业出版社,2015.

[22]付丽.食品营养与卫生[M].北京:中国轻工业出版社,2013.

[23]马越.食品营养与卫生[M].北京:化学工业出版社,2012.

[24]陈月英,王喜萍.食品营养与卫生(第二版)[M].北京:中国农业出版社,2014.

[25]钟耀广.功能性食品[M].北京:化学工业出版社,2015.

[26]常峰,顾宗珠.功能性食品[M].北京:化学工业出版社,2009.

[27]孟宪军,迟玉杰.功能性食品[M].北京:中国农业大学出版社,2010.

[28]郑建仙.功能性食品学[M].北京:中国轻工业出版社,2006.

[29]石瑞.食品营养学[M].北京:化学工业出版社,2012.

[30]孙远明.食品营养学[M].北京:中国农业大学出版社,2010.

[31]陈辉. 现代营养学[M]. 北京:化学工业出版社,2013.

[32]金曾辉. 营养强化米及其加工方法[J]. 粮食与油脂,2004(9):40-43.

[33]王莉. 食品营养学[M]. 北京:化学工业出版社,2006.

[34]田克勤. 食品营养与卫生(第四版)[M]. 大连:东北财经大学出版社,2010.

[35]中国营养学会. 中国居民膳食指南2016[M]. 北京:人民卫生出版社,2016.

[36]中国就业培训技术指导中心. 公共营养师(国家职业资格四级)[M]. 北京:中国劳动社会保障出版社,2012.

[37]凌强,田克勤. 食品营养与卫生[M]. 大连:东北财经大学出版社,2002.

[38]李京东,倪雪朋. 食品营养与卫生[M]. 北京:中国轻工业出版社,2011.

[39]李凤林,王英臣. 食品营养与卫生[M]. 北京:化学工业出版社,2014.

[40]中国就业培训技术指导中心. 公共营养师(基础知识)[M]. 北京:中国劳动社会保障出版社,2011.

[41]周文化,刘绍. 食品营养与卫生学[M]. 长沙:中南大学出版社,2012.

[42]卞生珍,金英姿. 食品化学与营养[M]. 北京:科学出版社,2016.

[43]杨君主. 食品营养[M]. 北京:中国轻工业出版社,2007.

[44]周文化,刘绍. 食品营养与卫生学[M]. 长沙:中南大学出版社,2012.

[45]高秀兰. 食品营养与卫生[M]. 重庆:重庆大学出版社,2015.

[46]杨玉红. 食品营养与健康[M]. 武汉:武汉理工大学出版社,2015.

[47]王尔茂. 食品营养与健康[M]. 北京:科学出版社,2015.

[48]邓桂兰. 食品营养与卫生[M]. 北京:中国轻工业出版社,2015.

[49]张淑琼,张建. 食品营养与卫生安全[M]. 北京:中国商业出版社,2015.

[50]余桂恩. 食品营养与卫生[M]. 北京:高等教育出版社,2015.

[51]林海,杨玉红. 食品营养与卫生(第二版)[M]. 武汉:武汉理工大学出版社,2014.

[52]魏新军. 食品营养与卫生学[M]. 北京:中国农业科技出版社,2001.

[53]钱建亚,熊强. 食品安全概论[M]. 南京:东南大学出版社,2006.

[54]凌强. 食品营养与卫生安全(第四版)[M]. 北京:旅游教育出版社,2005.

[55]李华文,邵继红. 营养与食品卫生学实习指导[M]. 北京:科学出版社,2012.

[56]吴定,高云. 食品营养与卫生保健[M]. 北京:中国质检出版社,2013.

[57]孙秀发,周才琼,肖安红. 食品营养学[M]. 郑州:郑州大学出版社,2011.

[58]周才琼. 食品营养学[M]. 北京:高等教育出版社,2011.

[59]李铎. 食品营养学[M]. 北京:化学工业出版社,2010.

[60]李洁,邹盈. 食品营养与卫生[M]. 北京:国防工业出版社,2010.

[61]陈锦治. 营养与膳食指导[M]. 北京:中国医药科技出版社,2011.

[62]冯翠萍. 食品卫生学[M]. 北京:中国轻工业出版社,2014.

[63]高海生,等. 假冒伪劣食品感官鉴别[M]. 北京:化学工业出版社,2015.

[64]吕选忠,于宙. 现代转基因技术[M]. 北京:中国环境科学出版社,2005.

[65]哈益明. 辐照食品及其安全性[M]. 北京:化学工业出版社,2006.

[66]哈益明. 现代食品辐照加工技术[M]. 北京:科学出版社,2015.

[67]黄昆仑,许文涛. 转基因食品安全评价与检测技术[M]. 北京:科学出版社,2015.

[68]顾秀林．转基因战争:21 世纪中国粮食安全保卫战[M]．北京:知识产权出版社,2011.

[69]毛新志．转基因食品的伦理问题与公共政策[M]．武汉:湖北人民出版社,2011.

[70]张树珍．农业转基因生物安全[M]．北京:中国农业大学出版社,2006.

[71]程安玮,杜方岭,徐同成,等．辐照食品对食品中营养成分的影响[M]．山东农业科学,2009(11):57-60.

[72]杨宗渠．低温肉制品辐照保鲜研究[J]．食品科学,2001(9):84-86.

[73]邓明,哈益明,严奉伟,等．冷却肉低剂量辐照后的理化和感官特性变化[J]．食品科学,2001(8):121-126.

[74]肖蓉,徐昆龙,彭国伟,等．辐照保鲜对腊牛肉品质影响的初探[J]．食品科技,2004(8):74-76.

[75]王守经,王子厚,孙守义,等．辐照生姜的贮藏性状研究[J]．核农学报,2004(1):26-29.

[76]刘春泉,朱廷佳,赵永富,等．冷冻虾仁辐照保鲜研究[J]．核农学报,2004(3):216-220.

[77]杨永杰.食品安全与质量管理(第 2 版)[M].北京:化学工业出版社,2010 年.

[78]张晓燕.食品卫生与质量管理[M].北京:化学工业出版社,2009 年.

[79]牛智有,韩鲁佳.食品安全质量管理体系(HACCP)及其应用发展现状[J].粮油加工与食品机械,2004(4):59-61.

[80]朱加虹,袁康培等.食品安全现状与 HACCP 应用前景[J].食品科学,2003,24(8):260-264.

[81]刘雄,陈宗道.食品质量与安全[M].北京:化学工业出版社,2009 年.

[82]张妍.食品安全认证-第二版[M].北京:化学工业出版社,2017 年.

[83]赵晨霞.安全食品标准与认证[M].北京:中国环境科学出版社,2007 年.

[84]黄彦芳,马长路.安全食品标准与认证[M].北京:中国农业大学出版社,2007 年.

[85]食品安全国家标准审评委员会秘书处.食品安全国家标准工作程序手册[M].北京:中国质量出版社,2013 年.

[86]尤玉如.食品安全与质量控制[M].北京:中国轻工业出版社,2008 年.

[87]赵笑虹.食品安全学概论[M].北京:中国轻工业出版社,2010.

参考文献